U0307835

中国／世界卫生组织合作项目

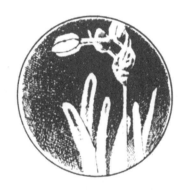

中医治未病（第二版）

主编 孙涛 何清湖

中国中医药出版社
·北 京·

图书在版编目（CIP）数据

中医治未病/孙涛，何清湖主编．—2 版．—北京：中国中医药出版社，2016. 10（2017.6 重印）

ISBN 978 – 7 – 5132 – 3651 – 5

Ⅰ. ①中…　Ⅱ. ①孙…　②何…　Ⅲ. ①中医学 – 预防医学　Ⅳ. ①R211

中国版本图书馆 CIP 数据核字（2016）第 225506 号

中国中医药出版社出版

北京市朝阳区北三环东路 28 号易亨大厦 16 层
邮政编码　100013
传真　010 64405750
北京市松源印刷有限公司印刷
各地新华书店经销

开本 787×1092　1/16　印张 27. 5　字数 585 千字
2016 年 10 月第 2 版　2017 年 6 月第 2 次印刷
书　号　ISBN 978 – 7 – 5132 – 3651 – 5

定价　85. 00 元
网址　www. cptcm. com

社长热线　010 64405720
购书热线　010 64065415　010 64065413
微信服务号　zgzyycbs

书店网址　csln. net/qksd/
官方微博　http：//e. weibo. com/cptcm

淘宝天猫网址　http：//zgzyycbs. tmall. com

中医治未病（第二版）

编委会名单

审　　定　孙光荣

主　　编　孙　涛　何清湖

副 主 编　王笑频　赵　静　朱　嵘　孙贵香

　　　　　宋炜熙　蒋文明　张晓天

编　　委　（按姓氏笔画排序）

　　　　　万　胜　王　丹　王　超　王大海

　　　　　毛武塬　叶培汉　匡　琳　朱忠慈

　　　　　朱海东　刘　伟　刘　琦　刘向华

　　　　　刘倩倩　刘朝圣　刘富林　池春源

　　　　　孙相如　纪云西　李天禹　李丽慧

　　　　　李鑫辉　杨　帅　杨玉芳　杨志敏

　　　　　宋丽娟　张　红　张　葵　张冀东

　　　　　陈兰玲　林奕涛　林嬿钊　周　兴

　　　　　钟　艳　胥永会　贾维丽　黄贤华

　　　　　黄博明　黄富贵　龚兆红　屠志涛

　　　　　曾　顺　谢雪姣　谭　洁　樊新荣

摄　　影　别明珂

功法示范　张宇帝

前　言

中医治未病理念源远流长，是中医学理论体系中独具影响的理论之一。"未雨绸缪"，"未晚先投宿，鸡鸣早看天"，凡事预防在先，是中国人谨遵的古训。中医治未病理念的形成，正是根植于中国文化的"肥沃土壤"。《素问·四气调神大论》曰："圣人不治已病治未病，不治已乱治未乱，此之谓也。夫病已成而后药之，乱已成而后治之，譬犹渴而穿井，斗而铸锥，不亦晚乎？"从正反两方面强调了治未病的重要性。后世历代医家对此不断发挥，丰富了中医治未病的内涵，并实践于临床，指导治病和养生，使治未病理念深入民心，在实践中不断推而广之。如汉代张仲景在《金匮要略·脏腑经络先后病脉证》中曰："上工治未病，何也？夫治未病者，见肝之病，知肝传脾，当先实脾。"并创"四季脾旺不受邪，即勿补之"，成为治未病理念灵活运用的经典论述。又有元代朱震亨在《格致余论》中言："与其求疗于有病之后，不若摄养于无疾之先；盖疾成而后药者，徒劳而已，是故已病而不治，所以为医家之怯；未病而先治，所以明摄生之理……此圣人不治已病治未病之意也。"如此等等，不一而足。

中医治未病理念发展到今天，趋于成熟，意寓时刻掌握健康的"主动权"，具体内容包括未病养生，防病于先；欲病就萌，防微杜渐；已病早治，防其传变；瘥后调摄，防其复发。毋庸置疑，当今世界，人们对自身健康状态的关注已从"已病图治"转变为"养生保健，未病先防"，处于健康和疾病之间的亚健康成为健康医学的主题之一。在中医治未病理念指导下，中医药系统的养生保健理论体系和独特的传统疗法，对那些"感觉不舒服而又查不出病"的亚健康人群，无论是从卫生经济学角度，还是从医学科学发展的内在需要而言，都具有十分重要的现实意义。21世纪初，中国政府明确表示，国家卫生政策的重大调整之一是由治疗为主转为预防为主，即卫生政策的"战略前移"。伴随时代的脉搏，国家卫生行政部门和中医药界对治未病理念的研究和应用都十分关注，是近几年来中国中医药研究的一个重点和热点。我们相信，中医药养生和防病的理念、方法对世界人口的健康维护也有着积极的借鉴意义。

基于此，2008年，立项的中国/世界卫生组织（WHO）合作项目"中医药'上工治未病'工程项目以及中医药对亚健康防治干预研究"，旨在比较全面地整理、总结中医治未病的具体方法和经验。该项目由中和亚健康服务中心和湖南中医药大学承担实施，《中医治未病》的编纂是整体研究方案中的一个重要组成部分。

为了编写好本书，项目组先后五次组织专家在北京和湖南长沙对编纂方案进行了研讨和论证，历时3年，几易其稿，在2009年底完成了书稿的编纂。本书分为总论和各论两部分。其中，总论共三章，第一章概述主要介绍中医治未病的概念、源流、原则；第二章治未病的方法中介绍了对调养精神，合理饮食，体质调理，食疗与膏方，四季养生与冬病夏治，针刺、火罐与推拿按摩及五禽戏、八段锦、太极拳、气功的方法；第三章亚健康与未病介绍了亚健康的概念、亚健康与中医治未病及15种常见亚健康的中医证候的证候特点、证候分析、调理原则、调理方法。各论共三章，第四章在治未病理论指导下干预亚健康，介绍了27种常见亚健康症状的判断依据、发生原因、调理原则、调理方法和19种亚健康疾病倾向的判断依据、调理原则、调理方法；第五章治未病与常见疾病的防治中介绍了22种疾病的防治方法。第六章为中医治未病机构建设范例，列举了广东省中医院、上海中医药大学附属曙光医院、四川省中西医结合医院、四季康美企业和四季康美庄园、中和康贝儿童健康4S店、"甘本堂"女性亚健康专业调理连锁机构、"天弦坊"亚健康睡眠专业调理连锁机构和社区型健康4S店"合灸堂"的"治未病"建设思路。本书初步构建了中医治未病的学术体系，厘清了中医治未病的源流，丰富了中医治未病的内涵，提出了一些新的学术观点，具有一定的学术价值和实际应用价值。

2010年第1版出版以后，在学术界、医院和养生保健、亚健康机构中，得到广泛应用，作为学术专著甚至成为常年的畅销书。随着学科的不断发展，治未病理念深入人心，在本书的使用过程中，不少专家、学者也提出一些意见，希望能在再版时予以修订、补充与完善。为此，我们编委会多次在中华中医药学会亚健康分会、世界中医药学会联合会亚健康分会和国学国医岳麓论坛会议期间专题予以讨论，达成具体再版修订意见，并对各论中第六章内容进行补充，增补了"中和康贝儿童健康4S店的建设与运营""'甘本堂'女性亚健康专业调理连锁机构'治未病'建设思路""'天弦坊'亚健康睡眠专业调理连锁机构'治未病'建设思路"和"社区型健康4S店'合灸堂'运营模式解析"等内容，希冀中医治未病理念能更接地气，有利于中医养生保健方法的创造性转化，促进中医治未病的产业性发展。

本书的编纂，得到了国内很多专家的悉心指教，得到了WHO和国家中医药管理局国际合作司领导的大力支持，在此谨对所有帮助过我们的专家和领导表示衷心感谢！为了编纂好本书，编委会尽心尽力，但因学术水平有限，加之编写《中医治未病》本身是一个创新，没有太多经验可以借鉴，书中纰缪和疏漏之处即使再版时亦难免，敬请专家和读者提出宝贵意见。

孙　涛　何清湖

2016年9月1日

目 录

总 论

各 论

总论

第一章 概 述

第一节 健康与未病的概念

20 世纪末，国际上围绕医学目的进行了两年的大讨论，最终认为"医学不仅是关于疾病的科学，更是关于健康的科学"，"好的医生应是使人不生病的医生，而不仅是把病治好的医生"。健康和疾病预防已成为 21 世纪医学研究领域的热点，虽然在过去相当长的时间内，人们只是关注对疾病的认识、诊断和治疗的进步，忽略了从人的健康出发，研究和判断疾病的预防和发生发展趋势。在健康和疾病的不同状态之间，人体的生命活动是不断运动变化的，因此，对健康状态的研究、对疾病复杂性的认识具有现实意义，对疾病未病防因、欲发除因、已发防变、病愈防复的研究更是疾病各级预防的必备手段。

世界卫生组织（WHO）明确指出，一个人只有在躯体健康、心理健康、社会良好适应能力、道德健康和生殖健康五方面都具备才能称得上是健康。也就是说，健康不仅是没有疾病或虚弱，而是身体上、心理上和社会适应方面的完好状态。现代医学关于生命曲线的公式是健康－亚健康－疾病，中医学理论认为生命曲线的公式是未病－欲病－已病。虽然两者关于生命曲线的表达方式不同，但其中心思想却是相同的。已病就是已经发生了疾病，积极防治是被大家所熟知的。如果对于什么是未病、什么是欲病有一个清楚的认识，则更有益于民众的身心健康。

一、健康的概念

在 20 世纪 50 年代以前，健康常被人理解为是"不生病"的生理概念，人们普遍认为健康就是没有疾病，有病就意味着不健康。后来，有人把健康定义为人体各器官系统发育良好，功能正常，体格健壮，精力充沛并具备良好劳动效能的状态。实际上，这个定义也不够全面，没有关注到人精神的、心理的健康。但随着医学的发展，人们对健康和疾病的认识不断加深，现代人已经普遍认为，健康不仅是指四肢健全、躯体无病，还要求精神上有一个完好的状态。心理、社会、文化因素同生物生理因素一样，

3

与人的健康、疾病有非常密切的关系。

何谓健康（health）？1948年，WHO 在其《世界卫生组织宪章》中开宗明义地指出：健康不仅是没有疾病和病态（虚弱现象），而且是一种个体在身体上、精神上（心理上）和社会上完全安好的状态。1978年《阿拉木图宣言》重申：健康不仅是与疾病和体虚的匿迹，而是身心健康、社会幸福的总体状态，是基本的人权，达到尽可能高的健康水平是世界范围的一项最重要的社会性目标。1982年，WHO 对健康的定义又做了修改和补充，在人的心理、生理、社会的三要素中加进了"道德健康"，形成了人的生理、心理、道德和人与社会、人与环境相适应的整体观念。这可以说是人类对健康的一个较完整、科学的认识。健康新概念中的人，已经不仅仅是生物意义上的人，而且是社会的人了。1992年，WHO 在《维多利亚宣言》中首次提出了合理膳食，适量运动，戒烟限酒，心理平衡四大健康基石。四大健康基石是有史以来人类康寿经验的大总结，可以说，人类从此步入了自觉的健康时代。

由此可见，健康应包括生理、心理和社会适应等几方面。一个健康的人，既要有健康的身体，还应有健康的心理和行为。只有当一个人身体、心理和社会适应都处在一个良好状态时，才是真正的健康。现代健康观的核心思想应该是"人人为健康，健康为人人"，是一种社会协调发展型的健康观。

《维多利亚宣言》也给我们留下了一个永远的遗憾：没有提出健康保障。既使人们百分之百地做到了宣言中的四条，人类也无法进入自主的健康时代。预防才是健康的保障，因此，强调预防，重视治未病，使生命达到最高境界，即无疾而终，是人类追求的终极目标。

中医对健康、无病、未病和疾病有自己的认识，而且随着时代的进步，这些认识也在进步与更新。中文中健康的健字，最早是指形体健壮、强盛，因此有健身、健壮的习用词，《易经》曰："天行健，君子以自强不息。"即为此意；健康的康字，主要指心态坦荡、宁静，因此有康宁、康泰的说法。所以，我国古代的健康观就包含了身心的健康。中医学认为，形与神是生命的基本要素。"形"指形体，包括脏腑、组织、器官等；"神"指生命功能，包括心理功能和生理功能，人的生命是肉体（形）与精神（神）的统一体。所谓健康，就是人体形神的统一，人体的生命活动与社会、自然环境维持在一种动态的、相对平衡的状态中，健康是动态的，是可调的。处于平衡状态就是健康，即所谓"阴平阳秘"。健康的本质是人与自然、心与身、气与血的和谐。

中医的健康标准是什么？《黄帝内经》提出一个"和"字，即"血和""卫气和""志意和""寒温和"。此"血和""卫气和"可概括为血气运行和畅；"志意和"可理解为精神活动正常；"寒温和"意指机体能适应外界寒温环境。从中可领悟中医关于健康的标准有三条：一是人体功能活动正常，以血气运行和畅为标志；二是人的精神活动正常，即"志意和"；三是机体能适应外界的环境，即"寒温和"。概括地说，中医认为健康的本质是和谐，即人与自然和谐、心与身和谐、气与血和谐。此三条内容与近年 WHO 关于健康的定义（躯体无异常；心理活动正常；能适应外界环境）有异曲同工之妙，然而一个"和"字充分凸显了中国数千年传统文化的积淀，而且其内涵更加深刻、丰富。

二、未病的概念

中医"未病"一词由来已久，源于《黄帝内经》。《素问·四气调神大论》说："圣人不治已病治未病，不治已乱治未乱，此之谓也。夫病已成而后药之，乱已成而后治之，譬犹渴而穿井，斗而铸锥，不亦晚乎？"汉代张仲景所著的《金匮要略》则对什么是治未病做出了进一步的阐释："上工治未病，何也？治未病者，见肝之病，知肝传脾，当先实脾。"所谓"未病"，是指身体健康，没有疾病。随着中医学的发展，其范围也有所扩充。

从字义来看，"未病"即"疾病未成"，定义应该是"体内已有病因存在但尚未致病的人体状态"，即疾病前期。但随着中医理论的发展，结合临床实际，未病的概念不断扩展，已经包括了无病期、欲病期、"既病防变"期、愈后防复期，这些都称为"未病"状态。也就是说，"未病"是一个相对的概念，"未病"，并不全是没有病，如"见肝之病，知肝传脾"，则表明此时人体处于既病防变期，肝已病，而脾尚处于未病状态。

无病期，即人体处于健康状态，此时应防止体内病因发生或（和）外邪入侵的未病先防，身体健康时的养生防护，或传染性疾病的预防。正如《素问·四气调神大论》所说："春三月，此谓发陈，天地俱生，万物以荣，夜卧早起，广步于庭，披发缓形，以使志生。生而勿杀，赏而勿罚，予而勿夺，此春气之应，养生之道也，逆之则伤肝，夏为寒变，奉长者少……冬三月，此谓闭藏，水冰地坼，无扰乎阳，早卧晚起，必待日光，使志若伏若匿……是故圣人不治已病治未病，不治已乱治未乱，此之谓也。"《素问》运气七篇中更有众多，根据当年五运六气盛衰"司岁备物"、防治疾病的论述。

此外，部分人群处于未病状态时，人体脏腑阴阳之盛衰已有偏颇，或已有邪气内存（内生或外来），但尚未致功能活动的失常，如一个人素体体质阴弱阳盛，有湿邪内伏，但只有发展到阴虚阳亢、湿邪阻滞脾胃时，人体才出现功能失常的疾病状态。这种阴弱阳盛、湿邪内伏的体质状态就是典型的未病状态。

"欲病"之说，源于唐代孙思邈的《备急千金要方》，书中记载："古人善为医者，上医医未病之病，中医医欲病之病，下医医已病之病，若不加心用意，于事混淆，即病者难以救矣。"欲病之病，正如孙思邈所说："凡人有不少苦似不如平常，即须早道，若隐忍不治，希望自瘥，须臾之间，以成痼疾。"（《备急千金要方》）欲病之病，在外表上虽然有不适的症状表现，仅仅是"苦似不如平常"，全身不适，勉强坚持工作，到医院检查各项指标又都未见异常，医生不足以诊断为某一种疾病。欲病之病，实质是人体处于未病与已病之间的一种状态。当然，欲病之时，五脏没有虚损，六腑尚未衰败，气血运行还未紊乱，神气犹未涣散，病势处于轻浅阶段，及时服药调理，每能痊愈。

既病防变，指的是机体已出现病变，但是疾病有由浅入深、由轻变重的过程。虽然，机体的某些脏腑已有病变，或机体有气血紊乱，但其他脏器仍然是健康的。因此，针对疾病传变的普遍规律，中医将这个时期称为特殊的"未病"。如当疾病在太阳经时，就要考虑到向其他经发展的可能；当疾病在表时，就要考虑到向里发展的可能，这种"可能"也是属于"未病"之病的范畴，尽管没有出现或到达其他经，影响到深层，但应采取措施对可能受邪的靶位进行保护。

愈后防复，即病后初愈，体弱易复，愈而或复，也是"未病"之病。这是因病后正气的恢复是一个渐进的过程，要由初愈达到病前的正常水平，需要有一个时间段，在这个阶段的时差内，初愈者虽然处在病前的正常生活、环境下，但因其适应力较正常水平差，容易导致疾病重新发作，这就是中医常说的"病复"，最早在《素问·热论》中就提到"病热少愈，食肉则复"。

综上所述，"未病"包含无病状态、病而未发、病而未传、愈后未复等几层含义，包括了从无病到已病，从未形成到已形成，从非器质性病变到转化成器质性病变的阶段和过程。中医虽然把病分为"未病"和"已病"两个层次，但谈"未病"并不把它和"已病"截然分开，只是认为"未病"是"已病"的基础，"已病"是"未病"由量变到质变，由隐变到显变的结果，两者密不可分。

第二节 中医治未病的源流

"治未病"是中医学的一大特色和优势，是中医学理论体系中最具影响的理论之一，它根植于中国文化的"肥沃土壤"。几千年来，"治未病"思想经历了萌芽、形成、发展、成熟四个历史阶段，对人民群众的卫生保健活动有着重要的指导意义。

一、萌芽

中医学中许多基本理论，如阴阳学说、精气学说、五行学说等都源于古代哲学思想，"治未病"这种防患于未然的预防医学思想也不例外，其形成同样离不开中国传统哲学理论。"治未病"的萌芽，最早可追溯至殷商时代，《商书·说命》曰："唯事事，乃其有备，有备无患。"说明当时人们已认识到预防的重要性。

春秋战国时期，"有备无患"的思想进一步得到发展，如《左传·襄公十一年》中说："书曰：'居安思危'。思则有备，有备无患。"《管子·牧民》亦曰："唯有道者能备患于未形也，故祸不萌。"这种避祸防患的观念既而影响到医学界，开始有医家意识到疾病应早发现、早治疗。例如，《史记·扁鹊仓公列传》载扁鹊对齐桓公望色诊病，

"君有疾在腠理，不治将深""君有疾在血脉，不治恐深""君有疾在肠胃间，不治将深"等。故《淮南子·人间训》曰："人皆轻小害易微之事以多悔，虽至而后忧也，是犹病者已惓（惓，剧也）而索良医也，虽有扁鹊、俞跗之巧，犹不能生也。"《国语·楚语下》亦云："夫谁无疾眚，能者早除之……为之关籥藩篱而远备闲之，犹恐其至也，是之为日惕。若召而近之，死无日矣。"强调了疾病早期治疗，防止传变的重要性。这些朴素而原始的防患于未然的思想，虽未形成系统的医学理论，然观其主旨，实为"治未病"概念之滥觞。

这一时期，对"治未病"概念形成影响较大的，当属《易经》《道德经》《庄子》《孙子兵法》《淮南子》等各思想流派。《易经·既济卦》曰："既济：亨，小利贞。初吉终乱。"既济卦是离（火）下坎（水）上，水在火上象。孔子在《易传·象》中解释此卦说："水在火上，既济。君子以思患而预防之。"也就是防在于预，预在于思，其目标是"患"，充分反映了防患于未然的预防思想。《道德经》第六十四章亦曰："其安易持，其未兆易谋，其脆易泮，其微易散。为之于未有，治之于未乱。"告诫人们事物在萌芽阶段易于被消灭，所以要居安思危，及时发现变化的征兆和苗头，采取相应的措施，形象地论述了"治之于未乱"的道理。应用于医学方面即《道德经》第七十一章提出的"以其病病，是以不病。"若时常害怕生病而先作预防，就可以避免疾病为害。《庄子·盗跖》云："丘，所谓无病自灸也。"可见当时人们已经用灸法来防病保健了。《孙子兵法》是我国现存最早的一部军事著作，就其哲学思想的内涵来看，也包含有许多"治未病"的思想，如《孙子兵法·九变》曰："用兵之法，无恃其不来，恃吾有以待也；无恃其不攻，恃吾有所不可攻也。"体现了兵家"有备无患"的战略指导思想。《淮南子》则主张"治无病之病"，指出"良医者，常治无病之病，故无病。圣人者，常治无患之患，故无患也。"这些都为治未病思想的形成奠定了基础。

二、形成

"治未病"概念的提出，首见于《黄帝内经》，书中有三处直接提及"治未病"。归纳起来大致有四层意思。

1. 未病先防

《素问·四气调神大论》曰："是故圣人不治已病治未病，不治已乱治未乱，此之谓也。夫病已成而后药之，乱已成而后治之，譬犹渴而穿井，斗而铸锥，不亦晚乎？"从正反两方面强调了治未病的重要性，告诫医生和患者，应重视未病先防。这包括顺应四时，所谓"顺四时而适寒暑"（《灵枢·本神》），"春夏养阳，秋冬养阴，以从其根"（《素问·四气调神大论》）；形神共养，如《素问·上古天真论》所说："法于阴阳，和于术数，食饮有节，起居有常，不妄作劳，故能形与神俱而尽终其天年，度百岁乃去。"

2. 治病萌芽

《素问·刺热》云："肝热病者，左颊先赤；心热病者，颜先赤；脾热病者，鼻先赤；肺热病者，右颊先赤；肾热病者，颐先赤。病虽未发，见赤色者刺之，名曰治未病。"就是说，疾病初发，苗头初露，就要及时采取措施，积极治疗。即《素问·阴阳应象大论》所说："邪风之至，疾如风雨。故善治者治皮毛，其次治肌肤，其次治筋脉，其次治六腑，其次治五脏。治五脏者半死半生也。"《素问·八正神明论》更指出："上工救其萌芽……下工救其已成，救其已败。"后世张景岳释曰："祸始于微，危因于易。能预此者，谓之治未病。"

3. 待衰而刺

《灵枢·逆顺》说："方其盛也，勿敢毁伤，刺其已衰，事必大昌。故曰：上工治未病，不治已病。此之谓也。"在针刺治病时，对于病势猖獗的病证，要避其猖獗之势，选择适当时机。正如《素问·疟论》所说："夫疟者之寒，汤火不能温也；及其热，冰水不能寒也……当此之时，良工不能止，必待其自衰乃刺之，其故何也……经言无刺熇熇之热，无刺浑浑之脉，无刺漉漉之汗，故为其病逆，未可治也。"

4. 既病防变

既病之后，防止疾病传变，亦谓之"治未病"。《素问·玉机真藏论》指出："五脏有病，则各传其所胜。"后《难经》《伤寒杂病论》等根据这一规律有进一步论证。

《难经·七十七难》曰："经言上工治未病，中工治已病者，何谓也？然所谓治未病者，见肝之病，则知肝当传之于脾，故先实其脾气，无令得受肝之邪，故曰治未病焉。中工者，见肝之病，不晓相传，但一心治肝，故曰治已病也。"《难经》运用五行乘侮的理论，并以肝为例，突出体现了在既病防变中如何防止疾病传变，丰富了《素问·玉机真藏论》中有关疾病传变的论述。

三、发展

汉代，张仲景发展了《黄帝内经》《难经》中"治未病"的思想。在《金匮要略·脏腑经络先后病脉证》中列"上工治未病"于首条，告诫人们平时就应注意"房室勿令竭乏，服食节其冷热苦酸辛甘"。只有"五脏元真通畅，人即安和"；"若人能养慎，不令邪风干忤经络"；"不遗形体有衰，病则无由入其腠理"，均说明如果能内养正气，外慎风邪，疾病是可以预防的。并重视"治病萌芽"，提出"适中经络，未流传脏腑，即医治之"的有病早治的思想，具体采取的防治措施，如"四肢才觉重滞，即导引、吐纳、针灸、膏摩，勿令九窍闭塞。"

张仲景最突出的贡献是实现了对"既病防变"思想的具体应用，在《金匮要略·脏腑经络先后病脉证》中遵《难经》之意，曰："夫治未病者，见肝之病，知肝传脾，当先实脾。"并创"四季脾旺不受邪，即勿补之"，所以"防变"还当根据临床具体情况具体对待，成为既病防变灵活运用的经典论述。书中处处蕴含着既病防变的思想，如《金匮要略·痉湿暍病脉证》曰:"太阳病,无汗而小便反少,气上动胸,口噤不得语,欲作刚痉,葛根汤主之。"太阳病虽在表,有里传之势,为发痉先兆,若不加治疗,将发展成角弓反张、卧不着席的痉病,故选用葛根汤以生津养筋;《伤寒论》第八条云:"太阳病,头痛至七日以上自愈者,以行其经尽故也。若欲作再经者,针足阳明,使经不传则愈。"即是根据六经传变规律,预先针刺阳明经穴位以防太阳病邪气内传;又如《伤寒论》第六十五条,由于"发汗后,其人心下悸者""欲作奔豚",予以茯苓桂枝甘草大枣汤,使奔豚将发而未发;以及治阳明腑实证所创三承气汤急下存阴法,皆是为"治未病"的典范。

张仲景的"治未病"思想还包括"病后防复",即病后通过采取各种措施,防止疾病的复发。如《金匮要略·脏腑经络先后病脉证》中谓:"五脏病各有所得者愈,五脏病各有所恶,各随其所不喜者为病。"强调适其所喜,避其所恶,选用适当的治疗药物和护理方法。并在《伤寒论》中于六经病篇之后,设有《辨阴阳易瘥后劳复病脉证并治》,指出伤寒新愈,若起居作劳,或饮食不节,就会发生劳复、食复之变,从而示人疾病初愈,应慎起居、节饮食、勿作劳,做好疾病后期的善后治疗与调理,方能巩固疗效,防止疾病复发,以收全功。

华佗强调运动健身之法,也是"治未病"的重要内容之一。他曾对弟子吴普说:"人体欲得劳动,但不当使极尔。动摇则谷气得消,血脉流通,病不得生,譬户枢不朽是也。"认为运动有强健脾胃的功能,可促进饮食的消化输布,使气血生化充足,气血流通,而健康长寿。《后汉书·方术传》载其创"五禽戏","一曰虎,二曰鹿,三曰熊,四曰猿,五曰鸟,亦以除疾,并利蹄足,以当导引"。同时,还提到"从天地阴阳""调神气""慎酒色""节起居""省思虑""荣滋味"等,都是未病先防养生保健的重要原则。

晋代,中医治未病思想也有广泛运用。范汪所著的《范东阳杂病方》中即有灸法防霍乱可使人"终无死忧"的记载,并把这种防病的灸法称为"逆灸"。葛洪提倡导引和药物预防保健,"夫导引不在于立名象物","或伸展,或俯仰,或行卧,或倚立,或踟蹰,或徐步,或吟,或息,皆导引也","上药令人身安命延,升为天神","中药养性","下药除病"。其在《肘后备急方》还论述了艾叶重灸住室,可防止传染性疾病蔓延。

隋代,巢元方著《诸病源候论》记载了寒冷地区用灸法预防小儿惊风的民间习俗,"河洛间土地多寒,儿喜病痉,其俗生儿三日,喜逆灸以防之;又灸颊以防噤"。同时,巢氏还反对不分寒热一律给新生儿逆灸的做法,体现了灸法保健也要辨证施灸的思想。

四、成熟

唐代,"治未病"理论已经比较成熟。最具代表者当属孙思邈,其在《备急千金要方》中言:"上医医未病之病,中医医欲病之病,下医医已病之病。若不加心用意,于事混淆，即病者难以救矣。"将疾病比较科学地分为"未病""欲病""已病"三个层次，反复告诫人们要"消未起之患，治未病之疾，医之于无事之前"，并将"治未病"作为评判好医生的标准。因此，孙思邈倡导积极养生，认为治未病主要从养生防病和既病早治着眼，在《备急千金要方》中载有一整套养生延年的方法和措施，很有实用价值。如提出用针刺预防中风，"唯风宜防，针耳前动脉及风府甚良"；并创"苏酒方"以"辟疫气"，"一人饮之，一家无疫；一家饮之，一里无疫"；在既病防变方面提出有消渴病的防变措施，"消渴之人，愈与未愈，常须虑有大痈，何者？消渴之人必于大骨节间发痈而卒，所以戒之在大痈也，当预备痈药以防之。"

宋代，治未病思想同样受到了医家的重视。如南宋王执中在《针灸资生经》中提及刺泻风门，可令背不痛疽。又明言脐灸有壮元气之功效，能强壮身体，延年益寿。窦材在《扁鹊心书·住世之法》中则将灸法列为各种养生保健法的首位，主张常灸关元、气海、命关、中脘以防病摄生，而且要求早灸、多灸，"若灸迟，真气已脱，虽灸亦无用矣。若能早灸，自然阳气不绝，性命坚牢。"并指出熏灸关元于无病时可预防保健，在既病后可防病传变。《太平圣惠方》载有"将中风之候"，"未中风一两月前或三五个月前，足胫上忽发酸重顽痹"，提出"便须急灸三里穴与绝骨穴"，以预防中风，这对后世运用针灸防治中风有重要的指导作用。张杲在《医说》中认为"若要安，三里莫要干"的原因，是"三里者，五脏六腑之沟渠也，常欲宣通，即无风疾"，因此，灸足三里亦可预防中风。钱乙《小儿药证直诀》载有：胎儿初生，即"俗以黄连汁压之"以清解胎毒，能防胎中诸疾。认为小儿"五脏六腑，成而未全……全而未壮……易虚易实，易寒易热"，当摄生防邪侵，用药宜小心谨慎，"或无下证，慎不可下也"，"凉药久则寒不能食"。

元明时期，医家亦主张"摄养于无疾之先"，大都是对《黄帝内经》中"治未病"概念的延伸。如元代邹铉所续宋代陈直的《寿亲养老新书》中提及，按擦涌泉穴可"终不染瘴，面色红腻，腰足轻快"。《丹溪心法》云："与其救疗于有疾之后，不若摄养于无疾之先。盖疾成而后药者，徒劳而已。是故已病而后治，所以为医家之法；未病而先治，所以明摄生之理。夫如是则思患而预防之者，何患之有哉？此圣人不治已病治未病之意也。"李东垣注重调理脾胃，认为治未病始终要重视脾胃的调养，以扶助正气，抵抗邪气。"真气又名元气，乃先身生之精气也，非胃气不能滋之"，"脾胃之气既伤，而元气亦不能充，而诸病之所由生也"。其论著反复阐述脾胃与元气的关系，"养生当实元气"，"欲实元气，当以调脾胃"（《脾胃论》）。

明代的张景岳云："故在圣人则常用意于未病未乱之先，所以灾祸不侵，身命可保。"强调体质强弱在治未病中的关键作用，"脏病唯虚者能受而实者不受，脏邪唯实者能传而虚者不传"。汪绮石著《理虚元鉴》，虽是治疗虚劳病的专书，但也有鲜明的"治未病"特色，提出"虚劳当治其未成"，认为若病已成而后治之则"病虽愈亦是不经风浪"；"令其善为调摄，随用汤液十数剂或丸剂胶剂二三斤，以断其根，方为善策。"万全的《育婴家秘》也体现了预防为先,不治已病治未病的理念。其提出"育婴四法",即预养以培其元,胎养以保其真,蓐养以防其变,鞠养以慎其病。实质上加强了小儿先天、后天之本。小儿先天充足,后天强盛则邪不可干,故孕育正常,生长健康,发育良好,疾病免生。至今仍有临床指导意义。

这一时期,对艾灸神阙防病保健,延年益寿的运用十分广泛,《医学入门》《类经图翼》《医学汇言》中分别对于灸此穴的时间、灸量及有关验案都有具体描述。如《类经图翼》载隔盐灸神阙穴"若灸至三五百壮,不唯愈疾,亦且延年"。杨继洲在《针灸大成》中还详细记录了应用艾灸预防中风,"但未中风时,一两月前,或三四月前,不时足胫发酸发重,良久方解,此将中风之候也,便宜急灸三里、绝骨四处,各三壮。"

清代,治未病思想更趋完善。喻嘉言深谙治未病要义,所著《医门法律》以"未病先防,已病早治"之精神贯穿始终。如《中风门》中的人参补气汤便是抵御外入之风的绸缪之计。张璐在《张氏医通》中提出:"夏月三伏用药贴敷肺俞、膏肓俞、百劳等穴,可预防哮喘冬季发病。"更是发展了"冬病夏治"的防病复发思想。王清任的《医林改错》也体现未病先防的思想,其专篇列有"记未病以前之形状",载有中风之先兆症状34种,提醒人们"因不痛不痒,无寒无热,无碍饮食起居,人最易于疏忽。"叶天士将治未病思想广泛应用于温热病中,其在《温热论》中指出,对于温热病控制其发展变化的积极措施"务在先安未受邪之地"。温病属热证,热偏盛而易出汗,极易伤津耗液,故保津护阴属未雨绸缪、防微杜渐之举,是控制温病发展的积极措施。同时根据病人体质采取不同的原则及方药,以防传变。如对素体阳气不足者,治疗时注意顾护阳气,即《温热论》所述"面色白者,须要顾其阳气","湿盛则阳微也,法应清凉,然到十分之六七,即不可过于寒凉,恐成功反弃。何以故也?湿热一去,阳亦衰微也"。对于素体阴虚者,则指出"须要顾其津液,清凉到十分之六七,往往热减身寒者,不可就云虚寒,而投补剂,恐炉烟虽息,灰中有火也"。这种辨体质、先安防变的用药方法,对后世具有重要意义。其后,吴鞠通在《温病条辨》中不厌其烦地提出保津液和防伤阴,指出温病易伤阴动风而致痉,所以要"于其未痉之先……以法治之,而痉之源绝矣","全在见吐泻时,先防其痉",若"热邪深入下焦,脉沉数,舌干齿黑,手指但觉蠕动,急防痉厥,二甲复脉汤主之",用以养阴清热息风防痉厥,与叶氏"务在先安未受邪之地"之意吻合,充实了治未病思想的内涵。吴氏还认为温病瘥后,最易因食而复,强调病后防复的重要性,"阳明温病,下后热退,不可即食,食者必复……勿令饱,饱则必复,复必重也"。

中华人民共和国成立后,"预防为主"一直是我国卫生工作的基本方针。1950年8月,在第一届全国卫生工作会议上,毛泽东主席为会议题词"面向工农兵,预防为主,团结中西医",成为我国最早的卫生工作方针,"治未病"的概念不断深入人心。随着国家疾病防控与卫生监督体系逐步完善,科技水平提高,部分严重危害人民健康的疾病已得到控制或基本消灭,人们的工作和生活环境得到明显的改观。麻疹、白喉、百日咳、乙型脑炎、流行性脑脊髓膜炎等传染病发病率大幅度下降，结核病、乙肝、艾滋病等防治也取得明显进展；一些慢性非传染性疾病防治得到重视和加强，如高血压、糖尿病、冠心病、精神病等，开展了社区综合防治干预，取得了一定的效果；对地方病的防治，如克山病、大骨节病、碘缺乏病等，也取得了举世瞩目的成绩。进入21世纪以来，随着医学模式的转变以及医学发展趋势"由以治病为目标对高科技的无限追求"，转向"预防疾病与损伤，维持和提高健康"，给"治未病"的发展带来了前所未有的机遇。2006年3月，国家16部委联合发布了《国家中长期科学和技术发展纲要（2006—2020）》，将"人口和健康"作为重点领域之一，明确提出疾病防治重心前移，坚持预防为主，促进健康和防治疾病相结合的方针，研究预防和早期诊断关键技术，显著提高重大疾病诊断和防治能力。2007年1月，原国务院副总理吴仪在全国中医药工作会议的讲话中提出："我特别提请大家思考和研究一个问题。中医学有一个理念：'上工治未病'，我理解就是重视预防和保健的医学，也就是防患于未然。如果预防工作做得好，身体强壮，抵抗力增强了，不生病或少生病不是更好吗？"吴仪副总理一语道出了中医学思想的精髓，符合"预防为主"的卫生方针，"治未病"的理念和实践被提升到了前所未有的高度，开启了中医治未病的新纪元。2008年8月，国家中医药管理局出台了《"治未病"健康工程实施方案（2008—2010年）》，紧接着，遴选确定了两批共46家"治未病"预防保健服务试点单位，涉及17个省（区、市）和局直属直管医院。同时确定了上海市、广东省为实施"治未病"健康工程试点省市，开展区域性试点工作。研究制定了"治未病"科研规划，组织实施了一批科技项目并及时转化推广成果。2009年1月，在第二届"治未病"高峰论坛上，卫生部副部长兼国家中医药管理局局长王国强同志说："中医药的整体观、辨证施治、治未病等核心理念，顺应了当今健康观念的深刻变化和医学模式的深刻变革，顺应了21世纪医学发展的新趋势和世界医药市场的新需求，其精髓如能得以进一步诠释和光大，将有望对新世纪的医学模式的转变以及医疗政策、医药工业甚至整个经济领域的改革和创新带来深远的影响。在党中央、国务院的决策领导下，'治未病'将开启中医药的新时代。"

第三节　中医治未病的原则

"治未病"是中医一贯强调的预防思想，代表着中医学的特色和精髓。其创未病先防、将病防发、既病防变和病后防复的独特医学理论，已成为确立和采取各种养生保健措施及防治疾病方法的指导原则。尤其是当今大力弘扬中医学"治未病"的特色和优势，对于预防疾病发生，体现"以人为本"的理念，提高国民健康素质，完善具有中国特色的医疗卫生保健体系具有战略意义。那么，今天我们在"治未病"过程中，应该坚持哪些原则呢？

一、整体观念

整体观念，是在中国古代朴素唯物主义和辩证法影响下形成的中医学独特的思想方法，即认为事物是一个整体，事物内部的各个部分是互相联系不可分割的；事物与事物之间也有密切的联系，整个宇宙也是一个大的整体。在中医学中，整体观念是关于人体自身及人与环境、社会之间统一性、联系性的认识，是中医"治未病"的根本立足点和出发点。

1. 形神合一

中医认为人体是一个以心为主宰，五脏为中心，通过经络、精、气、血、津液、神的作用联系脏腑、体、华、窍等形体组织的有机整体。另外，躯体状况和精神活动密切相关，各系统、各器官之间生理功能上互相联系，病理状态下相互影响。在这一有机整体中，中医特别强调"形神合一"，认为人的精神活动与人的形体密不可分，互相依存，如《灵枢·天年》所说："血气已和，荣卫已通，五脏已成，神气舍心，魂魄毕具，乃成为人。"说明五脏气血是精神魂魄生成的物质基础，精神和肉体相合生命体才能得以存在。在对疾病的认识方面，"形神合一"论清楚地认识到形与神在疾病的发生过程中互为因果的关系。一方面，躯体生理活动的异常（形的异常）可以导致精神心理的疾病（神的疾病）；另一方面，精神心理的异常（神的异常）可能造成躯体生理病变（形的病变）。

现代社会的诱惑、压力、竞争等导致心身功能紊乱已成为普遍现象。这些功能紊乱可以说是众多现代常见病的先导，也是形成"未病"状态的主导因素，积极防范，纠治这类心身功能紊乱，在"治未病"中显得尤为重要。因此，在"形神合一"的理论基础上，中医主张"治神"与"治形"并用的"心身并治"。《素问·宝命全形论》就曾指出："一曰治神，二曰知养身，三曰知毒药为真，四曰制砭石大小，五曰知腑脏血气之诊。五法俱立，各有所先。"强调了形神并治，方可祛病的重要思想，使"治未病"的手段不仅仅局限于针药等躯体疗法，同时也包含了心理治疗，即通过调节生理机制而达到调节心理，或通过调节心理而达到治身之目的。

2. 天人合一

《素问·宝命全形论》曰："人以天地之气生，四时之法成。"《素问·六节藏象论》云："天食人以五气，地食人以五味。"这些都说明人体要靠天地之气提供的物质条件而获得生存，同时人体五脏的生理活动，必须适应四时阴阳的变化，才能与外界环境保持协调平衡。正如张景岳所说："春应肝而养生，夏应心而养长，长夏应脾而养化，秋应肺而养收，冬应肾而养藏。"因此，人体要保持健康无病，必须维持人与自然规律的协调统一。人也应根据这一规律，安排生活作息，调摄精神活动，以适应不同的改变。所谓"和于阴阳，调于四时"，"从之则苛疾不起"，健康长寿；"逆之则灾害生"，轻则为病，重则危及生命。另外，人是社会的组成部分，人与社会之间亦相互联系和影响。社会环境可以通过社会发展带来的各种不利因素引起躯体变化，也可以通过影响精神活动进一步影响躯体状况。

"未病"状态的发生与不良的生活方式、行为习惯以及社会环境等息息相关。从中医角度理解，这是人与自然、社会的协调出现紊乱，而导致自身阴阳、气血、脏腑的失衡状态。从这一认识出发，"治未病"总的指导原则是以整体观念为指导，调整这种失衡状态。"天人合一"整体思想早已为"治未病"铺设好了一个宽阔的平台，建立了优势。

二、辨证论治

辨证论治是中医诊断和治疗疾病的主要手段之一，同样是"治未病"中不可或缺的一条重要原则。"未病"状态缺乏明确诊断为"某病"的理论依据，不能算疾病，是一种还达不到器质性改变的功能性变化。因此，以具体的"形态结构学"为基础，以单纯的"生物性疾病"为研究对象，以数字化的检验资料为诊断依据的西医学很难把握"未病"状态的诊治规律。中医学辨证论治的思想和理论在"治未病"中突显了优势。

中医的证是一种状态，是指在疾病发展过程中，某一阶段的病理概括，它包括病因（如风寒、风热、瘀血、痰饮、情志、饮食等）、病位（如表、里、某脏、某腑、某经、某络等）、病性（如寒、热等）和邪正关系（如虚、实等），反映了疾病发展过程中，该阶段病理变化的全面情况。由于病是指疾病的全过程，而证是反映疾病在某一特定阶段的病理变化实质，所以证比病更具体，更贴切，更具有可操作性。

对于"治未病"而言，不管"未病"状态的西医学诊断能否成立，中医总能将四诊（望、闻、问、切）所收集的资料、症状和体征，通过分析、综合，进行辨证，然后根据辨证的结果，采取相应的调治方法。因此，中医能动态地研究"未病"状态的各个不同阶段，作出诊断并"对症下药"。

在"治未病"过程中，强调辨人之体质、气质，辨证之部位、属性，辨病之异同，辨病证之异同而实施防治，这一特点应贯穿于"治未病"的整个阶段。具体又分为两种：一种是"同病异治"，在同一"未病"状态中，由于"未病"发展的不同阶段，病理变化不同，所属证候不同，则防治方法不同，如同为鼓胀，属肝病传肾，当治肝防其传肾；属脾病传肾，当治脾防其传肾。另一种是"异病同治"，在不同的"未病"状态，有时可能出现相同或相近似的病理变化，因此可采取相同的方法来防治，如多种热性病恢复期，都可能有热灼津液致阴津不足之证，均可滋养阴津，以防病势复发。

三、防治结合

"防治结合"的"治未病"原则，因"未病"状态的不同，在运用时又各有侧重。

未病先防时，当以单纯的预防为主、预防为先，也就是针对疾病发生的生物、物理、化学、心理、社会因素采取综合性预防措施，消除致病因素，防止致病因素对人体的危害。中医学认为，疾病的发生与正邪两方面相关。邪气是各种致病因素的总称，是疾病发生的重要条件；正气是人体的功能活动和对病邪的抵抗力，以及维护健康的能力。正气强弱与否是疾病发生的内在原因和根据，故《素问·刺法论》曰："正气存内，邪不可干。"因此，未病先防时当以增强正气，避其邪气为原则。正如《素问·上古天真论》所云："上古之人，其知道者，法于阴阳，和于术数，食饮有节，起居有常，不妄作劳，故能形与神俱，而尽终其天年，度百岁乃去。"

既病防变时，当防治结合，做到防中有治、治中有防。预防时，不能截然和治疗分开；治疗时，亦不能截然和预防分开。往往是此阶段的治，寓下阶段的防；下阶段的防，又为了此阶段的治。例如，伤寒邪在太阳，有传阳明之势，即治阳明以杜绝传入，同时治太阳以防止病入阳明。治心脏病，心胃相关，故治心之时，每兼治胃，以防两器官同时发病而致症状加重。

疾病愈后，再次发作，或因于复感新邪，或因饮食致复，或因过度操劳而作，或病后滥施补剂，药物调理失当而发等。因此，病后防复时，则以防为主，兼夹治疗，强调病后慎避外邪、节饮食、适劳作的重要性。同时，在预防中我们可运用一些治疗手段，如对于脾胃久虚患者可以长服补中益气丸健脾强胃，预防脾胃病变等。

四、体质调护

体质，是指人体生命过程中，在先天禀赋和后天获得的基础上所形成的形态结构、生理功能和心理状态方面综合的、相对稳定的固有状态。中医体质学认为，体质决定了患者对病邪的易感性和所患病证种类的倾向性。故分清人群中的体质，针对性预防易感疾病比诊治疾病更为重要，以体质为依据进行防治调护，是"治未病"的重要原则之一。

中医学认为，阴阳、气血、津液是生命的物质基础，而体质现象即是阴阳、气血、津液盛衰变化的反应状态，因而能从中医体质学角度进行分类，主要有平和质、气虚质、阳虚质、阴虚质、痰湿质、湿热质、血瘀质、气郁质和特禀质9种体质类型。研究发现，某些疾病，甚至是一类疾病的发生与人的体质因素、类型有关，如高血压、糖尿病、高脂血症、卒中属于痰湿体质较多，成为发生这些疾病的"共同土壤"。人们过去在治疗疾病时，往往被疾病"牵着鼻子走"，而没有注意到这些疾病的共同背景，抓住了体质就抓住了根本，为疾病的治疗和预防指明了方向。

虽然，前面讲体质是"相对稳定的固有状态"，但也是可调的。也就是说体质既具有稳定性，又具有可变性，通过干预可以使人的体质偏颇失衡状态得到改善与调整，从而恢复健康。例如，对过敏性疾病的治疗，长期以来是寻找和针对"过敏原"，而不是治疗"过敏人"。有研究证明，过敏反应发生的关键是体质因素，而不是过敏原。所以治疗过敏性疾病要调治过敏人（体质）而不仅是过敏原，才能从根本上改变"过敏人"的易过敏状态。

因此，在"治未病"过程中，我们应从具体的人出发，权衡干预措施，体现以人为本，因人制宜的思想。根据不同人群的体质类型以及人在婴儿、儿童、青少年、成年、中老年等阶段的体质差异，制定防治原则，选择相应的治疗、预防方法，从而进行"因人制宜"的干预。未病先防者，可针对其体质类型通过导引、养生之术预防疾病的发生；将病未发者，针对其体质类型进行治疗，防止疾病的形成；既病防变者，即结合其体质类型对已发之病及早治疗；病后防复者，视体质类型进行饮食、生活调护，以防疾病再次复发。

五、综合疗法

"未病"状态的产生与先天不足、劳逸失度、起居失常、饮食不当、情志不遂、居处不适、年老体衰等诸多因素相关，因此在防治上我们不可能拘泥于一方一药，也不可能只有一种解决途径。有人曾对近年来中医"治未病"的文献进行统计发现，药物治疗与非药物治疗（包括针灸推拿、气功导引、心理等疗法）的文献几乎相等，这也从一个侧面反映出"治未病"需要采取综合疗法，如针灸疗法包括针刺、穴位敷贴、火罐、艾灸等多种疗法。中医学认为针灸疗法具有运行气血，濡养周身，抵御外邪，保卫机体的作用。现代医学也证明针灸治疗能双向调节神经、内分泌、免疫等系统，并减轻肌肉的疲倦。针灸治疗对于一些慢性病的防发或防变，具有独特的效果，如灸足三里、曲池可以健胃强身，提高抗病能力，预防高血压。对于中风病人的针灸治疗更是有利于病人的病后康复，防止"病遗"。食疗也是"治未病"的一个重要手段，部分中药"既是食品，又是药品"，如人参、鹿茸、阿胶、冬虫夏草、灵芝、枸杞子、银杏、大枣等，可根据不同的"未病"状态、不同的体质类型与食物相搭配，有效增强和改善体质状况，调节机体平衡，祛除"未病"状态。此外，中医的导引是通过呼吸吐纳、屈伸俯仰、活动关节以及意念活动等，也能起到积极防病治病的作用。

第二章 治未病的方法

第一节 调养精神

中医养生的方法很多，但不外乎养神与养形两个基本方面，如《素问·上古天真论》中说："形与神俱，而尽终其天年，度百岁乃去。"中医养生尤重视调神养生。

调神养生指在安静环境中，静心养神，调适情志，做到与世无争、心境平和等，始终保持良好的心态。古人称：天有三宝"日、月、星"，地有三宝"水、火、风"，人有三宝"精、气、神"。五脏皆藏精，精为神之舍，精气"生神、养神"，精气是神的物质基础，所以"积精聚气"，才可会神。而神又能统精驭气，神安则精固气畅，神荡则精失气衰。这体现了中医的形神观，形（肉体）神（精神）统一和谐，则心身健康。神在于养，情在于节，调神是长寿之本。调神养生主要包括以下几个方面：

一、安心养神

《素问·上古天真论》指出："恬淡虚无，真气从之，精神内守，病安从来。是以志闲而少欲，心安而不惧，形劳而不倦，气从以顺，各从其欲，皆得所愿。"这段话原意是说善于养生者心情应清静安闲，排除各种杂念，以使真气顺畅，精神守于内，疾病无从生，虽形体劳作但不使疲倦，能随其所欲满足愿望，使体健无病。

这就要求人们应以宽广胸怀对待生活。《寿世青编》有这样的话："未事不可先迎，遇事不可过扰，即事不可留住，听其自来，应以自然，信其自去。"郑板桥的名言"难得糊涂"亦人人皆知。

二、四时调神

人的神志随四季节气而变。古人据此提出四时调神健身之法。即按照季节特点使精神情志做到春季活泼，夏令畅达，秋天恬静，入冬则藏而不泄。以此方式调养精神，必能适应外界变化，保持精神情志稳定。

三、动形怡神

动形，包括散步、传统健身术、体育锻炼等内容。动形，可促进气血流畅，舒筋活络和协调脏腑功能活动，使人精神焕发，心旷神怡。此外，动形还有助于安眠，起到静神的作用。尤其是人到老年期后，脏腑气血虚衰，功能低下，出现神倦乏力而喜坐好卧，睡眠不宁，反应迟钝而且性情不定，通过适当的动形活动来怡神、静神，就显得更为重要。

四、以心治神

俗话说："心病还须心药医。"心药指的是一种现代心理疗法。心病起于自己，因此，"解铃还须系铃人"，用药物是治不了心病的。所以"以心治神"是提醒人们随时调节情绪，切勿独思苦想或愤怒不平。否则一旦致病，则会影响健康。

五、节制情感

生活中适时节制感情是修养高雅的表现。古语闻过则喜，是说别人批评了自己，不仅不生气反而高兴，即所谓"克己可治怒"。《增广贤文》说："忍一时之气，免百日之忧。"这都是忍怒宽容和节制情感的方法，显而易见，若能控制情绪，也是保健之道。

六、移情易性

移情，指排遣情思，使思想焦点转移他处，或改变内心焦虑的指向性，使其转移到另外的事物上。易性，指改易心志，包括排除或改变其错误认识、不良情绪或生活习惯，或使不良的情绪感适度宣泄，以恢复愉悦平和的心境。移情易性的具体实施方法很多，如经常欣赏音乐、戏剧、歌舞，或读书吟诗，交友览胜，种花垂钓，琴棋书画等情趣高雅、动静相宜的活动，可以起到培养情趣、热爱生活、陶冶情操、怡养心神的作用。人生际遇遭逢违乐之事在所难免，如能根据自身的素质、爱好、环境与条件，参加上述活动，常可自我解脱，移情易性，从而起到抗衰防老的作用。

第二节　合理饮食

我国伟大的医药学家李时珍说："饮食者，人之命脉也。"合理的膳食结构，会给健康带来极大的神益。WHO在著名的《维多利亚宣言》中提出了健康的生活方式，即健康四大基石：合理膳食、适量运动、戒烟限酒、心理平衡。合理饮食是健康的重要基石之一。

我国传统的饮食结构为"五谷为养，五果为助，五畜为益，五菜为充"。然而，随着快餐文化迅速流行，传统的谷物类食物摄入量在减少，蔬菜水果摄入量偏低，高胆固醇、高脂肪的食物摄入量大增，导致罹患各种慢性疾病的几率持续攀升。现在，我们需要回归科学的膳食结构，回归健康的生活方式。

《中国居民膳食指南》对合理饮食提出了具体的建议：

一、食物多样、谷类为主

人类的食物是多种多样的，各种食物所含的营养成分不完全相同。除母乳外，任何一种天然食物都不能提供人体所必需的全部营养素。平衡膳食，必须由多种食物组成才能满足人体各种营养素的需要，达到合理营养、促进健康的目的。因而要提倡人们广泛食用多种食物。

食物应包括以下五大类：

1. 谷类及薯类

谷类包括米、面、杂粮，薯类包括马铃薯、甘薯、木薯等，主要提供碳水化合物、蛋白质、膳食纤维及 B 族维生素。

2. 动物性食物

动物性食物包括肉、禽、鱼、奶、蛋等，主要提供蛋白质、脂肪、矿物质、维生素 A 和 B 族维生素。

3. 豆类及其制品

豆类及其制品包括大豆及其他干豆类，主要提供蛋白质、脂肪、膳食纤维、矿物质和 B 族维生素。

4. 蔬菜水果类

蔬菜水果类包括鲜豆、根茎、叶菜、果实等，主要提供膳食纤维、矿物质、维生素 C 和胡萝卜素。

5. 纯热能食物

纯热能食物包括动植物油、淀粉、食用糖和酒类，主要提供能量，植物油还可提供维生素 E 和必需脂肪酸。

谷类食物是中国传统膳食的主体。随着经济发展，生活改善，人们倾向于食用更多的动物性食物。根据 1992 年全国营养调查的结果，在一些比较富裕的家庭中动物性食物的消费量已超过了谷类的消费量。这种"西方化"或"富裕型"的膳食提供的能量和脂肪过高，而膳食纤维过低，对一些慢性病的预防不利。提出谷物为主是为了提醒人们保持我国膳食的良好的传统，防止发达国家膳食的弊端。

另外，要注意粗细搭配，经常吃一些粗粮、杂粮等。稻米、小麦不要碾磨太精，否则，谷粒表层所含的维生素、矿物质等营养素和膳食纤维大部分流失到糠麸之中。

二、多吃蔬菜、水果和薯类

蔬菜与水果含有丰富的维生素、矿物质和膳食纤维。蔬菜的种类繁多，包括植物的叶、茎、花、果、鲜豆、食用蕈藻等，不同品种所含营养成分不尽相同，甚至相差悬殊。红、黄、绿等深色蔬菜中维生素含量超过浅色蔬菜和一般水果，它们是胡萝卜素、维生素 B_2、维生素 C 和叶酸、矿物质（钙、磷、钾、镁、铁）、膳食纤维和天然抗氧化物的主要或重要来源。

有些水果中维生素及一些微量元素的含量不如新鲜蔬菜，但水果含有的葡萄糖、果糖、柠檬酸、苹果酸、果胶等物质又比蔬菜丰富。红黄色水果，如鲜枣、柑橘、柿子和杏等是维生素 C 和胡萝卜素的极好来源。我国近年来开发的野果，如猕猴桃、刺梨、沙棘、黑加仑等也是维生素 C、胡萝卜素的丰富来源。

薯类含有丰富的淀粉、膳食纤维以及多种维生素和矿物质。我国居民近十年来吃薯类较少，应当鼓励多吃些薯类。

含有丰富蔬菜、水果和薯类的膳食，对保护心血管健康、增强抗病能力，减少儿童发生干眼病的危险及预防某些癌症等有着十分重要的作用。

三、每天进食奶类、豆类或其制品

奶类除含有丰富的优质蛋白质和维生素外，含钙量较高，且利用率也很高，是天然钙质的极好来源。我国居民膳食提供的钙普遍偏低，平均只达到推荐供给量的一半左右。我国婴幼儿佝偻病的患者也较多，这和膳食钙不足可能有一定的联系。大量的研究表明，给儿童、青少年补钙可以提高其骨密度，从而延缓其发生骨质疏松的年龄；给老年人补钙也可能减缓其骨质丢失的速度。因此，应大力发展奶类的生产和消费。豆类是我国的传统食品，含有丰富的优质蛋白质、不饱和脂肪酸、钙及维生素 B_1、维生素 B_2、烟酸等。为提高农村人口蛋白质摄入量及防止城市中过多消费肉类带来的不利影响，应大力提倡豆类，特别是大豆及其制品的生产和消费。

四、常吃适量的鱼、禽、蛋、瘦肉，少吃肥肉和荤油

鱼、禽、蛋、瘦肉等动物性食物是优质蛋白质、脂溶性维生素和矿物质的良好来源。动物性蛋白质的氨基酸组成更适合人体需要，且赖氨酸含量较高，有利于补充植物性蛋白质中赖氨酸的不足。肉类中的铁易被身体吸收利用，鱼类特别是海产鱼所含的不饱和脂肪酸有降低血脂和防止血栓形成的作用。动物肝脏含维生素 A 极为丰富，还富含维生素 B_{12}、叶酸等。但有些脏器如脑、肾等所含胆固醇相当高，对预防心血管系统疾病不利。我国相当一部分城市和绝大多数农村居民平均摄入动物性食物的量还不够，应适当增加摄入量。但部分大城市居民食用动物性食物过多，吃谷类和蔬菜不足，对健康不利。

肥肉和荤油为高能量和高脂肪食物，摄入过多往往会引起肥胖，并是某些慢性病的危险因素，应当少吃。目前猪肉仍为我国人民的主要肉食，猪肉脂肪含量高，应发展瘦肉型猪。鸡、鱼、兔、牛肉等动物性食物含蛋白质较高，脂肪较低，产生的能量远低于猪肉，应大力提倡吃这些食物，适当减少猪肉的消费比例。

五、食量与体力活动要平衡，保持适宜体重

进食量与体力活动是控制体重的两个主要因素。食物提供人体能量，体力活动消耗能量。如果进食量过大而活动量不足，多余的能量就会在体内以脂肪的形式积存，增加体重，久之便发胖；相反，若食量不足，劳动或运动量过大，可由于能量不足引起消瘦，造成劳动能力下降，所以人们需要保持食量与能量消耗之间的平衡。对于脑力劳动者和活动量较少的人应加强锻炼，开展适宜的运动，如快走、慢跑、游泳等。对消瘦的儿童应增加食量和油脂的摄入，以维持正常生长发育和适宜体重。体重过高或过低都是不健康的表现，可造成抵抗力下降，易患某些疾病，如老年人的慢性病或儿童的传染病等。经常运动会增强心血管和呼吸系统的功能，保持良好的生理状态，提高工作效率，增加食欲，强壮骨骼，预防骨质疏松。

一日三餐的能量摄入分配要合理。一般早、中、晚餐的能量以分别占总能量的30%、40%、30%为宜。

六、清淡少盐的膳食

吃清淡少盐的膳食有利于健康，即不要吃太油腻太咸的食物，不要吃过多的动物性食物和油炸、烟熏食物。目前，城市居民的油脂摄入量越来越高，这样不利于健康。我国居民食盐摄入量过多，平均值是 WHO 建议值的 2 倍以上。流行病学调查表明，钠的摄入量与高血压的发病呈正相关，因而食盐不宜过多。WHO 建议每人每天食盐用量以不超过 6g 为宜。膳食钠的来源除食盐外还包括酱油、咸菜、味精等高钠食品及含钠的加工食品等。应从幼年就养成吃少盐膳食的习惯。

七、饮酒应限量

在节假日、喜庆和交际场合，人们往往饮酒。高度酒含能量高，不含其他营养素。无节制地饮酒，会使食欲下降，食物摄入减少，以致发生多种营养素缺乏，严重时还会造成酒精性肝硬化。过量饮酒会增加患高血压、中风等危险，并可导致事故及暴力的增加，对个人健康和社会安定都是有害的。应严禁酗酒，若饮酒可少量饮用低度酒，青少年不应饮酒。

八、只吃清洁卫生、不变质的食物

在选购食物时应当选择外观好，没有污染、杂质，没有变色、变味，并符合卫生

21

标准的食物，严格把住病从口入关。进餐要注意卫生条件，包括进餐环境、餐具和供餐者的健康卫生状况。集体用餐要提倡分餐制，减少疾病传染的机会。

第三节　体质调理

现代医学认为，体质是人体在遗传、环境的影响下，发育形成的相对稳定的状态。这种状态决定着它对致病因子的易感性及其所产生病变类型的倾向性。中医体质学认为，不同体质类型的人，体内阴阳气血盛衰不同，对致病因素的反应及发病的阈值也各不相同。因此，在受到某种致病因素的刺激后，是否形成亚健康状态，形成后能否发病，或是能够自行向愈，很大程度上取决于体质类型。从健康到亚健康再到疾病，体质因素的影响不可忽视，各种体质偏颇是疾病发生的内在依据；同时，正是由于体质的不同，导致机体疾病的发生与转归也不尽相同。因此，通过体质辨识，实现个性化的、针对性的健康管理是治未病的前提。

《中医体质分类与判定》编写组公布的《九种体质人群的调体保健方案》，对不同体质人群的调体保健措施提出了较为详细的建议，摘引如下：

一、平和质调体保健方案

平和质是正常的体质。这类人体形匀称健壮，面色、肤色润泽，头发稠密有光泽，目光有神，唇色红润，不容易疲劳，精力充沛，睡眠、食欲良好，大小便正常，性格随和开朗，平时患病较少，对自然环境和社会环境适应能力较强。

1. 饮食有节

饮食应有节制，不要过饥过饱，不要常吃过冷过热或不干净的食物，粗细粮食要合理搭配，多吃五谷杂粮、蔬菜瓜果，少食过于油腻及辛辣之物。

2. 劳逸结合

生活应有规律，不要过度劳累。不宜食后即睡。作息应有规律，应劳逸结合，保持充足的睡眠时间。

3. 坚持锻炼

根据年龄和性别，参加适度的运动，如年轻人可适当跑步、打球，老年人可适当散步、打太极拳等。

二、气虚质调体保健方案

气虚质的人，肌肉松软。和别人爬同样层数的楼，气虚的人就气喘吁吁。这种类型的人，讲话的声音低弱，老是感到自己上气不接下气，气不够用，容易出汗，只要体力劳动的强度大就容易累，防御能力下降，所以容易感冒。

1. 食宜益气健脾

多食用具有益气健脾作用的食物，如黄豆、白扁豆、鸡肉、香菇、大枣、桂圆、蜂蜜等。少食具有耗气作用的食物，如空心菜、生萝卜等。

2. 药膳指导

（1）黄芪童子鸡：取童子鸡1只洗净，用纱布袋包好生黄芪9g，取一根细线，一端扎紧纱布袋口，置于锅内，另一端则绑在锅柄上。在锅中加姜、葱及适量水煮汤，待童子鸡煮熟后，拿出黄芪包。加入盐、黄酒调味，即可食用。可益气补虚。

（2）山药粥：将山药30g和粳米180g一起入锅加清水适量煮粥，煮熟即成。此粥可在每日晚饭时食用，具有补中益气、益肺固精、强身健体的作用。

3. 运动宜柔缓

可做一些柔缓的运动，如散步、打太极拳、做操等，并持之以恒。不宜做大负荷运动和出大汗的运动，忌用猛力或做长久憋气的动作。

三、阳虚质调体保健方案

阳虚质的人，肌肉不健壮，常常感到手脚发凉，胃脘部、背部或腰膝部怕冷，衣服比别人穿得多，夏天不喜欢吹空调，喜欢安静，吃或喝凉的东西总会感到不舒服，容易大便稀溏，小便颜色清而量多。性格多沉静、内向。

1. 食宜温阳

平时可多食牛肉、羊肉、韭菜、生姜等温阳之品，少食梨、西瓜、荸荠等生冷寒凉食物，少饮绿茶。

2. 药膳指导

（1）当归生姜羊肉汤：当归20g，生姜30g，冲洗干净，用清水浸软，切片备用。羊肉500g剔去筋膜，放入开水锅中略烫，除去血水后捞出，切片备用。当归、生姜、羊肉放入砂锅中，加清水、料酒、食盐，旺火烧沸后撇去浮沫，再改用小火炖至羊肉熟烂即成。本品为汉代张仲景名方，温中补血，祛寒止痛，特别适合冬日食用。

（2）韭菜炒胡桃仁：胡桃仁50g开水浸泡去皮，沥干备用；韭菜200g择洗干净，切成寸段备用；麻油倒入炒锅，烧至七成热时，加入胡桃仁，炸至焦黄，再加入韭菜、食盐，翻炒至熟。本品有补肾助阳，温暖腰膝的作用，适用于肾阳不足，腰膝冷痛。

3. 起居要保暖

居住环境应空气流通，秋冬注意保暖，夏季避免长时间待在空调房间，平时注意足下、背部及下腹部丹田部位的防寒保暖。防止出汗过多，在阳光充足的情况下适当进行户外活动。

4. 运动避风寒

可做一些舒缓柔和的运动，如慢跑、散步、打太极拳、做广播操。夏天不宜做过分剧烈的运动，冬天避免在大风、大寒、大雾、大雪及空气污染的环境中锻炼。

四、阴虚质调体保健方案

阴虚质的人体形多瘦长，经常感到手脚心发热，面颊潮红或偏红，耐受不了夏天的暑热，常感到眼睛干涩，口干咽燥，总想喝水，皮肤干燥，经常大便干结，容易失眠，性情急躁，外向好动，舌质偏红，苔少。

1. 食宜滋阴

多食瘦猪肉、鸭肉、绿豆、冬瓜等甘凉滋润之品，少食羊肉、韭菜、辣椒、葵花子等性温燥烈之品。

2. 药膳指导

（1）莲子百合煲瘦肉：用莲子20g（去心），百合20g，猪瘦肉100g，加水适量同煲，肉熟烂后用盐调味食用，每日1次。有清心润肺、益气安神之功效。适于阴虚质见干咳、失眠、心烦、心悸等症者食用。

（2）蜂蜜蒸百合：将百合120g，蜂蜜30g，拌和均匀，蒸令其熟软。时含数片，后嚼食。本药膳能补肺、润燥、清热，适用于肺热烦闷，或燥热咳嗽、咽喉干痛等症。

3. 起居忌熬夜

起居应有规律，居住环境宜安静，避免熬夜、剧烈运动和在高温酷暑下工作。

4. 运动勿大汗

适合做有氧运动，可选择太极拳、太极剑、气功等动静结合的传统健身项目。锻炼时要控制出汗量，及补充水分，不宜洗桑拿。

五、血瘀质调体保健方案

血瘀质的人，面色偏暗，嘴唇颜色偏暗，舌下的静脉瘀紫。皮肤比较粗糙，有时在不知不觉中会出现皮肤瘀青。眼睛里的红丝很多，刷牙时牙龈容易出血，容易烦躁、健忘，性情急躁。

1. 食宜行气活血

多食山楂、醋、玫瑰花、金橘等具有活血、散结、行气、疏肝解郁作用的食物，少食肥肉等滋腻之品。

2. 药膳指导

（1）山楂红糖汤：山楂10枚，冲洗干净，去核打碎，放入锅中，加清水煮约20分钟，调以红糖进食。可活血散瘀。

（2）黑豆川芎粥：川芎10g用纱布包裹，和黑豆25g，粳米50g一起水煎煮熟，加适量红糖。分次温服，可活血祛瘀、行气止痛。

3. 起居勿安逸

作息时间宜有规律，保持足够的睡眠，可早睡早起多锻炼，不可过于安逸，以免气机郁滞而致血行不畅。

4. 运动促血行

可进行一些有助于促进气血运行的运动项目，如各种舞蹈、步行健身法、徒手健身操等。血瘀质的人在运动时如出现胸闷、呼吸困难、脉搏显著加快等不适症状，应停止运动，去医院进一步检查。

六、痰湿质调体保健方案

痰湿质的人，体形肥胖，腹部肥满而松软。容易出汗，且多黏腻。经常感到肢体酸困沉重，不轻松，经常感觉脸上有一层油，嘴里常有黏黏的或甜腻的感觉，咽部常有痰，舌苔较厚，性格比较温和。

1. 食宜清淡

饮食应以清淡为主，少食肥肉及甜、黏、油腻的食物。可多食海带、冬瓜等。

2. 药膳指导

（1）山药冬瓜汤：山药 50g，冬瓜 150g 至锅中慢火煲 30 分钟，调味后即可饮用。本品可健脾、益气、利湿。

（2）赤豆鲤鱼汤：将活鲤鱼 1 尾（约 800g）去鳞、鳃、内脏；将赤小豆 50g，陈皮 10g，辣椒 6g，草果 6g 填入鱼腹，放入盆内，加适量料酒、生姜、葱段、胡椒、食盐少许，上笼蒸熟即成。本品健脾除湿化痰，用于痰湿体质症见疲乏、食欲不振、腹胀腹泻、胸闷眩晕者。

3. 起居忌潮湿

居住环境宜干燥而不宜潮湿，平时多进行户外活动。衣着应透气散湿，经常晒太阳或进行日光浴。在湿冷的气候条件下，应减少户外活动，避免受寒淋雨，不要过于安逸。

4. 运动宜渐进

因形体肥胖，易于困倦，故应根据自己的具体情况循序渐进，长期坚持运动锻炼，如散步、慢跑、打乒乓球、羽毛球、网球、游泳、练武术以及适合自己的各种舞蹈。

七、湿热质调体保健方案

湿热质的人面部和鼻尖总是油光发亮，脸上容易生粉刺，皮肤容易瘙痒，常感到口苦、口臭或嘴里有异味，大便黏滞不爽，小便有发热感，尿色发黄，女性常带下色黄，男性阴囊总是潮湿多汗，脾气比较急躁。

1. 食忌滋腻

饮食以清淡为主，可多食赤小豆、绿豆、芹菜、黄瓜、藕等甘寒、甘平的食物。少食羊肉、韭菜、生姜、辣椒、胡椒、花椒等甘温滋腻及火锅、烹炸、烧烤等辛温助热的食物。

2. 药膳指导

（1）泥鳅炖豆腐：泥鳅 500g 去鳃及内脏，冲洗干净，放入锅中，加清水，煮至半熟，再加豆腐250g，食盐适量，炖至熟烂即成。可清热利湿。

（2）绿豆藕：粗壮肥藕1节，去皮，冲洗干净备用；绿豆50g，用清水浸泡后取出，装入藕孔内，放入锅中，加清水炖至熟透，调以食盐进食，可清热解毒，明目止渴。

3. 起居避暑湿

避免居住在低洼潮湿的地方，居住环境宜干燥，通风。不要熬夜、过于劳累。盛夏暑湿较重的季节，减少户外活动的时间。保持充足而有规律的睡眠。

4. 运动强度宜大

适合做大强度、大运动量的锻炼，如中长跑、游泳、爬山、各种球类、武术等。夏天由于气温高、湿度大，最好选择在清晨或傍晚较凉爽时锻炼。

八、气郁质调体保健方案

气郁质的人，体形偏瘦的较多，常感到闷闷不乐、情绪低沉，容易紧张、焦虑不安，多愁善感，感情脆弱，容易感到害怕或容易受惊吓，常感到乳房及两胁部胀痛，常有胸闷的感觉，经常无缘无故地叹气，咽喉部经常有堵塞感或异物感，容易失眠。

1. 食宜疏肝理气

多食黄花菜、海带、山楂、玫瑰花等具有行气、解郁、消食、醒神作用的食物。

2. 药膳指导

（1）橘皮粥：橘皮50g，研细末备用；粳米100g，淘洗干净，放入锅内，加清水，煮至粥将成时，加入橘皮，再煮10分钟即成。本品理气运脾，用于脘腹胀满，不思饮食。

（2）菊花鸡肝汤：银耳15g洗净撕成小片，清水浸泡待用；菊花10g，茉莉花24朵温水洗净；鸡肝100g洗净切薄片备用；将水烧沸，先入料酒、姜汁、食盐，随即下入银耳及鸡肝，烧沸，打去浮沫，待鸡肝熟，调味，再入菊花、茉莉花稍沸即可。佐餐食用可疏肝清热，健脾宁心。

3. 起居宜动不宜静

气郁体质的人不要总待在家里，应尽量增加户外活动，如跑步、登山、游泳、武术等；居住环境应安静，防止嘈杂及环境影响心情；保持有规律的睡眠，睡前避免饮茶、咖啡和可可等具有提神醒脑作用的饮料。

4. 宜参加群体运动

可坚持较大量的运动锻炼，多参加群众性的体育运动项目，如打球、跳舞、下棋等，以便更多地融入社会。

九、特禀质调体保健方案

特禀质就是一类体质特殊的人群。其中，过敏体质的人，有的即使不感冒也经常鼻塞、打喷嚏、流鼻涕，容易患哮喘，容易对药物、食物、气味、花粉、季节过敏，有的皮肤容易起荨麻疹，皮肤常因过敏出现紫红色瘀点、瘀斑，皮肤常一抓就红，并出现抓痕。

1. 食宜益气固表

饮食宜清淡、均衡，粗细搭配适当，荤素配伍合理。多食益气固表的食物，少食荞麦（含致敏物质芥质荧光素）、蚕豆、白扁豆、牛肉、鹅肉、鲤鱼、虾、蟹、茄子、酒、辣椒、浓茶、咖啡等辛辣之品、腥膻发物及含致敏物质的食物。

2. 药膳指导

（1）固表粥：乌梅15g，黄芪20g，当归12g 放砂锅中加水煎开，再用小火慢煎成浓汁，取出药汁后，再加水煎开后取汁，用汁煮粳米 100g 成粥，加冰糖趁热食用。可养血消风，扶正固表。

（2）葱白红枣鸡肉粥：粳米 100g，红枣 10 枚（去核）、连骨鸡肉 100g 分别洗净；姜切片；香菜、葱切末。锅内加水适量，放入鸡肉、姜片大火煮开，然后放入粳米、红枣熬 45 分钟左右，最后加入葱末、香菜，调味服用。可用于过敏性鼻炎见鼻塞、喷嚏、流清涕。

3. 起居避免过敏原

居室宜通风良好，保持室内清洁，被褥、床单要经常洗晒，可防止对尘螨过敏。室内装修后不宜立即搬进居住，应打开窗户，让油漆、甲醛等化学物质气味挥发干净后再搬进新居。春季室外花粉较多时，要减少室外活动时间，可防止对花粉过敏。不宜养宠物，以免对动物皮毛过敏。起居应有规律，保持充足的睡眠时间。

4. 加强体育锻炼

积极参加各种体育锻炼，增强体质。天气寒冷时锻炼要注意防寒保暖，防止感冒。

附：中和温体通络祛痰利湿降脂术

中和温体通络祛痰降脂术是湖南中和亚健康服务中心针对中医痰湿阻滞人群进行亚健康调理开发的一套推拿按摩手法，本技术已入选我国与 WHO 合作研究的"中医药'上工治未病'工程项目以及中医药对亚健康防治干预研究"项目。

1. 适应人群

凡具有身重不爽，易困倦，睡眠不佳，体形肥胖，多汗且黏，胸闷，痰多，面色淡黄而暗，舌胖苔白腻，口黏腻或甜，脉滑者，均能适用。

2. 功效

温通经络，振奋阳气，化痰除湿，降脂瘦身，养心安神。

本方法主要针对脾经、胃经、任脉、督脉等及在脂肪易堆积处（因脾胃为后天之本，气血生化之源，脾胃二经又经过人体脂肪最易堆积的位置，又脾为生痰之源，故通过对脾胃经的调理能很好地祛痰利湿），如腹部、腰部、臀部、大腿及上臂等部位进行经穴按摩。

3. 操作方法

本方法对手法有一定要求，手法的熟练程度及如何在刺激穴位时恰当地运用，对疗效的好坏有直接的影响。手法要求"持久、有力、均匀、柔和、深透",从而达到"柔和节力"。"柔和"指手法柔而不浮,重而不滞,用力深透,变换动作自然有舒适感;"节"指手法须按循经走穴的要求持续一定的节律,手法动作要有节奏感,速度不要时快时慢,时轻时重;"力"指具有一定深透的力量。其常用手法包括揉法、摩法、擦法、推法、搓法、按法、点法、捏法、拿法、振法、颤法、叩击法,需根据服务人群体质辨证变换使用。

（1）推任督二脉：督脉为"阳脉之海",总督一身之阳,任脉为"阴脉之海",总领一身之阴,中和祛痰利湿瘦身术通过对任督二脉的补益调节以通行蓄溢全身之气血,输布后天精气以达各经脉。

（2）推脾经（3~5次）：脾主统血,主升清,主运化水谷和运化水湿,故推脾经以加强运化水湿功能。

（3）推胃经（3~5次）：胃为水谷之海,其经多气多血。

（4）摩腹：环摩脐周,稍用力（2~3分钟）。

（5）提拿腹肌：一手提拿中脘部肌肉,另一手提拿气海部肌肉27次,提拿面积宜大,力量深沉,拿时可带捻压动作,放下动作应缓。

（6）推擦腹部：双掌自肋下腹部用力推擦,以透热为度,然后分推腹阴阳,两手曲指分别置于剑突下,自内向外下方沿季肋下缘分推27次。腹部有12条经脉,所以推摩腹部,可以同时对多条经脉的疏通产生作用。

（7）拿胁肋：双手从肋下由上自下拿胁肋部肌肉,一拿一放,拿起时用力捻压。

（8）重要穴位点揉：对中脘、梁门、天枢、气海、关元、大横、丰隆、足三里、阴陵泉、阳陵泉、公孙、三阴交、内关进行点揉,根据服务人群体质和证候进行相应配穴,确定点揉力度和次数。

本技术在对入选"中国/世界卫生组织合作项目：痰湿体质人群治未病活动"的人员的服务中显示出了良好的调理效果,所有接受服务的人员体质都有不同程度的改善,如体重有下降,腰围缩小,血脂指标都有不同程度的下降,胸闷状况有明显改善,痰量减少,容易困倦、口腻、大便不爽、多汗及面部皮肤油脂多的症状明显减轻或消失;个人精神状况、饮食睡眠均普遍好转,部分有血糖升高者,血糖恢复正常,部分腰腹冷的感觉明显减轻,舌苔腻、脉滑好转。

第四节　食疗与膏方

一、食疗

饮食疗法简称食疗,是将药物与食物相结合,通过饮食调理而达到治疗、保健的目的。中医认为,药食同源,药食并无截然界限。远古的人们正是从饮食中逐渐积累了一些医药知识,药食互相结合,良药不再苦口。食疗是我们祖先遗留下来的宝贵的文化遗产。

食疗之所以有效，在于它发挥了食物和药物的双重作用，不仅可以营养机体，补益脏腑，而且可以调和阴阳，益寿防老，是常用的中医治未病自然调理方法之一。

食疗操作便利，既可治疗和保健，又可调养身心，通过视觉、味觉等作用收到综合效果。谈到食疗，我们经常会想到药膳，药膳与食疗有联系，也有区别。药膳是指具有保健防病作用，包含有传统中药成分的特殊膳食，从膳食的内容和形式阐述膳食的特性，表达的是膳食的形态概念。食疗是指膳食产生的治疗功效，即以膳食作为手段进行治疗，从膳食的效能作用阐述这种疗法的属性，表达的是膳食的功能概念。药膳发挥防病治病的作用，即是食疗。食疗中"食"的概念远比药膳广泛，它包含了药膳在内的所有饮食。故食疗不一定是药膳，但药膳则必定具备食疗功效。历代食养、食治所涉及的膳食主要是药膳。

人的体质有强弱不同和偏寒偏热之差，因此，食疗应该根据不同体质选择，而不能千篇一律。食疗主要应用于体质虚弱、病后康复、无病健身三个方面。在补益方面要分清气虚、血虚、阴虚、阳虚，对症进食；在进食方面要分清偏寒、偏热体质，选择适当饮食。

1. 气虚者

主要表现为易疲倦、气短、多汗、脉弱无力、舌质淡等。常用的补气食物有糯米、小米、大麦、黄豆、栗子、大枣、苹果、牛肉、鲢鱼、鸡肉、黄花菜、香菇、胡萝卜、山药等。

2. 血虚者

常表现为面色苍白、头晕、乏力、健忘、失眠、心慌、脉细而无力，也可出现血色素及红细胞低于正常。常用补血类食物有小红枣、酸枣、胡萝卜、荔枝、红糖、甲鱼、牛肝、羊肝、火腿、黑芝麻、乌骨鸡等。

3. 阳虚者

主要表现为怕冷、手足不温、喜热饮。食疗原则宜温阳升气，忌寒凉。常用食物有核桃仁、黑枣、韭菜、荔枝干、干姜、羊肉、狗肉、茴香、海虾、鹌鹑、雀肉等，不宜食用白木耳及生冷瓜果。

4. 阴虚者

主要表现为手足心热、心烦口干、便秘盗汗、舌红少苔。食疗原则宜滋补、清淡，忌用温燥之品。常用食物为小麦、小米、大米、玉米、大白菜、菠菜、黄瓜、冬瓜、扁豆、白木耳、紫菜、豆腐、西瓜、莲子、百合、鲫鱼、黄花鱼、甲鱼等。

5. 偏寒者

主要表现为手足发凉、喜热恶寒。食疗原则为益气温中，散寒健脾。宜食温性、热性食物，忌用寒凉、生冷食物。可常食糯米、黄米、小麦、面粉、羊肉、牛肉、鸡肉、鲫鱼等。

6. 偏热者

主要表现为易口渴、喜凉恶热。食疗原则为清热，生津，养阴。宜食寒凉平性食物，忌用温燥伤阴食品。平时可食用陈仓米、小米、大米、薏米、赤小豆、绿豆、苦瓜等。

二、膏方

膏方，又叫膏剂，以其剂型为名，属于中医丸、散、膏、丹、酒、露、汤、锭八种剂型之一。在中医理论中，膏方是一种具有高级营养滋补和治疗预防综合作用的成药，是由经验丰富的中医专家利用自然规律和人体生理特点，根据各人的体质、病情，结合辨证施治而拟定的膏滋药处方，经浓煎后掺入某些辅料而制成的一种稠厚状半流质或冻状剂型。膏方为内服膏剂，因其起到滋补作用，也有人称其为滋补药。膏方又有人习惯称其为冬令膏方，顾名思义是在冬季里服用。因为冬季人们为适应外界渐冷的气候，人体的生理作出相应的调整，血液在消化道为多，此时，消化腺、消化酶分泌增多，食欲旺盛，身体对高热量食品需求增多，容易吸收，并把营养储存于体内，同时代谢降低，热量消耗少，见效快。其次是滋补品在冬季容易保存，不易发霉变质而影响疗效。由此可见冬季是一年四季中进补的最好季节，就像俗话说的那样，"冬令一进补，春天可打虎。"这是很有道理的。膏方调补特别重视针对性，所谓针对性，是指应该针对患者的疾病性质和体质类型，经辨证后配方制膏，一人一方，量体用药，方能达到增强体质、祛病延年的目的。另外，膏方中多含补益气血阴阳的药物，其性黏腻难化，若不顾实际情况，一味纯补峻补，每每会妨碍气血，于健康无益，故配伍用药，至为重要。

（一）组方特点

1. 注重体质差异，量体用药

人体体质的减弱是病邪得以侵袭、疾病得以产生的主要原因，而体质每因年龄、性别、生活境遇、先天禀赋、后天调养等不同而各有差异，故选方用药也因人而异。例如，老年人脏气衰退，气血运行迟缓，膏方中多佐行气活血之品；妇女以肝为先天，易于肝气郁滞，故宜辅以疏肝解郁之药；小儿为纯阳之体，不能过早服用补品，如果确实需要，多以甘淡之品调养，如四君子汤、六味地黄汤等；中年人负担堪重，又多七情劳逸所伤，治疗时多需补泻兼施。除此以外，又有诸多个体差异，均需详细分析，根据具体情况，制订不同的治疗计划。

2. 调畅气血阴阳，以平为期

利用药物的偏胜之性来纠正人体阴阳气血的不平衡，以求"阴平阳秘，精神乃治"，这是中医养生和治病的基本思想，也是制订膏方的主要原则。临床所及，中老年人脏气渐衰，运化不及，常常呈现虚实夹杂的复杂病理状态，如果对此忽视，一味投补，补其有余，实其所实，往往会适得其反。所以膏方用药，既要考虑"形不足者，温之以气""精不足者，补之以味"，又要根据患者的症状，针对瘀血等病理产物，适当加以行气、活血之品，舒其血气、令其条达而致阴阳平衡。

3. 调理脾胃升降，以喜为补

清代著名医家叶天士曾谓："食物自适者即胃喜为补。"此为临床药物治疗及食物调养的重要法则，同样适合于膏方的制订。口服膏方后，胃中舒服，能消化吸收，方可达到补益的目的。故制订膏方，总宜佐以运脾健胃之品，或取檀香拌炒麦芽，以醒脾开胃；或用桔梗、枳壳，以升降相因；或配伍陈皮、山楂、神曲以消食化积。尤其是苍术一味，气味辛香，为运脾要药，加入众多滋腻补品中，能消除补药黏腻之性，以资脾运之功。中医习惯在服用膏方进补前服一些开路药，或祛除外邪，或消除宿滞，或运脾健胃，处处照顾脾胃的运化功能，确具至理。

4. 着意通补相兼，动静结合

用膏方进补期间，既不能一味呆补，又不宜猛浪攻泄，而常取通补兼施、动静相合、并行不悖的方法。民间常以驴皮膏加南货制膏进补，时有腹胀便溏等不良反应发生，多因其不符合"通补相兼，动静结合"的原则。补品为"静药"，必须配合辛香走窜之"动药"，动静结合，才能补而不滞。临床可针对中老年人常见的心脑血管疾病，如高血压、高血脂、冠心病、脑梗死、糖尿病等，辨证选用"动药"，如取附子温寒解凝，振奋心阳；取大黄、决明子通腑排毒，降低血脂；取葛根、丹参活血化瘀，净化血液等，与补药相配，相使相成，而起到固本清源之效。

（二）存放方法

为了使膏方能在服用期间保质而充分发挥药力以达到调补的目的，其存放方法至关重要。

首先在膏方制作后，让其充分冷却，才可加盖。可以让它存放在瓷罐（锅、钵）中，亦可以用搪瓷烧锅存放，但不宜用铝、铁锅作为盛器。

由于膏方用药时间较长，尽管时值冬季为多，但遇暖冬时就要小心发生霉变了。一般情况下，多放在阴凉处，若放在冰箱冷藏更佳。若放在阴凉处而遇暖冬气温连日回升，应让其隔水高温蒸烊，但是忌直接将锅放在火上烧烊，这样就会造成锅裂和底焦。在膏药蒸烊后，一定要把盖打开，直至完全冷却，方可盖好。切不可让锅盖的水落在膏面上，否则过几天就会出现霉点。在每天服用膏方时，应该放一个固定的汤匙，以免把水分带进锅罐里而造成发霉变质。

一旦气候潮湿，或者天气变暖，在膏方上出现一些霉点，此时宜用清洁水果刀刮去表面有霉点的一层，再隔水高温蒸烊。当然，如果霉点很多且在膏面的深处也见有霉点，这样就不能服用了。

（三）服用方法

临床上膏方的具体服法，一是根据患者的病情决定；二是考虑患者的体质、应时的季节、气候、地理条件等因素，做到因人、因时、因地制宜。一般来说，服用膏方多由冬至即"一九"开始，至"九九"结束。冬天为封藏的季节，滋补为主的膏方容易被机体吸收储藏，所以冬令是服用膏方的最佳季节。治疗为主的调治膏方可视病情需要，根据不同时令特点随季节处方。具体服用方法有以下几种：

1. 冲服

取适量膏滋，放在杯中，将白开水冲入搅匀，使之溶化，服下。如果方中用熟地黄、山茱萸、巴戟肉等滋腻药较多，且配药中胶类剂量又较大，则膏药黏稠较难烊化，应该用开水炖烊后再服。根据病情需要，也可将温热的黄酒冲入服用。

2. 调服

将胶剂如阿胶、鹿角胶等研细末，用适当的汤药或黄酒等隔水炖热，调好和匀服下。

3. 噙化

亦称"含化"。将膏滋含在口中，让药慢慢在口中溶化，发挥药效，如治疗慢性咽炎所用的青果膏等。

（四）服用时间

1. 空腹服

《神农本草经》谓："病在四肢血脉者，宜空腹而在旦。"其优点是可使药物迅速入肠，并保持较高浓度而迅速发挥药效。滋腻补益药宜空腹服，如空腹时服用肠胃有不适感，可以改在半饥半饱时服用。

2. 饭前服

一般在饭前30~60分钟时服药。病在下焦，欲使药力迅速下达者，宜饭前服。

3. 饭后服

一般在饭后15~30分钟时服药。病在上焦，欲使药力停留上焦较久者，宜饭后服。

4. 睡前服

一般在睡前15~30分钟时服用。补心脾、安心神、镇静安眠的药物宜睡前服。

（五）服用剂量

服药剂量的多少，应根据膏方的性质、疾病的轻重以及患者体质强弱等情况而定。一般每次服用膏方取常用汤匙1匙为准（15~20mL）。

药物分有毒无毒、峻烈缓和。一般性质平和的膏方，用量可以稍大。凡有毒、峻烈的药物，用量宜小，并且应从小剂量开始，逐渐增加，以免中毒或耗伤正气。

轻病、慢性病，剂量不必过重；重病、急性病，用量可适当增加。因为病轻药重，药力太过，反伤正气；病重药轻，药力不足，往往贻误病情。

患者体质的强弱，性别的不同，在剂量上也应有差别。老年人的用药量应小于壮年；体质强的用量，可重于体质弱的患者；妇女用药量，一般应小于男子，而且妇女在经期、孕期及产后，用药量又应小于平时，但主要仍需从病情等各方面作全面考虑。

（六）服用禁忌

在使用膏方时，为了注意安全，保证疗效，必须重视禁忌问题。用药禁忌，除了药物配伍中的"十八反""十九畏"外，还有补膏禁忌、妊娠禁忌和服药禁忌三个方面。

1. 补膏禁忌

老年病虚证为多，故补膏较为常用，在具体应用时，应注意以下几点：

（1）防止"闭门留寇"：在外邪未尽的情况下，不要过早使用补膏，以免留邪为患。必要时可在祛邪药中加入补益之品，以达到扶正祛邪、攻补兼施的目的。另外，补益应避免一味呆补，要注意气血流通的倾向。

（2）防止"虚不受补"：对于一般慢性虚证患者，只能缓缓调养，不宜骤补。可于补益膏方中，酌加助运之品，以免滋腻呆胃之弊。

（3）防止"损阳耗津"：阳虚有寒忌清补，以免助阴损阳；阴津亏损忌用温补，以免助火伤阴。

2. 妊娠禁忌

妊娠期间，因为某些药物具有滑胎、堕胎之弊，往往可以造成流产的后果，所以在临证时要注意药物的选用，注意妊娠禁忌。

3. 服药禁忌

（1）忌口：为了达到治疗目的，服药期间要求患者忌食某些食物，叫作"忌口"。近年来通过大量的临床和科学实验，忌口的范围已日渐缩小，而且日趋合理。例如，服人参膏时忌服萝卜；服首乌膏时，忌猪、羊血及铁剂；服滋补性膏方时，不宜饮茶。一般服药期间，应忌食生冷、油腻、辛辣等不易消化及有特殊刺激性的食物等。

服用人参时，常习惯称萝卜、绿豆（包括绿豆制品，如绿豆粉丝等）是"解药"，意思是含有破坏人参中的有效成分的物质。传统的中医理论认为萝卜的消食导滞作用和绿豆的寒凉解毒功能造成人参的作用不能发挥，人参的甘味补气生津的疗效将大大减弱。应该说，两者同时服用是不适宜的。从药理上讲，萝卜会加快人参有效成分的排泄，在人参作用尚未得到充分发挥，其营养成分未被人体吸收时，已经被排泄出体外了。膏方中有不少补益壅滞之品，消化不良者应慎用。因为对于消化不良者，服用食物以易消化为上，否则容易阻碍消化、吸收，从而不能起到理想的补益作用。

针对患者的体质，在膏方服用时，忌口更为重要：

1）阴虚体质：在临床上可见头晕眼花、口干咽燥、心烦、易于激动、失眠心悸、舌红少苔、脉象细数。在服膏方进行滋阴的同时，在饮食上有几点忌口：①忌食辛热的食品，如狗肉、牛肉等；在烹调佐料中不放或少放姜、蒜、葱等调味品；至于甜味食品，如巧克力及其制品更应少吃，甚至不吃，否则，轻则引起口干咽燥，大便燥结，重则可出现出血症状。②忌食海鲜一类发物，如黄鱼、带鱼等。甲状腺功能亢进患者中有不少有阴虚火旺的症状，在应用滋阴降火药物治疗时，食用海鲜则犹如火上浇油。这些患者以食淡水鱼为好。③忌食不易消化的药食，因为患者消化功能虚弱，不易吸收，又因为阴虚之人常出现大便燥结，此时若在帮助消化的药食中加入润肠之品，可以使膏方中滋阴药发挥更好作用。

2）阳虚体质：在临床上可见全身怕冷、面色㿠白或者淡白无华、少气、倦怠乏力、大便溏薄、小便清长、舌质淡胖、苔润滑、脉象微细迟无力。对这类患者常用补阳、温阳、壮阳等药食进行调补，应该在饮食上注意以下忌口：①切忌滥用温补肾阳的食品。如果在服鹿鞭、牛鞭、羊肉等药食时，应注意观察有无虚火的病理现象，否则容易助火动血，产生变症。另外，还应注意不少阳虚体质的人，脾胃虚弱，运化失常，故饮食上尚要忌用黏腻之品。②忌用寒性食品，如柿子、黄瓜等。阳虚体质者易生内寒，可见脘腹时感冷痛、大便稀溏、四肢欠温等。若用寒性食品，则寒象更甚，在炎热夏天，尤其应慎食冷饮瓜果之品，不能图一时之快，而使阳虚体质日见虚弱，变症丛生。③阳虚体质的人气血流行不畅，切忌服用或过多服用厚味滋腻之品，如肉类制品，食用时也尽可能除去油脂部分。

（2）合理服药："一药一性，百病百方。"各种膏方，它们的功用各有不同，但无论哪种膏方，只可治疗一定的病证，而不能通治百病。补膏不能乱用，用错了，有害无益。对于一些阴阳俱虚、气血不足、数病同发的情况，治疗时必须仔细观察分析，谨慎选方，合理用药，以获佳效，切忌乱投药。

（七）常用调理膏方

1. 滋养肝肾膏方

药物组成：熟地黄300g，怀山药300g，吴茱萸250g，枸杞子200g，炙龟板250g，炙鳖甲250g，麦门冬200g，菟丝子200g，牛膝200g，杜仲200g，沙参200g，女贞子200g，旱莲草200g，川石斛200g，何首乌200g，白芍200g，五味子120g，酸枣仁150g，当归200g，桑椹子200g，骨碎补200g，狗脊200g，紫河车120g，金樱子200g，芡实200g，陈皮200g，佛手片150g，合欢花90g，桃仁200g，桂圆肉200g，茯苓200g，夜交藤200g，甘菊花120g，泽泻200g，知母200g，黄柏200g，灵磁石400g，石菖蒲200g。

制法：将以上药物用清水浸泡一昼夜，其中灵磁石一味为矿物类药物，应先煎30分钟左右，然后将其他药物放入同煎，以快火连煎三汁后，用细纱布过滤，去渣取汁，再放到文火上慢慢煎煮浓缩。另外用阿胶 300mL，浸于 500mL 黄酒中烊化以备用，用冰糖或蔗糖 400g，趁热一同冲入药汁之中收膏，待冷却后便可服用。

适应证：精神萎靡，形体消瘦，腰膝酸软，遗精滑精，健忘，心烦，手足心发热，夜寐不安，盗汗，潮热，颧红，口干，干咳，头目眩晕，眼花耳聋；女子月经不调，经水量少，经色红，周期短，质稠；舌质红而干，舌苔薄白或少苔，甚或舌质中有裂纹，舌体萎缩，脉象沉细带弦或数。

2. 温补肾阳膏方

药物组成：黄芪 300g，党参 250g，仙茅 100g，淫羊藿 150g，锁阳 150g，阳起石 200g，肉苁蓉 150g，巴戟天 150g，补骨脂 150g，桑寄生 150g，牛膝 150g，熟附子 90g，肉桂 90g，杜仲 150g，鹿茸 50g，狗脊 150g，核桃仁 150g，覆盆子 150g，菟丝子 150g，五味子 90g，蛇床子 160g，韭菜子 120g，川续断 150g，桑螵蛸 150g，制香附 150g，沉香 60g，当归 150g，陈皮 150g，女贞子 150g，枸杞子 150g，龟板胶 200g，谷芽 200g，麦芽 200g，神曲 200g，川芎 150g，川桂枝 120g，吴茱萸 50g，金樱子 150g，芡实 150g。

制法：将以上药物用清水浸泡一昼夜，其中附子一味药略有毒性，可在快火上先煎 20 分钟；沉香一味具挥发性，需要后入药，将其他药在快火上连煎三汁，然后过滤，去渣取汁，再在文火上慢慢熬煎浓缩；另用鹿角胶 250g，浸于 500mL 黄酒中烊化以备用；用冰糖或蔗糖 400g，趁热一同冲入药汁之中收膏，待其冷却后便可服用。

适应证：精神萎靡，面色㿠白，畏寒，四肢不温，头晕，心悸，食欲不佳，腰膂酸痛，大便溏薄，甚至泄泻完谷不化，小便清长，夜尿频多；男子有阳痿、遗精，女子见月经不调；舌苔白，舌质淡红，舌体胖大，舌边有齿痕，脉象沉迟无力。

3. 通便类膏方

代表性的有瓜子麻仁膏、松子胡桃膏、百合膏。

（1）瓜子麻仁膏

药物组成：南瓜子、黑芝麻各 60g，花生仁 30g。

制法：将南瓜子炒香去壳，黑芝麻和花生仁均炒，加白糖 60g，加温开水少量，研成膏。每次服 1 匙，每日 2 次。

适应证：适用于老年津亏便秘，贫血，营养不良等。

（2）松子胡桃膏

药物组成：松子仁、胡桃仁各 500g。

制法：将上述药物共捣成膏状，加蜂蜜 250g，拌匀后蒸熟。每次服 1 匙，每日 3 次。

适应证：适用于病后身体虚弱，消瘦乏力，老年慢性便秘等。药性平和，可以久服。

（3）百合膏

药物组成：百合120g，川朴、光杏仁、桑白皮、天门冬各60g，大黄15g。

制法：加水共煎3次，过滤，去渣，合并滤液，浓缩，加蜂蜜240g收膏。每次服30g，每日2次，白开水冲服。

适应证：本方能清肺润肠通便，适用于老人、体虚及产后津枯血少之肠燥便秘者。

4. 益气活血膏方

药物组成：生黄芪250g，党参200g，赤芍150g，白芍150g，川芎90g，当归120g，桃仁90g，红花90g，白术120g，青皮90g，陈皮90g，柴胡90g，生蒲黄90g（包煎），黄精100g，丹参120g，升麻90g，炙甘草60g，广地龙90g，五灵脂90g，檀香45g，砂仁30g（后入），茯苓100g，香附90g，山药250g，防风100g，神曲100g，山楂90g，牛膝120g，生地黄120g，枳壳100g，麦门冬120g，牡丹皮100g，延胡索100g，泽兰叶100g，乌药90g。

制法：将以上药物放入清水中浸泡一昼夜，然后用快火连煎三汁，用细纱布过滤，去渣取汁，再以文火慢慢煎煮浓缩。另用鳖甲胶200g，以黄酒400mL浸泡烊化，冰糖或蔗糖500g，连同50g参三七粉，趁热一同冲入药中收膏，待冷却后便可服用。

适应证：畏寒自汗，易于感冒，倦怠无力，精神委顿，头昏耳鸣，心悸气短，疼痛固定不移，癥瘕肿块，肌肤甲错，唇舌暗紫，或见瘀点、瘀斑、血缕，或有肢体痿废不用，脉沉涩无力。

5. 调经类膏方

代表性的有益母膏、牛膝膏、归芍膏。

（1）益母膏

药物组成：益母草、红糖各2000g。益母草善于行血去瘀，为妇科良药，故有益母之名。

制法：先将益母草切碎，加水煎熬，过滤，去渣，浓缩。红糖和匀，熬为稠膏。每次服1匙，每日3次，白开水冲服。

适应证：功用活血化瘀，适用于妇女痛经，月经不调，产后瘀滞腹痛及恶露过多等。

（2）牛膝膏

药物组成：酒炒怀牛膝120g，酒炒当归、桃仁泥各30g，生地黄、赤芍各45g，川芎16g。

制法：将药物切碎，加水煎熬3次，过滤，合并滤液，加炼蜜240g收膏。每次服30g，每日2次。

适应证：用于血瘀痛经，月经不调等。

（3）归芍膏

药物组成：当归、白芍、白术、茯苓、薄荷各6g，柴胡5g，甘草9g。

制法：将药物切碎，用水煎取汁，加冰糖适量，收膏。每次服9g，每日2次。

适应证：用于月经不调，乳房胀痛，胁痛等。

6. 健胃类膏方

代表性的有无花果膏、健脾阳和膏、助胃膏、楂术膏。

（1）无花果膏

药物组成：无花果1000g。

制法：将无花果加水煮烂，小火熬成膏，加白糖750g，和匀，煎透，收膏。每服2匙，每日2次。

适应证：本品益胃润肠，清肺化痰。含葡萄糖、果糖、蔗糖、柠檬酸、苹果酸等多种营养物质。适用于病后虚弱，消化不良，干咳无痰，老年便秘等。也可作为肺结核、肝炎的辅助治疗药物。

（2）健脾阳和膏

药物组成：党参、茯苓、枇杷叶各60g，白术、桔梗、木香、辛夷各30g，炒枳壳、陈皮、苏叶、羌活各45g，草豆蔻36g，神曲、谷麦芽各40g。

制法：将枇杷叶去毛，上药共切碎，加水熬透，共3次，去渣，滤清，合并滤液，浓缩，加炼蜜250g收膏。每次服12g，每日2次，白开水冲服。

适应证：本品温运脾阳，行气止痛。适用于脘腹冷痛，呕吐泄泻，面色萎黄等。

（3）助胃膏

药物组成：党参、白术、白茯苓、炙甘草、丁香各15g，缩砂仁40个，木香9g，白豆蔻14个，山药30g，煨肉豆蔻4个。

制法：将药物共研粗末，加水煎熬，去渣，共3次，合并滤液，浓缩为膏。每次服10g，每日3次。

适应证：本品温中健胃。用于治疗脾胃虚寒吐泻。

（4）楂术膏

药物组成：山楂500g，白术250g，陈皮100g，甘草60g。

制法：加水煎3次，过滤，去渣，合并滤液，浓缩，加炼蜜250g收膏。每次服2匙，每日3次。

适应证：本品消食健脾。治疗饮食不化，腹胀，大便溏薄等。

7. 定喘类膏方

代表性的有五味膏、一味百部膏、紫菀膏、冬花膏、加味百花膏。

（1）五味膏

药物组成：五味子、当归、青皮、茯苓、桑白皮、半夏、川贝母、甘草各6g，光杏仁3g。

制法：用水煎成汁，去渣，用冰糖适量熬膏。每次服2匙，每日2次。

适应证：治疗气管炎咳嗽，忌烟茶。

（2）一味百部膏

药物组成：鲜百部根 5000g。

制法：将百部捣取汁，煎如饴，加炼蜜 500g 收膏。每次服 1 匙，每日 3 次。

适应证：适用于久咳不愈者。

（3）紫菀膏

药物组成：紫菀 240g，款冬 120g，光杏仁、枇杷叶（去毛）、木通、炙桑白皮、制大黄各 60g。

制法：加水煎熬，共 3 次，去渣，合并煎液，浓缩，加炼蜜 250g 收膏。不时含化 2 匙。

适应证：用于治疗肺热咳喘痰黄。

（4）冬花膏

药物组成：冬花、橘红、党参、远志、前胡各 120g，麻黄、马兜铃各 100g，光杏仁、五味子各 60g。

制法：用水煎各药成汁，加川贝母粉 120g，红糖 500g，和匀。每次服 6g，每日 3 次。

适应证：用治咳嗽气喘痰多。

（5）加味百花膏

药物组成：百部 120g，款冬花、紫菀各 240g。

制法：将药物加水煎取汁，加炼蜜 240g 收膏。每次服 1 匙，每日 3 次。

适应证：本品润肺止咳化痰。治疗老年体虚，咳嗽痰黏难咯，适合慢性气管炎患者长期服用。

8. 涩精类膏方

代表性的有聚精膏、樱蜜膏、葆真止泄膏、三才膏。

（1）聚精膏

药物组成：黄鱼鳔胶 500g，沙苑蒺藜 240g，五味子 60g。

制法：先将黄鱼鳔胶切碎，用蛤粉炒成珠。其余两味加水煎 3 次，过滤，合并滤液，加入鱼鳔胶珠，和匀，溶化，加炼蜜 240g 收膏。临睡时服 3 匙，淡盐汤送下。

适应证：本品益肾固精。治疗肾虚封藏不固，梦遗滑精。忌食鱼及牛肉。

（2）樱蜜膏

药物组成：金樱子、何首乌各 500g。

制法：将药物切碎，加水煎取汁，每 250mL 药汁加炼蜜 500g 成膏。每次服 15g，每日 2 次。

适应证：治疗梦遗滑精，神经衰弱。

（3）葆真止泄膏

药物组成：熟地黄、生晒参、龙骨、枸杞子、五味子、山药、茯神、牛膝炭各 60g。

制法：先煎取人参汁，其余各药研碎，加水煎3次，过滤，合并药液，兑入人参汁，浓缩，加炼蜜240g收膏。每次服2匙，每日2次，白开水冲服。

适应证：本品滋阴益肾，纳阳葆真。治疗房室劳伤，遗精滑精等。

（4）三才膏

药物组成：熟地黄、党参、天门冬各250g，五味子60g。

制法：将药物切碎，加水煎3次，去渣滤清，合并滤液，浓缩成膏。每次服3匙，每日2次。

适应证：适用于梦遗心悸，头昏乏力等。

9. 生津类膏方

代表性的有琼脂膏、天冬膏、乌梅膏、五汁膏、滋容养液膏、八珍膏。

（1）琼脂膏

药物组成：生地黄1000g，鹿角胶、酥油各100g，生姜6g，炼蜜250g。

制法：将鲜生地黄和生姜搅汁去渣，以文火煎熬，先入鹿角胶，次入酥油、炼蜜，同熬如饴，瓷瓶收贮。每次服2匙，温酒送下。

适应证：用于治疗病久失养，精神萎靡，腰脊酸痛，食少乏味，失眠多梦。

（2）天门冬膏

药物组成：天门冬1000g。

制法：将天门冬用水洗净，浸泡后去皮心，捣烂取汁，放少量水，再捣，取汁，共5次。合并药汁，用砂锅文火煎熬，加炼蜜250g，和匀，浓缩收膏，瓷瓶收贮。每次服1匙，每日2次，白开水冲服。

适应证：本品滋阴润肺。天门冬性味甘苦大寒，《日华子本草》谓："镇心，润五脏，补五劳七伤，治肺气并嗽，消痰。"用于治疗肺阴不足所致的干咳少痰，痰中带血，津枯口渴等症。久服可润五脏，补益身体。

（3）乌梅膏

药物组成：乌梅2500g。

制法：加水煎，去核浓缩成膏。每次服半汤匙，每日3次。

适应证：用于治疗牛皮癣。乌梅有抗过敏作用。

（4）五汁膏

药物组成：天门冬、麦门冬、川贝母、牡丹皮、阿胶各150g，生地黄、薄荷各300g，茯苓120g，犀角、羚羊角各75g，梨汁、藕汁、萝卜汁、人乳各100g，甘蔗汁50g。

制法：前10味药共研末，加水煎熬，去渣，加五汁再熬，加炼蜜3000g，和匀，隔水煮2小时后用。每次服1匙，每日3次。

适应证：适用于老年津伤久咳，低热咽痛，痰中带血，语暗不出等。

（5）滋容养液膏

药物组成：女贞子、旱莲草、桑叶、黑芝麻、鲜菊花、枸杞子、当归身、白芍、

39

熟地黄、黑豆、白茯神、玉竹、橘红各120g，沙苑蒺藜、炙甘草各60g。

制法：将药物共粉碎，加水煎至味尽去渣，合并滤液，浓缩，加入阿胶、炼蜜各90g收膏。每次服15g，每日2次。

适应证：本品益脾肾，补气血。用于治疗病后体虚，食少腹胀，头晕目眩等。

（6）八珍膏

药物组成：生晒参30g，蜂蜜120g，牛乳汁、梨汁不拘多少。

制法：先将人参加水煎汁，第一次4小时，第二次2小时，合并煎液，加蜂蜜、乳汁、梨汁和匀，煎透，浓缩收膏。每次服20mL，每日2次。

适应证：本品润肺补气，养阴清燥。用于治疗肺气不足之气短懒言，声音低微，消瘦无力，易于感冒等。

10. 息风类膏方

代表性的有补阳还五膏、钩藤膏。

（1）补阳还五膏

药物组成：黄芪500g，当归尾、赤芍、地龙、桃仁、红花各160g，川芎100g。

制法：上述药物共研粗末，加水煎熬，共3次，去渣滤清，浓缩，加炼蜜250g收膏。每次服30g，每日2次。

适应证：本品补气活血通络。适用于中风后遗症见半身不遂，口眼歪斜，语言不清，口角流涎，小便频数或遗尿不禁等。

（2）钩藤膏

药物组成：钩藤100g，当归、川芎、生地黄、白芍、阿胶各200g。

制法：将上述药物共研细末，水煎取汁，加阿胶烊尽，和匀。每次服1匙，每日3次，白开水冲服。

适应证：本品柔肝养血，息风通络。适用于头目眩晕，视物模糊，面色萎黄，经常手臂发麻，或突然手足抽搐，牙关紧闭等。

第五节　四季养生与冬病夏治

一、四季养生

中医学关于养生的理论和方法是极其丰富的，其中一个重要的原则就是顺时养生。正如《灵枢·本神》所说："故智者之养生也，必须四时而适寒暑……如是，则僻邪不至，长生久视。"

养生的要求和目的是要使人的精神符合四时的性质，随时应变。现将有关四季养生法则予以介绍。

（一）春季养生法则

春三月：这里所说的四季，是用农历节气区分。从立春、雨水、惊蛰、春分、清明、谷雨至立夏前一日为春三月，不同于习惯上的正月、二月、三月。

《素问·四气调神大论》曰："春三月，此谓发陈。天地俱生，万物以荣。夜卧早起，广步于庭，被发缓形，以使志生，生而勿杀，予而勿夺，赏而勿罚。此春气之应，养生之道也。逆之则伤肝，夏为寒变，奉长少。"

意思是说：春天三个月是生发的季节，也是一年的开始，好像天地从此再生，万物都有发展的现象。人们要适应这环境，晚一些睡觉，早一些起床，在庭院里散散步，同时把束发散开，衣上的带子也放宽，让身心感到舒畅活泼，还要内存生而勿杀、予而勿夺、赏而勿罚等愉快的意念，这是调养生气的方法。违反这方法，对内脏的"肝"是不利的，在夏天炎热的时候，可能发生寒性疾病，承受夏天的"长"气就亏了。

春季风虽暖，却有春寒。所以，春三月，须避春寒。民间有"吃了端午粽，才把棉衣送"的谚语，说明人体适应自然气候之必要性。故春和日暖之时，应防春寒酿患；寒温交织之时，宜善激发生机。春乃阳气上升，发育万物之节气，养生之道，在于吸收春阳和暖之气，以助生发，顺和春之阳气，活动肌肤，舒展筋骨以应春发。适当多增加步行活动，舒展四肢以活筋脉，切不可经常萎靡不振的久坐、枯坐，经常以站立位，挺胸收腹，目视正前方，以鼻徐徐吸气，以口缓缓呼气，做"六字诀"的"嘘"字功。因长嘘能治肝，肝属木，木在春而发，又因肝主筋，主动，最易被风所伤，居室宜渐开放，使空气流通，但夜间仍须防避风寒，春为一阳初动之期，阳气尚弱，天气渐暖，衣服宜渐减，不可顿减，使人受寒。房事宜节制，每月的望日可行房一次。此是根据"月圆则精满"的道理而规定的，其他时间不宜过多放纵。饮食为"少酸宜食甘"，因春为肝木，主酸。春当减食酸味，益食甘味而养脾土。冬去春临，因在寒冬季节，人多食厚腻、热性食物，多厚衣取暖，易积燥热于身心。春发之季，便多发宿疾、陈病；春阳之时，便多显倦怠困乏。故春季善食凉性食物，以化解壅滞于脏腑之热结、痰涎，此乃强健身体之法。

（二）夏季养生法则

夏三月：从立夏、小满、芒种、夏至、小暑、大暑至立秋前一日为夏三月。

《素问·四气调神大论》曰："夏三月，此谓蕃秀。天地气交，万物华实。夜卧早起，无厌于日，使志无怒，使华英成秀，使气得泄，若所爱在外。此夏气之应，养生之道也。逆之则伤心，秋为痎疟。"

意思是说：夏天三个月是繁荣的季节，天地交泰，草木都在开花结果。人们应该晚些睡，早些起，不要厌恶日长，并使心里没有郁怒，毛孔能够宣通，好比百花齐放，喜形于色，这是调养夏天"长"气的方法。不如此，内伤于"心"，秋天易生痎疟，承受"收"气也就减少，甚至冬天还要生病。

夏季天虽热，却生湿。所以，夏三月须防范湿热，避免阴气侵袭机体而生疮疡。夏乃阳气长，万物茂盛之季节。养生之道，宜吸收夏华实之气，以利生机。

夏天这一季，是人的精神全部脱露的时候。此时，心脏功能强，肾脏功能弱，体内津液化为水分，无论老幼，均宜饮食暖物，独宿而调养。

夏三月，不可铺薄席于潮湿及冷石冷地上睡卧，以图凉快。这样，湿气透入人体筋脉以后，在上则面目黄肿；在下则大腿关节、膝关节肿痛；深入内脏则胀满泄泻；滞留体外肌肉皮肤则头重身疼。体内亢热不能排出易生痈疽疔疮，体内凉湿不能排出则变成寒性痰涎，或患各类风湿性关节炎。

凡漆桌漆凳，赤体单衣切不可坐卧，防令毛孔闭塞，血气凝滞，为害不小。单衣不可坐冷石，若坐冷石寒气侵入睾囊，多患疝气、偏坠之症；女子寒气侵入子宫，则月经紊乱，或经行腹痛。遇日晒热之椅凳砖石之类不可久坐，恐热毒侵肤，多患坐板疮，或生毒疖。汗湿或淋湿的衣服不能老穿在身上，久着可令人发疮，需随时洗换为佳。凡被太阳晒热烫手的衣服拿来即穿，轻则热毒引起皮肤病汗斑之症，重则重痧暴病。

夏三月，凡人在劳动或饮食汤水时，均易出汗，这时应顺其自然让其透出，不可立即脱去衣服，或用冷湿之布擦拭，也不可用扇取凉，更不可用冷水洗手洗身，否则令人得虚热阴黄之疾。夜卧睡眠，不能当风吹扇，否则风入毛孔最易成病。三伏热天，不能暴喝冷水冷汤，若冷饮，冷气逼迫气血，最易伤人。夏季衣服单薄，夜间睡着最易被褥脱离身体，要常常保持腹部不能脱被，不然，易患腹痛泻痢诸症。夏季昼长夜短，人在白天总感身体困倦乏力，需要午睡来补充休息，但不可在午饭之后立即入睡，恐饭食停滞多成疾病。在未吃饭之前睡最好，醒后稍作休息再进食为宜。如吃过午饭，觉困倦欲睡，可起来走动，或找些事做，或站立位，挺胸收腹，目视正前方，以鼻徐徐吸气，以口缓缓呼气，做"六字诀"的"呵"字功数遍，自然不再思睡。

春去夏来，因暖春季节，乃阳气上升而温暖，进入酷夏，则阳气炽盛，人常带暑热汗湿，闷烦之劳而度日生息。故夏月饮食，难以调理。盛暑，人喜冷凉之饮，偏于杂食。但长夏潜伏阴气，饮膳则宜少食生冷，以防入秋多患腹泻痢疾。因之，夏季不宜贪冰凉、生冷，以免湿热瘀滞于经脉。生冷热炙，蕴结于脏腑，以至诱发秋痢。膳食素淡以健脾胃，节食酸味以通利运化，少食滋腻以防湿热，此乃应季节进食而健身益体之法。

（三）秋季养生法则

秋三月：从立秋、处暑、白露、秋分、寒露、霜降至立冬前一日为秋三月。

《素问·四气调神大论》曰："秋三月，此谓容平。天气以急，地气以明。早卧早起，与鸡俱兴。使志安宁，以缓秋刑，收敛神气，使秋气平，无外其志，使肺气清。

此秋气之应，养收之道也。逆之则伤肺，冬为飧泄，奉藏者少。"

意思是说：秋天三个月是从容平定的季节，天气渐寒，地气清肃。人们应早些卧、早些起来，可以鸡的作息为标准。精神必须安静，不能再同夏天一样松弛，这样才能适应秋气，调养好"收"气。不然，会内伤于"肺"，到冬天生消化不良的飧泄病，因而承受"藏"气也少了。

秋初余暑尚在，调摄宜同夏月。秋天三个月，气候高爽清肃，渐转干燥冷寒，皮肤、毛发干枯少水分，霜降则始生寒，阳渐衰而藏于阴，养生之道，宜收敛神气，使气自平，和缓秋凉。

秋乃萧瑟之季，万物收养之节气。时令之秋，寒气上升，阳气下降，善养之道，顺应阳和之气渐退，阴寒之气渐生，而养益气机。肺属金，于季节为秋，在形体为气。肃秋宜收敛神气，润养肺气。善养生者，应避秋气之肃杀，增强血脉之贯通，以养肺金，以益秋收之气而养生。站立位，挺胸收腹，目视正前方，以鼻徐徐吸气，以口缓缓呼气。做"六字诀"的"咽"字功。秋季由热渐凉，且燥气较胜，室内宜保持一定的温度和湿度。衣服宜渐增。饮食为"宜减辛增酸以养肝"。因秋为肺金，味主辛，饮食五味，入肺则须润养其金，化生津液以利气机之输布。肺金克肝木，辛盛则伤木。又因秋天天气不断敛肃，空气中缺乏水分的濡润，以致出现秋凉而劲急干燥的气候。其特点有二：其一，燥邪干涩，易伤津液。燥邪为清肃之气，其性干涩，故致病最易耗伤人体的津液，造成阴津亏损的病变。其二，燥易伤肺。肺喜清肃濡润，既不耐于湿，更不耐于燥，湿则停饮，燥则津伤。夏去秋来，因盛暑人多贪凉并杂食，至冷热相搏，病邪伏内。入秋之后，饮食调理不善，夏令时节，积于身内之湿热，常可发于诱因，致使疟、痢疾发于秋。因而，秋令时节，应平顺秋气，滋养肺阴，宜和秋燥，消疟止痢，乃食方之宜，此为强身养生之法。

（四）冬季养生法则

冬三月：从立冬、小雪、大雪、小寒、大寒至立春前一日为冬三月。

《素问·四气调神大论》曰："冬三月，此谓闭藏。水冰地坼，无扰乎阳。早卧晚起，必待日光。使志若伏若匿，若有私意，若已有得，去寒就温，无泄皮肤，使气亟夺，此冬气之应，养藏之道也。逆之则伤肾，春为痿厥。奉生者少。"

意思是说：冬天三个月是闭藏的季节，河水结冰，田地冻裂，到处是阳衰阴盛的现象。人们要早些睡，非待太阳上升不要起来，避寒就暖，也不要时常出汗，使体力愈加耗散。精神方面应像埋伏、藏匿般的镇静起来，但内心还是要像打算一件事得到了满意解决而异常高兴，这是保养冬天"藏"气的方法。否则会内伤"肾"气，到春天发生痿厥症，难以充分承受明春的"生"气了。

寒冬乃闭藏之季，冰天雪地，万物收藏。值此节令，人当顺应着闭藏之气，以迎冬季阳光，防避寒冷。摩擦肌肤腠理，活动躯体、肢节，呼吸吐纳，以御凛冽阴寒。

肾属水，于季节为冬，在形体为骨。善养生者，宜按摩肌肤腠理，以养形体，以护阳表卫气。冬主肾骨，而冬令闭藏，宜于肾气密固，所以，冬勿伤筋骨，活动躯体肢节，以益于内脏，以养阴理营血。因此，隆冬数九，善养肾阴，不伤于冰冻，顺养肾气，以迎阳生，阳气闭藏，阳潜于阴，故宜藏精不漏，不宜泄丹。经云："冬不藏精，春必温病。"所以，在冬季三个月宜闭藏阳精，断绝房欲之事，常盘膝正坐位，肢体放松，掌心按抚膝盖，以鼻徐徐吸气，以口缓缓呼气，做"六字诀"的"吹"字功以益肾。

寒是冬天的主气。寒为阴邪，易伤阳气。寒与大自然的寒冷、冰冻、凝结相类似。故易伤人的阳气而出现寒证。如寒邪外来，卫阳受损，就会出现恶寒；若寒邪入里，直伤脾胃或伤脾肾之阳，便会出现肢冷、身寒、下利清谷、小便清长、呕吐清水、痰涎稀薄等症。寒邪凝滞，主痛。寒邪的凝滞之性与天寒地冻，水液凝结成冰有同样的道理，也就是说，寒邪可以使人体的气血凝结阻滞，运行不畅，阻滞不通，即所谓"不通则痛"。所以说寒邪是形成各种痛证的原因之一。寒性收引，"收引"即收缩牵引的意思。寒邪侵入人体，易使气机收敛牵引作痛。寒邪入侵筋肉经络，则可使肢体屈伸不利或冷厥不仁。

冬三月，虽然应注意防寒，但室内亦不宜太热。中医认为，冬时天寒，阳气内藏，易生郁热，若厚衣重裘，向火醉酒，则阳太盛，至春夏之交，就容易发生时行热病，这是冬天不善于保阴的缘故。老年人身体虚弱，宜居处密室，温暖衣食，调其饮食，适其寒温，不可冒触于寒风。《山居四要》中说："老人患风湿脚气腰痛者，宜作暖炕宿卧。"还论："行路劳倦骨疼宜得暖炕睡。"古人还主张："夏月不可用水展席。冬月不可以火焙衣，二事甚快一时，后日疾作不浅。老人衰迈，冬月畏寒，可以锡造汤婆注热水，用布囊包以避湿，先时拥被团簇，临睡甚暖，又可温足，且远火气。"

冬季宜使衣服和暖贴身，使气血流通，四肢舒畅。老人冬月紧系一棉背心，穿宽暖的棉鞋，对身体有益。三九严寒，万物闭藏而衰，值此季节，人当温养心肺而补益气血，滋补肝肾而养筋骨。冷冻时令，心脉肺气为衰，饮膳宜滋肺养心，调理脾胃以助运化；冰雪之季，寒气侵袭筋骨，饮膳宜健脾补肾，通经活络以养机体，此乃寒冬季节养生之法。

秋去冬来，因秋风萧瑟而养收，季节干燥而蕴湿，故入冬之后，当益肺金养肾水以利渗湿，应养肾水，益肝木，以利疏泄。因而，养生须善择食，摄食待宜，方益于养生。冬月寒冷闭藏，宜祛寒生热，补肺养肾，肾得其养，以生肝木，则冬藏春发应乎四时，此乃健康之本。

对于四季养生之法则，明代医家汪绮石制订了"八防"，即"春防风，又防寒；夏防暑热，又防因暑取凉；长夏防湿；秋防燥；冬防寒，又防风。"按古代哲学"道常无为而无不为"的思想，恬淡虚无，精神内守，吐故纳新，静心而不躁，清心而求安的养生观念，常以导引神气，以养形魄。春季而养脾气，夏季而养肺气，秋季而养肝气，冬季而养心气，四季而养肾气，五脏之气得养，方益于养生。据《同寿录》记载："调息之法，不时候，随便而坐，平直其身，纵任其体，不倚不曲，解衣宽带，务令调适，口中舌搅数遍，微微呵出浊气，鼻中微吸，或三五遍，或一二遍，有津咽下，叩齿数遍，舌上腭，唇齿相着，两目垂帘，令蒙眈然渐次调息，不不粗。"此乃四季调摄之法则圭臬也！

二、冬病夏治

冬病夏治是中医学一种独有的特色疗法，是根据《素问·四气调神大论》中的"春夏养阳"原则创立的，是中医"治未病"理论的一种具体体现。

什么是冬病夏治？"冬病"就是指一些好发于冬季或者在冬季加重、夏季缓解的疾病。"夏治"就是在夏天这些病情有所缓解，趁其缓解之时，通过辨证施治，采取一些适当的内服和外用的治疗方法，以预防其冬季复发，或者减轻其症状。

（一）理论依据

1. 从阴阳五行论冬病夏治

阴阳学说认为在一年的节气变化中，冬至和夏至分别为阴气和阳气的两个极点。冬至伊始，阳气渐生，阴气渐衰；夏至开始，阴气渐旺，阳气渐衰。根据阴阳制约关系，在夏季三伏天，阳气最旺和体内寒凝之气易解之时，扶益阳气，可达到祛寒目的，从而使失衡阴阳达到稳态。从阴阳互根而论，春夏养阳，是为秋冬储备阳气；秋冬养阴是为春夏养阳奠定基础。正如张介宾所说："夫阴根于阳，阳根于阴，阴以阳生，阳以阴长。所以圣人春夏则养阳，以为秋冬之计。"另根据五行相克关系，春属木，夏属火，长夏属土，秋属金，冬属水，木生火，火生土，火克金，金克木，通过五行相生相克达到机体的和谐。

2. 从四时气候论冬病夏治

《管子·形势解》云："春者，阳气始上，故万物生；夏者，阳气毕上，故万物长；秋者，阴气始下，故万物收；冬者，阴气毕下，故万物藏。"其意思是说，天人相应，人体的阳气与自然界的阳气相一致，生于春，旺于夏，收于秋，而藏于冬。夏天乃一年中阳盛阴衰之季，而"三伏"又是一年中阳气最旺盛的季节，人体的阳气也随之达到顶峰，此时为恢复人体阳气最佳时机，此时若以阳克寒，驱散患者体内的阴寒之气，将冬病之邪消灭在蛰伏状态，从而可达到"冬病夏治"。

3. 从病因病机论冬病夏治

《素问·评热病论》说："邪之所凑，其气必虚。"说明正气不足是发病的内在根据，正不胜邪导致疾病发生。在夏季人体阳气当旺之际，进行补阳，可以扶助正气，增强人体抵抗疾病的能力，达到"正气存内，邪不可干"。

4. 从体质论冬病夏治

个体体质有差异，有些人素体阳虚，抗御外邪的能力不足。这些患者在冬季由于寒气太过而致病，即使到了夏至阳气至盛之时也未能消退，这时若补益阳气则可有效克制体内阴寒之气。正如《素问·脉要精微论》曰："四时之病，以其胜治之愈也。"这正是"冬病夏治"之治疗根本。

5. 从治疗学论冬病夏治

中医学中有"急则治其标，缓则治其本"的治病原则。夏季三伏天冬病处于缓解期，此时人体脏腑功能相对稳定，病情亦稳定，但人体阳气盛于外而虚于内，皮肤腠理相对疏松，采取审因辨证论治的治疗方法，给予助阳之品，可养其内虚之阳，以助生长之能，达到扶正祛邪，促进疾病向好转的方向转变，以期收到"治病求本"的疗效。

（二）常见方法

1. 穴位敷贴法

这是现在运用最广泛的一种方法。它是采用一些可以发泡的药物，通过辨证取穴，选取一些穴位，把这些药物敷贴在选好的穴位上，使局部皮肤发红甚至发疱，达到长时间刺激穴位的目的，从而最终达到治疗的目的。夏季"三伏天"是一年四季阳气最旺盛的时候，此时人体阳气旺盛，阳气发泄，气血趋于体表，皮肤松弛，毛孔张开。此时在穴位上贴敷药物易于作用于穴位，渗透皮肤，疏通经络，调节脏腑，提高机体的抗病能力，达到预防疾病的目的。因此，从头伏开始，每伏敷贴 1 次，每年敷贴 3 次，连续敷贴 3 年。可以增强机体免疫力，降低过敏状态，对慢性阻塞性肺病、支气管哮喘等有良好的效果。

2. 穴位注射法

首先通过辨证选取穴位，然后把穴位消毒，再将吸好药物的注射针刺入穴位，行提插手法，使其得气后，最后抽吸无回血后再将药液缓缓注入穴位。针刺和药物直接作用于穴位，产生疗效。穴位注射后，药物在穴位处存留较长的时间，延长和增强了穴位的治疗作用，还可以沿经络循行以疏通经气，直达病所，充分发挥穴位和药物的共同治疗作用。穴位、针刺、药物三者的作用相结合，所以能取得很好的效果。

3. 隔姜灸法

依然先辨证选穴。在切成薄片的生姜片上用针刺数孔，把姜片放在选好的穴位上，再把做好的艾炷放在姜片上，点燃艾炷施灸。当患者感到不可忍受时，提起姜片，垫一些干棉布，放下再灸。每伏 3 次，每次 5 炷，每年共灸 9 次。本法可促进血液循环，通经活络，温散寒邪，对虚寒病证可以起到较好的作用。

4. 内服中药法

根据患者的体质情况，辨证施治。具体来说，如果平时怕风易出汗或汗出偏多，易患感冒，经常打喷嚏、鼻塞不通、流涕，可用黄芪、防风、白术等药；若面色萎黄、饮食偏少、大便溏泻、倦怠乏力、平时痰多，可用党参、白术、陈皮、半夏、茯苓、甘草为主；如果常感腰膝酸软、怕冷、精神疲乏、夜尿多、稍动即觉呼吸困难，则宜用熟附片、肉桂、熟地黄、山茱萸、山药、牡丹皮、茯苓、泽泻等药。总之，通过中药的调补，扶助正气，提高机体的免疫力，达到防病治病的目的。

许多疾病可以采用冬病夏治的治疗方法，但效果最好的是呼吸系统疾病，如哮喘、老年慢性支气管炎、反复呼吸道感染、咽炎、扁桃体炎、支气管炎、支气管肺炎、过敏性鼻炎、冬季易发的感冒以及冻疮等。这些病都多发于冬春季节，气候寒冷或气候变化之时，也易复发，常反反复复发作，缠绵难愈。中医理论认为这些病都是慢性病，病久耗伤正气，正气渐衰，形成"宿根"，故而缠绵难愈。

在中医整体观念指导下，通过冬病夏治，一方面可以乘"伏天"阳气旺盛，祛除体内之寒邪"宿根"；另一方面可以培补亏损的阳气，起到扶正祛痰的治疗作用，达到消炎、提高全身免疫力、减少发作次数，最终治愈疾病的目的。

（三）注意事项

冬病夏治也讲究严格的辨证论治，不能盲从。如果患者出现阴虚火旺、痰热症状，以及咯血皮肤过敏等情况，则不宜使用穴位敷贴、隔姜灸、穴位注射等。对皮肤有痈、疖以及局部皮肤有严重皮疹或破损者、药物过敏的人、某些疾病发作期、6个月以下的婴儿都不宜进行敷贴治疗、穴位注射、灸治法。治疗期间还要忌食生冷、油腻、辛辣之品。

第六节　针灸、火罐与推拿按摩

一、针灸

针灸是中医学中一门独特的疗法。"针"即针刺，以针刺入人体穴位治病。它依据的是"虚则补之，实则泻之"的辨证原则，进针后通过补、泻、平补平泻等手法的配合运用，以取得人体本身的调节反应；"灸"即艾灸，以火点燃艾炷或艾条，烧灼穴位，将热力透入肌肤，以温通气血。针灸就是以这种方式刺激体表穴位，并通过全身经络的传导，来调整气血和脏腑的功能，从而达到"扶正祛邪""治病保健"的目的。针对亚健康的调治应体现自然、安全、有效、无副作用的原则，具有中医特色的针灸疗法恰恰体现了这一原则，通过刺激经络和腧穴，调节机体脏腑、气血、经络的阴阳平衡，泻其有余，补其不足，使机体处于"阴平阳秘，精神乃治"的健康状态。

以往的实验已经证实，针灸能双向调节神经、内分泌、免疫等系统，并减轻肌肉的疲倦。这里简单地介绍一些常用的保健要穴。

1. 百会

取穴：在头部，当前发际正中直上5寸，或两耳尖连线的中点。简便而正确的取

47

穴方法为，于前后正中线和两耳尖连线的交点处取穴。

作用：本穴具有比较明显的双向调节作用，既可预防高血压，又能防止血压过低引起休克。近年来还用于预防竞技综合征。

操作：①针法：用30号1寸毫针成15°角向后平刺入0.5~0.8寸，也可从右往左刺入一针，成十字刺法。留针30分钟（预防高血压）至数小时（预防竞技综合征）。②灸法：以艾条作温和灸或雀啄灸法，每次10分钟或依据情况而定。

2. 印堂

取穴：在额部，两眉头的中间。

作用：本穴多与百会穴配合用于预防高血压、失眠及忧郁症等。

操作：以1寸毫针自上至下平刺0.5寸。

3. 风池

取穴：在项部，枕骨之下两侧，斜方肌外缘与胸锁乳突肌后缘之间的凹陷中。

作用：主要用于预防普通感冒、流感、高血压。对预防某些眼病，如青光眼、白内障、近视等也有一定作用。

操作：①针法：本穴为易发生危险的穴位，作为预防用必须注意安全。据解剖学研究和大量临床实践证明，针尖向鼻尖方向刺入1~1.5寸最为安全，以针感向眼区、前额或头部放射为佳，留针20~30分钟。②灸法：用艾条做回旋灸10~15分钟。

4. 太阳

取穴：在颞部，当眉梢与目外眦之间，向后约一横指的凹陷处。

作用：预防感冒、急性结膜炎以及头痛发作。

操作：①直刺：以30号1寸针刺入0.5~0.8寸，至局部有酸胀感为度，留针30分钟，用以预防感冒。②平刺：以30号1.5寸针成15°角向耳尖方向刺入1~1.2寸，留针30分钟，用以预防头痛。③点刺：以消毒细三棱针点刺出血，用以预防感冒和急性结膜炎。

5. 中脘

取穴：在腹正中线上，脐上4寸。让患者仰卧，在胸骨剑突至脐心连线中点取之。

作用：能调节脾胃功能、增强食欲。为传统的防病健身穴。

操作：①针法：毫针直刺，深1.5~2.0寸，至上腹部闷胀沉重，或放射性胀痛，或胃部有收缩感。需注意的是，毫针以28~30号为宜，不可过度深刺，避免穿破腹膜。留针15~20分钟。②灸法：着肤灸，灸3~7壮，炷如黄豆大，宜无瘢痕灸；艾条灸，温和灸15~20分钟。

6. 神阙（脐中）

取穴：在脐窝正中。

作用：本穴是古代重要保健穴之一。如宋代《扁鹊心书》提到："凡用此灸，百病顿除，延年益寿。"清代《针灸集成》也记述一老者，"年逾百岁，而甚壮健"，原因是"每交（指春分、秋分、夏至、冬至）灸脐中"之故。现代用此穴调节肠胃功能，提高免疫力，延缓衰老，预防中风。

操作：隔盐灸，以黄豆至枣核大之艾炷，灸 5 ~ 30 壮。关于壮数，《类经图翼》认为："若灸三五百壮，不唯愈疾，亦且延年。"可做参考。艾条灸，每次 15 ~ 20 分钟，以局部潮红为度。

7. 气海

取穴：在腹正中线上，脐下 1.5 寸处取穴。

作用：培补元气，固益肾精，是防病强身穴之一。古人认为该穴是"元气之海"，也是"男子生气之海也"（《铜人腧穴针灸图经》）。现代用本穴增强人体的免疫力，延年益寿，改善亚健康状态，以及预防休克，增强男性性功能。

操作：①灸法：为主要的操作方法，着肤灸 5 ~ 9 壮，炷如黄豆大，不留瘢痕灸。艾条灸，温和灸 15 ~ 20 分钟。②针法：直刺 1.0 ~ 1.5 寸，针尖微向下，使针感如线状放射至会阴部，留针 15 ~ 20 分钟。

8. 关元

取穴：在腹正中线上，脐下 3 寸处取穴。

作用：本穴为历代重要的保健益寿之穴。《医经精义》有"元阴、元阳交点之所"的说法。《扁鹊心书》对本穴颇为推崇，曾有诗云："一年辛苦唯三百（壮），灸取关元功力多；健体轻身无病患，彭笺（又称彭祖，相传为古代长寿者）寿算更如何。"可作为中老年保健、男性性功能障碍防治等的要穴。

操作：①灸法：着肤灸 5 ~ 9 壮，黄豆大艾炷，宜瘢痕灸；艾条灸，温和灸 20 ~ 30 分钟。②针法：同气海穴。

9. 中极

取穴：在腹正中线上，脐下 4 寸处取穴。

作用：用于预防妇产科病证及防治男性性功能紊乱。

操作：①针法：直刺 1.0 ~ 2.0 寸，局部酸胀，可扩散至小腹及线状放射到外生殖器，留针 15 ~ 20 分钟。②灸法：艾条灸，温和灸 10 ~ 15 分钟。

10. 天枢

取穴：在腹部，脐旁开 2 寸处取穴。

作用：预防胃肠疾病及术后腹胀等。

操作：①针法：直刺 1.5 ~ 2.0 寸，局部酸胀，并可扩散至同侧腹部。注意针刺不可过深，以免导致腹膜损伤。②灸法：艾条灸，雀啄灸 10 ~ 20 分钟。

11. 大椎

取穴：在后正中线上，第 7 颈椎棘突下取穴。俯首时，当项后隆起最高处下缘凹陷中为该穴。

作用：主要用于预防各类急性传染病，对预防慢性支气管炎和哮喘的发作和药物的毒副作用均有较显著的效果。现代研究证实，电针或艾灸大椎穴，能增加抗体生成和增强网状内皮系统吞噬细胞的功能，从而提高机体抵抗力。

操作：①针法：直刺，微斜向上深刺1.0~1.5寸，局部酸胀，针向下及向两肩部扩散。注意不可过深，以免造成蛛网膜下腔出血或损伤脊髓。②灸法：艾条灸，温和灸15~30分钟。③拔罐：可用闪火法或抽吸法吸拔10~15分钟。

12. 命门

取穴：在腰部，后正中线上，第2腰椎棘突下取穴。可令患者正坐直腰或俯卧，先触到十二肋端，平移至脊柱中点，其棘突间即为命门穴。

作用：重要保健防病穴。能增强体质、调节精神，可用于平时保健防病，改善亚健康状态及防治男性性功能障碍等。

操作：①灸法：着肤灸，灸3~5壮，炷如黄豆大，无瘢痕为宜；艾条灸，温和灸15~20分钟。②针法：直刺1.0~1.5寸，以局部酸胀为宜，留针15分钟。

13. 肺俞

取穴：在背部，第3胸椎棘突下，旁开1.5寸处取穴。

作用：调理肺气、祛邪扶正。常用以预防感冒及支气管炎、哮喘等发作。

操作：①灸法：着肤灸，每次3~5壮，艾炷如麦粒大，宜瘢痕灸，亦可用药物敷贴。②针法：直刺0.5~0.8寸。为避免伤肺造成气胸，可在穴位向外旁开1cm，成45°角向脊柱侧斜刺1.0~1.5寸，以局部酸胀感为宜，一般不留针。

14. 心俞

取穴：在背部，第5胸椎棘突下，旁开1.5寸处取穴。

作用：预防冠心病心绞痛等病证。

操作：直刺0.5~0.8寸。为避免伤肺造成气胸，可在穴位向外旁开1cm处，成45°角向脊柱侧斜刺1.0~1.5寸，酸胀感可向前胸放射，一般不留针。

15. 膈俞

取穴：在背部，第7胸椎棘突下，旁开1.5寸处取穴。

作用：预防呃逆，与胆俞穴组成四花穴可用于戒烟。

操作：直刺0.5~0.8寸。为避免伤肺造成气胸，可在穴位向外旁开1cm处，成45°度角向脊柱侧斜刺1.0~1.5寸，以局部有酸胀感为宜。

16. 胰俞

取穴：在背部，第8胸椎棘突下，旁开1.5寸处取穴。

作用：预防糖尿病等病证。

操作：艾条温和灸或隔物灸。亦可用温针隔橘子皮灸，方法为先以毫针刺入，取新鲜橘子皮一块置于穴区，针柄敷裹上艾绒行温针灸。

17. 肝俞

取穴：在背部，第9胸椎棘突下，旁开1.5寸处取之。

作用：预防肝炎、胆结石及白内障等。

操作：针法为主，直刺进针 0.5 ~ 1.0 寸，亦可在穴旁 1cm 处成 45°角刺入 1.5 寸，至局部有酸胀感为宜，有时可向肋间放射。

18. 胆俞

取穴：在背部，第 10 胸椎棘突下，旁开 1.5 寸处取穴。

作用：预防胆石病急性发作，与膈俞组合用于戒烟。

操作：针法为主，直刺进针 0.5 ~ 1.0 寸，亦可在穴旁 1cm 处成 45°角刺入 1.5 寸，局部有酸胀感为宜，有时可向肋间放射。

19. 脾俞

取穴：在第 11 胸椎棘突下旁开 1.5 寸处取之。

作用：调理脾气、运化水谷、和营统血。用以预防脾胃疾患及体虚者可以作强壮穴应用。

操作：①针法同上。②灸法：艾条灸的雀啄灸 15 ~ 20 分钟。

20. 肾俞

取穴：第 2 腰椎棘突间旁开 1.5 寸，即命门穴旁开 1.5 寸。

作用：调肾气、强腰脊、明耳目，具保健抗老作用。

操作：①针法：微斜向脊柱直刺，深 1.5 ~ 2.0 寸，针感以腰部酸胀为宜。②灸法：艾条灸，温和灸 15 ~ 20 分钟。

21. 曲池

取穴：在肘窝横纹桡侧端与肱骨外上髁之中点，屈肘取之。

作用：祛风解表、调和营血、主泄逆气、强壮明目。古代将本穴称为"目灸"穴，可防止老年视力减退，巩固牙齿，调整血压，并有预防感冒等传染病作用。

操作：①针法：直刺或针尖微斜向上肢远端，深 1.5 ~ 2.0 寸。感应出现后，一般运针1 ~ 2 分钟后即出针。②灸法：着肤灸 3 ~ 5 壮，炷如麦粒大。艾条灸的雀啄灸 5 ~ 15 分钟。

22. 内关

取穴：伸臂仰掌，腕横纹正中直上 2 寸，两筋间取之。

作用：宁心通络、调血和营。本穴具有明显的改善冠脉循环，调整心脏功能，调节血脂代谢的作用，是预防冠心病的要穴。和足三里配合，可防止人流综合征。

操作：①针法：进针后，针尖略向上（肩关节方向）至得气，用提插探寻之法，激发针感上传至肩、腋下或前胸。然后再反复运针 1 ~ 2 分钟，留针 15 ~ 20 分钟。②灸法：艾条灸中的以温和灸 15 ~ 20 分钟。

23. 合谷

取穴：手背，拇食指间，当第二掌骨之中点，稍偏食指侧。

作用：振奋卫阳、护卫肌表。对预防多种急性传染病有效。

操作：①针法：直刺 0.8～1.0 寸，局部有较强烈之酸胀感为宜，一般不留针。②灸法：艾条灸，以雀啄法灸 10～15 分钟。

24. 鱼际

取穴：在第 1 掌骨中点桡侧，赤白肉际处。

作用：能防咳喘、利咽喉。用于预防哮喘及慢性支气管炎的急性发作。

操作：向掌心方向斜刺进针 0.3～1.0 寸，提插捻转待得气感强烈后取针。

25. 血海

取穴：屈膝，在大腿内侧，髌底内侧端上 2 寸，当股四头肌内侧头的隆起处。简易取穴法：以对侧的手掌按其膝盖，手指向上，拇指偏向股内侧，拇指指端所止处即为本穴。

作用：调血清血。用以预防子宫出血和荨麻疹发作。

操作：直刺 0.5～1.0 寸。

26. 足三里

取穴：外膝眼下 3 寸，胫骨外侧 1 横指处。

作用：健运脾胃、补中益气、增强体质、延年益寿。本穴自古就是预防保健的要穴，《医说·卷二》云："若要安，三里莫要干。"现代临床上观察到，本穴可预防中风、冠心病及流感等传染病。实验研究证实，本穴对循环、消化、神经、血液及内分泌、呼吸等系统均有调整作用，能提高机体整体代谢水平。

操作：①灸法：着肤灸，3～9 壮，艾炷如麦粒至黄豆大。艾条灸，每次 15～20 分钟。②针法：垂直刺，深 1.5～2.0 寸，针感以向四周扩散为主。如为预防传染病，可使之放射至膝或踝部。手法宜轻捷，运针后即出针。

27. 阳陵泉

取穴：小腿外侧，腓骨小头前下方凹陷中。可令患者正坐屈膝，按取腓骨小头和胫骨粗隆，向下呈等边三角形，其下角端即是穴位。

作用：疏肝清胆、舒筋活络。有消除疲劳，预防胆石病之作用。

操作：①针法：直刺 1.0～1.5 寸，待局部酸胀明显后运针，针感向下放射至踝，亦可上传至膝及大腿。不留针。②灸法：艾条灸，以温和灸 10～20 分钟。

28. 委中

取穴：腘窝横纹中点，注意避开动脉。

作用：解血毒、强腰膝、固肌表。可防感冒、中暑、中风等。

操作：毫针直刺 1.0～1.5 寸，以局部酸胀为度，或有麻电感放射至足，不留针。或三棱针点刺，出血数滴。

29. 三阴交

取穴：内踝尖直上 3 寸，当胫骨后缘。

作用：健脾、益肾、疏肝、调经血、主生殖。本穴对增进腹腔脏器，尤其是生殖系统健康有较重要作用。可防治男性性功能障碍、妇女经带疾病。

操作：①针法：毫针直刺 1.0 ~ 1.5 寸，局部酸胀，留针 15 ~ 20 分钟。②灸法：着肤灸，3 ~ 7 壮，艾炷如黄豆大；艾条灸，以温和灸 10 ~ 20 分钟。

30. 涌泉

取穴：足底中线之前、中 1/3 处。足趾跖屈（向足心方向屈曲）时，于足心出现凹陷处取穴。

作用：补肾壮阳。有增强体质和延年益寿的作用。

操作：①本穴针刺时剧痛，故以灸为主。②灸法：艾条灸，以温和灸 10 ~ 20 分钟。

附："和合治疗仪"治未病技术

"和合治疗仪"（图 2 - 1）是北京大学中国国情研究中心与中国中医科学院西苑医院联合研制、北京太极和合科技发展有限公司生产、拥有中国完全自主知识产权的创新型治疗仪。"和合治疗仪"干预亚健康技术已入选我国与 WHO 合作研究"中医药'上工治未病'工程项目以及中医药对亚健康防治干预研究"项目。

1. 原理

"和合治疗仪"的核心技术——能量产生系统是一个高度有序、和谐对称的"六十四和合柱阵"金属结构，通过物理学中"场协同"作用，产生天然能量场，具有临床生物学效应。治疗时，"和合治疗仪"既可像针灸那样，按照中医理论来循经取穴，泄实补虚，疏通经络，调理阴阳，也可以直接照射相关患病的部位和脏腑，引导气血，调理脏腑，增强新陈代谢，达到治病健身的目的。

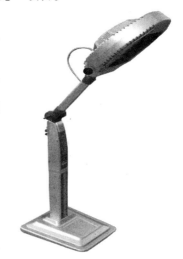

图 2 - 1　和合治疗仪

2. 功用

具有引导气血、平衡阴阳、疏通经络、活血化瘀、消炎镇痛功效。从现代医学角度来说，"和合治疗仪"能够给机体组织细胞补充能量，活化细胞，提高细胞膜的通透性，恢复细胞活力，提高血红蛋白的携氧能力，促进新陈代谢，加快能量的转换，消减体内致病因子，达到增强和改善人体抗缺氧、抗疲劳、抗病能力的效果。

3. 适应证

亚健康状态，如因高度精神紧张，生活无规律，不良饮食习惯造成头痛、怠倦、失眠、全身酸痛、无食欲、月经不调等症状。

4. 方法

使用"和合治疗仪"照射身体不适的部位。照射时间 30 分钟，机头中心距患部

10cm 左右，温度以舒适为宜，10 次为 1 个疗程，根据病情可延长治疗时间。

二、火罐

拔火罐与针灸一样，也是一种物理疗法，而且拔火罐是物理疗法中最优秀的疗法之一。

拔罐法又名"火罐气""吸筒疗法"，古称"角法"。这是一种以杯罐作工具，借热力排去其中的空气产生负压，使吸着于皮肤，造成瘀血现象的一种疗法。古代医家在治疗疮疡脓肿时用它来吸血排脓，后来又扩大应用于肺痨、风湿等内科疾病。

（一）拔火罐的原理

中医认为，拔罐可以开泄腠理、扶正祛邪。疾病是由致病因素引起机体阴阳的偏盛偏衰，人体气机升降失常，脏腑气血功能紊乱所致。当人体受到风、寒、暑、湿、燥、火、毒、外伤的侵袭或内伤情志后，即可导致脏腑功能失调，产生病理产物，如瘀血、气郁、痰涎、宿食、水浊、邪火等，这些病理产物又是致病因子，通过经络和腧穴走窜机体，逆乱气机，滞留脏腑；瘀阻经脉，最终导致种种病证。拔罐产生的真空负压有一种较强的吸拔之力，其吸拔力作用在经络穴位上，可将毛孔吸开并使皮肤充血，使体内的病理产物从皮肤毛孔中吸出体外，从而使经络气血得以疏通，使脏腑功能得以调整，达到防治疾病的目的。中医认为，拔罐可以疏通经络，调整气血。经络有"行气血，营阴阳，濡筋骨，利关节"的生理功能，如经络不通则经气不畅，血液滞行，可出现皮、肉、筋、脉及关节失养而萎缩、不利，或血脉不荣、六腑不运等。通过拔罐对皮肤、毛孔、经络、穴位的吸拔作用，可以引导营卫之气始行输布，鼓动经脉气血，濡养脏腑组织器官，温煦皮毛，同时使虚衰的脏腑功能得以振奋，畅通经络，调整机体的阴阳平衡，使气血得以调整，从而达到健身祛病疗疾的目的。

现代医学认为，拔罐治疗时罐内形成的负压作用，使局部毛细血管充血甚至破裂，红细胞破裂，表皮瘀血，出现自身溶血现象，随即产生一种组胺和类组胺的物质，随体液周流全身，刺激各个器官，增强其功能活动，能提高机体的抵抗力。此外，拔罐负压的刺激，能使局部血管扩张，促进局部血液循环，改善充血状态，加强新陈代谢，改变局部组织营养状态，增强血管壁通透性及白细胞吞噬活动，增强机体体能及人体免疫能力。拔罐内压对局部部位的吸拔，能加速血液及淋巴液循环，促进胃肠蠕动，改善消化功能，加快肌肉和脏器对代谢产物的消除排泄。

（二）常用火罐的种类

1. 竹筒火罐

取坚实成熟的竹筒，一头开口，一头留节作底，罐口直径分 3cm、4cm、5cm 三种，长 8~10cm。口径大的，用于面积较大的腰背及臀部。口径小的，用于四肢关节部位。至于日久不常用的竹火罐，过于干燥，容易透进空气。临用前，可用温水浸泡几分钟，使竹罐质地紧密不漏空气后再用。南方产竹，多用竹罐。

2. 陶瓷火罐

使用陶土，作成口圆肚大，再涂上黑釉或黄釉，经窑里烧制的叫陶瓷火罐。陶瓷罐有大、中、小和特小的几种，里外光滑，吸拔力大，经济实用，北方农村多喜用之。

3. 玻璃火罐

是用耐热硬质玻璃烧制的。形似笆斗，肚大口小，罐口边缘略突向外，分1、2、3种号型，清晰透明，便于观察，罐口光滑吸拔力好，因此，玻璃火罐已被人们广泛使用。

4. 抽气罐

用青霉素、链霉素药瓶或类似的小药瓶，将瓶底切去磨平，切口须光洁，瓶口的橡皮塞须保留完整，便于抽气时应用。现有用透明塑料制成的，不易破碎，上置活塞，便于抽气。

（三）拔罐的方法

拔罐时，可根据不同的情况，选用不同的拔罐方法。常用的拔罐法有以下几种：

1. 留罐法

留罐法又称坐罐法，即将罐吸附在体表后，使罐子吸附留置于施术部位10～15分钟，然后将罐起下。此法是常用的一种方法，一般疾病均可应用，而且单罐、多罐皆可应用。

2. 走罐法

走罐法又称推罐法，即拔罐时先在所拔部位的皮肤或罐口上，涂一层凡士林等润滑剂，再将罐拔住。然后，医者用右手握住罐子，向上、下或左、右需要拔的部位，往返推动，至所拔部位的皮肤红润、充血，甚至瘀血时，将罐拔下。此法适宜于面积较大、肌肉肥厚部位，如脊背、腰臀、大腿等。

3. 闪罐法

闪罐法即将罐拔住后，立即起下，如此反复多次地拔住起下，起下拔住，直至皮肤潮红、充血，甚或瘀血。多用于局部皮肤麻木、疼痛或功能减退等疾患，尤其用于不宜留罐者，如小儿、年轻女性的面部。

4. 刺血拔罐法

刺血拔罐法又称刺络拔罐法，即在应拔部位的皮肤消毒后，用三棱针点刺出血或用皮肤针叩打后，再将火罐吸拔于点刺部位，使之出血，以加强刺血治疗的作用。一般刺血后拔罐留置10～15分钟，多用于治疗丹毒、扭伤、乳痈等。

5. 留针拔罐法

留针拔罐法简称针罐，即在针刺留针时，将罐拔在以针为中心的部位上，5～10分钟，待皮肤红润、充血或瘀血时，将罐起下，将针拔出。此法能起到针罐配合的作用。

（四）拔罐的作用与适应范围

拔罐法具有通经活络、行气活血、消肿止痛、祛风散寒等作用，其适应范围较为广泛，一般多用于风寒痹证、腰背肩臂腿痛、关节痛、软组织闪挫扭伤以及伤风感冒、头痛、咳嗽、哮喘、胃脘痛、呕吐、腹痛、泄泻、痛经、中风偏枯等。

（五）拔罐的注意事项

1. 拔罐时要选择适当体位和肌肉丰满的部位。若体位不当、移动、骨骼凹凸不平、毛发较多的部位均不适用。

2. 拔罐时要根据所拔部位的面积大小而选择大小适宜的罐。操作时必须迅速，才能使罐拔紧，吸附有力。

3. 用火罐时应注意勿灼伤或烫伤皮肤。若烫伤或留罐时间太长而皮肤起水泡时，小的无须处理，仅敷以消毒纱布，防止擦破即可。水泡较大时，用消毒针将水放出，涂以龙胆紫药水，或用消毒纱布包敷，以防感染。

4. 皮肤有过敏、溃疡、水肿及大血管分布部位，不宜拔罐。高热抽搐者，以及孕妇的腹部、腰骶部位，亦不宜拔罐。

附：扶阳罐温刮温灸亚健康调理技术

扶阳罐是由株洲扶阳医疗器械有限公司自主研发的一套温刮温灸设备，与其配套的扶阳罐温刮温灸亚健康调理技术入选我国与 WHO 合作研究"中医药'上工治未病'工程项目以及中医药对亚健康防治干预研究"项目。

1. 扶阳罐作用原理

扶阳罐是集刮痧、拔罐、艾灸、推拿、热疗、磁疗、红外线为一体的创新高科技专利产品，是目前唯一具有综合功能的革新型温通经络的理疗产品。用扶阳罐进行理疗，补而不过，祛邪而不伤正，其无痛恒温刮痧是世界首创，具有温通经络，祛风散寒，扶阳固脱，升阳举陷，扶正祛邪，调和气血，协调阴阳的作用。从现代医学角度来看，扶阳罐能够改善血液微循环，软化血管，促进新陈代谢，活化细胞，平衡内分泌，改善组织营养状态，快速将阻滞在人体内的病理代谢产物通过皮肤排出体外，最终增强和改善人体免疫系统的功能，达到抗衰老，消除疲劳，促进体力恢复的效果（图 2-2）。

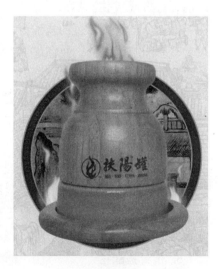

图 2-2 扶阳罐

2. 适应病证及使用方法

（1）疲劳：疲劳是亚健康的常见症状。人过 30 岁，阳气不断衰减，体力处于下降趋势，身体对疲劳的调节作用差，不能及时恢复体力，日久天长，导致机体免疫力下降，长期疲劳会加速衰老，缩短人的寿命。中医认为，疲劳与五脏失调密切相关，阳气足则精力旺，若阳气虚，就容易感到疲劳，因此，治疗亚健康的疲劳应以调节五脏阳气为关键，具体方法如下：①扶阳罐通电 5~8 分钟，在此期间做深慢呼吸以凝神定志。②温灸如下穴位：百会、双侧风池、大椎、肩井、命门、双侧肾俞、关元，每穴 1~2 分钟。

（2）失眠：失眠是亚健康的常见症状之一，睡眠是预防疾病的第一道防线，身体防卫系统的增强主要是在睡眠中进行的，上半夜深睡眠，是增强人体免疫功能的最佳处方。失眠少睡，精力明显下降，衰老也就快。中医将失眠归于"不寐""不得眠"范围，认为多由情志所伤，劳逸过度，久病体虚，饮食不节等，引起阴阳失交，阳不入阴而形成。通过扶阳罐可补虚泻实，引阳入阴，从阳化阴，达到阴阳平衡。扶阳罐操作方法如下：①病人轻闭双眼，做深慢呼吸以入静。②医者滴醒脾扶阳素后推拿腹部，然后用扶阳罐温灸任脉、脾经、胃经上的穴位（如中脘、神阙、气海、关元等），再以神阙为中心环行顺时针推动扶阳罐，最后还可温灸三阴交、涌泉、神门以引火归元，宁心安神。

（3）风寒感冒：是由风寒之邪侵袭人体肺卫引起的常见外感病，以冬春季节多见。临床表现为鼻塞、声重、喷嚏、流清涕、喉痒咳嗽、痰白稀薄、舌淡红、苔薄白、脉浮紧。中医治法以祛风散寒为主。扶阳罐温灸穴位，温刮经络能够达到扶正祛邪的目的。扶阳罐操作方法如下：①温灸头部穴位：风池、风府、大椎、翳风、太阳、肩井穴。②温刮颈项部：风府至身柱，风池到巨骨，天柱至肺俞。温刮前颈项部涂抹经络通，以出痧为佳。

（4）颈肩酸痛：颈肩酸痛是长期伏案或整日在电脑前工作的人最常见的亚健康症状之一，中医认为是由于颈肩部气血瘀滞所致。温灸温刮疗法可以舒筋通络，活血化瘀，促进局部新陈代谢，使原本僵硬的肌肉放松，从而提高生活质量，调整亚健康状态。扶阳罐具体操作方法如下：①手法放松颈肩部。②温灸穴位：百会、风府、大椎、双侧风池、颈百劳、肩井、肩髃、天宗等。③温刮经络：风府至身柱，风池至巨骨，天柱至肺俞。

（5）腰酸背痛：腰酸背痛指腰部一侧或双侧以及脊椎疼痛的一种症状；是亚健康的常见症状之一。腰部是督脉和膀胱经的循行之处，腰酸背痛主要与督脉和膀胱经经气不畅有关。长期保持同一种姿势，加之风寒外袭，使腰背部经络气血阻滞，不通则痛。此外，亚健康与肾气虚损密切相关，"腰为肾之府"，肾虚导致腰部脉络失于温煦、濡养，也会导致腰痛。扶阳罐温灸温刮法可扶正固本，补益肝肾，疏通经络，祛风除湿，缓解肌肉疲劳与痉挛，从而缓解腰酸背部。扶阳罐操作方法如下：①俯卧位：温灸长强、腰俞、命门、至阳、大椎、肾俞、志室、腰眼、秩边、委中。②温刮督脉（大椎至长强）膀胱经两侧线（温刮前涂抹经络通）。

（6）痛经：女子正值经期或行经前后，出现周期性的小腹疼痛，为痛经，可因痛影响生活及工作。扶阳罐有温通经络，祛风散寒的功效，针对痛经者屡试不爽。具体操作方法如下：①疼痛时直接温灸小腹部，重点是关元、气海、中极、子宫等穴。②平素多灸小腹部穴位，尤其在每次月经来潮前1周为最佳治疗时期。

3. 扶阳罐使用禁忌证

（1）有严重心脑血管疾病（尤其戴有心脏起搏器患者），肝肾功能不全者。

（2）孕妇的腹部、腰骶部及月经正常的妇女月经期间。

（3）有传染性皮肤病或皮肤有破损者。

（4）血小板减少性紫癜、白血病及血友病等出血性疾病及有出血倾向者。

（5）急性外伤性骨折、严重水肿。

（6）婴幼儿。

（7）精神紧张、过饥过饱及饮酒后等。

三、推拿按摩

推拿是中医外治法中一种简单、有效并极易为人接受的方法。它在中医基础理论指导下，根据整体观念和辨证施治的原则，通过手法作用于体表的一定穴位或部位，改变和调节机体状况，达到祛邪扶正、平衡阴阳、调节脏腑气血的目的，从而使机体正常活动得以恢复和维持，将机体各脏腑组织器官的功能调节到接近最佳的状态。推拿的主要作用有：疏通经络、行气活血、滑利关节、调整脏腑功能、增强人体抗病能力。下面介绍几种常见亚健康及不适病证的推拿治疗。

（一）慢性疲劳综合征

慢性疲劳综合征（chronic fatigue syndrome，CFS），是由1988年3月美国疾病控制中心（CDC）正式命名的。以原因不明的慢性虚弱性疲劳为主要特征，其发生具有明确的起始，疲劳的症状表现持续了至少6个月以上，而且由于疲劳的出现导致了患者日常生活活动明显下降，并且这种疲劳经休息或加强营养后不能缓解。

【推拿方法】

全身推拿，以头面部及腰背部推拿为重点。

1. 头面部推拿

受术者取仰卧位，术者头前坐位。

（1）开天门：术者两手拇指指腹稍用力交替推抹受术者印堂至神庭穴，反复操作

20～30次。

（2）分抹印堂至太阳：术者用双手拇指罗纹面由受术者前额部的印堂穴开始，分别向两侧分抹至太阳穴，力量不宜过重，反复施术 5 ~ 10 次，并顺势在太阳穴按揉数次。

（3）轻揉眼眶：术者用双手拇指指甲轻掐受术者两眼目内眦处睛明穴 30 秒，然后再以两拇指桡侧或指腹自睛明穴起，由内向外，由下至上轻揉眼眶 3 ~ 5 圈。

（4）推摩鼻翼至颧髎：术者以两手拇指指腹点按受术者迎香穴 30 秒，然后自迎香穴起，经巨髎穴推至颧髎穴，反复 3 ~ 5 次。

（5）推抹水沟至地仓：术者双手拇指指腹自受术者水沟穴推抹至地仓穴，反复 3 ~ 5 次。

（6）轻摩下颌至颊车：术者双手多指指腹轻摩受术者下颌至颊车，然后用中指揉按颊车穴 30 秒，反复 3 ~ 5 次。

（7）轻揉颊车至太阳：术者双手食指、中指、无名指三指并拢，以中指指腹为主，自受术者颊车穴轻揉至太阳穴，反复 3 ~ 5 次。

（8）点揉印堂至百会：术者一手拇指指端自受术者印堂穴起，点揉至百会穴，反复 3 ~ 5 次。其中可重点点揉印堂、神庭、百会穴各 30 秒。双手拇指可交替进行。

（9）点揉攒竹至百会：术者双手拇指指端自受术者攒竹穴起点揉至百会穴，反复 3 ~ 5 次。其中可重点点揉攒竹、百会各 30 秒。

（10）按压风池、风府穴：术者双手中指指端勾压受术者风池及风府穴各 1 ~ 2 分钟，压后缓揉数下，反复操作 2 ~ 3 次。

（11）指腹梳理头皮：术者双手十指略分开，自然屈曲，以指端或指腹梳理受术者头部，并双手交叉搓动，如洗头状。反复操作数次，时间 2 ~ 3 分钟。

（12）轻揉耳廓：术者两手拇指与食指指腹揉捏受术者两侧耳廓 1 ~ 2 分钟，并向下方牵拉耳垂 3 ~ 5 次。

功效：推拿后，受术者头目清爽，轻松舒适，精神焕发。

2. 胸腹部推拿

受术者取仰卧位，术者站其一侧。

（1）掌根按压双肩：术者双手掌根同时按压受术者双肩 6 ~ 8 次，重点按压缺盆穴 30 秒。

（2）分推胸部至两胁：术者双手虎口张开，拇指与其余四指抱定受术者胸廓，以两手大鱼际自正中线两侧分推至两侧腋中线，由上至下 3 ~ 5 次，再以两手大拇指分置受术者胸骨柄两侧的俞府穴处，其余四指抱定胸部两侧，沿肋间隙由内向外分推至腋中线止，由上至下，反复分推 3 ~ 5 次。

（3）全掌揉腹部：术者叠掌轻揉受术者腹部，先揉脐周，然后顺时针揉全腹，时间为 2 ~ 3 分钟。

（4）轻拿腹直肌：术者以两手四指分别置于受术者腹部两侧，向内将腹肌挤起，然后两手交叉，以双掌归拢扣合腹肌，双手拇指置于腹肌一侧，其余四指置于腹肌另一侧，自上而下，提拿腹肌 3～5 次。

（5）摩腹：术者以掌心置于受术者脐部，以脐为中心，先顺时针后逆时针，各旋转轻摩脐周 30 次。

（6）点压上脘、中脘、下脘、天枢、气海穴：术者以拇指指腹沿受术者腹正中线由上至下点按上脘、中脘、下脘、气海穴各 1 分钟，再点按天枢穴 1 分钟。上腹不适以点按上脘、中脘、下脘为主；下腹不适以点按气海为主；两侧不适以点按天枢为主。

功效：施术后心胸舒畅，脘腹舒适温暖，精神倍增。

3. 上肢部推拿

受术者仰卧位，术者站其一侧。

（1）拿揉上肢：术者一手托住受术者一侧腕部，另一手拇指与其余四指相对，沿经脉路线或肌肉轮廓，拿揉上肢肌肉，由肩至臂，反复 3～5 次。

（2）按揉腕关节：术者一手握住受术者一手手指，另一手四指托住腕部，拇指轻揉腕关节 1～2 分钟，然后做腕关节摇法数次。亦可两手拇指同时对一侧腕关节施术。

（3）点按曲池、手三里、内关、神门、合谷、劳宫穴：术者两手托起受术者一侧上肢，另一手拇指分别点按曲池、手三里、内关、神门、合谷、劳宫穴各 30 秒，点后轻揉，或点揉相结合。

（4）推按手掌并拔伸指关节：术者一手托住受术者手背或手掌，另一手拇指沿受术者掌骨间隙由下至上推摩，按揉手掌或手背各 3～5 次，然后术者以食指与中指依次捏住受术者拇指、食指、中指、无名指、小指，拔伸指关节，并急速滑脱，术者两指相撞可发出响声。

（5）抖上肢：术者双手同时握住受术者一手大、小鱼际部，在稍用力拔伸的基础上，先左右、后上下交替抖动上肢 1～2 分钟。

（6）摇肩关节：术者用一手握住受术者肩部，另一手握住腕部或托住肘部，先顺时针后逆时针，环转摇动肩关节各 3～5 次。

功效：推拿后，受术者感到上肢舒适轻松，活动自如轻巧。

4. 下肢前、内、外侧部推拿

受术者取仰卧位，术者站其一侧。

（1）直推下肢：术者以手掌紧贴受术者大腿根部，分别自股内侧直推至足弓，自髀关穴推至足背，自环跳穴推至足外踝，各 3～5 次。

（2）拿揉下肢：术者以双手拇指与其余四指分别着力于受术者下肢前、内、外侧，自上而下，拿揉 3～5 次。

（3）按压足三里、血海、三阴交穴：术者以拇指分别按压受术者足三里、血海、三阴交穴各 1～2 分钟。

（4）抱揉膝关节：术者一手掌心置受术者髌骨上进行轻轻揉压，然后双手如抱球状抱住膝关节两侧，轻揉 1～2 分钟，两侧分别进行。

（5）拍打下肢：术者以手握空拳有节奏地自上而下分别叩击拍打受术者下肢前、内、外侧各 3～5 次。

（6）推摩足背：术者以一手托受术者足底，以另一手拇指指腹、鱼际或掌根推摩足背10～20 次。

（7）活动踝关节：术者一手托住受术者足跟，另一手握住其足掌部，使踝关节背曲、背伸及环转摇动，先顺时针后逆时针，各 5～8 圈。

功效：推拿后，受术者感到下肢舒适轻松，行走轻快有力。

5. 颈、肩部推拿

受术者取俯卧位，术者站其一侧或头前。

（1）拿揉颈项部：术者一手托受术者前额，一手拇指指腹与食指、中指指腹或其余四指相对，行三指或五指拿揉颈项部肌肉2～3 分钟。

（2）指压棘突两侧：术者以双手拇指指端分别置受术者项部棘突两侧，自上而下按压2～3 次，按压同时或按压后可行轻揉法。

（3）拿揉肩部：术者以双手拇指分别置于受术者两侧肩胛冈上窝，其余四指放在肩前部，自内向外拿揉肩部2～3 分钟。术者亦可立于受术者头前，双手拇指分别置于受术者两侧肩前部，其余四指置肩胛冈上窝，自内向外拿揉肩部2～3 分钟。

（4）按压肩井、秉风、天宗穴：术者以双手拇指指腹分置于受术者两侧秉风、天宗穴上，按揉各 1～2 分钟，然后立于受术者头前，双手拇指置于受术者两侧肩井穴，其余四指抱定肩后部，揉压肩井穴 1～2 分钟。亦可按压后再行揉法。

（5）擦肩部：术者立于受术者一侧，擦肩部 2～3 分钟。然后双掌心对置，五指自然分开，以小指尺侧端有节奏地叩击肩部数下。

功效：推拿后，受术者颈肩部松软舒适，头脑清爽，精神焕发。

6. 背腰部推拿

受术者俯卧位，术者站其一侧。

（1）按揉背腰部：术者以双手拇指指端置于受术者两侧肩胛内侧上缘肩中俞穴，自上而下同时或交替揉肩胛内缘、夹脊穴和膀胱经第一、二侧线各 3～5 次。然后用掌根同时或交替按揉脊柱两侧肌肉。需要增加力量，增强刺激，可双手重叠进行操作。

（2）弹拨足太阳膀胱经：术者双手拇指指端相对，以双手拇指指腹同时自上而下弹拨受术者足太阳膀胱经3～5 次。如需增加力量，加大刺激，可用一手拇指指腹压在另一手拇指指背，双拇指重叠弹拨。拨后应轻揉 2 次。

（3）按压足太阳膀胱经：术者以双手拇指指端或指腹置受术者背部膀胱经第一侧线上，自大杼穴起，自上而下，同时或交替按压背俞穴 3～5 次。可边按边揉或按揉交替或按后缓揉。

（4）擦脊柱两侧：擦受术者脊柱两侧2～3 分钟。

（5）拍打背腰部：术者以双手空拳或虚掌叩击、拍打受术者背腰部 1~2 分钟。

（6）按揉肾俞穴：术者以两手拇指端置于受术者双侧肾俞穴，同时着力对按、对揉或按揉交替，一般以每个动作连续 3 次为宜，时间约 1~2 分钟。术者亦可以双手拇指重叠置一侧肾俞穴，双手食指、中指、无名指并拢重叠置对侧肾俞穴，同时着力拿揉 1~2 分钟。

（7）搓命门：术者双手搓热，迅速以一手扶受术者背部，一手放置于命门穴，快速搓擦肾俞、命门至受术者腹部感到温热为止，时间 1~2 分钟。搓擦后亦可缓揉，以增加热感的穿透力量。

（8）直推背腰部：术者一手扶持受术者肩部，一手以掌根直推脊柱两侧 3~5 次。

功效：推拿后，受术者感到腰背部轻快舒松，头目清爽，心胸舒畅，脘腹舒适，精神倍增。

7. 下肢后侧部推拿

受术者取俯卧位，术者站其一侧或足侧。

（1）拿揉臀部及下肢后侧：术者以两手拇指与四指相合，自上而下拿揉受术者臀部及下股后侧 3~5 分钟。

（2）㨰臀部及下肢后侧：术者㨰受术者臀部及下肢后侧 3~5 分钟。

（3）按压环跳、承扶、殷门、委中、承山穴：术者以拇指分别按压受术者环跳、承扶、殷门、委中、承山穴各 30 秒，环跳、承扶、殷门还可用肘尖按压。压后应缓揉。

（4）拿揉昆仑、太溪穴：术者以拇指、食指指腹分置受术者下肢两侧昆仑穴与太溪穴上，提拿揉捏 1~2 分钟。

（5）叩击臀部：术者以一手空拳有节奏叩击受术者臀部，力量稍重，时间 1~2 分钟。

（6）抱揉下肢后侧：术者双手掌心对置受术者下肢后侧肌肉，稍用力抱紧，自上而下揉下肢后侧 2~3 次，重点抱揉小腿后侧肌群。

（7）足部五脏反射区的推拿：受术者足背下垫一高枕或屈曲膝关节，以暴露足底。术者一手托其足背，另一手用拇指推掌法，分轻、中、重三步，由足跟向足趾推按心反射区 3 次；用单食指扣拳法，自足跟向足趾外端压刮肝反射区 3 次；用单食指扣拳法向下按压脾反射区 3 次；用单食指扣拳法自外向内压刮肺、支气管反射区 3 次；用握足扣指法由足趾向足跟方向推拿肾反射区 3~6 次。

（8）拔伸趾关节：受术者屈膝，术者一手托其足背，另一手拇指、食指依次捻揉踇趾至小趾，并拔伸趾关节，在沉缓拔伸的同时，急速滑脱，术者两指可发出碰撞的声音。

（9）搓、推、揉、叩足底：受术者足背垫垫或膝关节屈曲暴露足底。术者以单手鱼际、掌根或双手拇指推揉其足弓、足底各 3~5 次；最后以空拳有节奏地叩击足底

3~5 次，时间 2~3 分钟。

功效：推拿后，受术者感到下肢舒适轻快，行走、负重轻松有力。

【注意事项】

1. 尽量多休息以减少压力。

2. 均衡营养，以补充体力及增强免疫力。

3. 适量运动，动养兼顾。

（二）腰肌劳损

腰肌劳损是指腰骶部肌肉、筋膜以及韧带等软组织的慢性损伤，导致局部无菌性炎症，从而引起腰臀部一侧或两侧的弥漫性疼痛。本病又称腰臀肌筋膜炎或功能性腰痛，是慢性腰腿痛中常见的疾病之一，多见于青壮年，常与职业和工作环境有一定关系。

【推拿方法】

1. 体位
受术者取俯卧位，术者站于受术者床侧。

2. 选穴
肾俞、腰阳关、大肠俞、八髎、秩边、委中、承山等。

3. 操作
（1）循经揉法：分别沿腰部两侧膀胱经用深沉而柔和的掌或前臂揉法上下往返揉 5~6 次，然后用掌根在痛点周围按揉 1~2 分钟。

（2）背腰部擦法：沿腰部两侧膀胱经用擦法上下往返治疗 5~6 次。

（3）指按揉法：按揉肾俞、腰阳关、大肠俞、八髎、秩边、委中、承山等穴，每穴各10~15 秒钟，以产生酸、麻、胀感为度。

（4）弹拨法：弹拨痛点及肌痉挛处。

（5）腰部斜扳法：受术者侧卧位，术者与受术者面对面，施腰部斜扳法，左右各 1 次。

（6）掌擦法：直擦腰背部两侧膀胱经，横擦腰骶部，均以透热为度。

（7）掌拍法：虚掌拍打腰背部两侧骶棘肌，以皮肤微红为度。酸痛较重者可再在患部加热敷。

【注意事项】

1. 在日常生活和工作中，注意姿势正确，尽可能变换体位，避免久坐、久立，勿使过度疲劳，并注意纠正习惯性姿势不良。

2. 平时用宽皮带束腰。

3. 宜睡硬板床。

4. 加强腰背部肌肉锻炼，注意局部保暖，节制房事。

（三）运动疲劳

运动疲劳是指因运动过量或激烈比赛之后出现全身肌肉酸痛、僵硬无力症状，使运动能力下降的一种表现。导致本症的原因有平时运动不足，偶尔运动强度过大；激烈比赛，致体力消耗太大。

【推拿方法】

1. 体位

受术者先后取仰卧位、俯卧位，术者站于受术者一侧和头前。

2. 选穴

印堂、太阳、神庭、风府、膻中、气海、俞府、大椎、八髎、环跳、委中、承山等。

3. 操作

（1）受术者仰卧，术者站于其头前，双手拇指从印堂向左右分推至太阳穴，反复数次。再从印堂经神庭直推至风府穴，反复数次。

（2）从上而下依次按揉胸腹璇玑、膻中、气海、俞府穴至腹股沟中点，反复多次。反复推拿大腿前内侧、前外侧肌肉，缓解肌肉僵硬。

（3）受术者俯卧，术者双手拿两侧肩井4～5次，然后以双手掌由上至下反复揉搓背腰，并按大椎至八髎间及脊柱两侧。

（4）推拿大腿后侧，拍打背腰部及下肢，最后双手握住足踝部抖动，并可点按环跳、委中、承山等穴。

【注意事项】

1. 适量运动，动养结合。

2. 生活规律，均衡营养，增强体质。

（四）失眠

失眠又称不寐，是指以经常不能获得正常睡眠为特征的一种病证，轻者难以入寐，或睡后易醒，醒后不能再寐，或时寐时醒；重者彻夜不能入寐。本病可单独出现，也可以与头痛、健忘、眩晕、心悸等同时出现。

【推拿方法】

1. 头面及颈肩部操作

（1）体位：受术者取坐位或仰卧位，术者站于受术者一侧。

（2）选穴：印堂、神庭、太阳、睛明、攒竹、鱼腰、角孙、百会、风池、安眠穴等。

（3）操作：术者行一指禅"小∞字"和"大∞字"推法，反复分推3~5次。继之指按、指揉印堂、攒竹、睛明、鱼腰、太阳、神庭、角孙、百会，每穴1分钟；结合抹前额3~5次；从前额发际处至风池穴处做五指拿法，反复3~5次。行双手扫散法，约1分钟；指尖击前额部至头顶，反复3~6次。

2. 腰背部操作

（1）体位：受术者取俯卧位，术者站于受术者一侧。

（2）选穴：心俞、肝俞、脾俞、胃俞、肾俞、命门，背部督脉、华佗夹脊等。

（3）操作：术者用㨰法在受术者背部、腰部操作，重点治疗心俞、肝俞、脾俞、胃俞、肾俞、命门等部位，时间约5分钟。自下而上捏脊3~4次，自上而下掌推背部督脉，3~4次。

【注意事项】

本症除按摩外，还应配合心理疏导，消除烦恼，避免情绪激动，睡前不吸烟、不饮酒、不饮浓茶。同时还要鼓励坚持体育锻炼。

（五）精神疲劳

精神疲劳是指因工作繁忙、精神紧张、用脑过度及睡眠不足等引起头昏脑涨、全身酸软、精神不振、工作效率下降的一种综合表现。导致本病发生的原因有工作繁忙，时间过长，强度过大；精神紧张，心理压力太大；长期从事脑力劳动，致用脑过度；长期睡眠不足。

【推拿方法】

1. 体位
受术者取仰卧位，术者站于受术者一侧。

2. 选穴
印堂、太阳、百会、神门、内关、中脘、三阴交等。

3. 操作

（1）术者用双手大鱼际轻轻缓推印堂至发际，再向两侧分开推摩至太阳穴8~10次，每次之间停顿5~10秒。

（2）五指分开，由受术者前发际推擦至百会5~6次，每次同样间隔5~10秒，反复操作数次。

（3）点按神门、内关、中脘、三阴交等穴，用力由轻到重，以受术者不感觉疼痛为度，停顿片刻再慢慢抬手松开，每穴点按后停顿5~10秒，如受术者入睡，可停止操作。如仍未入睡，可让受术者取俯卧位，轻摩背部或小腿后部肌肉，力度逐渐减轻，间隔时间逐渐延长，至受术者入睡为止。

【注意事项】

精神疲劳以按摩头部及相关穴位为主，手法宜轻、缓、稳，不宜多变换体位。按摩环境要安静，以能使受术者入睡为佳。

（六）晕车船

有些人一坐上车船就会头晕泛呕，胸闷难忍，给愉快的旅途抹上了不快的阴影。事实上，缓解晕车船的方法很简单，上车船后，采用按摩的方法，有助于预防和治疗晕车船。

【推拿方法】

1. 体位

受术者取仰卧位或坐位，术者站于受术者的一侧（也可自我按摩）。

2. 选穴

内关、足三里。

3. 操作

（1）掐揉内关穴：先是掐内关穴，术者一手拇指指端按放在受术者前臂的内关穴处，做按掐活动，一掐一松，连掐15~20次；再揉内关穴，以拇指指端按揉3分钟。

（2）掐揉足三里穴：先是掐，术者一手拇指指端按放在受术者的足三里穴处，做按掐活动，一掐一松，连掐2~3分钟；再将拇指指端按放在足三里穴处，做和缓的按揉活动，连揉2~3分钟。

【注意事项】

1. 常晕车船者在旅途中可反复采用上法按摩。
2. 两侧穴位宜交替按摩。

（七）近视

在不使用调节器的情况下，5米外的平行光线在视网膜前聚集成焦点，而视网膜上的物像模糊不清，这一屈光状态称为近视眼。可分为轴性近视、屈光性近视和假性近视。按近视程度又可分为轻度近视、中度近视和高度近视。

【推拿方法】

1. 体位

受术者取仰卧位，双目微闭，术者坐在受术者右侧。

2. 选穴

眼周局部取穴为主。

3. 操作

（1）一指禅推法：从右侧太阳穴处开始，慢慢地推向右侧阳白穴，然后经过印堂、左侧阳白穴，推到左侧太阳穴处为止。再从左侧太阳穴开始，经左侧阳白、印堂、右侧阳白穴，到右侧太阳穴为止，反复操作5~6次。

（2）指揉法：用双手拇指端或中指端轻揉双侧睛明、攒竹、鱼腰、丝竹空、太阳等穴，每穴1~2分钟。

（3）指抹法：用双手拇指指腹分抹上下眼眶，从内向外反复分抹3分钟左右。

（4）指按揉法：用拇指指端按揉养老、光明穴，每穴1~2分钟。

【注意事项】

1. 眼部穴位推拿手法不宜过重，操作者要注意手部卫生。

2. 治疗期间嘱受术者坚持做眼保健操，并保持良好的用眼卫生习惯，尽可能不看电视、小说，切不可在暗淡的光线下或连续较长时间看书、学习，以免眼肌过度疲劳，影响疗效。

3. 推拿方法治疗本病疗效确切，不仅可治疗假性近视，对真性近视也有一定效果。年龄愈小，治愈率愈高，以12岁以下受术者显著。多数患者一经配镜矫正，效果往往不如不戴眼镜者。对其远期疗效，意见尚不一致。

第七节　五禽戏、八段锦、太极拳、气功

一、五禽戏

五禽戏健身法主要是以肢体运动为主，辅以呼吸吐纳与意念配合来达到强身健体、防病治病目的的一套动功保健功法。

本法为我国古代体育锻炼的一种方法，三国时在中国出现了一位名医华佗，他总结历代模仿鸟兽动作进行锻炼身体的传统做法，包括虎、鹿、熊、猿、鸟的动作和姿态，创造了一套完整的保健体操，名为"五禽戏"。所以历来公认名医华佗为五禽戏的创始人。五禽戏功法现今大约有二三十种，此处仅介绍新编五禽戏健身法。

（一）练习方法

新编五禽戏健身法由于是模仿熊、虎、鹿、猿、鸟五种动物的形态动作而创的，所以在进行功法锻炼时要表现出动物的不同特性，如浑憨、凶猛、灵巧、恬静和柔和等。同时也要配合不同的意念活动与呼吸法。

1. 熊戏

姿势：身体自然站立，两脚平行分开与肩同宽，两臂自然下垂，两眼平视前方，凝神定气。

动作：重心右移，右腿屈膝，左脚收至右脚内侧，左足尖点地，左脚向左前方迈出一步，脚跟先着地，然后重心前移成左弓步，左肩向前下下沉，身体随重心前移由右至左晃动两圈，重心再后移至右腿，收左脚踏实。提右脚，右脚尖点于左脚内侧，右脚向右前方跨一步，接行右势，唯方向相反。一左一右为 1 次，共做 6 次。如果场地条件允许，可作行步功法，向前行进练习。在练功中意念自己好比熊在移动，同时配合自然深长的呼吸。

练习时应将自己想象为熊，熊从外形上看似乎很笨拙，要表现出浑憨沉稳的特性。故此功应缓慢沉稳，不宜过快。靠肩的晃动带动肩、肘、腕及髋、膝、踝，甚至内脏等得到锻炼。同时肢体尽量放松，呼吸均匀柔和。

作用：本功法具有疏肝理气，增强脾胃、肝肾及四肢关节活动的功能。对体虚脾弱、慢性胃炎、高血压、胃溃疡、便秘、胃下垂、肾虚腰痛等有一定的治疗作用。

2. 虎戏

姿势：脚跟并拢成立正姿势，松静站立，两臂自然下垂，两眼平视前方。

动作：有左式动作和右式动作。

左式动作：①两腿屈膝下蹲，重心移至右腿，左脚虚步，脚掌点地靠于右脚内踝处，同时两手握拳提至腰两侧，拳心向上，眼看左前方。②左脚向左前方斜进一步，右脚随之跟进半步，重心坐于右腿，左脚掌虚步点地，同时两拳沿胸部上抬，拳心向后。抬至口前两拳相对翻转变掌向前按出，高与胸齐，掌心向前，两掌虎口相对，眼看左手。

右式动作：①左脚向前迈出半步，右脚随之跟至左脚内踝处，重心坐于左腿，右脚掌虚步点地，两腿屈膝，同时两掌变拳撤至腰两侧，拳心向上，眼看右前方。②与左式同，唯方向相反。如此反复左右虎扑，次数不限。

本节功法练习时需注意，收脚出脚时要沉稳，推掌时要刚劲威猛但又不失弹性，寓柔于刚。以后练习日深尚可运内劲推出。

作用：本功法具有练形与练气的双重功效，能在外练筋骨的同时增强人体内气，对人体精气神、筋骨髓均有一定的锻炼作用。又能扩张肺气，健腰补肾，调节中枢神经系统，对防治神经衰弱、慢性支气管炎等疾病疗效较显著。

3. 猿戏

姿势：脚跟并拢成立正姿势，两臂自然下垂，两眼平视前方。

动作：有左式动作和右式动作。

左式动作：①两腿屈膝，左脚向前轻灵迈出，同时左手沿胸前至与口相平处向前如取物样探出，将达终点时，手掌撮拢成勾手，手腕自然下垂。②右脚向前轻灵迈出，左脚随至右脚内踝处，脚掌虚步点地，同时右手沿胸前至与口相平处时向前如取物样探出，将达终点时，手掌撮拢成勾手，左手同时收至左肋下。③左脚向后退步，右脚随之退至左脚内踝处，脚掌虚步点地，同时左手沿胸前至与口相平处向前如取物样探出，最终成为勾手，右手同时收回至右肋下。

右式动作：动作与左式相同，唯方向相反。

本节功法主要锻炼一种灵巧性，模仿猴类的机敏灵巧。练习时手脚动作要轻灵，要保持全身的协调性，同时要表现出猴子的天性。此功可反复练习。

作用：本功法具有固纳肾气、运行气血、滑利关节的功效，又能调节全身的神经系统，增加神经系统协调性。对神经衰弱、腹泻、便秘以及老年性骨关节病等具有一定的疗效。

4. 鹿戏

姿势：身体自然直立，两臂自然下垂，两眼平视前方。

动作：有左式动作和右式动作。

左式动作：①右腿屈膝，身体后坐，左腿前伸，左膝微屈，左脚虚踏；左手前伸，左臂微屈，左手掌心向右，右手置于左肘内侧，右手掌心向左。②两臂在身前同时逆时针方向旋转，左手绕环比右手大些，同时要注意腰胯、尾闾部的逆时针方向旋转。久之，过渡到以腰胯、尾闾部的旋转带动两臂的旋转。

右式动作：动作与左式相同，唯方向相反，绕环旋转方向亦有顺逆不同。

本节功法动作舒缓柔和，体现出鹿的温良柔顺。操作时要缓慢柔和，缓缓伸展至极处，能让脊柱得到充分的伸展和锻炼。

作用：本节功法能充分伸展与锻炼脊柱，起到舒展筋脉、通调督脉之功效。又能通过挤压按摩内脏，增强胃气，促进胃肠蠕动，对慢性泻泄、便秘、前列腺疾患、心血管疾病、慢性支气管炎等有较好疗效。

5. 鸟戏

姿势：两脚平行站立，两臂自然下垂，两眼平视前方。

动作：有左式动作和右式动作。

左式动作：①左脚向前迈进一步，右脚随之跟进半步，脚尖虚点地，同时两臂慢慢从身前抬起，掌心向上，与肩平时两臂向左右侧方平举，随之深吸气。②右脚前进与左脚相并，两臂自侧方下落，掌心向下，同时下蹲，两臂在膝下相交，掌心向上，随之深呼气。

右式动作：同左式，唯方向相反。

作用：本节功法主要模仿鸟类飞翔动作，故要特别表现出鸟类振翅凌云之势。练习时应注意肩臂放松、动作柔和，两臂与身体的动作要协调，同时要与呼吸密切配合。

本套功法既能舒肝养血、升清降浊，又能调节心肺、脾胃，对高血压、糖尿病、忧郁焦虑、胆囊炎等具有一定的疗效。

（二）临床应用

五禽戏健身法刚柔相济，具有舒筋通络，强健脏腑，灵活肢体关节的功用，适合大多数人的锻炼，包括某些慢性疾病。通过本功法的锻炼，对人体神经系统、心血管系统、呼吸系统、运动系统和消化系统有一定的调节作用，对治疗诸如脾虚气滞、慢性胃炎、胃溃疡、高血压、便秘、慢性支气管炎、骨关节病及前列腺肥大等有一定的作用。

（三）注意事项

1. 本功法可整套或分节进行锻炼，方便灵活，练习者可自行掌握，训练量以体热微出汗为宜。

2. 急性疾病及严重器质性疾病不宜采用本疗法。

二、八段锦

八段锦是中国古代流传下来的一种气功动功功法。八段锦由八节组成，体势动作古朴高雅，故名。八段锦形成于12世纪，后在历代流传中形成许多练法和风格各具特色的流派。

八段锦的体势有坐势和站势两种。坐势练法恬静，运动量小，适于起床前或睡觉前穿内衣锻炼。站势运动量大，适于各种年龄、各种身体状况的人锻炼。

（一）坐式八段锦

1. 坐式八段锦口诀

闭目冥心坐，握固静思神；叩齿三十六，两手抱昆仑；左右敲玉枕，二十四度闻；微摆撼天柱，动舌搅水津；鼓漱三十六，津液满口生；一口分三咽，以意送脐轮；闭气搓手热，背后摩精门；尽此一口气，意想体氤氲；左右辘轳转，两脚放舒伸；翻掌向上托，弯腰攀足频；以候口水至，再漱再吞津；如此三度毕，口水九次吞；咽下汩汩响，百脉自调匀；任督慢运毕，意想气氤氲；名为八段锦，子后午前行；勤行无间断，去病又强身。

2. 坐式八段锦练法

（1）宁神静坐：采用盘膝坐式，正头竖颈，两目平视，松肩虚腋，腰脊正直，两手轻握，置于小腹前的大腿根部。要求静坐3~5分钟。

（2）手抱昆仑：牙齿轻叩二三十下，口水增多时即咽下，谓之"吞津"。随后将两手交叉，自身体前方缓缓上起，经头顶上方将两手掌心紧贴在枕骨处，手抱枕骨向前用力，同时枕骨后用力，使后头部肌肉产生一张一弛的运动。如此行十数次呼吸。

（3）指敲玉枕：接上式，以两手掩住双耳，两手的食指相对，贴于两侧的玉枕穴上，随即将食指搭于中指的指背上，然后将食指滑下，以食指的弹力缓缓地叩击玉枕穴，使两耳有咚咚之声。如此指敲玉枕穴十数次。

（4）微摆天柱：头部略低，使头部肌肉保持相对紧张，将头向左右频频转动。如此一左一右地缓缓摆撼天柱穴 20 次左右。

（5）手摩精门：做自然深呼吸数次后，闭息片刻，随后将两手搓热，以双手掌推摩两侧肾俞穴 20 次左右。

（6）左右辘轳：接上式，两手自腰部顺势移向前方，两脚平伸，手指分开，稍屈曲，双手自胁部向上划弧如车轮形，像摇辘轳样自后向前做数次运动，随后再按相反的方向向前向后做数次环形运动。

（7）托按攀足：接上式，双手十指交叉，掌心向上，双手做上托劲；稍停片刻，翻转掌心朝前，双手做向前按推劲。稍作停顿，即松开交叉的双手，顺势做弯腰攀足的动作，用双手攀两足的涌泉穴，两膝关节不要弯曲。如此锻炼数次。

（8）任督运转：正身端坐，鼓漱吞津，意守丹田，以意引导内气自丹田沿任脉下行至会阴穴接督脉沿脊柱上行，至督脉终结处再循任脉下行。

（二）站式八段锦

1. 站式八段锦口诀

双手托天理三焦，左右开弓似射雕；调理脾胃须单举，五劳七伤往后瞧；摇头摆尾去心火，两手攀足固肾腰；攒拳怒目增气力，背后七颠百病消。

2. 站式八段锦练法

（1）双手托天理三焦（图 2 - 3）：自然站立，两足平开，与肩同宽，含胸收腹，腰脊放松。正头平视，口齿轻闭，宁神调息，气沉丹田。双手自体侧缓缓举至头顶，转掌心向上，用力向上托举，足跟亦随双手的托举而起落。托举数次后，双手转掌心朝下，沿体前缓缓按至小腹，还原。

（2）左右开弓似射雕（图 2 - 4）：自然站立，左脚向左侧横开一步，身体下蹲成骑马步，双手虚握于两髋之外侧，随后自胸前向上划弧提于与乳平高处。右手向右拉至与右乳平高，与乳距约两拳许，意如拉紧弓弦，开弓如满月；左手捏剑诀，向左侧伸出，顺势转头向左，视线通过左手食指凝视远方，意如弓箭在手，等机而射。稍作停顿后，随即将身体上起，顺势将两手向下划弧收回胸前，并同时收回左腿，还原成自然站立。此为左式，右式反之。左右调换练习十数次。

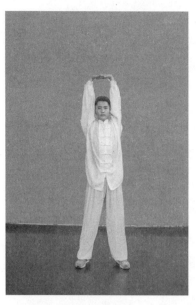

图 2-3　双手托天理三焦

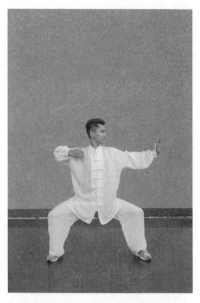

图 2-4　左右开弓似射雕

（3）调理脾胃须单举（图 2-5）：自然站立，左手缓缓自体侧上举至头，翻转掌心向上，并向左外方用力举托，同时右手下按。举按数次后，左手沿体前缓缓下落，还原至体侧。右手举按动作同左手，唯方向相反。

（4）五劳七伤往后瞧（图 2-6）：自然站立，双脚与肩同宽，双手自然下垂，宁神调息，气沉丹田。头部微微向左转动，两眼目视左后方，稍停顿后，缓缓转正，再缓缓转向右侧，目视右后方稍停顿，转正。如此十数次。

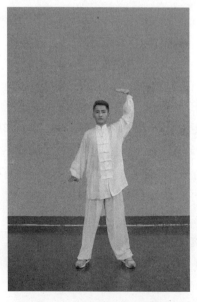

图 2-5　调理脾胃须单举

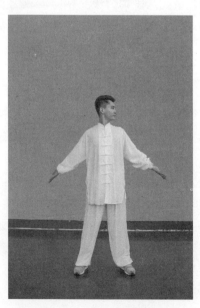

图 2-6　五劳七伤往后瞧

（5）摇头摆尾去心火（图2-7）：两足横开，双膝下蹲，成"骑马步"。上体正下，稍向前探，两目平视，双手反按在膝盖上，双肘外撑。以腰为轴，头脊要正，将躯干划弧摇转至左前方，左臂弯曲，右臂绷直，肘臂外撑，头与左膝呈一垂线，臀部向右下方撑劲，目视右足尖；稍停顿后，随即向相反方向，划弧摇至右前方。反复十数次。

（6）两手攀足固肾腰（图2-8）：松静站立，两足平开，与肩同宽。两臂平举自体侧缓缓抬起至头顶上方转掌心朝上，向上作托举劲。稍停顿，两腿绷直，以腰为轴，身体前俯，双手顺势攀足，稍作停顿，将身体缓缓直起，双手顺势起于头顶之上，两臂伸直，掌心向前，再自身体两侧缓缓下落于体侧。

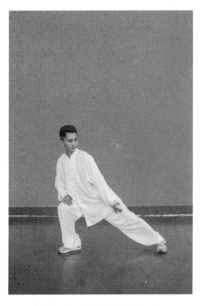

图2-7　摇头摆尾去心火

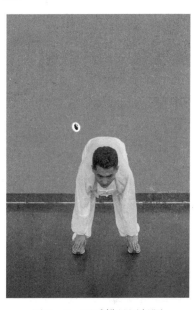

图2-8　两手攀足固肾腰

（7）攒拳怒目增气力（图2-9）：两足横开，两膝下蹲，呈"骑刀步"。双手握拳，拳眼向下。左拳向前方击出，顺势头稍向左转，两眼通过左拳凝视远方，右拳同时后拉。与左拳出击形成一种"争力"。随后，收回左拳，击出右拳，要领同前。反复十数次。

（8）背后七颠百病消（图2-10）：两足并拢，两腿直立，身体放松，两手臂自然下垂，手指并拢，掌指向前。随后双手平掌下按，顺势将两脚跟向上提起，稍作停顿，将两脚跟下落着地。反复练习十数次。

3. 功法作用

双手托天理三焦：上焦心肺，中焦脾胃，下焦肝肾，掌心向上托，小指和无名指有麻的感觉。

左右开弓似射雕：向前推出的食指向上，拇指斜向上，做法正确会有麻胀的感觉。

调理脾胃须单举：调理脾胃。

五劳七伤往后瞧：任督通，病不生，头旋转，手下按，打通任督二脉。

摇头摆尾去心火：健肾，去心火即强身。

两手攀足固肾腰：健肾。

攒拳怒目增气力：练内气。

背后七颠百病消：血脉通畅，气血充足。

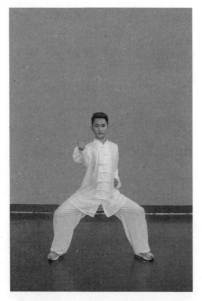

图2-9　攒拳怒目增气力

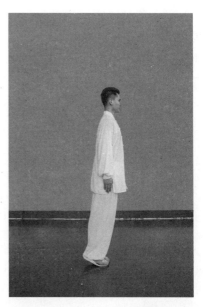

图2-10　背后七颠百病消

三、太极拳

太极拳是我国源远流长的武术运动项目之一，是中华传统文化宝库中的一项珍贵文化遗产，它不仅深受我国广大人民群众的喜爱，在全世界也有广泛的影响。

（一）太极拳的保健作用

1. 扶正祛邪

中医认为，"正气存内，邪不可干"，"邪之所凑，其气必虚"。因此，疾病的发生不仅取决于病邪，而且取决于人体抵抗病邪，维持健康的能力。太极拳就是锻炼人体的正气，提高人体抵抗病邪的能力，使人体血脉流通、脏腑协调、代谢正常。因此，坚持练太极拳者，其身体素质得以提高，身心健康，不易生病。

2. 调节精神，改善功能

中医学强调锻炼时要做到"恬淡虚无"，即排除杂念、专一放松，这不仅使肌肉放松，而且可以使肌肉进入大脑皮层的冲动减少，使人体处于一种"松弛状态"，达到改善生理功能的效果。太极拳通过"松""静""自然"调节精神，练习时要求人进入无忧无虑、无我无他的境地，故可消除心理疲劳，使人感到心情舒畅，排除消极情绪，脱离病态心理。长年坚持不懈，能使急躁、焦虑、易怒、多疑的性格变得稳健、豁达、沉静、随和，还能培养其坚韧不拔的毅力和冷静、沉着的精神。加上清晨的宁静，空气的新鲜，配上优美、典雅的音乐，更能让人心旷神怡，使整个身心能得到极大的享受，对中枢神经系统、呼吸系统、消化系统和心血管都有明显的调理作用。

3. 平衡阴阳

中医学认为疾病的发生是由于阴阳平衡的失调。太极拳调整阴阳平衡的作用是通过"抑亢扶弱"的双调节效应来实现的。太极拳套路中有动静疾徐，虚实刚柔之变化，这些体现了"阴消阳长，阳消阴长"的不断变化。掌握练习方法中阴阳变化规律，动静合度，刚柔相济，对人体的阴阳也有一定的影响。例如，"动静适宜，气血和畅，百病不生，得尽天年。如为情欲所牵，永违动静，过动伤阴，阳必偏盛，过静伤阳，阴必偏盛。且阴伤而阳无所成，阳亦伤也；阳伤而阴无所生，阴亦伤也。阴阳既伤，非用法以守之，则生死之源，无由启也。"实验和临床观察发现，锻炼者入静后，交感神经兴奋强度减弱，机体代谢降低，高反应状态得以纠正，亢强的功能得到调整。

4. 疏通经络，调和气血

中医学认为，"经脉者，所以决生死，处百病，调虚实，不可不通"，"通者不痛，痛者不通。"即经络滞塞是疾病发生的原因。据观察，经络不通、气血不调，其肢体两侧的体温不等或高低悬殊。锻炼后，其值趋向相等或差数明显变小。同时观察到，当锻炼到一定程度时，体内气血运行能发生调节性改变。

5. 延年益寿

太极拳对精神具有良好的康复作用，使人体中枢介质和内分泌发生变化。因此，锻炼者会感到轻松、安宁，并能使人体衰老过程变慢，免疫系统功能增加。

（二）太极拳的基本动作

太极拳以"掤、捋、挤、按、采、挒、肘、靠、进、退、顾、盼、定"等为基本方法。动作徐缓舒畅，要求练拳时正腰、收颌、直背、垂肩，有飘然腾云之意境。清代拳师称"拳势如大海，滔滔而不绝"。同时，太极拳还很重视练气，所谓"气"，就是修炼人体自身的精神力，这是太极拳作为内家功夫的特点之一。

1. 八式简化太极拳动作名称

①卷肱势；②搂膝拗步；③野马分鬃；④云手；⑤金鸡独立；⑥蹬脚；⑦揽雀尾；⑧十字手。

2. 十六式太极拳动作名称

①起势；②左右野马分鬃；③白鹤亮翅；④左右搂膝拗步；⑤进步搬拦捶；⑥如封似闭；⑦单鞭；⑧手挥琵琶；⑨倒卷肱；⑩左右穿梭；⑪海底针；⑫闪通臂；⑬云手；⑭左右揽雀尾；⑮十字手；⑯收势。

3. 二十四式简化太极拳动作名称

①起势；②左右野马分鬃；③白鹤亮翅；④左右搂膝拗步；⑤手挥琵琶；⑥左右

倒卷肱；⑦左揽雀尾；⑧右揽雀尾；⑨单鞭；⑩云手；⑪单鞭；⑫高探马；⑬右蹬脚；⑭双峰贯耳；⑮转身左蹬脚；⑯左下势独立；⑰右下势独立；⑱左右穿梭；⑲海底针；⑳闪通臂；㉑转身搬拦捶；㉒如封似闭；㉓十字手；㉔收势。

4. 三十二式太极拳动作名称

①起势；②右揽雀尾；③左单鞭；④左琵琶势；⑤进步搬拦捶；⑥如封似闭；⑦搂膝拗步；⑧右单鞭；⑨右云手；⑩野马分鬃；⑪海底针；⑫闪通背；⑬右揽雀尾；⑭转体撇身捶；⑮捋挤势；⑯右拍脚；⑰左分脚；⑱右蹬脚；⑲进步栽捶；⑳左右穿梭；㉑肘底捶；㉒倒卷肱；㉓右下势；㉔金鸡独立；㉕左下势；㉖上步七星；㉗退步跨虎；㉘转身摆莲；㉙弯弓射虎；㉚左揽雀尾；㉛十字手；㉜收势。

5. 四十二式太极拳动作名称

①起势；②右揽雀尾；③左单鞭；④提手；⑤白鹤亮翅；⑥搂膝拗步；⑦撇身捶；⑧捋挤势；⑨进步搬拦捶；⑩如封似闭；⑪开合手；⑫右单鞭；⑬肘底捶；⑭转身推掌；⑮玉女穿梭额；⑯左右蹬脚；⑰掩手肱捶；⑱野马分鬃；⑲云手；⑳独立打虎；㉑右分脚；㉒双峰贯耳；㉓左分脚；㉔转身拍脚；㉕进步栽捶；㉖斜飞势；㉗单鞭下势；㉘金鸡独立；㉙退步穿掌；㉚虚步压掌；㉛独立托掌；㉜马步靠；㉝转身大捋；㉞歇步擒打；㉟穿掌下势；㊱上步七星；㊲退步跨虎；㊳转身摆莲；㊴弯弓射虎；㊵左揽雀尾；㊶十字手；㊷收势。

附：二十四式简化太极拳套路图

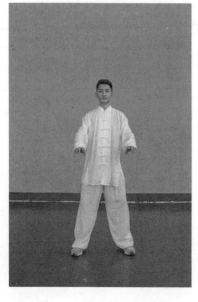

①起势

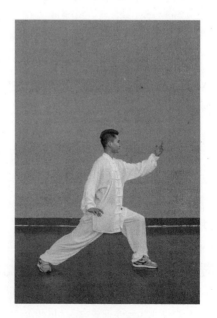

②左右野马分鬃

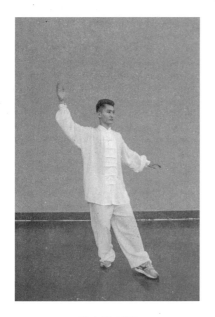

③白鹤亮翅

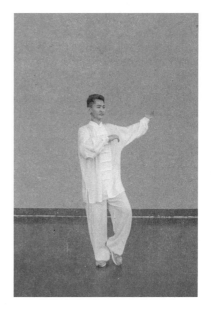

④左右搂膝拗步

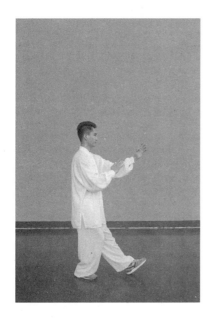

⑤手挥琵琶

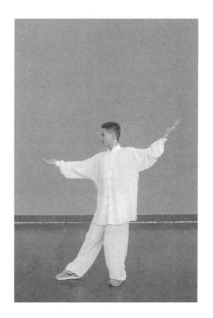

⑥左右倒卷肱

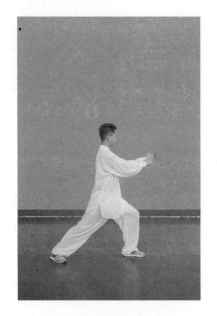

⑦左揽雀尾

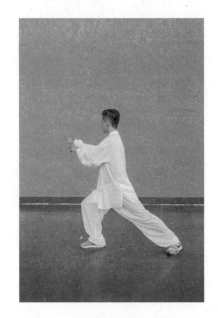

⑧右揽雀尾

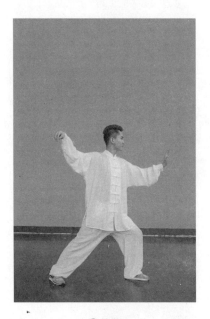

⑨单鞭

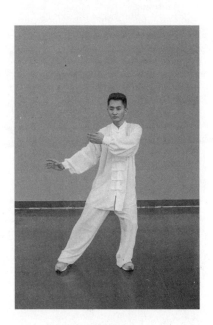

⑩云手

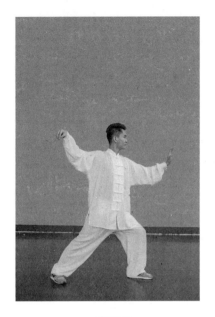

⑪单鞭

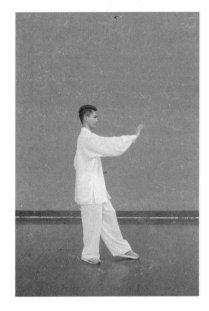

⑫高探马

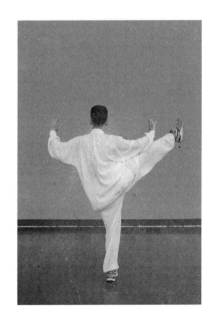

⑬右蹬脚

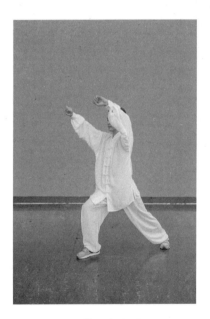

⑭双峰贯耳

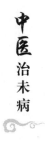

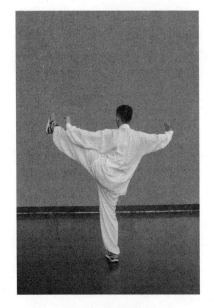

⑮转身左蹬脚

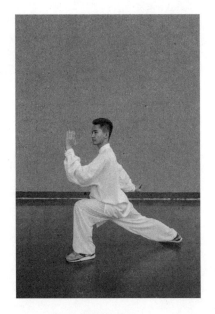

⑯左下势独立

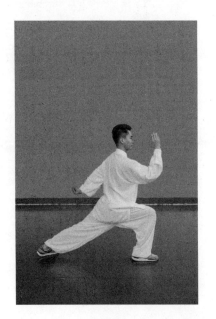

⑰右下势独立

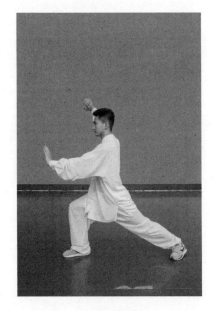

⑱左右穿梭

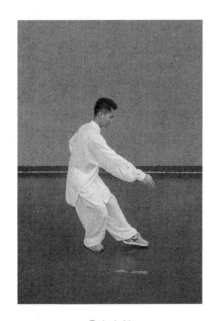

⑲海底针

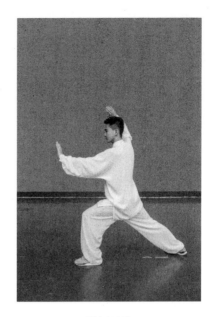

⑳闪通臂

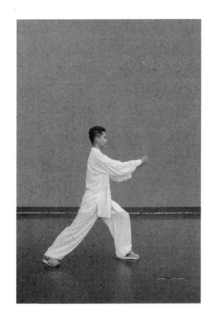

㉑转身搬拦捶

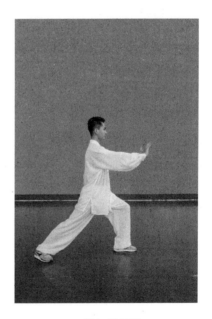

㉒如封似闭

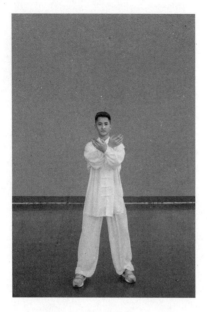

㉓十字手

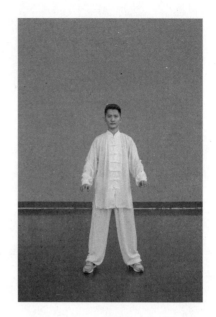

㉔收势

（三）训练方法

1. 静心用意，呼吸自然

即练拳都要求思想安静集中，专心引导动作，呼吸平稳，深匀自然；不可勉强憋气。

2. 中正安舒，柔和缓慢

即身体保持舒松自然，不偏不倚，动作如行云流水，轻柔匀缓。

3. 动作弧形，圆活完整

即动作要呈弧形式螺旋形，转换圆活不滞，同时以腰作轴，上下相随，周身组成一个整体。

4. 连贯协调，虚实分明

即动作要连绵不断，衔接和顺，处处分清虚实，重心保持稳定。

5. 轻灵沉着，刚柔相济

即每一动作都要轻灵沉着，不浮不僵，外柔内刚，发劲要完整，富有弹性，不可使用拙力。

（四）太极拳对人体各部位姿势的要求

1. 头

保持"虚领顶劲"，有上悬意念，不可歪斜摇摆，眼要自然平视，嘴要轻闭，舌抵上腭。

2. 颈

自然竖直，转动灵活，不可紧张。

3. 肩

平正松沉，不可上耸、前扣或后张。

4. 肘

自然弯曲沉坠，防止僵直或上扬。

5. 腕

下沉"塌腕"，劲力贯注，不可松软。

6. 胸

舒松微含，不可外挺或故意内缩。

7. 背

舒展伸拔，称为"拔背"，不可弓驼。

8. 腰

向下松沉，旋转灵活，不可前弓或后挺。

9. 脊

中正竖直，保持身型端正自然。

10. 臀

向内微敛，不可外突，称为"溜臀""敛臀"。

11. 胯

松正含缩，使劲力贯注下肢，不可歪扭、前挺。

12. 腿

稳健扎实，弯曲合度，转旋轻灵，移动平稳，膝部松活自然，脚掌虚实分清。

四、气功

气功（图2-11）是中国传统文化的精华内容之一，是中华民族的瑰宝。在医学领域，气功疗法是传统中医药学的重要组成部分，已有数千年的发展历史，至今仍应用于临床，且越来越引起现代医学的重视。

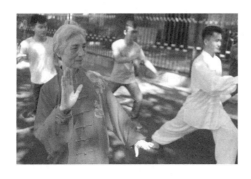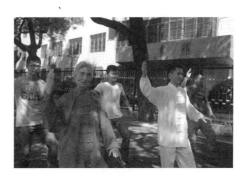

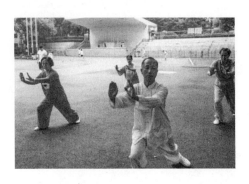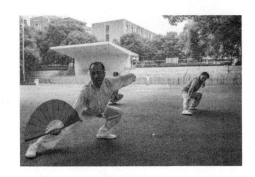

图 2 – 11　气功练习

（一）气功的内涵

气功是调身、调息、调心融为一体的心身锻炼技能，包含四层意思：

1. 第一层

是气功锻炼的操作内容，即调身、调息、调心，通常简称为"三调"。其中调身是调节肢体活动，调息是调节呼吸活动，调心是调节心理活动。

2. 第二层

是三调的操作目的。也就是三调操作应达到的状态，即融为一体，通常简称为"三调合一"。在三调合一的状态中，三调已无各自独立的存在，而是融合为统一的境界。应当指出，三调是否合一是气功锻炼与一般体育运动的主要区别，一般体育运动的操作内容也由三调构成，但三调各自独立，不要求三调合一。

3. 第三层

是气功锻炼在现代学科分类中的位置，即心身锻炼。气功锻炼既是生理的也是心理的，这说明气功是心身两方面的锻炼，能够区分气功学与心理学。

4. 第四层

是气功学科的知识类别，即属于技能性知识。说明气功锻炼是技能性知识，不仅强调了气功锻炼的操作性和技巧性，将其与理论性的知识区分，还区别了气功与宗教，因为技能性知识靠熟练去掌握，宗教则需要由信仰而进入。

（二）气功的作用原理

1. 平衡阴阳，调整脏腑

人体正常生命活动的维持，是以阴阳动态平衡为基础的。阴阳平衡的破坏意味着疾病的发生。正常脏腑活动是人体健康的重要基础，不论外感六淫或内伤七情，都能使内脏气机升降失调，功能紊乱。气功能调节阴阳平衡及脏腑功能，从而防治疾病，恢复机体健康。

2. 调和气血，疏通经络

气血瘀滞，经络不通可引起疾病。气功可使内气沿一定经络路线正常循行，使气血运行流畅，即可防治疾病。

3. 扶正祛邪，培育真气

气功能培补真气，也就是调动机体的潜在机能来抵御病邪的侵袭，从而达到防病治病的目的。

现代研究表明，练功入静使脑细胞生理活动出现较好的同步和有序的定向变化，使得大脑功能得到主动的调节和增强；练气功时，吸气可使交感神经兴奋，呼气可使副交感神经兴奋，练习者通过延长吸气或呼气时间可调整和增强自主神经系统的功能；气功能使心搏出量及血管弹性增加，总外周阻力、血液黏度及血小板黏聚性降低，微循环改善，对血压有双向良性调节作用；气功能使呼吸频率减慢，膈肌活动幅度明显增大（比正常人高出 2~4 倍），且腹式呼吸可直接影响腹腔神经丛，对胃肠蠕动和消化液的分泌产生良好的调节作用；练气功时横膈肌的升降和腹肌的舒缩对胃肠、肝脏起良好的按摩作用，能改善肝脏及胃肠消化道的血液循环和胃液、肠液的分泌，促进消化吸收功能。气功还能提高练功者的免疫功能。

（三）气功练习的原则

1. 松静为主

松是前提，静是基础。无论练什么功法，首先要使躯体和精神放松。在练功过程中，身体任何部位和思想情绪的紧张都必须排除。只有放松，才有利于入静。同样，思想入静也有利于放松。只要认识到松静的重要性，在练功过程中就不会出现偏差。

2. 意气相依

"意"是指思想，"气"指的是两个方面，即呼吸之气和练功中体内所产生的效应（如湿热感、麻胀感、磁场感等），通常称之为"内气"。在练功过程中，要充分发挥意念（思想）的主导作用，用意念去影响呼吸，做到即练意又练气，使得意气结合。但要做到自然，切不可强行控制呼吸。

3. 循序渐进

气功的各种功法，都有它的规律性，有一个逐步熟练的过程。必须按照练功要领和方法步骤由浅入深一步一步地练，切不可越级求之，也不能急于求成。宜在医师或气功师的指导下稳步进行。

4. 动静结合

气功锻炼根据练功时有无躯体动作分为动功和静功。静是相对的，动是绝对的。所谓静功是指形体的静，而思维和内脏仍在活动。正因为外静内动，才有利于放松入静。但这还不够，目前的趋势是除了练静功外，同时在练功之前或之后，练习太极拳等动功，这样才有利于肌肉、关节的锻炼和内脏功能的提高，对增强免疫功能，延缓衰老，治疗疾病，恢复健康起到更积极的作用。

5. 练养相兼

气功属于养生学的范畴，所以在练功的过程中，要练练养养，不能过于急躁。练养相兼有两种含义，一是在整个学习气功的过程中要注意修心养性，遇事不怒，虚怀若谷，饮食起居要有规律。要能正确对待突然事件，保持身心平衡。二是在练功过程中，一时不能安静时可以通过闭目养神，休息片刻，以便在继续练功中获得最佳效益。

（四）气功的功种

正确选择气功功法是气功疗法的核心和基础。鉴于气功历史悠久，分布地域宽广，气功功法分散在医、儒、道、释、武、艺等各领域，其流派众多，加之新近发现、创编的功法，种类多样，主要有动功、静功、动静结合等功法。由于种类多，来路杂，鱼目混珠的情况时有发生。因此，应该提请采用气功疗法者，一定要注意选择适当的气功功法。目前选择功法可以参考 2005 年由中国中医药出版社出版的《中医气功学》教材，该教材介绍了临床上常用的 10 余种气功功法，以及气功疗法临床常见适应病证的气功处方。

（五）气功练习的方法

气功的练习方法包括调身、调息和调心。

1. 调身

即摆好适当姿势，常用的练功姿势有三种，即坐位、卧位和站位。选择练功姿势总的原则如下：

（1）便于全身各个部位肌肉最大限度的放松。

（2）稳定，即肌肉松弛后不会摇晃或倾倒。

（3）便于发展腹式呼吸。

2. 调息

主要有四种方式可供选择：

（1）自然呼吸：即在平静状态下的自然呼吸。

（2）顺呼吸：吸气时腹部逐渐隆起，呼气时腹部缓慢回收。要做到自然、平稳、均匀、柔和。

（3）逆呼吸：吸气时，收腹提肛，呼气时放松还原。

（4）停闭呼吸：吸气后停闭，或呼气后停闭。其目的是加强吸气或加强呼气。

3. 调心

把注意力集中在身体的某一部位，如意守丹田（通常指下丹田，即少腹）。

4. 收功

练功结束时，使机体从入静状态顺利回复活动状态。

第一步为意念收功，在意念中将周天的气归到脏腑，将大自然的"精气"归入丹田。

第二步双手搓热，按摩面部，再叠掌先顺时针、后逆时针按摩腹部，最后双手纵向按摩腰背部，各重复 10 ~ 20 次。还可做几节保健操。

（六）练气功的注意事项

1. 练功前要闭目静养 2 ~ 3 分钟，排除一切杂念。如果情绪不好，安定不下来，就暂不练功。

2. 环境最好要安静，不要在容易产生突然剧烈响声的场所练功。

3. 练功前排空大小便，松开衣领、裤带，解除约束身体的东西。

4. 过饥或过饱时不宜练功。

5. 站桩功最好是两人以上共同练习，可以互相照应。

6. 不要在大风直吹的地方练功，以免着凉。

7. 体弱或病重后不宜练功，练功阶段要适当地节制性生活。

8. 收功后应注意保暖，避免出汗后着凉感冒。

（七）气功疗法对亚健康状态的干预

亚健康状态被认为是一种由于心理、生理、社会等多方面因素导致机体的神经、内分泌、免疫系统协调失衡、功能紊乱状态。气功疗法干预亚健康状态的独到之处在于其恰到好处的、明确的针对性，体现于如下四个方面：

1. 气功疗法是一种积极调动主观康复能力的主动疗法

亚健康状态的形成与生理、心理、社会因素有关，即与生活方式有关，而改变生活方式必须主动。对亚健康状态的干预如果只采用被动疗法，其效果肯定会受到局限，只有积极调动主观能动性，才能够有更好的疗效。气功疗法在这一点上，远远走在其他疗法的前面。

2. 气功锻炼的调身、调息、调心都是功能性调节

亚健康状态基本上属于身心功能性失调，尚未有器质性病变，而气功疗法对人体的干预属于功能性干预，因而对亚健康状态能够产生直接效果。

3. 气功的三调包括心身两方面

亚健康状态的主要症状、机制包括生理、心理两个方面，而气功三调中的调身、调息属生理方面，调心属心理方面，故采用气功疗法干预亚健康状态完全是有的放矢、针锋相对。

4. 气功疗法擅长保持远期疗效

一旦掌握了气功锻炼的方法，学会了所选定的功法，练功者可以长期自行锻炼，逐渐改变身心的内外环境，达到标本兼顾的目的。亚健康状态的干预十分需要保持远期疗效，由于它还不是疾病状态，往往采用各种疗法解除症状并不很困难，但巩固疗效则是一个难点。气功疗法恰恰能解决这一难点。

第三章　亚健康与未病

第一节　亚健康的概念

WHO 界定健康的定义为：健康是指生理、心理和社会适应三方面全部良好的一种状况，而不仅仅是指无病或体质健壮。据此，苏联学者 Berkman 以及后来的学者研究发现，人体除了健康状态（第一状态）和疾病状态（第二状态）外，尚存在一种介于这二者间的状态，称为第三状态，即亚健康。"亚健康状态"是我国学者王育学于 20 世纪 90 年代中期提出的"中国式"名称。亚健康状态也被视为灰色状态、亚临床状态、亚疾病状态等。迄今，亚健康状态尚无公认的统一概念，国内较多采用的亚健康概念为：人们表现为身心情感方面处于健康与疾病之间的健康低质量状态及其体验。1999 年，WHO 宣告亚健康与艾滋病是 21 世纪人类最大的健康敌人。目前，虽然人们对亚健康高度关注，针对亚健康的流行病学调查、诊断标准、诊断技术及临床基础研究也随之展开，但对亚健康的认识、界定仍缺乏标准，对其干预仍缺乏针对性。

中医虽然没有"亚健康"的病名，但追本溯源，早在两千多年前我国的中医专著《黄帝内经》就阐述过这样的思想，"虚邪贼风，避之有时，恬淡虚无，真气从之，精神内守，病安从来。"且特别强调"不治已病治未病"，其"未病"的概念即包含着"亚健康状态"，并形成了"治未病"的理论，且在实践中积累了丰富的经验。

WHO 的一项全球性调查表明，全世界真正健康的人仅占 5%，经医生检查，诊断有病的人占 20%，75% 的人处于健康和患病之间的亚健康状态。据统计，美国每年有 600 万人被怀疑处于亚健康，年龄多在 20~45 岁，有 14% 的成年男性和 20% 的妇女表现有明显疲劳，其中 1/8 发展为亚健康状态中的慢性疲劳综合征（CFS）。英国的调查显示，约 20% 男性和 25% 妇女总感觉到疲劳，其中约 1/4 可能为 CFS。日本不仅是 CFS 发病率最高的国家，"过劳死"也为世界之最。近年日本有关疲劳的专题调查研究表明，表示正感到"非常疲劳"者高达 60%，其中因工作量大、家务重、精神紧张的占 44%，还有不少人说不出原因；另一项对 13 万名在职员工的调查证实，"上班族"因工作压力而有更强烈的疲劳感，其中 72% 的人自称一上班就觉得十分疲劳，75% 的人感到精力不支或头疼头晕。我国面临的亚健康问题相当严峻，2002 年中国国际亚健

89

康学术成果研讨会上指出：我国有 7 亿人处于亚健康，占总人口的 70%，15% 的人处于疾病状态，只有 15% 的人处于健康状态。机关公务员、高校及科研院所知识分子、企业干部、沿海及经济发达地区高强度劳力者中 50% ~80% 甚至更高比例处于亚健康。最近 5 年，中国科学院所属的 7 个研究所和北京大学的专家共 134 人逝世，平均年龄仅为 58 岁，较全国人均寿命低 13 岁。

亚健康是机体在无器质性病变情况下发生一些功能性改变，作为一种中间状态，既是一种动态过程，又是一个独立的阶段。主要是指人体开始有病理信息，直到形成"已病"之前的各种状态，虽有症状，甚或体征，但未达到疾病的诊断标准。多数情况下，健康、亚健康、疾病状态是一个不间断的连续过程。亚健康状态居中，其上游部分与健康状态重叠，其下游部分又与疾病相重叠，在重叠部分可能与健康或疾病状态模糊而难以区分，因其主诉症状、表现多种多样，且不固定，也被称为"不定陈述综合征"。由于学者们对亚健康的阐述存在差异，综合各研究结果归纳其具体表现为身体亚健康、心理亚健康、情感亚健康、思想亚健康和行为亚健康 5 个方面：①身体亚健康：主要是指个体总感到自己身体的某些不舒服，包括乏力困倦、肌肉酸痛、失眠、憔悴、功能下降、功能紊乱等。②心理亚健康：表现在心理上，是人们走向失败甚至犯罪的内在根由。③情感亚健康：表现在情感上，如冷漠、无望、溺爱、疲惫、机械以及婚外情、早恋等。④思想亚健康：是指人们在世界观、人生观、价值观上存在不利于自己和社会发展的偏差等。⑤行为亚健康：表现在行为上失常、无序、不当等。新近一项对北京地区 3224 人采用问卷有效调查的结果显示，亚健康人群中发生频数及均数较高的症状为：疲劳 78.7%，睡眠质量差 73.4%，健忘 59.9%，疲劳在休息后不能缓解 59.1%，入睡困难 52.5%，易怒 51.8%。男性和女性的亚健康表现略有不同，男性的亚健康表现前 15 项分别为：记忆力减退、对自己的健康担心、注意力难集中、精神不振、疲劳、耐力下降、用脑后疲劳、多梦、困倦、情绪不稳定、健忘、虚弱、烦躁、活动后疲劳、易激动。而女性亚健康的前 15 项表现分别为：记忆力减退、多梦、对自己的健康担心、疲劳、情绪不稳定、注意力难集中、烦躁、精神不振、活动后疲劳、困倦、健忘、用脑后疲劳、易激动、虚弱、耐力下降。

造成亚健康状态的主要原因是：①生活和工作节奏加快，心理和社会压力加重造成的脑力和体力的透支。②人体自然衰老；③饮食不规律，长期处于紧张状态和睡眠不足等。④人体生物周期中的低潮期。

亚健康可见于中医学的郁证、心悸、胸痹、不寐、头痛、眩晕、虚劳等病证中，多属于杂病范畴。多数中医学者认为引起亚健康状态的原因主要有以下几方面：七情内伤；饮食不节；起居无常；劳逸无度；年老体衰；体质偏颇。

2006 年，中华中医药学会在《亚健康中医临床指导原则》中把亚健康状态分为三类，即躯体亚健康、心理亚健康和社会交往亚健康，为亚健康的初步分型提供了思路。最近，有学者总结认为当个体处于亚健康时，主要是有如下几种表现：①躯体不适综合征：表现为身心有不适感，躯体物理检查与实验数据均正常。②亚临床状态综合征：

此类症状不具有病理意义，但也查不出具体原因，如更年期综合征、神经衰弱综合征等。③病原体携带状态综合征：即个体为病原体携带者，其躯体功能、心理、社会适应状态正常，病原体检查实验值异常，如乙肝病毒、结核菌携带者等。④检验高低值临界状态：即某些临床检查的实验值处于高、低限值，如血糖、血压值的偏高和血钙、血铁等实验值呈偏低状态等。⑤躯体健康处于高致病性危险因子状态：如超重，吸烟，过度紧张，血糖、血脂异常和高血压等。

作为人体的一种状态，亚健康并无器质性病变存在，仅是相对于健康和疾病而言。目前，对亚健康状态的检测、评估手段很多，但对其诊断上缺乏统一标准。其主要评估方法为：①MDI健康评估法：应用MDI显微诊断仪，检测血液中各有效成分的形态和活力，获得细胞水平的真实信息以及自由基的变化情况，并与血液生化检测项目、血液流变学及生活质量测量结果作对比分析，对被测者的实际情况进行打分及综合评价。②症状诊断法：鉴于亚健康与CFS有许多相似之处，1998年美国疾病控制与治疗中心制订了CFS诊断标准；日本厚生省在参考前者基础上，也确定了CFS诊断标准；澳大利亚、英国也分别于1990年及1991年制订相应标准。③问卷评定量表检测：是研究者根据亚健康状态的临床表现，基于亚健康状态的身体、心理、社会交往状态等编制的问卷测试表，以了解被测者的健康状态。目前，最有代表意义的就是康奈尔健康指数（CMI），其内容包括躯体症状、家庭史和既往史、一般健康和习惯、精神症状四部分。

亚健康是大多数慢性非传染性疾病的病前状态。多数恶性肿瘤、心脑血管疾病和内分泌代谢疾病等均是亚健康人群免疫功能低下、多种应激因素综合作用、长期积累所致。明显影响工作效能、生活和学习质量，甚至造成作业失能，危及特殊作业人员的生命安全（如司机、飞行员等）。易导致心理、精神疾患，甚至造成自杀和家庭伤害，直接影响睡眠质量，加重身心疲劳，严重的亚健康可明显影响健康或寿命，易造成英年早逝。

社会竞争使现代人的精神压力越来越大，不良的生活方式、环境污染以及其他不良精神心理因素的刺激、某些遗传因素均能诱发或直接导致亚健康的发生。因此，对亚健康的干预应结合社会、卫生学及医学等多学科进行个体化。首先是洞察及缓解诱因，在建立相应健康档案的基础上采取群体和个体相结合的健康教育与预防模式，对存在高危因素人群进行必要的医学追踪，努力预防从健康发展为亚健康、从亚健康到疾病。

第二节　亚健康与中医治未病

"治未病"是中医学的重要思想，《素问·四气调神大论》言："是故圣人不治已病治未病，不治已乱治未乱，此之谓也。"继《黄帝内经》之后历代医家在临床实践过程中，进一步认识到"治未病"的重要意义，不断丰富了对"治未病"的认识。

历代中医学家所强调的"未病"概念，是较为笼统的大概念。具体而言，具有两层重大的含义：其一是尚无病，此时的"治未病"，目的是为了养生强体，以预防疾病发生；其二是"已病"，已经生了疾病（或潜在的，病而未发），此时"治未病"为的是有病早治；也包括疾病发展到某些阶段，此时"治未病"为的是阻止"已病"加重，或防止其进一步发展。

目前，中医将"未病"概括为四种状态：①健康未病态：指机体尚未产生病理信息，即人体没有任何疾病的健康状态。②潜病未病态：指机体内病理信息隐匿存在的阶段，尚无任何临床表现，未达到临床"显化"程度。③欲病未病态：是潜病未病态的继续发展，指存在于机体中的病理信息越来越多，亦有所表露，已经达到疾病发病的临界状态，或呈现少数先兆症状或体征的小疾小恙状态，在临床上尚无定性的依据可以明确诊断其病证类型的未病态。④传病未病态：当身体某一脏器出现明显病变，根据疾病的传变规律及脏腑之间的生理、病理关系，病邪可以进一步传入其他脏器而使之发生病变，但在病邪处于某一脏腑未发生传变时，则为传病未病状态。

"治未病"的具体内容包括四个方面：①未病养生，防病于先：指未病之前先预防，避免疾病的发生才是根本。这是针对健康未病态的治疗原则。②欲病就萌，防微杜渐：指在疾病无明显症状之前要采取措施，治于初始，避免症状越来越多。这是针对潜病未病态的治疗原则。③已病早治，防其传变：指疾病已经存在，要及早治疗，防其由浅入深，或发生脏腑之间的传变。这是针对欲病未病态、传病未病态治疗原则。④瘥后调摄，防其复发：指疾病初愈正气尚虚，邪气留恋，机体处于不稳定状态，机体功能还没有完全恢复之时，此时机体或处于健康未病态、潜病未病态、欲病未病态，故要加强调摄，防止疾病复发。

亚健康状态者达不到健康的标准，表现为一定时间内的活力降低，功能和适应能力减退。但不具备现代医学有关疾病的临床或亚临床诊断标准。根据其临床表现可以分为躯体亚健康、心理亚健康和社会交往亚健康。临床上，上述三种亚健康表现常常相兼出现。

"治未病"与现代所说的亚健康关系密切的主要是第一层含义，即尚无病，此时之所以需要"治未病"，为的是防范疾病的发生，提高健康水平。中医学的"未病"不等同于现代医学的"亚健康"，但两者在内容上存在着层次上的涵盖。"亚健康"状态与"未病"中的"潜病未病态"和"欲病未病态"的内涵接近，但"未病"的内涵更加丰富，外延更广泛。应该说，"亚健康"是"未病"四态的重要组成部分。由此看来，中医"治未病"理论可以在亚健康的防治中得到很好的应用。

根据中医理论，亚健康状态的发生是由于先天不足、劳逸失度、起居失常、饮食不当、情志不遂、居处不慎、年老体衰等因素，引起机体阴阳失衡、气血失调、脏腑功能失和所致。"治未病"是借助现代诊疗手段，在临床出现明显症状（未病发展为病态）之前，做出针对性的防范。

中医"治未病"以中医理论为指导，"天人相应""形神合一"等均是从整体观出发而建立的独特理论。亚健康的理论基础也是从整体出发而创造的，对于临床常见的亚健康状态，用现代检测手段无法解释，可借助中医治未病的思想和中医辨证的方法，用中医辨证思维阐述其病因病机，并以中医治未病的原则进行辨证论治。中医治未病应用阴阳五行学说解释人、社会、环境之间的关系，符合现代生物－心理－社会医学模式。中医治未病重视情志、环境、生活习惯等因素在疾病发生、发展、预后方面所起的作用，重视对机体整体功能状态的调理，这种从整体上调理为主，注重精神调养的整体思维治疗模式对亚健康的防治起到了很好的理论指导作用。

"治未病"思想干预亚健康状态包括两层含义，即从健康到亚健康的预防，以及从亚健康到疾病的预防，即所谓"未病先防，既病防变"。"未病先防"，指在亚健康发生之前通过各种措施，做好预防。"既病防变"，指早期诊治亚健康，并掌握其发生发展的规律及传变途径，以阻断其发展与传变。

"治未病"干预亚健康的主要手段有"未病先防""欲病救萌，防微杜渐""瘥后调摄，防其复发"，目的是促使亚健康状态向健康状态转变。

"未病先防"包括祛除影响健康的因素和主动养生、锻炼。影响健康的因素包括外因和内因：外因包括环境、工作压力、人际关系、家庭或社会负担等；内因包括自身抗病能力、健康意识（主动和不主动）、不良生活方式、感情挫折等。通过各种养生保健手段是可以起到"未病先防"作用的。"欲病救萌，防微杜渐"是指亚健康状态发展到接近疾病的阶段。这一阶段如同植物将要萌芽，疾病萌芽就像毒苗即将破土一样，要破坏它生长的土壤、抑制它的萌生。例如，慢性非传染性疾病目前严重威胁人类健康，处于亚健康状态的人有相当一部分是发生该病的高危人群，破坏其发生的土壤，方法就是综合干预，将异常状态调整到正常状态。这符合当前重大疾病防治重心前移的战略要求。再如，各种神经精神的轻度失调，主要表现为焦虑、抑郁、失眠、烦躁、梦魇或咽中如有异物等。按亚健康状态采用中医辨治，从郁、痰或痰火论治多能取得较好的效果。"瘥后调摄，防其复发"是指在疾病康复期出现亚健康的表现，如临床上有些患者在感冒愈后一段时间内仍有轻度头痛、乏力、食欲不振、全身不适，对此可运用中医四诊八纲察色按脉，区分阴阳，给出证候的定位、定性诊断，用中医药加以干预。

第三节　常见亚健康的中医证候

一、肝气郁结证

肝气郁结证是因情志抑郁，或突然的情志刺激，以及其他原因而导致肝失疏泄，肝气郁滞所表现的证候。在亚健康状态，肝气郁结证多发于成年人，而又以女性为多，尤其在妇女更年期前后，常表现为情绪易于激动，喜悲伤欲哭，烦躁不安，心悸失眠，健忘，耳鸣，眩晕等。肝气郁结证与情绪的变化关系非常密切，在情绪不稳定时即可出现，情绪稳定后各种表现可减轻。善于移情易性者，患此证者较少。

【证候特点】

典型表现

胁肋胀痛或窜痛，痛无定处，时作时止，情志抑郁，多疑善虑，易怒，善太息或嗳气。舌淡红，苔薄白，脉弦。

或见症

嗳气吞酸，不欲饮食，咽中似有物梗阻感，吞之不下吐之不出，胁下痞块胀闷，按之疼痛而质柔软，脘腹胀闷甚则疼痛，小便涩滞或淋漓不爽，女子月经不调，或痛经闭经，经前乳房胀痛。

【证候分析】

肝位于胁下，其经脉循阴器，过少腹，布两胁及两乳等处。肝主疏泄，关系着人体气机的调畅，故精神刺激若导致情志不遂，则郁怒伤肝，肝气郁结，疏泄失职，会出现情志抑郁苦闷，喜静喜睡，烦躁易怒等情志异常的变化。而肝气郁结，其所主之胁部、乳房、少腹等必因经气不畅而胀痛，并有胸部郁闷，常太息并呼出为快等表现。郁久伤血，肝木犯土，不但会影响脾胃功能而使饮食减少，也可出现胃气不降的呕逆。脉弦为肝气郁结，失于疏泄的表现。

【调理原则】

疏肝解郁。

【调理方法】

1. 情志调摄

（1）注意心理养生：①心地善良是维护良好心绪的"营养素"。②增强自信。③淡泊名利，保持一颗平常心，让自己处于平和状态。

（2）运用心理学快乐六法调摄：如精神胜利法、难得糊涂法、随遇而安法、幽默人生法、宣泄积郁法、音乐冥想法等调摄失衡的心理，营造一个祥和、豁达、坦然的心理氛围。

2. 运动调摄

经常运动可使人体气血周流，从而防止本证的发生。可根据个人喜好和身体状况选择运动项目，如球类、跑步、游泳、远足、健身等，运动强度以运动后感身心畅快为度。

3. 食疗

（1）忘忧汤（金针雪耳黄豆瘦肉汤）

原料：金针菜20g，雪耳15g，黄豆20g，红枣10g，猪瘦肉100g。

制法：先将金针菜、雪耳浸水约2小时，将金针菜头尾剪断不要，猪瘦肉洗净飞水，再将全部材料放入煲内，清水适量，大火煲滚改为小火煲 90 分钟即可饮用。

功效：养肝健脾，解郁安神。对于情绪低落，精神抑郁，夜寐不安者，可经常食用。

（2）解郁汤（合欢花鸡肝瘦肉汤）

原料：鸡肝 30g，猪瘦肉 50g，合欢花 10g。

制法：先把合欢花放入锅内加清水三碗，慢火煮沸 10 分钟，放入鸡肝、瘦肉片再滚片刻，调味即可，随量饮用。

功效：养肝舒肝，解郁安神。适用于神经衰弱，属肝气郁结者，症见胸胁胀闷作痛，郁郁不乐，情绪低落，失眠叹息等症。

（3）猪肝萝卜炒陈皮

原料：陈皮 10g，鲜猪肝 250g，白萝卜 250g，植物油、香油、盐、味精、淀粉均适量。

制法：将猪肝、萝卜洗净切片。适量植物油烧成八成熟，先炒萝卜片至八成熟时，加入盐搅拌后，盛出置盘中。再加入植物油适量，旺火爆炒猪肝、陈皮 2 ~ 3 分钟。再将萝卜片与猪肝片并在一起快速翻炒 2 ~ 3 分钟，加入调料，然后淋入香油少许。可分 4 顿佐餐用。

功效：补肝清热，宽中下气。对肝气郁结症者，颇为有益。

（4）玫瑰花茶

原料：阴干的玫瑰花瓣 6 ~ 9g。

制法：将玫瑰花放茶盅内，冲入沸水，加盖焖片刻，代茶饮。或者加香附 10g，紫苏梗 10g，生姜 3 片，葱白 5 寸，水煎服。

功效：疏肝解郁。适宜于情志不畅，肝气郁结者。

（5）佛手酒

原料：佛手 30g，白酒 1000mL。

制法：将佛手用清水润透发软后，切成 1cm 见方的小块，稍候，下入酒坛内，再加入白酒，封口浸泡，每隔 5 日，开坛搅拌 1 次，浸泡 20 日后，即可开坛，滤去药渣即成。

功效：疏肝解郁行气。适用于情志不畅，肝气郁结者。

4. 中医药调治

（1）柴胡疏肝散加减：柴胡 10g，川芎 6g，香附 6g，枳壳 6g，芍药 6g，炙甘草 3g。每日 1 剂，水煎服。

（2）逍遥散加减：柴胡 10g，当归 10g，炒白芍 10g，炒白术 10g，茯苓 10g，薄荷 3g，生姜 3 片，炙甘草 6g。每日 1 剂，水煎服。

二、脾虚痰阻证

脾虚痰阻证是因素体脾气不足，或饮食所伤等原因导致的脾失健运，水液失布，痰湿内生。临床上主要表现为倦怠困重，体胖喜睡，大便偏稀等。在亚健康状态，脾虚痰阻证多与生活饮食习惯及体质因素有关，气郁质、气虚质和阳虚体质易出现本证，加之生活失常、饮食不节则更易损伤脾胃而致痰湿困阻。

【证候特点】

倦怠困重，神情呆板，精神抑郁或忽哭忽笑，面色白或晦暗而无光泽，体胖喜睡，胸闷腹胀，大便偏稀。舌质淡，舌体胖大，舌苔白腻，脉滑。

【证候分析】

脾虚痰盛，清阳不升，则倦怠困重，体胖喜睡；脾虚，气血生化乏源，则面色白而无光泽；痰湿内盛，阻滞气机，则胸闷腹胀；心神受蒙，则神情呆板，忽哭忽笑；气机不畅，肝气郁结，脾虚痰阻，则精神抑郁；脾虚失运，清浊不分，则大便不调。舌质淡，舌体胖大，舌苔白腻，脉滑均为脾虚痰阻之表现。

【调理原则】

健脾化痰。

【调理方法】

1. 运动调摄

加强体育锻炼，根据个人耐受情况选择锻炼项目，如晨跑、散步、登山等，但不宜参加游泳项目，运动量不宜过大。

2. 饮食调摄

多进食具有补脾益气、醒脾开胃消食的食品，如粳米、籼米、锅巴（焦锅）、薏米、熟藕、山药、扁豆、豇豆、牛肉、鸡肉、兔肉、牛肚、猪肚、葡萄、红枣、胡萝卜、马铃薯、香菇等。不宜进食肥腻阻碍脾气运化功能的食物，如鸭肉、猪肉、甲鱼肉、牡蛎肉、牛奶、芝麻等和性质寒凉，易损伤脾气，助湿生痰的食物，如苦瓜、黄瓜、冬瓜、茄子、空心菜、芹菜、苋菜、茭白、莴笋、金针菜、柿子、香蕉、枇杷、梨、西瓜、绿豆、豆腐、莜麦等。

3. 食疗

（1）蚕豆炖牛肉

原料：鲜蚕豆150g，瘦牛肉100g，福陈皮9g，盐、味精、酱油各少许。

制法：将蚕豆和牛肉洗净、切块，加调料同放砂罐内煨炖熟烂即可食用。

功效：健脾利湿，消痰。适宜于脾虚痰阻者。

（2）辟谷仙方

原料：黑豆375g，火麻仁225g，糯米500g。

制法：将黑豆洗净后，蒸3遍晒干去皮。火麻仁浸汤一宿，滤出晒干，去皮淘洗3

遍。捣碎，同黑豆共为末，用糯米粥和成团如拳大。蒸 3 ~ 5 小时后停火冷却 5 小时，再取出，放于瓷瓶内贮藏。

功效：健脾利水，润肠通便。适宜于脾虚大便不畅者。

（3）茼蒿炒萝卜

原料：白萝卜 200g（切条），茼蒿 100g（切段），花椒 20 粒，植物油 100g，鸡汤、味精、香油、盐、淀粉各少许。

制法：先将植物油放入锅中烧热后，放入花椒炸焦黑后捞出，再加入白萝卜条炒。加鸡汤少许，翻炒至七成熟时加入茼蒿，调加味精、盐适量，熟透后勾加稀淀粉汁，待汤汁稠后淋加香油少许，出锅即可。

功效：理气宽中，温阳化痰。适宜于脾阳虚痰湿盛者。

4. 中医药调治

（1）防己黄芪汤合二陈汤加减：黄芪 15g，苍术 10g，白术 10g，防己 10g，茯苓 15g，车前草 15g，陈皮 10g，薏苡仁 20g，半夏 10g，桂枝 10g，甘草 5g。每日 1 剂，水煎服。

（2）参苓白术散加减：莲子肉 10g，砂仁 8g，薏苡仁 10g，桔梗 8g，白扁豆 15g，云苓 15g，人参 10g，炙甘草 9g，白术 15g，怀山药 15g。每日 1 剂，水煎服。

三、肝郁化火证

肝郁化火证是因情志不遂，肝郁化火，以及其他原因而导致肝失疏泄，肝气郁滞，气郁而化火所表现的证候。肝郁化火的人常表现为烦躁不安，易于激动，心悸失眠，胁肋灼痛等。肝郁化火证与个人的情绪变化关系非常密切，在情绪不稳定或出现较大波动时即可出现。待情绪稳定后，各种症状都有所缓解。

【证候特点】

情绪躁动，烦躁暴怒，神魂不安，噩梦纷纭，头晕胀痛，面红目赤，口苦，咽干，便秘。舌红苔黄，脉弦数。

【证候分析】

情志不遂，肝气郁结，久而化火，火性上炎，肝火循经上攻头目，气血上涌络脉，故头晕胀痛，面红目赤；肝胆相为表里，肝热传胆，胆气循经上溢，则口苦；津为火热所灼，故咽干，肝气郁结；肝失条达柔顺之性，所以情绪躁动，烦躁暴怒；火热内扰，则神魂不安，噩梦纷纭；热盛耗津，故便秘。舌红苔黄，脉弦数为肝郁化火的表现。

【调理原则】

清热，泻火，平肝利胆。

【调理方法】

1. 起居调摄

及时调整生活规律，劳逸结合，保证充足睡眠。

2. 情志调摄

调整心理状态并保持积极、乐观的态度，以平淡宽容之心看待他人和事物。

3. 运动调摄

增加户外体育锻炼，每天保证一定运动量，如慢跑、游泳等。

4. 饮食调摄

保证合理的膳食和均衡的营养。其中，维生素和矿物质是人体所必需的营养素；人体不能合成维生素和矿物质，而维生素 C、维生素 B 族和铁等对人体尤为重要，因此每天应适当地补充多维元素片。

宜食橘皮、陈皮、萝卜、刀豆、金橘、佛手、香橼皮、绿梅花、莱菔子、芹菜、苦瓜、菊花脑、马兰头、马齿苋、鲜藕、白茅根、黄芩、大蓟、小蓟、夏枯草、决明子、生地黄、知母、黄柏等。忌食人参、黄芪、桂圆肉、红枣、老田鸡等滋补食物。

5. 食疗

（1）柴胡龙胆草通草蜜饮

原料：柴胡 10g，龙胆草 3g，通草 3g，蜂蜜 30g。

制法：将柴胡、龙胆草、通草分别拣去杂质，洗净，晾干或晒干，切成片或切成碎小段，同放入砂锅，加水浸泡片刻，煎煮 30 分钟。再用洁净纱布过滤，去渣，收取滤汁放入容器，待温热时，加入蜂蜜拌均匀即成。上、下午分服。

功效：疏肝泻火。适宜于肝胆火盛者。

（2）马齿苋黄花菜蜜饮

原料：马齿苋 60g，黄花菜 30g，蜂蜜 20g。

制法：将马齿苋、黄花菜洗净，入锅加水适量，大火煮沸，改小火煎煮 30 分钟。去渣取汁，待药渣转温后，加入蜂蜜搅匀即成。上、下午分服。

功效：清肝泻火，解郁通窍。适宜于肝郁化火之眼红耳鸣者。

（3）夏枯草王不留行蜜饮

原料：夏枯草 30g，王不留行 20g，蜂蜜 20g。

制法：将夏枯草、王不留行洗净，入锅加水适量，煎煮 30 分钟。去渣取汁，待药汁转温后，放入蜂蜜即成，上、下午分服。

功效：清肝泻火，解郁通窍。适宜于肝郁化火之眼红耳鸣者。

（4）三花路路通蜜饮

原料：玫瑰花 5g，月季花 10g，白梅花 3g，路路通 20g，蜂蜜 20g。

制法：将路路通洗净，入锅加水适量，煎煮 30 分钟，去渣取汁。再加入洗净的玫瑰花、月季花、白梅花，再加适量水，煎煮 15 分钟后，去渣取汁后，加入蜂蜜即成。

上、下午分服。

功效：清肝泻火，解郁通窍。适宜于肝郁化火之眼红耳鸣者。

（5）佛手花黄芩粥

原料：佛手花 15g，黄芩 10g，石菖蒲 20g，粳米 100g，冰糖屑 10g。

制法：将佛手花、黄芩分别拣去杂质，佛手花撕开，石菖蒲切成片或切碎，同放入砂锅，加适量水，煎煮 20 分钟，用洁净纱布过滤，去渣，取汁放入砂锅。加入淘净的粳米，视需要再酌加适量清水，大火煮沸，改用小火爆煮成黏稠粥，趁热撒入冰糖屑，待溶化后即成。早、晚分食。

功效：疏肝泻火。适宜于肝郁化火各症。

（6）葵菜葱白粥

原料：葵菜 300g，车前子 10g，葱白 15g，粳米 50g。

制法：将葵菜、车前子洗净，入锅加水适量，煎煮 30 分钟，去渣取汁。再加入淘洗干净的粳米及洗净的葱白，再加水适量，小火煮即成。早、晚分食。

功效：清肝泻火通窍。适宜于肝郁化火之眼红耳鸣者。

（7）芹菜荠菜枸杞叶汁

原料：新鲜芹菜 100g（包括根、茎、叶），荠菜 80g，枸杞叶 150g。

制法：先将芹菜、荠菜拣去杂质，保留根、茎、叶，洗净，放入温开水中浸泡 10 分钟，取出后，切细或切成碎末状，备用。再将新鲜枸杞叶拣洗干净，放入温开水中浸泡 10 分钟，取出后，切成碎末状，与芹菜及荠菜碎末同放入家用榨汁机中，快速搅拌成浆汁，用洁净纱布过滤，收取滤汁放入容器即成。早、晚分服。

功效：疏肝泻火。适宜于肝郁化火各症。

（8）枸杞子马兰头淡菜汤

原料：枸杞子 15g，马兰头 250g，淡菜 15g，料酒、盐、味精、麻油各适量。

制法：先将淡菜拣去杂质，放入温开水中浸泡 30 分钟，待其胀发，洗净，备用。再将马兰头拣洗干净，枸杞子拣去杂质后洗净，待用。砂锅加清水后置火上，加入淡菜，大火煮沸，加入枸杞子、料酒，改用小火煨煮 30 分钟。待枸杞子煮至膨胀时，加入马兰头，拌匀，继续用小火煨煮至沸，加盐、味精，拌均匀，淋入麻油即成。当菜佐餐，随意服食。

功效：疏肝泻火。适宜于肝郁化火各症。

6. 中医药调治

（1）龙胆泻肝汤加减：龙胆草 6g，泽泻 12g，木通 9，车前子 9g，当归 8g，生地黄 20g，柴胡 10g，生甘草 6g。每日 1 剂，水煎服。

（2）丹栀逍遥散加减：牡丹皮 10g，栀子 10g，柴胡 10g，芍药 10g，当归 10g，茯苓 10g，白术 10g，甘草 6g。每日 1 剂，水煎服。

四、肾精不足证

肾精不足证是由于肾精亏损，表现以生殖机能低下、早衰为主症的一类证候。多由先天发育不良，禀赋不足，或后天调摄失宜，房事过度，大病久病等引起。本证常表现为早衰，性功能减退等。在亚健康状态，肾精不足证多发于成年人，因频繁抽烟喝酒，生活和饮食无规律，营养不良，或工作过于繁忙，精神紧张，或长时间久坐、操作电脑以及性生活频繁，或常吃速效壮阳药的男性常出现本证。另外，疾病康复中的患者也易出现肾精不足证。

【证候特点】

精神疲乏，头昏，头发脱落，或早生白发，牙齿动摇，耳鸣耳聋，健忘恍惚，腰膝酸软，动作迟缓，足痿无力，神情呆滞，性欲或性功能下降，或精少经闭，尿频便秘。舌淡，脉细弱。

【证候分析】

肾精不足，不能化气生血，精亏髓少，骨骼失养，则见成年人早衰。肾之华在发，精不足，则发不长，早生白发，易脱发；齿为骨之余，失精气之充养，故牙齿动摇；耳为肾窍，脑为髓海，精少髓亏，脑海空虚，故见耳鸣耳聋，健忘恍惚；精气充足则筋骨隆盛，动作矫健，精气亏损则筋骨疲惫，故腰膝酸软，动作迟缓，足痿无力；肾精衰，脑部失充，则精神疲乏，头昏，神情呆滞；肾主生殖，肾精不足，故性欲或性功能下降，或精少经闭；肾开窍于二阴，主二便，肾精不足，二便传导失司，故二便失调。

【调理原则】

补肾填精。

【调理方法】

1. 起居、情志调摄

注意休息，劳逸结合。可通过休闲活动减轻精神压力，释放不良情绪。

2. 运动调摄

适当运动以增强体质，如常打太极拳，宜在空气清新的公园内、树下、水边进行。

或每天做简易补肾体操：①两足平行，足距同肩宽，目视正前方，两臂自然下垂，两掌贴于裤缝，手指自然张开。足跟提起，连续呼吸 9 次。②足跟落地，吸气，慢慢曲膝下蹲，两手背逐渐转前，虎口对脚踝；手接近地面时，稍用力抓成拳（有抓物之意），吸足气。③憋气，身体逐渐起立，两手下垂，逐渐握紧拳头。④呼气，身体立正，两臂外拧，拳心向前，两肘从两侧挤压软肋，同时身体和脚跟部用力上提，并提肛，呼吸。

或每天做缩肛运动：全身放松，自然呼吸；呼气时，做缩肛动作，吸气时放松，反复进行 30 次左右。

或每天搓脚心：两手对掌搓热后，以左手擦右脚心，以右手擦左脚心，早晚各1次，每次搓 300 下。

3. 饮食调摄

均衡饮食，规律生活，护养脾胃，补充营养。宜食鹿肉、蜂王浆、猪肾、羊肾、羊睾丸、鸡睾丸、海参、鱼鳔、鳗鱼、海马、黄牛肉、牛肝、猪脊髓、肉苁蓉、仙茅、仙灵脾、巴戟天、菟丝子、附子、肉桂、制何首乌、熟地黄、女贞子、知母、山药、山茱萸、黑芝麻、核桃仁、黄精、灵芝、冬虫夏草、鹿茸、鹿角胶、鹿鞭、蛤蚧、西洋参、胎盘、人参、蜂乳、花粉等。忌生冷食物及冷饮。

4. 食疗

（1）虫草炖胎盘

原料：鲜胎盘 1 只，白果 50g，冬虫夏草 5g，麻黄 9g，生姜 9g，盐适量。

制法：将新鲜胎盘割开血管，用清水反复洗净。冬虫夏草用温水洗净，白果去壳，放入锅内，加水煮熟，捞出，去皮膜，切去两头，去心，再用开水烫，去苦水。麻黄洗净，切碎，用纱布袋装好。生姜洗净，去皮拍破。将上述用料一起放入砂锅内，加适量水，炖至胎盘熟烂，取出盛麻黄的纱布袋，调入适量盐即成。上、下午分食。

功效：补肾填精。适宜于肾精不足者。

（2）鹿髓酒

原料：鹿髓 120g，蜂蜜 60g，低度白酒 2000g。

制法：将鹿髓切成小段，置容器中，加入蜂蜜和白酒煮沸，取下候冷，密封，浸泡 5 天后去渣即成。早、晚各 15g。

功效：补肾填精。适宜于肾精不足者。

（3）玉兰片烧鹿肉

原料：鹿肉 500g，玉兰片 25g，香菜 10g，黄酒 15g，白糖 15g，鲜汤、盐、味精、酱油、花椒水、精制植物油、葱段、生姜片、湿淀粉、麻油各适量。

制法：将炒锅烧热，放入植物油，下葱段、生姜片，再下酱油、花椒水、盐、黄酒、白糖、味精、鲜汤，放入鹿肉、玉兰片，用旺火烧沸后转用小火煨炖至肉熟烂，再移至旺火上烧开，用湿淀粉勾匀，淋上麻油，撒上香菜段即成。当菜佐餐，随意食用。

功效：补肾填精。适宜于肾精不足者。

（4）霸王"鳖鸡"

原料：光仔母鸡 1 只，鸡肉茸 150g，活鳖 1 只，熟冬笋 50g，熟火腿 40g，水发香菇 50g，青菜心 3 棵，黄酒 50g，葱结 15g，鲜汤 1500g，猪油 50g，干淀粉 10g，盐 10g，味精 5g，生姜块 10g。

制法：将光仔鸡斩去爪尖，清洗干净，两翅从宰杀口插入嘴中取出，成"龙吐须"状，鸡脚别至鸡肋处，沥干水分。将鳖宰杀烫洗后，用刀刮去黑衣，掀起背甲，去内脏和黄油，洗净，入沸水中，取出过清水，用干净布擦去水，撒上少许干淀粉，将鸡肉茸放入鳖腹中，再将洗净的鳖甲盖上，使其成原鳖状。将鸡、鳖背朝上，背向放入砂锅中，加入鲜汤，加葱结、生姜块、猪油、黄酒、盐，上笼蒸熟后取出，去掉葱姜，加入味精、冬笋、香菇、火腿、青菜心，再略蒸2分钟即成。当菜佐餐，随意食用。

功效：补肾填精。适宜于肾精不足者。

（5）人参烧鹿筋

原料：吉林人参3g，水发鹿蹄筋750g，干贝20g，大海米20g，水发香菇75g，火腿片200g，五花猪肉500g，玉兰片50g，油菜心2g，鸡汤适量。

制法：将水发鹿蹄筋用刀剖成两半，切成3cm长的段，入锅，加鸡汤、吉林人参片、干贝、大海米、香菇、火腿片、猪肉、玉兰片，用小火炖至熟烂，加入洗净的油菜心，以盐、味精、料酒、水淀粉适量，勾芡即成。当菜佐餐，随意食用。

功效：补肾填精。适宜于肾精不足者。

（6）蝴蝶海参

原料：水发海参500g，熟鸡蛋2只，熟火腿5g，熟鸡肉50g，熟虾仁50g，豆苗50g，浓鸡汤600g。

制法：将海参洗净，切成斜片；熟鸡蛋去壳去蛋黄，把蛋白切成薄片；鸡肉切成薄片；将海参放在沸水中浸泡片刻，捞出沥水待用。炒锅放植物油50g烧热，投入葱段、姜片，炸成黄色捞出，放入海参，炒几下，加入料酒，放入浓鸡汤、熟虾仁、熟鸡肉片、熟火腿片、蛋白片、盐、味精，烧滚入味后，放入豆苗即成。当菜佐餐，随意食用。

功效：补肾填精。适宜于肾精不足者。

5. 中医药调治

（1）六味地黄丸加减：熟地黄24g，干山药12g，茯苓9g，牡丹皮9g，泽泻9g，山茱萸12g。每日1剂，水煎服。

（2）河车大造丸加减：紫河车100g，熟地黄200g，天门冬100g，麦门冬100g，杜仲150g（盐炒），牛膝100g（盐炒），黄柏150g（盐炒），龟甲200g（制）。每日1剂，水煎服。

五、脾虚湿困证

脾虚湿困即湿困脾土，指脾虚失运导致内湿阻滞，中阳受困而表现的证候。多由饮食不节，过食生冷，淋雨涉水，居住潮湿等因素引起。在亚健康状态，脾虚湿困证多见于成年人，而以成年肥胖人群居多。

【证候特点】

面色无华，精神疲惫，疲乏无力，食后欲睡，头重身困，小便短少，甚或浮肿，胸脘痞闷，食少便溏，女子白带量多。舌苔白腻，脉濡缓等。

【证候分析】

脾虚不能运化水谷，故胸脘痞闷，食后欲睡；脾虚气血生化不足，不能滋养，则见面色无华，精神疲惫；脾主四肢，故见四肢疲乏无力，头重身困；脾虚失运，寒湿困脾，土不制水，则小便短少，甚或浮肿，白带量多；脾气虚弱，脾阳不振，湿阻中焦，故食少便溏。舌苔白腻，脉濡缓皆为脾虚湿困之象。

【调理原则】

健脾利湿。

【调理方法】

1. 起居调摄

改善居住环境，不要长期居住在阴冷潮湿的环境中。

2. 运动调摄

坚持运动，根据个体差异，可选择跑步、游泳、健身、武术、气功等，每周 2～3 次，每次 0.5～1 小时。

3. 饮食调摄

节制饮食，注意饮食规律，食量适中，冷热软硬适宜，勿偏嗜五味，勿贪食肥甘、厚腻、生冷、燥热之品。宜多食具有健脾利湿作用的食品，如茯苓、玉米须、赤小豆、薏苡仁、山药、黑豆、冬瓜。忌用苦寒伤脾、豁痰破气之品，慎用辛辣之品。

4. 食疗

（1）荷叶鸭子

原料：鸭肉 200g，糯米粉 25g。

制法：将鸭肉去骨，切成块状。八角茴香 5 只剁碎，与糯米同炒熟，研成细末备用。再用酱油、料酒、味精、葱末、姜末及胡椒粉等佐料调成汁，把鸭肉浸入腌渍 2 小时，再把糯米粉调入拌匀。一张荷叶切成 4 块，把鸭肉用荷叶包好，放在盘内，上锅，旺火蒸 2 小时即可。隔日 1 次，佐餐食用。

功效：益气降脂，健脾利湿。适宜于脾虚湿困者。

（2）猪肉淡菜煨萝卜

原料：猪腿肉 500g，淡菜 100g，白萝卜 1000g。

制法：淡菜干品用温水浸泡半小时，发胀后，洗去杂质，仍泡在原浸液中，备用。猪肉切块，萝卜切成转刀块。起油锅，放植物油 1 匙。大火烧热油后，先将猪肉倒入，翻炒 3 分钟，加黄酒 1 匙，炒至断生，盛入砂锅内，将淡菜连同浸液一起倒入砂锅内，再加水适量，用小火煨 1 小时。然后，倒入萝卜，如水不足，可适量增加，再煨半小时，萝卜熟透，调味即可。

功效：健脾利湿。适宜于脾虚湿困者。

（3）萝卜丝炒牛肉丝

原料：白萝卜500g，瘦牛肉250g。

制法：萝卜、牛肉洗净切细丝。牛肉丝加盐、黄酒、酱油、淀粉芡等，拌匀。起油锅，放植物油1匙，用大火烧热油后，先炒萝卜丝，加盐适量，炒至八成熟，盛起备用。再起油锅，放植物油3匙，用大火烧热油后，倒入牛肉丝，翻炒3分钟后，倒入萝卜丝拌匀。再加黄酒1匙，冷水少许，焖烧3分钟，加香葱拌炒几下，装盆，佐餐食用。

功效：补脾健胃，散血化滞，利水消痰。适宜于脾虚湿困者。

（4）什锦乌龙粥

原料：生薏苡仁30g，冬瓜仁100g，红小豆20g，干荷叶、乌龙茶适量。

制法：干荷叶、乌龙茶用粗纱布包好备用。将生薏苡仁、冬瓜仁、红小豆洗净一起放锅内加水煮熬至熟，再放入用粗纱布包好的干荷叶及乌龙茶煎7~8分钟，取出纱布包即可食用，每日早、晚食用。

功效：健脾利湿。适宜于脾虚湿困者。

（5）薏米赤豆粥

原料：薏苡仁50g，赤小豆50g，泽泻10g。

制法：将泽泻先煎取汁，用汁与赤小豆、薏苡仁同煮为粥。可作早、晚餐或点心服食。

功效：健脾利湿，减肥。适宜于脾虚湿困者。

（6）鸡丝冬瓜汤

原料：鸡脯肉200g，冬瓜200g，党参3g。

制法：将鸡肉洗净切成丝，冬瓜洗净切成片。先将鸡丝与党参放入砂锅中加水适量以小火炖至八成熟，余入冬瓜片。加盐、黄酒、味精适量调味，至冬瓜熟透即可，佐餐食用。

功效：健脾利湿。适宜于脾虚湿困者。

5. 中医药调治

（1）平胃散合四君子汤加减：陈皮10g，厚朴10g，苍术12g，甘草6g，党参15g，白术10g，茯苓15g，黄芪15g，当归10g。每日1剂，水煎服。

（2）防己黄芪汤合二陈汤加减：黄芪15g，苍术10g，白术10g，防己10g，茯苓15g，车前草15g，陈皮10g，薏苡仁20g，半夏10g，桂枝10g，甘草5g。每日1剂，水煎服。

6. 针灸按摩

通过刺激经络和腧穴，健脾和胃，调和气血。常用穴位有合谷、关元、足三里、丰隆等。

六、脾肾两虚证

脾肾两虚证是指脾肾两脏阳气虚弱所表现的一类证候，多因感受寒邪较重，或久病耗气损伤脾肾之阳气，或久泻不止，损伤脾肾之阳，或其他脏腑的亏虚，累及脾肾两脏等引起。在亚健康状态，此型常见于平素喜爱生冷饮食者、老年人、大病久病后的恢复期人群等。

【证候特点】

神疲思睡，身倦乏力，少气懒言，耳目不聪，形寒肢冷，大便溏薄，小便清长，夜尿频多。舌淡胖，苔白滑，脉沉细。

【证候分析】

本证以脾肾阳虚，阴寒内盛为特征。脾肾两脏阳气虚衰，温煦、运化作用减弱则神疲思睡，身倦乏力，少气懒言，耳目不聪；阳气虚，阴寒内盛，则形寒肢冷；脾阳虚，运化失司，则大便溏薄；肾阳虚无以化气，则小便清长，夜尿频多；舌淡胖，苔白滑，脉沉细，为阳虚阴盛之象。

【调理原则】

温补脾肾。

【调理方法】

1. 起居调摄
不要太劳累，应避免熬夜，保证睡眠充足。

2. 情志调摄
保持心理上的年轻，不要未老先衰；胸怀宽阔，有乐观主义进取精神；处理同事、亲戚朋友和家人的关系要有"忍一忍海阔天空，让一让风平浪静"的精神。

3. 运动调摄
可进行相对轻松的运动，如散步、慢跑、打乒乓球、爬山等运动，不宜参与剧烈而大运动量的运动项目。运动应循序渐进，其强度以自身不感到疲劳为度。运动后禁止马上洗澡及喝冷饮。

4. 饮食调摄
避免过服生冷饮食。应多喝温水，不喝冰镇饮料，少食生冷食物。饮食有规律，饥饱需适度。以健脾补肾的食品调理身体，多吃韭菜、莲子、芡实、怀山药、荔枝、黑芝麻等食物。

5. 食疗
（1）韭菜粥
原料：新鲜韭菜30~60g，或韭菜子5~10g，粳米60g，盐少许。
制法：取新鲜韭菜，洗净切细（或韭菜子研细末）。先煮粳米为粥，待粥沸后，加入韭菜或韭菜子细末、盐，同煮成稀粥。早、晚各食1次。

功效：补肾壮阳，固精止遗，健脾暖胃。适宜于脾肾两虚所致的腹中冷痛，泄泻或便秘，小便频数，小儿遗尿，妇女白带过多，腰膝酸软等。

（2）莲子芡实淮山粥

原料：莲子10g，芡实10g，鲜怀山药50g，粳米100g。

制法：加水共煮成粥，每日2次，每次1碗。

功效：健脾益肾。适宜于脾肾两虚所致的遗精，腰酸，纳呆者。

（3）壮阳狗肉汤

原料：狗肉200g，菟丝子5g，附片3g，葱5g，姜5g，盐、味精、绍酒适量。

制法：取新鲜狗肉冲洗干净，整块投入锅内焯透，捞出，于冷水中洗净血沫，沥干，切二指宽肉块。菟丝子、附片用纱布合包；姜葱洗净，姜切片、葱切段备用。锅置旺火上，投入狗肉、姜片煸炒，烹入绍酒炝锅，然后一起倒入砂锅内，并将菟丝子、附片放入，加入清汤、盐、味精、葱，以武火烧沸，撇净浮沫，再用文火炖2小时。待狗肉熟烂，除去姜、葱，装入汤碗内即成，食肉喝汤。

功效：温脾暖肾，益精祛寒。适宜于脾肾阳虚者，症见畏寒肢冷，小便清长，脘腹冷痛，大便溏泻等。

（4）荔枝淮山莲子粥

原料：干荔枝肉50g，怀山药、莲子各10g，大米100g，白糖适量。

制法：将干荔枝肉、怀山药、莲子用清水煮至软烂时，加入大米，同煮粥，加适量白糖调味食用，每日1次。

功效：温肾健脾。适应于脾肾两虚，症见大便溏稀者。

6. 针灸

主要在肾经、脾经、督脉循经部位取穴治疗。

7. 中医药调治

（1）附子理中汤、金匮肾气丸、保元汤加减：附子6g，肉桂10g，党参15g，白术10g，干姜10g，熟地黄12g，巴戟天15g，茯苓12g，大枣15g，山药10g，山茱萸10g。水煎服，每日1剂。

（2）中成药：可选用附子理中丸，每次9g（8～12丸），每日3次；或金匮肾气丸，每次1丸，每日2次；或右归丸，每次1丸，每日2次。

七、心脾两虚证

心脾两虚证是因饮食不节，劳倦伤脾，或思虑劳心过度暗耗阴血，以及其他原因而导致心血不足，脾气虚弱所表现的证候。此型是亚健康状态最常见的类型，在亚健康状态，常见于操劳过度，思虑过度的人群。

【证候特点】

106　　心悸胸闷，失眠多梦，头晕头昏健忘，面色无华，气短乏力，自汗，食欲不振，脘腹胀满，便溏，月经量少色淡或淋漓不尽等。舌淡，脉细弱。

因心而影响脾的，以心悸胸闷，失眠多梦，眩晕健忘等心经症状为主。因脾而影响心的则以食欲不振，腹胀便溏，面色萎黄，耐力下降等脾虚症状为主。

【证候分析】

本证以心血虚、脾气虚为特征。心血虚，心失所养，则心悸胸闷；心神不宁，则失眠多梦；气血两虚不能上荣于头目，则头晕头昏健忘；脾气虚弱，运化无力，气血生化不足，则自汗，面色无华，气短乏力，食欲不振，脘腹胀满，便溏。气血两虚则月经量少色淡或淋漓不尽，舌淡，脉细弱。

脾为气血生化之源，主统血，心主血，两者在生理病理上均有联系。若脾气虚弱则生血不足，统摄无权则血液流失，血虚则无以化气而气更虚，两者可互相影响。

【调理原则】

补脾养心，补气养血。

【调理方法】

1. 起居调摄
保持心情舒畅，保证充足睡眠。

2. 情志调摄
劳逸适度，避免劳思损伤心脾。

3. 运动调摄
经常进行体育健身活动可以保持机体的功能状态和减缓功能状态的衰退，减少疾病的发生，改善生理功能。可选用比较柔缓的运动，如气功、太极剑、八段锦、散步等。

4. 饮食调摄
清淡饮食，少食油腻、生冷或辛辣食物。

5. 食疗
（1）龙眼山药糕
原料：龙眼肉25g，莲子肉25g，怀山药200g，面粉100g，白糖适量。
制法：取龙眼肉（去核）、莲子肉（去心）备用。将山药粉、面粉加水揉成山药面团。将面团放在平盘内压平，平铺1层龙眼肉和莲子肉后，上面盖1层山药面，撒上白糖适量，上笼蒸熟，晾冷后划成小块即成。早当早点食用，晚作加餐食用。1日吃完此剂，减主食量，连吃半个月以上。
功效：健脾养心，补益气血，安神益智。对心脾两虚，气血不足的失眠，记忆力减退，心悸心慌，食欲减退等症有效。
（2）归参鳝鱼羹
原料：潞党参30g，秦当归15g，活鳝鱼250g，调料适量。

制法：将当归、党参洗净切片，装入纱布袋中，扎紧袋口。将鲜活鳝鱼去骨和内脏，去头、尾，取肉切成丝。将鳝鱼丝入锅，加水 500mL，入药袋，加料酒 5g，盐 2g，生姜 5g，先大火煮沸，撇去浮沫，再用小火煮 1 小时许，取出药袋，加入葱花、味精少许即成。吃鱼肉喝汤，隔日 1 剂。

功效：健脾益气，养血安神。适宜于心脾两虚者，症见失眠多梦，眩晕健忘，神疲乏力，面色无华，食欲不振等。

（3）桂圆白糖饮

原料：桂圆肉 80g（鲜品更佳），白糖 30g。

制法：将桂圆置砂锅内加水反复炖煮后加白糖调和，睡前饮汤食桂圆肉。

功效：养血益脾，补心安神。主要适宜于心脾两虚之健忘，失眠，倦怠疲乏等症。

（4）百合莲子瘦肉汤

原料：猪瘦肉 250g，莲子 30g，百合 30g。

制法：将以上原料洗净，共放砂锅内，加适量水煮汤，调味即可服食。每日 1 剂，连服数天。

功效：健脾益气，养心安神。适宜于心脾两虚，症见精神不振，夜寐不安，面色无华等。

6. 中医药调治

（1）归脾汤加减：黄芪 30g，炒白术 15g，党参 15g，当归 15g，茯神 15g，远志 12g，炒枣仁 20g，木香 10g，龙眼肉 30g，甘草 10g。水煎服，每日 1 剂，分 2 次服。

（2）中成药：安神补脑液，每次 10mL，口服，每日 3 次。

7. 针灸

取心俞、脾俞、足三里、三阴交、心俞、巨阙、神门、内关穴。

八、肺脾气虚证

肺脾气虚证是因痰湿内停，伤及肺脾，或饮食不节，脾胃受损，或劳倦伤脾而致肺失所养，或其他原因影响肺脾两脏，导致肺脾气虚所表现的证候。在亚健康状态，本证常见于容易感冒咳嗽者，肺系疾病后期调养者。

【证候特点】

胸闷气短，疲乏无力，自汗畏风，容易感冒，兴趣变淡，欲望骤减，精力下降，懒于交往，情绪低落，常感晨不愿起，昼常打盹，味觉不灵，食欲不振，腹胀便溏。舌淡苔白，脉细弱或脉缓无力。

【证候分析】

本证以肺脾两虚所致的情绪消极，纳差，便溏为特征。脾为生痰之源，肺为贮痰之器。脾气虚，健运失职，则味觉不灵，食欲不振，腹胀便溏；脾虚生湿，湿聚生痰，上贮于肺，肺气不利，则胸闷；肺脾气虚，则短气，疲乏无力，自汗畏风，容易感冒，兴趣变淡，欲望骤减，精力下降，懒于交往，情绪低落，常感晨不愿起，昼常打盹；舌淡苔白，脉细弱为气虚之象。

【调理原则】

补脾益肺。

【调理方法】

1. 起居调摄

注意保养，防劳汗当风。不可过于劳作，劳动程度以自我感觉不疲劳为度。

2. 情志调摄

经常保持乐观愉快的情绪，心情舒畅，尽量减少不良的精神刺激和过度的情绪变动。

3. 运动调摄

适量体育锻炼，并持之以恒，能改善循环功能和呼吸功能，促进新陈代谢，增加食欲，促进睡眠。可选用比较柔缓的运动，如气功、太极剑、太极拳、八段锦、慢跑、散步等。注意不宜做大负荷运动和大出汗的运动，忌用猛力和做长久憋气动作。

4. 食疗

（1）黄芪粥

原料：黄芪30g，人参10g，白茯苓15g，生姜6g，大枣5枚，小米100g。

制法：先将前4味药煎熬后去渣取汁，入米、枣熬成粥。早晚空腹食之。

功效：健脾补肺，开胃益气。适宜于脾肺气虚，症见气短懒言，倦怠乏力，食少便溏，咳嗽气短，下肢水肿，肢体酸沉无力等。

（2）人参菠菜饺

原料：红参6g，菠菜500g，猪瘦肉50g，面粉100g，调料适量。

制法：菠菜取嫩茎叶，剁成菜泥，用干净纱布包好，挤出绿色菜汁。鲜猪瘦肉洗净后剁蓉，加盐、酱油、胡椒粉、生姜末少许拌匀，再加水搅成糊状，加红参粉，放入葱花、香油少许拌匀成馅。将面粉用菠菜汁拌和均匀，做成饺子皮，入馅包成饺子，放进开水锅中煮熟即成。每日晨起吃1剂，也可作加餐食用。

功效：大补脾肺，开胃健脾。适宜于疲劳综合征，属肺脾气虚者，症见兴趣变淡，欲望骤减，精力下降，懒于交往，情绪低落，易感疲乏无力，晨不愿起，昼常打盹等。

（3）参芪烧兔肉

原料：党参30g，黄芪30g，活兔1只（约1000g），香菇25g，生姜、葱、蒜各10g，调料适量。

制法：将鲜活兔去皮毛、脚爪、内脏，取肉斩成块。将黄芪、党参上品（山西产者）煎煮2次，取2次药液（去渣）合并约800mL。将水发香菇切片，生姜、葱、蒜切细，与兔肉块一齐入锅，加药液煮沸后，加酱油10g，白糖15g，改小火煮至汤浓肉烂熟即成。有四川泡菜者用泡菜与兔肉同煮，其味更鲜，佐餐食用。

功效：健脾益气。适宜于疲劳乏力，属肺脾气虚者，症见味觉不灵，消化不良，体重减轻，体虚力弱，食欲不振，四肢困乏等。

（4）黄芪煲鸡

原料：黄芪60g，红枣10枚，乌骨鸡1只，调料适量。

制法：将黄芪洗净后切成薄片，大红枣洗净。将乌骨鸡宰杀后去毛、内脏，保留鸡肝。将黄芪片、大枣填入鸡腹，入砂锅，加水3000mL，大火煮沸后撇去浮沫，加入料酒10g，盐5g，小火煲至鸡肉烂熟即成。喝汤，吃鸡肉、鸡肝、大枣。此剂分2~3日多次吃完。1周吃2剂。

功效：补气益脾。适宜于免疫力减退，常易感冒，精神不振，易疲劳，属肺脾气虚者。

5. 中医药调治

（1）玉屏风散合四君子汤加减：黄芪30g，白术15g，防风12g，人参20g，茯苓15g，鸡内金10g，煅龙骨30g（先煮），煅牡蛎30g（先煮），甘草10g。水煎服，每日1剂，分2次服。

（2）中成药：补中益气丸（浓缩），每次8颗，口服，每日3次。

6. 针灸

以手太阴肺经、足太阴脾经腧穴为主。

九、气血亏虚证

气血亏虚证是因久病、年老耗伤气血，或先天不足，以及其他原因而导致的气血亏虚所表现的证候。在亚健康状态，常见于老年人、先天禀赋不足人群、大病久病恢复期人群。

【证候特点】

心慌气短，不耐劳作，自行汗出，纳呆便溏，食后脘腹胀满，面色萎黄或苍白少华；或有心悸失眠，面色淡白，头晕目眩，少气懒言，神疲乏力；或有自汗。舌质淡嫩，脉细弱。

【证候分析】

本证以气虚证与血虚证并见为证候特点。心慌气短，少气懒言，神疲乏力，不耐劳作，自行汗出，脉弱等是气虚的主要表现；面色萎黄或苍白少华，头晕目眩，舌淡，脉细等是血虚的主要表现。脾为气血生化之源，气血亏虚者，脾健运功能减弱，则表现为纳呆便溏，食后脘腹胀满。血不养心，则表现为心悸失眠。

【调理原则】

补益气血，健运脾胃。

【调理方法】

1. 起居调摄

作息正常，不熬夜，睡眠充足，有助改善病情，使身体功能更有活力。

2. 情志调摄

健康的心理能有效地增强身体的免疫功能，激发生命活力。

3. 运动调摄

可适当地进行一些较柔缓的户外运动项目，如步行、慢跑、体操、太极拳、太极剑及传统舞等。

4. 饮食调摄

保护脾胃功能，饮食有规律，不过饥过饱，勿过食膏粱厚味及辛辣刺激食物，每天保证大便通畅。

5. 食疗

（1）十全大补汤

原料：党参（或人参）10g，炙黄芪10g，肉桂3g，熟地黄15g，炒川芎6g，炒白术10g，当归15g，白芍10g，茯苓10g，炙甘草6g，墨鱼50g，猪肉500g，猪肚50g，生姜30g。

制法：将前11味药装入纱布袋内，将墨鱼、猪肉、猪肚、生姜洗净后入锅（最好用砂锅），加水适量，放入药包，加入花椒、料酒、盐适量，武火煮沸后改用文火炖烂熟后食用。

功效：补气养血。适宜于气血两亏，症见气短乏力，面色萎黄，精神疲倦，腰膝酸软，心悸，自汗，头晕目眩，月经量少或后期，经色淡而清稀等。

（2）黄酒牛肉汤

原料：牛肉1000g，黄酒250mL，盐适量。

制法：将牛肉洗净，切成小块，放入锅中，加水适量，大火煮开，去除血污和浮沫，继用小火煎煮半小时调入黄酒和盐，煮至肉烂汁稠时即可停火，待冷装盘食用，佐餐食用。

功效：补脾胃，益气血，肥健人。适宜于气血两亏，症见虚弱，消瘦，少食，乏力，精神倦怠者。

（3）羊肝方

原料：羊肝1具，羊肉250g，地骨皮12g，神曲10g，鸡蛋清、葱白、豆豉、植物油、黄酒、白糖、盐、干淀粉、湿淀粉各适量。

制法：羊肝、羊肉冲洗干净，切细，放入碗中，加鸡蛋清、干淀粉抓拌均匀备用。地骨皮、神曲放入锅中，加清水，浓煮取汁备用。植物油倒入炒锅，烧至七成熟时，放入羊肝、羊肉，过油后沥出备用。地骨皮、神曲汁倒入炒锅，烧沸后加羊肝、羊肉，再加入葱白、豆豉、盐、白糖、黄酒、植物油，湿淀粉勾芡，翻炒收汁即成。

功效：益气血，补虚劳。适宜于气血两亏，症见虚劳羸瘦，皮肤暗黄者。

（4）归参炖母鸡

原料：母鸡1只（约1250g），当归15g，党参15g。

制法：把当归、党参、葱、姜、料酒、盐放入洗净的鸡腹内，入锅加水，小火煨炖至肉熟烂即成。吃肉喝汤，分餐食用。

功效：益气补血。适宜于气血两亏，症见平素气短乏力，精神疲倦等。

6. 中医药调治

（1）八珍汤、十全大补汤、人参养营汤加减：人参10g，茯苓12g，白术10g，黄芪15g，当归10g，白芍10g，川芎10g，熟地黄15g，远志6g，大枣15g，甘草6g。水煎服，每日1剂。

（2）中成药：八珍丸，每次1丸，每日2～3次。对面色苍白，食欲不振，倦怠乏力，动则气促等气血不足的症状尤为适宜，久服无妨，并常能取得良好效果。

7. 推拿按摩

（1）按揉关元穴：以中指或食指指腹按揉关元穴，每次1～3分钟，以关元穴出现酸胀感为度。

（2）按揉气海穴：以中指或食指指腹按揉气海穴，每次1～3分钟，以气海穴出现酸胀感为度。

（3）按揉足三里穴：取坐位，以左手中指指尖按揉左腿的足三里穴3分钟，至出现酸胀感为度。

十、气虚血瘀证

气虚血瘀证是因元气亏虚，无力推动血液运行而出现血流涩滞的证候。本证常见于久病、重病治愈后，或因劳累等耗伤元气；或因先天不足、后天失养，而致元气匮乏；或因年老体弱，脏腑功能减退而元气自衰，无力推动血液运行；或因体态丰腴，缺乏运动，气血运行缓慢，而出现血流涩滞的证候。在亚健康状态，本证以老年人和以静态生活者居多，常表现为身倦乏力，少气懒言，面色无华，舌淡紫，脉涩无力等。

【证候特点】

典型表现

少气懒言，语言低微，身疲乏力，自汗，饮食不振，面色无华。舌淡紫，脉涩无力。

或见症

偶见局部疼痛，痛如针刺，拒按，痛处固定不移，且常在夜间明显；或伴有面色晦暗，面唇色紫，口干不欲多饮，女子月经不调；或少腹隐痛，喜温喜按，经少质稀、色淡暗等症。

【证候分析】

元气不足可致脏腑功能减弱，而某一脏腑功能减弱亦可导致元气不足，气血运行涩滞。若肺气亏虚，肺主气的功能减退，影响其宣发和肃降作用，可出现少气懒言，语音低微，自汗等症状；若脾气亏虚，脾主运化的功能减退，水谷精微不能输布，生化之源被遏，可出现饮食不振，神疲乏力等症状；若心气虚，心主血脉、藏神的功能减退，心气不能鼓动血脉运行和收敛神气，则出现面色无华或晦暗，面唇色紫，神疲乏力，健忘心悸，舌淡紫，脉涩无力。气血运行涩滞，则气机失于畅达，升降失司，脾失升清，胃失降浊，肺失敷布，肝失疏泄，肾失温煦，膀胱失于气化，心气推动受阻，进而又加重气血涩滞不前，最终导致气血瘀阻，脏腑失于濡养而引发疾病。

【调理原则】

益气补血活血。

【调理方法】

1. 情志调摄

保持心情舒畅，乐观上进，幽默开朗。

2. 运动调摄

加强适度运动，如散步、太极拳、保健操、打乒乓球、羽毛球等可使人体气血流畅，从而防止本证的发生。

3. 食疗

可选用以下食疗方：

（1）补血八宝饭

原料：红枣 15g，桂圆肉 15g，白扁豆 30g，粳米 100g，当归 10g，黄芪 10g，党参 10g，鸡肉 80g，植物油 30mL，料酒 10mL，生姜 5g，葱 10g，盐 3g，鸡精 2g，味精 2g。

制法：将红枣、桂圆肉、白扁豆、粳米洗净入砂锅，加清水煮成饭。同时将当归、黄芪、党参洗净，以纱布扎紧，入锅熬浓汁。鸡肉洗净切丁，锅中放入植物油，烧六成热倒入鸡肉丁，加生姜、葱、盐、料酒、鸡精煸炒，倒入药汁炒至鸡肉熟香，加入味精，连汤汁浇在饭上即可使用。

功效：益气补虚，补血活血。适宜于倦怠乏力，食欲不振，面色萎黄，头晕目眩，崩漏带下，产后少乳等。

（2）参归炖猪心

原料：党参 50g，当归 10g，猪心 1 只，味精 2g，盐 3g。

制法：除去猪心油脂，洗净。将党参、当归头、当归身洗净，与猪心一同放入砂锅内，加适量水，用文火炖至猪心熟烂，加盐、味精即成。

功效：益气，补血，活血。适宜于气短心悸，月经不调，月经后期，经色淡，经量少，质稀者。

（3）归芪补血膏

原料：黄芪 100g，当归 20g，蜂蜜 100mL。

制法：将黄芪、当归洗净，水煎取浓汁，加入蜂蜜调匀即可，每次服用 20mL，每日 3 次。

功效：益气，补血，调经。适宜于倦怠乏力，面色萎黄，月经后期，经色淡，经量少，质稀者。

（4）三七蒸鸡

原料：母鸡 1500g，三七 20g，料酒 50mL，生姜 20g，葱 50g，盐 6g，味精 3g。

制法：鸡宰杀后去毛、肠杂、爪，冲洗干净，切成小块，分成 10 份装入碗内。三七一半捣成粉，另一半蒸软后切薄片。生姜切片，葱切段。将三七分成 10 等份，分别放入盛鸡的碗内，葱、生姜分 10 份摆在三七片上，再加鲜汤、酒、盐上笼蒸约 2 小时。出笼后将生姜、葱拣去，加味精，再将剩下的三七粉分成 10 份撒入各碗的汤中即成。

功效：补益气血，活血养颜。适宜于神疲乏力，月经不调，痛经者。

（5）补血益气酒

原料：熟地黄 50g，黄芪 50g，川芎 30g，白芍 30g，白酒 1000mL。

制法：上药洗净、晒干，共研粗末，装入纱布袋中，扎口，入白酒内浸泡，1 个月后过滤，去渣留液，装瓶备用。每次 20mL，每日 2 次，早晚饮用。

功效：补气养血，活血调经。适宜于气血亏虚，肢软无力，面色苍白，或萎黄无华，头晕目眩，舌淡脉细者。

（6）人参大枣茶

原料：人参 3g，大枣 5 枚。

制法：将人参润透后切成薄片，红枣洗净剖开，一同置杯中，以沸水冲泡，盖焖15 分钟后即成。每日 1 剂，代茶频饮，至味淡时，将参枣嚼食。

功效：补气养血。适宜于气血不足，头晕乏力，体质虚弱者。

4. 中医药调治

（1）八珍汤加减：人参 10g，白术 10g，茯苓 10g，当归 10g，川芎 6g，熟地黄15g，芍药 6g，炙甘草 3g。每日 1 剂，水煎服。

（2）当归补血汤加减：黄芪 50g，当归 10g。每日 1 剂，水煎服。

十一、气阴两虚证

气阴两虚证是指机体的元气和真阴两方面同时出现不足，它既有肺、脾、肾三脏元气亏损的症状，又有五脏津液内耗，营阴不足的阴虚热盛的证候。在亚健康状态，本证好发于夏秋季节，因暑夏炎热，易于耗气伤阴，秋燥犯袭，易于化热，灼伤气阴。本证常表现为神疲乏力，汗出气短，干咳少痰，纳呆，口干咽痛，头晕目眩，午后潮热，心悸，手足心热，腰酸耳鸣，尿少便结，舌偏红苔少，脉细数无力等。

【证候特点】

典型表现

神疲乏力，呼吸气短，纳食不香，干咳少痰，口干咽痛，午后潮热，手足心热。舌偏红，苔少，脉细数无力。

或见症

身热，汗出，口渴，头晕目眩，心悸心烦，少寐，胃脘有灼热感，腰酸耳鸣，少腹坠胀，尿少便结等。

【证候分析】

夏秋之令，气候炎热，若失于防范，温热之邪外侵，耗伤气阴，胃肠传导失司，可出现身热，神疲乏力，口干口渴，纳食不香，午后潮热，尿少便结；或暑令炎热，热邪逼汗，易于耗伤气阴，可见身热，多汗，神疲乏力，口渴心烦；秋令燥邪犯肺，燥邪化热灼伤肺胃，津液内耗，出现肺胃气阴两伤，症见气短喘促，干咳少痰，胃脘有灼热感，咽干口渴；或因素体虚弱，脾胃不足，思虑过度，耗伤心血，血虚而阴亏，出现心之气阴两虚，症见心悸自汗，头晕目眩，手足心热，神疲乏力；若劳累过度，房事不节，肾之气阴两伤，可见腰酸耳鸣，少腹坠胀，口干咽痛，舌偏红，苔少，脉细数无力。

【调理原则】

益气养阴生津。

【调理方法】

1. 起居调摄

慎起居，避暑热秋燥；清心寡欲，节制房事；不过度劳累，保证充足睡眠。

2. 运动调摄

早晚适量活动，如散步、太极拳、保健操等放松类项目，可增强体质，从而防止本证的发生；注意避免剧烈运动。

3. 饮食调摄

生活规律，均衡饮食，饮食清淡，少食辛辣烟酒之品。

4. 食疗

（1）党参麦冬枸杞蒸鱼翅

原料：党参 20g，麦门冬 20g，鱼翅 300g，鸡汤 500mL，枸杞子 20g，鸡精 2g，味精 2g，料酒 10mL，胡椒粉 3g，生姜 5g，鸡油 25g，盐 3g，葱 10g。

制法：将麦门冬洗净，捶破，取出内梗；枸杞子去果柄、杂质，洗净；党参洗净；鱼翅用温水发透，用鸡汤蒸 2 小时，取出备用。生姜切片，葱切段。将鱼翅、生姜、葱、料酒、胡椒粉、鸡精、盐、鸡油同放蒸盘内，加入鸡汤。在鱼翅上放上党参、麦门冬和枸杞子，入蒸笼内武火蒸12分钟，放入味精即可食用。

功效：补中益气，养阴润肺，清心除烦，益胃生津，滋补肝肾。适宜于肺燥干咳，虚劳烦热，面色无华等症。

（2）黄精猪肘煲

原料：黄精25g，黑豆50g，猪肘肉500g，盐4g，鸡精2g，味精2g，料酒10mL，胡椒粉3g，生姜5g，竹荪20g，胡萝卜50g，葱10g。

制法：黄精用黑豆煮熟，洗净，切薄片；猪肘肉洗净，去毛；生姜切片，葱切段；胡萝卜去皮，切块；竹荪用温水发好，切小段。将黄精、生姜、葱、料酒、胡萝卜同放炖锅内，加入清水约2800mL，置武火烧沸，再用文火煲45分钟，加入盐、鸡精、胡椒粉、竹荪，煮熟加入味精即成。

功效：补中益气，滋阴润肺。适宜于体虚乏力，心悸气短，肺燥干咳等症。

（3）枸杞党参窝头

原料：枸杞子20g，玉米面粉500g，党参20g，白糖30g，蜂蜜适量。

制法：枸杞子去果柄、杂质，洗净，用蜂蜜浸泡，党参用大米炒成黄色。将党参、枸杞子烘干，研成细粉。将玉米粉、党参粉、枸杞子粉放入盆内，加入白糖、水适量，揉成面团，搓成长条，揪成剂子，然后用手捏成各种形态的窝头。蒸锅内加开水适量，上笼武火蒸15分钟即成。

功效：补中益气，滋肾润肺，补肝明目，养阴生津。适宜于气阴两虚，腰膝酸软，头晕目眩，虚劳咳痰，消渴，遗精等症。

（4）西洋参酒

原料：西洋参30g，白酒（或黄酒）500mL。

制法：将西洋参置于瓶内，入白酒（或黄酒）浸泡，10日后，取上液饮用。

功效：益肺阴，生津液，清虚火，除烦倦。适宜于肺虚久咳，咽干口渴，虚热烦倦。

（5）二参茶

原料：西洋参3g，沙参12g。

制法：将西洋参润透后切薄片，沙参切小段。将两味药放入保温杯中，沸水冲泡，盖焖15分钟后即成。每日1剂，代茶频频饮用。

功效：养阴生津，益气强身。适宜于气阴津亏，口干咽燥，大便干结等症。

（6）人参麦冬五味茶

原料：人参3g，麦门冬10g，五味子3g。

制法：将人参切薄片，五味子捣碎，麦门冬洗净。将三味药放入杯中，沸水冲泡，盖焖15分钟后即成。每日1剂，代茶频饮，至味淡时，嚼食参片、麦门冬。

功效：益气生津，敛阴止汗。适宜于热病或大病后体倦气短，口渴多汗，心悸气促，久咳无痰，脉虚无力。

5. 中医药调治

以上调治无效者，可选用中药辨证调治：

（1）清暑益气汤加减：西洋参5g，石斛15g，麦门冬9g，黄连3g，竹叶6g，荷梗6g，知母6g，甘草3g，粳米15g，西瓜翠衣30g。每日1剂，水煎服。

（2）生脉散加味：人参10g，麦门冬10g，五味子10g，炒白术10g，茯苓10g，薄荷3g，生姜3片，炙甘草6g。每日1剂，水煎服。

（3）天王补心丹加减：生地黄15g，五味子5g，当归9g，天门冬9g，麦门冬9g，柏子仁9g，酸枣仁9g，党参12g，玄参12g，丹参12g，茯苓12g，远志12g，桔梗9g。每日1剂，水煎服。

（4）养胃汤合芍药甘草汤加减：沙参12g，生地黄15g，玉竹12g，白芍12g，炙甘草6g，冰糖15g。每日1剂，水煎服。

十二、肝肾阴虚证

肝肾阴虚证是指肝肾两脏阴液亏虚而致虚热内扰，阴不制阳，肝阳上亢所表现的证候。本证多由久病失调，房事不节，情志内伤等原因而引起。在亚健康状态，常表现为头晕目眩，耳鸣健忘，失眠多梦，咽干口燥，腰膝酸软，胁痛，五心烦热，颧红盗汗，女子月经失调，舌红少苔，脉细数。

【证候特点】

典型表现

腰膝酸软，胁痛，耳鸣，遗精，眩晕。舌红少苔，脉细而数。

或见症

咽干口燥，失眠多梦，健忘，五心烦热，盗汗颧红，男子遗精，女子月经量少或多。

【证候分析】

肝肾同源，肝肾阴液相互资生，肝阴充足则下藏于肾，肾阴旺盛则上滋肝木，两者盛则同盛，衰则同衰。肝阴亏虚可下及肾阴，使肾阴不足；肾阴亏虚不能上荣肝木，而致肝阴亦虚；阴虚则阳亢，阴愈虚阳愈亢，故肝肾阴虚证以阴液亏少，虚阳偏亢为病变特点。肾阴亏虚，水不涵木，肝阳上亢，则头晕目眩，耳鸣健忘；虚热内扰，心神不安，故失眠多梦；津不上润，则口燥咽干；阴液亏虚，肾府与筋脉失其濡养，故腰膝酸软无力；肝阴不足，肝脉失养，致胁部隐隐作痛；阴虚生内热，热蒸于里，故五心烦热；虚火上炎于面，则两颧发红；虚热内迫营阴则盗汗；扰动精室，故见梦遗；虚热迫血妄行，可见女子月经量多；冲任隶属于肝肾，肝肾阴伤，冲任空虚，可使经量减少；舌红少苔，脉细数，为阴虚内热之证。

【调理原则】

滋补肝肾，养阴强精。

【调理方法】

1. 起居、情志调摄

慎起居，避暑热；清心寡欲，节制房事；调理情志，避免抑郁恼怒；劳逸适度，勿过劳伤阴。

2. 运动调摄

适量活动，如散步、太极拳、保健操等，可增强体质，从而防止本证的发生；注意避免剧烈运动，汗出过多而耗伤阴津。

3. 饮食调摄

饮食清淡，少食辛辣之品，戒烟酒。

4. 食疗

（1）旱莲草大枣汤

原料：鲜旱莲草 50g，大枣 10 枚。

制法：将旱莲草和大枣洗净，一同放入锅内，加适量的水煨汤，然后去渣即成。

功效：滋补肝肾，滋阴养血。适宜于肝肾阴虚，出现腰膝酸软，头晕目眩等症者。

（2）山茱萸粥

原料：山茱萸 15g，麦门冬 15g，北沙参 15g，粳米 100g，冰糖 10g。

制法：将山茱萸、北沙参、麦门冬和粳米同煮成粥，粥熟后加入冰糖即成。

功效：补肝肾，清肺热，养阴益胃，涩精固脱。适宜于肝肾肺胃阴虚，眩晕耳鸣，阳痿遗精，汗出口渴，干咳咽干等症。

（3）甲鱼枸杞女贞子汤

原料：甲鱼 1 只，枸杞子 30g，山药 30g，女贞子 15g，熟地黄 15g，味精 2g，料酒 10mL，生姜 5g，盐 3g，葱 10g。

制法：将甲鱼放入热水中慢慢加热宰杀，使其排尽尿液，捞出，去肠杂、头、爪。将枸杞子、山药、女贞子、熟地黄洗净，装入甲鱼腹内，加适量清水，将生姜、葱、料酒放入锅内武火烧沸，改文火煎煮至熟烂后加入盐、味精调味即可食用。

功效：滋阴补肝肾。适宜于肝肾阴虚所致的腰膝酸软，遗精，头昏眼花等症。

（4）人参固本酒

原料：人参 60g，何首乌 60g，枸杞子 60g，女贞子 15g，生地黄 60g，熟地黄 60g，麦门冬 60g，天门冬 60g，当归 60g，茯苓 30g，白酒 6L。

制法：将上药捣碎为末，用白纱布袋盛之，置于净坛内，入白酒浸泡，加盖再放在文火上煮沸，约 1 小时后离火，待冷后密封，7 日后开启，去渣装瓶备用。每日 2 次，每次 10 ~ 20mL，早晚空腹温饮。

功效：补肝肾，填精髓，益气血。适宜于肝肾阴虚所致的头晕目眩，失眠健忘，精神萎靡，食欲不振，腰膝酸软，体倦乏力者。

（5）桑椹蜜茶

原料：桑椹60g，蜂蜜适量。

制法：将桑椹洗净，置于杯中，冲入开水浸泡20分钟，再加入蜂蜜适量，搅匀即成。每日1剂，代茶频频饮用。

功效：补肝肾，益精血。适宜于贫血，青少年须发早白，神经衰弱，头晕健忘，大便干结等症。

5. 中医药调治

（1）杞菊地黄汤：枸杞子15g，菊花6g，熟地黄15g，山茱萸12g，山药12g，泽泻9g，牡丹皮9g，白茯苓9g。每日1剂，水煎服。

（2）左归饮：熟地黄15g，枸杞子12g，山茱萸12g，山药12g，白茯苓12g，炙甘草6g。每日1剂，水煎服。

十三、心肾不交证

心肾不交证是指心肾两脏阴阳水火既济失调所反映的心肾阴虚阳亢的证候。本证常因禀赋不足，或久病虚劳，或房事过度等而致肾水亏虚于下，不能上济于心火，心火亢于上，不能下交于肾；或因劳神过度，五志过极，或外感热邪，心火独亢等使心阴暗耗，心阳亢盛，心火不能下交于肾。心火不降，肾水不升，造成心肾水火不相既济，而形成心肾不交证。

【证候特点】

典型表现

惊悸失眠，多梦，遗精，头晕耳鸣，健忘，腰膝酸软。舌红少苔或无苔，脉细数。

或见症

心烦，多梦，五心烦热，头面烘热，或潮热盗汗，足冷，口燥咽干。

【证候分析】

心为火脏，心火下温肾水使肾水不寒；肾为水脏，肾水上济心火，使心火不亢。水火互济，则心肾阴阳得以协调，故有心肾相交或水火既济之称。若肾水不足，心火失济，则心阳偏亢；或心火独炽，下及肾水，致肾阴耗伤，均可形成心肾不交的病理变化。肾水亏于下，心火炽盛于上，水火不济，心阳偏亢，心神不宁，故心烦，惊悸多梦；水亏阴虚，骨髓不充，脑髓失养，则头晕耳鸣；腰为肾府，失于阴液濡养，则腰酸；精室为虚火扰动，故梦遗；五心烦热，咽干口燥，舌红，脉细数均为水亏火亢之征。

【调理原则】

滋阴降火，养心安神。

【调理方法】

1. 起居调摄

保持充足、规律的睡眠；避免长时间高温环境下工作；远离色情影像图片，节制性生活。

2. 运动调摄

适量活动，如散步、太极拳、保健操等，可增强体质，从而防止本证的发生；注意避免剧烈运动，汗出过多。

3. 饮食调摄

饮食清淡，少食辛辣烟酒之品。

4. 食疗

（1）五味子烧鲈鱼

原料：鲈鱼1条，胡椒粉3g，五味子50g，味精2g，料酒10mL，生姜5g，盐2g，葱10g，猪油50g。

制法：将五味子去杂质后洗净。将鲈鱼去鳞、鳃、内脏后洗净，放入油锅煎至金黄色，放入生姜、葱、料酒、盐、五味子和适量的水，先武火烧沸后改文火炖至鱼肉熟烂再用武火收浓汤汁，拣去葱、生姜，用胡椒粉调味即成。

功效：补肾宁心，健脑益智。适宜于心肾不交所致的惊悸失眠，多梦健忘，盗汗遗精，头晕耳鸣，腰膝酸软，舌红少苔或无苔，脉细数等症。

（2）虫草山药牛骨煲

原料：牛骨髓150g，冬虫夏草8g，山药10g，胡椒粉3g，味精2g，料酒10mL，生姜5g，盐3g，葱10g。

制法：将牛骨髓洗净，放入碗中，上笼蒸熟。将冬虫夏草、山药洗净，与牛骨髓、料酒、葱一同放入瓦煲内，加适量清水，隔水炖熟，加入胡椒粉、盐、味精调味即成。

功效：滋养心肾，益精填髓，健脑安神。适宜于心肾不交所致的惊悸失眠，多梦健忘，盗汗遗精，头晕耳鸣，腰膝酸软，舌红少苔，脉细数等症。

（3）宁心固精酒

原料：桑螵蛸40g，茯神40g，麦门冬25g，枸杞子60g，莲子24g，枣仁20g，远志30g，龟板30g，龙骨40g，石菖蒲40g，黄连10g，白酒1L。

制法：将上药洗净，装入白纱布袋中，扎口，置于白酒中，浸泡60天，过滤，去渣备用。每日1次，每次5~10mL，临睡前服用。

功效：宁心益智，强肾固精。适宜于神经衰弱，梦多纷杂，眩晕耳鸣，失眠健忘，记忆力减退，肢软无力等症。

（4）桑椹茶

原料：桑椹15g。

制法：以桑椹煮水。每日1剂，代茶频频饮用。

功效：滋补肾阴，清心降火。适宜于病后体虚，心肾不交所致失眠，梦遗滑精，心悸健忘等症。

（5）豆麦茶

原料：黑豆、浮小麦各 30g，莲子、黑枣各 7 枚，冰糖少许。

制法：将四味药同煮汁，滤渣，调入冰糖少许，摇匀，溶化即成，代茶饮用。

功效：交通心肾。适宜于心肾不交所致的虚烦不眠，夜寐盗汗，神疲乏力，记忆力减退，健忘等症。

5. 中医药调治

（1）黄连阿胶汤：黄连 5g，阿胶 10g，黄芩 5g，白芍药 10g，鸡子黄 1 枚。每日 1 剂，水煎服。

（2）交泰丸：黄连 6g，肉桂 3g。每日 1 剂，水煎服。

十四、心肝血虚证

心肝血虚证是指心肝两脏血虚，心失所主，肝失所藏而表现出心神及所主官窍组织失养为主的血虚证候。本证多因内伤劳倦，久病耗伤营血，或思虑过度暗耗阴血，或长期出血所致。在亚健康状态，本证多见于脑力劳动者和年老瘦弱者，常表现为心悸健忘，失眠多梦，头晕目眩，两目干涩，视物模糊，面色无华，爪甲不荣，舌质淡白，脉细。

【证候特点】

典型表现

心悸健忘，失眠多梦，头晕目眩，两目干涩，视物模糊，面色无华，爪甲不荣。舌质淡白，脉细。

或见症

耳鸣，肢体麻木，震颤拘挛，或女子月经量少色淡，甚则闭经。

【证候分析】

心主血，肝藏血，主疏泄，调节血量。若心血不足，则肝无所藏；肝血不足，则无以调节血液进入脉道。心血虚，心失所养则心悸怔忡；心神不安故失眠多梦；血不上荣，则眩晕耳鸣，面色无华；目为肝之窍，肝血不足，目失滋养则两目干涩，视物模糊；肝主筋，其华在爪，筋脉爪甲失血濡养，爪甲可变干枯脆薄，肢体感觉迟钝，麻木不仁，筋脉发生挛急，出现手足震颤或拘急屈伸不利之状；肝血不足，血海不充，女子月经来源告乏，故经量减少，色淡质稀，甚至月经闭止；舌淡苔白，脉细均为血虚之故。

【调理原则】

补血养肝，宁心安神。

【调理方法】

1. 起居、情志调摄

睡眠充足，起居规律，避免中暑、着凉，随着气温变化，及时添减衣物；保持心境平和，节制房事。

2. 运动调摄

适量活动，以放松项目为主，多选择适合自己的运动，如散步、太极拳、保健操等，可增强体质，从而防止本证的发生。

3. 饮食调摄

科学营养，少食辛辣煎炸之品，禁烟酒。

4. 食疗

（1）滋补阿胶膏

原料：龙眼肉 25g，核桃仁 100g，黑芝麻 50g，冰糖 200g，阿胶 100g。

制法：将龙眼肉、核桃仁、黑芝麻、冰糖同置锅中，加水 1L，煮至冰糖溶化，再加阿胶，煮至阿胶溶化，拌匀装入容器内，待结成胶冻状。

功效：养心肝，补阴血，延年驻颜。适宜于心肝血虚所引起的面色萎黄，心悸怔忡，失眠健忘，肠燥便秘等症。

（2）补血八宝饭

原料：红枣 15g，桂圆肉 15g，白扁豆 30g，粳米 100g，当归 10g，黄芪 10g，党参 20g，鸡肉 80g，植物油 10mL，生姜 5g，鸡精 2g，味精 2g，料酒 10mL，盐 3g，葱 10g。

制法：将红枣、桂圆肉、白扁豆、粳米洗净放入砂锅，加清水煮成饭。同时将当归、黄芪、党参洗净，以纱布扎紧，入锅熬浓汁。鸡肉洗净切丁，锅中放入植物油，烧六成热时加入鸡肉丁，加生姜、葱、鸡精、料酒、盐煸炒，倒入药汁炒至鸡肉熟香，加入味精，连汤汁浇在饭上即可食用。

功效：养心益气，补血。适宜于面色萎黄，头晕目眩，心悸怔忡，失眠健忘等症。

（3）杞圆酒

原料：枸杞子 60g，桂圆肉 60g，白酒 500mL。

制法：将上药捣碎，置于瓶中，入白酒浸泡，封口 7 天后开启，静置澄清后即可饮用。每日 2 次，每次 10~15mL，早晚空腹温饮。

功效：补肝肾，养心脾，益精血。适宜于失眠，头晕目眩，肢倦，食欲不振，心神不安等症。

（4）龙眼枸杞茶

原料：龙眼肉 10g，枸杞子 10g。

制法：将龙眼肉、枸杞子洗净，放入杯中，沸水冲泡 10 分钟即可饮用。每日 1 剂，代茶频频饮用，最后将龙眼、枸杞子嚼食。

功效：补血益肝，宁心安神。适宜于血虚心悸，目眩，失眠，健忘等症。

5. 中医药调治

（1）酸枣仁汤：酸枣仁 18g，川芎 3g，知母 6g，茯苓 6g，炙甘草 3g。每日 1 剂，水煎服。

（2）归脾汤：党参 10g，白术 10g，茯苓 10g，黄芪 12g，当归 10g，酸枣仁 10g，龙眼肉 12g，木香 6g，远志 10g，生姜 3 片，炙甘草 6g。每日 1 剂，水煎服。

十五、湿热蕴结证

湿热蕴结证是由于感受湿热秽浊之邪，或喜食厚味，伤及脾胃，脾胃失健，湿热内蕴而形成的证候。在亚健康状态，常表现为口干不欲饮，胸闷腹胀，不思饮食，小便色黄等。本证多发于夏秋季节，雨量较多，湿气较盛之时。喜食烟酒肥甘和脾胃虚弱之人较易患此证。

【证候特点】

典型表现

头身困重，口苦口黏，口干不欲饮，胸闷腹胀，不思饮食，小便色黄而短少，女子带下黄稠，秽浊有味。舌苔黄腻，脉濡数。

或见症

身热不扬，周身皮肤发痒，胃脘痞闷，呕恶，大便溏泄，或黏腻不畅。

【证候分析】

湿为阴邪，热为阳邪，两者相互裹结，胶着难解，湿热蕴结中焦，常滞留时间较长，变化较多，这与湿气困脾，脾不运化有关。湿热郁蒸，故身热不扬，午后热盛；湿热困阻，气机不畅，升降失常，故胸闷腹胀，胃脘痞闷，呕恶，不思饮食；热邪伤津，湿胜于热，故口渴不欲饮或不渴；湿热阻滞下焦，气机不畅，故小便短少，大便溏泄，黏腻不爽；女子可见带下黏稠，秽浊有味；舌苔黄腻，脉濡数均为湿热蕴结的表现。

【调理原则】

清利湿热或清热化湿。

【调理方法】

1. 起居、情志调摄

居处干燥之地，避潮湿、暑热；清心寡欲，节制房事；勿过热，可冲凉淋浴降温。

2. 运动调摄

适量活动，如散步、太极拳、保健操等，可增强体质，从而防止本证的发生。

3. 饮食调摄

饮食清淡，多吃蔬菜水果，少食辛辣肥腻之品，禁烟酒。

4. 食疗

（1）凉拌鱼腥草

原料：鲜鱼腥草500g，大蒜15g，莴苣50g，白糖15g，葱15g，芝麻油25mL，鸡精2g，味精2g，盐3g。

制法：将鱼腥草去老梗、黄叶，洗净；莴苣去皮，切丝；大蒜去皮，切成薄片；葱切段。将鱼腥草、大蒜、莴苣、白糖、葱、芝麻油、鸡精、味精、盐，拌匀即可食用。

功效：清化湿热，淡渗利尿。适宜于口淡乏味，舌苔白腻，小便偏少，大便稀软者。健康体健者亦可食用，以增加机体抗病能力。

（2）荷叶蒸排骨

原料：荷叶1张，鸡精2g，猪排骨500g，葱15g，料酒10mL，白糖15g，酱油10mL，盐3g，生姜5g，味精2g，米粉80g。

制法：将荷叶用沸水煮3分钟，捞起，沥干水分，切成块；生姜切片，葱切段。将炒过的米粉放入容器，加葱、料酒、白糖、酱油、盐、生姜、味精及水少许，拌匀，然后放进排骨，将排骨黏上米粉，裹均匀。荷叶摊在案板上，每张荷叶放一节挂上米粉的排骨，然后包紧，用线绳缠紧，放入蒸盘内，锅内加开水适量，将蒸盘置蒸笼内，武火蒸30分钟即成。

功效：清化湿热，淡渗利尿。适宜于外感暑湿之邪，肢体困倦，大便稀软，小便不畅等症。

（3）通草灯心酒

原料：通草250g，灯心草30g，秫米、曲适量。

制法：将通草，灯心草水煎取汁；秫米煮熟，曲研细末。三者同入缸中，搅拌匀，密封，置保温处；14日后开启，压榨去糟渣，装瓶备用。每日不拘量，徐徐饮用，以愈为度。

功效：利水渗湿，清热通经。适宜于湿热内蕴或下注所引起的口淡乏味，不思饮食，小便不利，胸热心烦，小便短少，乳汁不通等症。气虚无湿热者，以及孕妇均忌饮此酒。

（4）香叶花茶

原料：藿香6g，荷叶6g，茉莉花3g，青茶龙3g。

制法：将荷叶切碎，与其他三味药一起，加沸水冲泡10分钟即可饮用。每日1~2剂，代茶频频饮用。

功效：清热解暑，理气化湿，防暑解渴。适宜于夏季感受暑湿所引起的头胀身热，胸闷欲呕，小便短少等症。

5. 中医药调治

（1）三仁汤：杏仁9g，白蔻仁9g，薏苡仁18g，厚朴9g，通草6g，滑石18g，半夏12g，竹叶6g。每日1剂，水煎服。

（2）加味甘露消毒汤：茵陈9g，山栀6g，黄芩6g，石菖蒲6g，藿香9g，白蔻仁6g，薄荷3g，滑石12g，木通6g，枳壳6g。每日1剂，水煎服。

各

论

第四章 在治未病理论指导下干预亚健康

亚健康状态的人群达不到健康的标准，表现为一定时间内的活力降低，功能和适应能力减退，但不具备现代医学有关疾病的临床或亚临床诊断标准。亚健康状态的干预若有较明显实验指标异常可以适当加用西药，但大多非西药适应证。对于临床常见的亚健康状态，用现代检测手段无法解释，可借助中医治未病的理念和中医辨证的方法进行辨证调护。一般多首选中医的非药物疗法，再选中药外用或内服。非药物疗法有饮食、针灸、推拿、按摩、气功、导引、武术、保健等，用以调节体内阴阳气血，疏通经络，强筋健骨，调节情志，缓解精神压力等。药物疗法多以植物的根、茎、花、叶，动物骨，矿物质等天然药材为主，利用其四气、五味、归经调整人体阴阳气血的偏胜偏衰和正邪的消长。

第一节 常见亚健康症状

一、目干涩

目干涩是指眼睛缺乏精血滋养而导致双目干燥、涩痛、视物模糊的一组临床常见症状，可伴有畏光、口干等表现，但并非指各种疾病引起的两目干涩，以女性多见。目干涩的主要中医病机为气血津液不足。

【判断依据】

1. 以双目干涩为主要表现，可有双目疼痛、视物模糊、畏光、瘙痒等，并持续 2 周以上。

2. 引起明显的苦恼，或精神活动效率下降。

3. 应排除引起双目干涩的某些疾病，如沙眼、结膜炎、干燥综合征、糖尿病、高血压、肾上腺皮质功能减退症等。

【发生原因】

1. 不良生活习惯，作息时间无规律，如熬夜等。

2. 身体状况不良，如久病虚损、失血过多等导致阴血不足。

3. 长期处于某一特定视物状态，如久坐于电视、电脑前面。

4. 用眼过度疲劳，如长时间在较强或较弱的灯光下看书。

5. 工作环境光线损伤，如经常电焊、气焊操作或处于电焊、气焊环境。

【调理原则】

调理原则主要是去除引起双目干涩的因素，进行自我调节，以改善双目干涩的状况，并注重对象个性化因素，辨证调理。

【调理方法】

1. 生活起居调摄

（1）按时作息，尽量避免熬夜。

（2）坚持规律的运动，保持健康体魄，预防感冒，避免鼻泪管堵塞。

（3）适时做眼保健操，避免眼肌长时间处于一定的痉挛状态。

（4）睡觉时尽量不要开灯，有睑闭不全者在眼部要盖上湿餐巾，以避免泪腺分泌的泪液水分蒸发。

（5）长期使用电脑者应注意适时调节用眼；避免长时间观看电视。

（6）改善学习环境，将灯光调节到适宜光线亮度，避免光线太强或太弱。

（7）电焊、气焊操作人员应注意戴好防护眼镜，一般人员尽量避免直视电焊、气焊弧光。

（8）眼部湿敷、蒸汽浴。

（9）运动健身：因人，因时循序渐进，以放松项目为主，如瑜伽、气功、太极拳等。

（10）娱乐保健，如欣赏音乐、做健美操等。

2. 饮食调摄

均衡饮食，多吃各种水果、蔬菜（如菠菜、油菜、莴笋叶、韭菜）及动物的肝脏、鱼、乳类、鸡蛋。多喝水对减轻眼睛干涩有益，尤其是用眼较多，如长时间看电脑屏幕者。忌辛燥之品。

3. 食疗

（1）*牡蛎蘑菇紫菜汤*

原料：牡蛎肉250g，蘑菇200g，紫菜30g，香油、盐、生姜、味精适量。

制法：将蘑菇、生姜一起放入沸水中煮20分钟，再将牡蛎肉、紫菜加入其中，略煮至肉熟，调入香油、盐、味精搅匀即可盛出食用。

功效：滋阴养肝，益脾补血，明目。适宜于头目眩晕，视物昏花者。

（2）枸杞菊花茶

原料：枸杞子 15g，菊花 10g。

制法：将枸杞子、菊花用开水冲泡，代茶饮用。

功效：养阴生津，补益肝肾。适宜于肝肾阴亏，眼睛失养者。

（3）鸡肝汤

原料：鸡肝 2 副，谷精草 15g，夜明砂 10g。

制法：先将鸡肝洗净，同谷精草、夜明砂一起放入盆中，加少量清水，隔水蒸熟，吃肝饮汁。

功效：养阴生津，补益肝肾。适宜于目干涩，视物昏花者。

（4）红薯叶炒羊肝

原料：鲜嫩红薯叶 100g，羊肝 90g。

制法：鲜嫩红薯叶、羊肝嫩炒当菜食。

功效：养血补肝，明目。适宜于目干涩，视物昏花者。

（5）黑豆核桃饮

原料：黑豆 500g，核桃仁 500g，牛奶、蜂蜜适量。

制法：将黑豆炒熟，待冷后，磨成粉。核桃仁炒微焦去衣，待冷后捣成泥。取以上两种食品各 1 匙，冲入煮沸的牛奶 1 杯，加入蜂蜜 1 匙，早餐后服食。

功效：增强眼内肌力，加强调节功能，改善眼疲劳的症状。

（6）参枣茶

原料：茶叶 3g，党参 20g，红枣 15 枚。

制法：将茶叶、党参、红枣用水煎服。

功效：补脾和胃，益气生津。适宜于疲劳时眼干者。

4. 中医辨证调摄

（1）阴血不足证

主症：双目干涩，畏光，少泪或无泪，头昏，乏力，易疲劳，心烦，失眠多梦，口干，大便干，月经量少。舌红少苔，脉细或细数。

治法：滋阴养血。

方药：六味地黄丸加减（炒山药、炙黄芪、炒白芍各 30g，山茱萸 20～30g，枸杞子、女贞子、旱莲草、生地黄、熟地黄各 15g，甘草、牡丹皮、当归各 10g，知母 6g）。

（2）脾胃虚弱证

主症：双目干涩，畏光，少泪或无泪，面色㿠白，头晕，活动后气短，乏力，易感冒，腹胀纳差，便溏。舌淡，苔薄白，脉沉细无力。

治法：补脾益胃升清。

方药：补中益气汤加减（炙黄芪 30～50g，当归 30g，砂仁、桔梗、白术、陈皮各 10g，柴胡、升麻、木香、甘草各 6g，茯苓 12g）。

（3）湿热壅滞证

主症：双目干涩，眼前模糊，眼屎多，口黏口苦，口干不欲饮，腹胀乏力，小便黄，大便不爽，形体胖，喜饮酒。舌红苔黄腻，脉滑数。

治法：清利湿热。

方药：三仁汤加减（黄芩 12g，连翘 15g，薏苡仁 20g，藿香、白蔻仁、砂仁、竹叶、厚朴、木通、滑石、车前子、半夏各 10g）。

（4）气滞血瘀证

主症：双目干涩，羞明少泪，常伴头痛，面色暗，经前腹痛，月经量少色暗，有血块。舌紫暗有瘀点或瘀斑，脉涩。

治法：活血化瘀行气。

方药：桃红四物汤加减（桃仁、枳壳、桔梗、姜黄、红花、当归各 10g，赤芍、白芍各 15g，川芎 30g，柴胡 12g）。

5. 针灸

选用足三里穴位注射治疗，隔日 1 次。或选五脏俞穴加膈俞、胃俞、三焦俞，每日针 1 次，留针 30 分钟，10 天 1 个疗程。除胃俞用泻法外，其余均用补法。

二、身体疼痛

身体疼痛是一种身体的不适和情感经历，表现为身体全身或某一部位出现疼痛不适，持续 2 周以上不能缓解，可伴有乏力等。本症是亚健康状态常表现的一类症状，但不包括相关疾病（如颈椎骨质增生、消化性溃疡、泌尿系结石、心血管系统疾病、盆腔附件炎症、外伤、副鼻窦炎等）所引起的全身或局部疼痛。身体疼痛的主要中医病机为肝肾不足，或夹湿、夹寒、夹痰、夹瘀。

【判断依据】

1. 以全身或身体某一部位疼痛为主要症状，可有头晕、乏力、失眠等表现，并可存在关节活动不利等，超过 2 周症状不能缓解。

2. 引起明显的苦恼，甚至影响正常休息、工作以及日常生活。

3. 应排除引起身体疼痛的某些疾病，如颈椎病、血液病、感染性疾病、心肌梗死等。另外，还应排除"幻影疼痛"（指当患者的某只胳膊或腿受伤时，身体另一侧相对应的、没有受伤的胳膊或腿也会出现疼痛）。

【发生原因】

1. 不良生活方式，如长期睡懒觉，趴着或躺着看书，躺着看电视；长期受寒，或长期生活在不良环境，如潮湿环境中。

2. 身体状况不良，如过度肥胖、极度消瘦。

3. 锻炼方法不佳，如缺乏锻炼或锻炼未持之以恒，或剧烈运动前准备不充分或运动后很快静下来，或运动前饮食。

4. 长期不协调过度用力，如经常猛力抬举重物，或长期身体姿势不良，长期处于某些特定姿势，如久坐、坐姿不正、长期穿高跟鞋、长时间伏案工作、开车时间长、长时间保持一定姿势做家务。

5. 情志不舒，肝肾不足或兼劳逸失度，如精神压力大，过度疲劳等。

【调理原则】

调理原则主要是去除引起身体疼痛的因素，进行自我调节，以减轻身体疼痛，还应注重干预对象具体因素，辨证调理。

【调理方法】

1. 生活起居调摄

（1）按时作息，避免睡懒觉，不趴着或躺着看电视等。

（2）持之以恒科学的运动，运动量不宜过大，运动方式因人而异。

（3）长期保持正常的坐姿、站姿、行走姿势及定时适当活动，尽量避免长期穿高跟鞋。

（4）担抬重物等情况应注意保持身体左右两侧平衡，尽量避免突然用力。

（5）保持生活及工作环境干燥，采光和通风良好，温度适宜，避免身体某部位长期吹风受凉。

（6）睡觉时枕头高度及软硬度应合适，原则上以睡在枕头上不会使颈部扭曲为原则，提倡使用"保健枕"。

（7）运动健身，因人、因时，循序渐进。常进行转颈转腰与转膝训练等，亦可采取一些放松方法，如散步、气功与导引等。

2. 情志调摄

将生活中遇到的压力想象成"生活中的一部分应该完成的事情"，以达到将"压力"包袱转化为动力的目的；劳逸结合，避免过度劳累；不苟求一切完美；树立独立性，减少依赖心。

3. 食疗

（1）**骨碎补炖猪蹄**

原料：骨碎补、川牛膝各20g，菟丝子30g，川续断15g，猪蹄2只。

制法：将骨碎补、川牛膝、菟丝子、川续断用纱布包好，和猪蹄共放锅内，加水及黄酒适量，炖2小时，吃猪蹄喝汤。

功效：温补肾阳。适宜于肾阳虚引起的腰背疼痛者。

（2）仙茅炖猪肾

原料：仙茅 15g，核桃仁 50g，小茴香 20g，猪肾 1 对，葱、生姜、盐、酒各适量。

制法：将仙茅、小茴香用纱布包好，和核桃仁、猪肾共放砂锅内，加水适量，并放入适量葱、姜、盐、酒，文火炖煮，食猪肾饮汤。

功效：温补肾阳。适宜于肾阳虚引起的腰背疼痛者。

（3）狗脊炖猪尾

原料：狗脊 15g，肉苁蓉 30g，新鲜猪尾 2 条（去毛洗净），盐适量。

制法：将肉苁蓉、狗脊用纱布包好，和猪尾共放入砂锅内，加水适量。用文火炖至猪尾熟烂，再加入适量盐调味，饮汤吃猪尾。

功效：温补肾阳。适宜于肾阳虚引起的腰背疼痛者。

（4）黑豆炖鲫鱼

原料：黑豆 100g，杜仲 15g，鲫鱼 1 条（约重 300g），盐、生姜适量。

制法：先将黑豆、杜仲加水适量，炖至黑豆熟透，取出杜仲，再加入鲫鱼炖熟，加入盐、生姜适量调味后服食。

功效：温补肾阳。适宜于肾阳虚引起的腰背疼痛者。

（5）女贞子粥

原料：女贞子 20g，枸杞子 50g，怀山药 50g（捣碎），大米 100g。

制法：将女贞子、枸杞子加水适量煎煮 1 小时，过滤取汁。然后加入怀山药、大米共煮成粥，代早餐食。

功效：滋补肾阴。适宜于肾阴虚引起的腰背疼痛者。

（6）黑芝麻羊肾粥

原料：黑芝麻 30g，枸杞子 50g，羊肾 1 对，大米 200g。

制法：取黑芝麻、枸杞子、羊肾（洗净去筋膜切碎）、大米，加水适量，以文火炖烂成粥，食用。

功效：滋补肾阴。适宜于肾阴虚引起的腰背疼痛者。

4. 中医辨证调摄

（1）肝肾阴虚夹热证

主症：腰腿疼痛，拘挛掣痛剧烈，或有电麻感，痛处灼热或如火燎，口苦舌燥，尿黄便结。舌红苔黄或黄腻。

治法：滋阴清热，通络止痛。

方药：知柏地黄汤加减［生地黄 20g，知母 15g，黄柏 20g，龟板 30g（先煎），川牛膝 15g，穿山甲 10g，全蝎 3g，大黄 12g，生石膏 30g］。

（2）肝肾阴虚夹痰湿证

主症：腰腿拘急疼痛或麻胀，或局部肿胀，或肌肉松弛，身重肢困，形肥体胖，面色苍黄。苔白或厚腻。

治法：化湿祛痰，通络止痛。

方药：三妙散加味（苍术 10g，黄柏 15g，生薏苡仁 30g，川牛膝 15g，蚕砂 10g，川木瓜 15g，香附 15g，制南星 10g，法半夏 12g，白芥子 10g，穿山甲 10g，千年健 30g，走马胎 30g）。

（3）肝肾阴虚夹瘀证

主症：腰腿刺痛或如锥痛，阵发性加剧，患肢肌肉萎缩，或肌肤甲错，面色瘀暗。舌质紫暗或见瘀点。

治法：活血化瘀，通络定痛。

方药：四物汤加味（生地黄 20g，当归 12g，黄柏 20g，川牛膝 15g，制土鳖虫 10g，没药 8g，乳香 8g，田三七 10g，赤芍 15g，穿山甲 10g）。

（4）肾阳虚证

主症：素体阳虚，腰腿拘急疼痛，或腰膝冷痛，得热痛减，喜热畏寒，面色㿠白，小便清长。舌质淡，苔白滑。

治法：补肾助阳，温经止痛。

方药：二仙汤加味［桂枝 15g，细辛 10g，仙茅 10g，淫羊藿 10g，鹿角霜 30g（先煎），巴戟天 15g，穿山甲 10g，制川乌 10g，怀牛膝 12g，肉苁蓉 20g，熟地黄 20g］。

（5）阴阳两虚证

主症：腰腿疼痛反复发作，时轻时重，遇劳则发或腰膝乏力。

治法：滋阴补阳，和络止痛。

方药：经验方（山茱萸 15g，熟地黄 20g，枸杞子 20g，菟丝子 10g，沙苑蒺藜 10g，川杜仲 20g，川续断 15g，怀牛膝 15g，狗脊 15g，穿山甲 10g，炙甘草 10g）。

5. 针灸

可选穴位有天柱、阳白、风池、太阳、列缺、外关、临泣、肩井、丘墟、至阳等，每次 3～5 穴，交替使用。亦可在特定压痛点作普鲁卡因封闭治疗。

6. 温热疗法

淋浴、浸浴、泡温泉、蒸汽浴、中药熏蒸、中药贴敷有助于减压及放松，帮助减轻身体疼痛。

三、耳鸣

耳鸣是指无外界声源刺激，耳内或头部主观上有声音感觉，是一种症状而不是一种独立的疾病，也非相关疾病，如耳蜗微循环病变、听神经损害、脑动脉硬化、糖尿病等引起的耳鸣。本症多见于中老年人，年轻人发病则多见于女性。耳鸣常常是早期听力损伤的暗示或先兆，可能发展成为耳聋。耳鸣的中医病机主要为肾虚髓海不足。

【判断依据】

1. 以耳鸣为主要症状，可表现为蝉鸣、蚊叫、铃声等，亦可有轰鸣等情况，持续

2 周以上。

2. 使人们的生活质量和心理均有不同程度的影响，出现明显的烦躁、苦恼、睡眠障碍、精神紧张、生活乐趣缺乏、焦虑、抑郁等。

3. 应排除引起耳鸣的全身性疾病或局部病变，如高血压、低血压、动脉硬化、高血脂、糖尿病的小血管并发症、微小血栓、颈椎病、神经脱髓鞘病变、听神经瘤、药物中毒、中耳炎等。环境干扰因素亦应排除，如过量饮咖啡、浓茶、红酒及一些酒精饮料，以及过量进食奶酪、巧克力等引起的耳鸣。

【发生原因】

1. 长期不良生活习惯，如经常过量饮用咖啡、浓茶、奶酪、巧克力，或吸烟、饮酒。

2. 身体状况不良，如经常劳倦，耗损肾气，渐则致肾阴亏虚，或年龄增长，肾阳渐衰。

3. 处于不良生活环境，如较长期、持续的噪音环境，或兼环境空气不流通。

4. 营养失衡，如饮食偏嗜致铁、锌等微量元素不足。

5. 心理压力过大，或遭遇不良心理刺激。

【调理原则】

去除引起耳鸣的因素，调节心理平衡，均衡饮食，改善居所、工作环境等，补肾充髓。应注重对象具体因素，辨证调理。

【调理方法】

1. 生活起居调摄

（1）按时作息，保证充分睡眠；规律、科学地进行运动；避免过度劳累。

（2）改善工作、生活环境，避免暴露于强声或噪音环境中，保持环境空气流通。

2. 情志调摄

向朋友、同事叙述自己的心理困扰，必要时寻求心理治疗，主动与心理治疗人员进行沟通，让其了解发生耳鸣的原因，扭转不良认知，以缓解负性心理暗示，减轻精神压力，并通过心理治疗达到自我调节、处理心理困扰的目的。

3. 饮食调摄

（1）营养均衡，多食含维生素及铁、锌等微量元素多的蔬菜、食物，如黑芝麻、植物油、紫菜、海带、黑木耳、韭菜、黑糯米、牡蛎、动物肝脏、粗粮、干豆类、坚果类、蛋、肉、鱼等。

（2）常饮淡咖啡、不饮浓茶等；尽量避免摄入一些刺激性的物质，如可乐；戒烟酒。

4. 食疗

（1）猪肾粥

原料：猪肾脏1对，粳米150g。

制法：将猪肾洗净，切成细丁，和粳米一起常法煮粥，加葱白2根。每日早、晚温热服食。

功效：补肾健脾益胃。适宜于中老年腰膝酸软，头晕眼花，耳鸣耳聋者。

（2）莲肉红枣扁豆粥

原料：莲肉10g，红枣10枚，白扁豆15g，粳米100g。

制法：莲肉、红枣、白扁豆、粳米加水常法煮粥。每日早、晚温热服食。

功效：益精气，健脾胃，强智力，聪耳目。适宜于脾胃不足，少气懒言，体倦无力，听力下降，耳内虚鸣者。

（3）黑豆炖狗肉

原料：狗肉500g，黑豆100g，五香粉、盐、红糖、生姜适量。

制法：将狗肉洗净，切成块和黑豆一块加水煮沸后，炖至烂熟，加五香粉、盐、糖、姜调味服食。

功效：温肾助阳，健脾补肾。适宜于中老年腰膝酸软，头晕眼花，耳鸣耳聋者。

（4）黑木耳瘦肉汤

原料：黑木耳30g，瘦猪肉100g，生姜适量。

制法：瘦猪肉切丁，黑木耳洗净，加生姜3片，水适量，文火炖煮30分钟，加盐服食。

功效：补肾纳气，活血润燥。对耳鸣耳聋伴高脂血症者更为适用。

（5）羊肉粥

原料：瘦羊肉150～250g，粳米250g，姜、葱、蒜、盐适量。

制法：将瘦羊肉切成小块，加粳米同煮，加入姜、葱、蒜、盐适量。

功效：温补强肾。适宜于老年人阳虚畏冷，腰膝酸软，耳鸣耳聋者。

（6）拌萝卜丝

原料：生姜10g，葱白10g，鲜橘皮15g，鲜白萝卜200g，酱油、味精、芝麻油适量，芥末、胡椒粉少许。

制法：将生姜洗净后切成细粒，葱白洗净后切成末，鲜橘皮洗净后切成细丝，鲜白萝卜洗净后切成丝，同入盘中，加入酱油、味精、芝麻油、芥末、胡椒粉适量，拌匀即成，佐餐食用。

功效：理气开郁，消痰通窍。适宜于情志不畅，痰气阻滞耳窍之耳鸣者。

5. 中医辨证调摄

（1）肾阳不足，湿困中焦，虚实夹杂证

主症：耳鸣如蝉，时轻时重，夜晚略轻，头晕，身重，神疲，乏力，且睡眠差，

135

口淡无味，夜尿频数。舌边尖红苔黄厚，脉弦细数。

治法：宣化畅中，补益肾气。

方药：二至丸加味（黄芪、薏苡仁、山药、夏枯草、女贞子、旱莲草各20g，厚朴、法夏各15g，泡参、决明子各30g，白豆蔻12g，蝉衣10g，甘草6g）。

（2）热邪客于少阳胆经证

主症：耳鸣，听力下降，如棉塞耳，身体消瘦，目赤，胸中烦满，口苦，咽干，头眩。舌质红，苔黄，脉弦细数。

治法：和解少阳，佐以祛热平肝火。

方药：小柴胡汤加减（柴胡15g，黄芩15g，半夏9g，党参9g，甘草9g，生姜3g，大枣6枚，龙胆草15g，枸杞子20g，菊花30g，僵蚕12g）。

（3）肝胆火盛证

主症：突发耳鸣、耳聋，头痛面赤，口苦咽干，心烦易怒，大便秘结。舌质红，苔黄，脉弦数。

治法：清肝泄热。

方药：龙胆泻肝汤加减（龙胆草12g，栀子10g，黄芩12g，柴胡12g，生地黄15g，木通10g，车前子10g，泽泻12g，白芍15g，甘草10g）。

（4）肾精亏虚证

主症：耳鸣或耳聋，多兼头晕、目眩，腰酸腿软。舌质红，脉细弱。

治法：补肾益精。

方药：杞菊地黄丸加味（熟地黄30g，茯苓15g，山药12g，山茱萸12g，牡丹皮10g，泽泻12g，枸杞子15g，菊花12g）。

（5）心阳不振，津气两虚证

主症：时觉头晕耳鸣，心慌心悸，多汗体倦，气短懒言，咽干口渴，肌肤麻木，四肢发冷。舌淡体胖，苔白滑，脉虚数。

治法：通阳益气，养阴生津。

方药：生脉散合黄芪桂枝五物汤加减（党参30g，麦门冬15g，五味子20g，当归身20g，黄芪40g，桂枝20g，赤芍20g，天花粉20g，炙甘草30g，生姜20g，大枣6枚）。

6. 行为疗法

如掩蔽疗法、催眠疗法、生物反馈疗法、习服疗法等进行放松训练以减轻耳鸣者紧张、焦虑和抑郁的情绪，从而提高生活质量。

（1）掩蔽疗法：原理是用与耳鸣匹配的声音刺激产生掩蔽效应，以促进形成对耳鸣的习惯。患者将掩蔽器发出的声音作为背景声音，在这个持续不变的声音刺激下耳鸣声变得不明显了，此现象称为后效抑制。耳鸣伴显著听力丧失者值得考虑将助听器与耳鸣掩蔽器联合应用。白天用助听器将环境噪声放大，耳鸣能通过助听器得到抑制。晚上则不宜使用助听器，掩蔽器更适宜。掩蔽治疗促进耳鸣者对耳鸣适应而并非使耳鸣消失。

（2）习服疗法：又称再训练疗法，主要是通过对神经系统重新训练或再编码，增加听觉系统的滤过功能及中枢抑制力，扩大外界声音，将耳鸣视为"背景"噪声，放松对耳鸣的警戒，打破耳鸣与不良情绪之间的关联及恶性循环链，以此减轻或消除耳鸣以及与耳鸣相关联的症状，包括不全掩蔽疗法、松弛训练、转移注意力、心理咨询和自我心理调适几个方面。

（3）生物反馈疗法：用生物反馈治疗仪将人们正常意识不到的身体功能转变成可为人们感觉到的信息。耳鸣者根据信息学会控制调节自身的生理功能，从而达到治疗目的，如放松肌肉、改变心率、镇静情绪等，重新建立正常的生理状态，使耳鸣得到减轻。

（4）催眠疗法：通过催眠暗示让耳鸣者在催眠状态下放松机体，减轻焦虑症状，保证耳局部血液循环畅通等。

7. 电刺激和离子介入

在外耳道内灌注利多卡因溶液，在外耳道内放正电极，对侧小臂上放一个参照电极（负极）。离子介入与电刺激疗法可以用于伴有严重听力下降而不能进行习服治疗的耳鸣者。

8. 佩戴助听器

有听力下降者可以通过佩戴助听器进行治疗。在听力得到改善的同时，放大的环境噪声有助于抑制耳鸣。

9. 针灸

（1）选穴方法：有耳周取穴和选经取穴，主穴取听宫、完骨、养老、中渚等，根据辨证配以相应穴位。主穴以泻为主，配穴以补为主，每日1次，留针20分钟，10次为1个疗程，共针刺2个疗程。

（2）耳压埋子法：主穴取神门、内耳、肾上腺、皮质下，根据辨证配以相应耳穴。操作：常规消毒皮肤后，用0.5cm×0.5cm的麝香镇痛膏将王不留行固定于耳穴上，按揉之，力度以能忍受为度，2天更换1次，两耳交替贴敷。嘱患者每日按压3～4次，每次按压5～10分钟，以耳廓发红为度。

（3）穴位注射：用当归注射液和2%利多卡因各1mL，在听会、翳风两穴隔日交替注射，治疗单纯性耳鸣；或山莨菪碱1mL和维生素B_{12}0.1mL混合注入病侧曲池穴，再用黄芪注射液2mL在病侧足三里穴位注射，同时配合针刺治疗神经性耳鸣；或当归液0.5～0.8mL注射耳聪穴及听宫、听会穴，配合耳后沟羊肠线埋线治疗神经性耳聋及耳鸣。

（4）头皮针：取晕听区，单侧耳鸣取患侧，双侧耳鸣取两侧，每隔10分钟捻转1次，留针30分钟，每日1次，10次为1个疗程。

10. 针刀治疗

适宜于老年性颈椎退行性变所致的耳鸣。

11. 其他

耳部保健按摩疗法、气功疗法等。

四、头晕

头晕是一种对空间移动或空间迷失的感觉，这种感觉可能是头部的感觉，也可能是身体的感觉，或两者皆有，多数描述为"整天昏昏沉沉，脑子不清，注意力不集中"，可伴有头痛、失眠、健忘、低热、肌肉关节疼痛和多种神经精神症状。其基本特征为休息后不能缓解，理化检查没有器质性病变，给头晕者的生活工作造成了一定的影响。头晕的中医病机主要是气血亏虚，肝阳上亢等。

【判断依据】

1. 以对空间移动或空间迷失的感觉为主要症状，可有头痛、失眠、健忘、耳鸣、呕吐、心慌等表现，且超过 2 周以上。

2. 影响人们的生活质量，出现明显的烦躁、焦虑等。

3. 应排除引起头晕的全身性疾病或局部病变，如高血压、低血压、冠心病、动脉硬化、颈椎病、急性脑血管意外、药物过敏、贫血、甲状腺功能亢进、鼻窦炎、中耳炎、梅尼埃病、听神经瘤、嗜铬细胞瘤、感染、中毒、脑外伤后神经症反应及精神疾病等疾患。

【发生原因】

1. 不良生活方式，如长期睡懒觉、躺着看电视、长期熬夜。

2. 身体状况不良，如长期过度疲劳、经常失眠致气血两虚；长期情绪低落或心理压力大，如工作紧张、精神压力增高等引起肝气郁结，久郁化火出现肝火上炎。

3. 长期身体姿势不良，长期处于某些特定姿势，如长时间伏案工作、久视电脑屏幕。

4. 年龄增大，颈椎退行性病变及颈椎周围组织发生功能性或器质性变化等。

5. 饮食结构不合理，常吃高脂肪、高胆固醇的食物或过度节食，致身体消瘦、长期低血糖或肥胖等。

【调理原则】

去除可以引起头晕的因素，合理饮食，纠正不良生活习惯，改善神经系统功能，进行自我心理调节。严重者根据个体情况进行辨证调理以缓解头晕症状。

【调理方法】

1. 生活起居调摄

（1）戒烟限酒。

（2）按时作息，避免劳累、熬夜，保证充足睡眠，生活有规律。

2. 辅以适当西药对症调理

如地西泮可抑制中枢对前庭刺激的反应，对一些慢性头晕有效；抗忧郁剂对紧张或焦虑引起的头晕有效。

3. 情志调摄

将"头晕"想象成"生活中的一部分"，从而减少"时时想到头晕"的负性心理暗示，以达到"避免紧张、焦虑，减轻精神压力"的目的，并可减少对家庭成员的依赖心。必要时进行心理治疗，那些经临床相关检查无组织器官器质性病变而出现头晕者可咨询心理医生，了解其产生症状的原因，通过心理治疗技术帮助减轻头晕症状。

4. 饮食调摄

（1）营养均衡，多食豆芽、瓜类、黑木耳、芹菜、荸荠、豆、奶、鱼、虾等，常服猪蹄汤。还可选用一些食疗验方。

（2）合理膳食，多吃蔬菜水果，忌生冷、油腻以及过咸、过辣、过酸的食物，有动脉粥样硬化倾向者尤其忌食动物内脏。

5. 食疗

（1）菜包肝片

原料：新鲜猪肝250g，鸡蛋3个，卷心菜叶150g。

制法：先将猪肝去除筋膜，洗净，剖成薄片，放入碗中，加盐、味精、料酒、淀粉各适量，拌匀备用。将卷心菜叶洗净（保持其完整状），入沸水锅中烫软，取出，清水过凉后切成卷心菜片备用。另一碗放入鸡蛋清，加适量淀粉调拌成稀糊。将卷心菜片铺放在案板上，抹上一层蛋清稀糊，再将猪肝片放在卷心菜片上，包裹成长短、粗细一致的卷状，沾上一层面粉，待用。炒锅置火上，加植物油烧至六成热，将生肝片卷放入锅，微火炸至外酥里透，捞在漏勺中沥油，切成段，码放在盘内，即成。佐餐当菜，随意食用。

功效：补虚养血。适宜于血虚头晕者。

（2）龙眼枸杞粥

原料：龙眼肉、枸杞子、黑糯米、粳米各15g。

制法：将龙眼肉、枸杞子、黑糯米、粳米分别洗净同入锅，加水适量。大火煮沸后小火煮煮，至米烂汤稠即可，食渣喝粥。

功效：益气补虚，补血生血。适宜于气血亏虚头晕者。

（3）菊花天麻粥

原料：杭菊花15g（布包），天麻10g，大米50g。

制法：大米加水放入天麻同煮，先用大火煮沸后，改小火煮至大米半熟，加入菊花，煮至米烂成粥，油盐调味，食粥。

功效：平肝潜阳。适宜于肝阳上亢的头晕者。

（4）黄芪母鸡汤

原料：黄芪 50g，当归 15g，老母鸡 1 只。

制法：将母鸡宰杀除毛、内脏并洗净后，放入炖锅内，加入黄芪、当归及少量葱、姜、盐等佐料，清水适量，炖熟，食鸡饮汤。

功效：大补气血。适宜于气血亏虚头晕者。

（5）杜仲猪腰汤

原料：猪腰 2 个，杜仲、核桃仁各 30g。

制法：先将猪腰切开去肾盏洗净，与上两味同放入炖锅内，加水适量，炖熟，去杜仲，加少许盐调味服食。

功效：填精生髓。适宜于肾精亏虚头晕者。

6. 中医辨证调摄

（1）心阳虚证

主症：头晕或兼目眩，神疲乏力，惊悸怔忡，胸闷气短，畏寒肢冷，自汗。舌淡苔白滑，脉细微、迟、弱或结代。

治法：温补心阳。

方药：附子 9g，人参 12g，煎服（久煎）。每日 1 次，连服 1 周。

（2）脏腑功能衰减，脾肾之阴阳失衡证

主症：头晕沉不适，耳鸣，倦怠，颈项酸痛不适，全身乏力，失眠，多梦，心情抑郁。舌淡红，苔白腻，脉沉。

治法：调和阴阳，疏肝解郁降浊。

方药：①白天治宜补益阳气，以振奋阳气，使精力充沛。药用益智仁 30g，淫羊藿 30g，炙麻黄 10g，当归 30g，佛手 12g，郁金 12g，丹参 20g，川芎 30g，人参 10g，茯苓 15g，石菖蒲 30g，制半夏 30g，远志 6g。②入夜治宜滋阴潜阳，使虚阳入阴以促进睡眠。药用麦门冬 15g，生地黄 12g，珍珠母 30g，枣仁 10g，钩藤 30g，夜交藤 30g，合欢皮 30g，黄连 6g，龙齿 30g。

（3）肝肾阴虚，肝阳上亢证

主症：头晕，记忆力下降，失眠，多梦。舌质红，苔白，脉弦。

治法：平肝潜阳，补肾活血。

方药：葛根 25g，川芎 10g，白芍 15g，刺蒺藜 10g，菊花 10g，蔓荆子 15g，天麻 15g，何首乌 12g，枸杞子 12g，石决明 30g。头晕剧者天麻用至 20g。

7. 针灸

（1）针刺：采用手法为平补平泻法（头针用快速捻转法），每日针刺 1 次，每次留针 30 分钟，10 次为 1 个疗程，疗程间隔 3 天。主穴：百会、大椎、天柱、风池、后溪。配穴：后头痛者，配玉枕；失眠者，配神庭；胸闷，配璇玑、膻中；气虚，配合谷；阳盛烦躁者，刺太阳，如热甚可太阳放血；项僵项痛恶寒者，火针点刺项部阿是穴。

（2）百会灸：头晕者正坐位，术者将头晕者百会处头发向两侧分开，露出施灸部位，局部涂上凡士林油以黏附艾炷，置艾炷（约麦粒大小）于穴位上点燃。待局部有热感时（以头晕者能耐受为度），术者用镊子压灭艾炷并停留片刻，使热力向内传，然后去掉残余艾绒继续施灸。每次灸6壮，每3~5天灸1次。

8. 按摩、太极拳

（1）保健按摩疗法

①点按、拿揉穴位：点按风池、风府、肩井、天宗、曲池、外关等穴位。

②颈部"提、旋、顶、推"整脊疗法：头晕者取坐位，术者立于头晕者背后，先以点、按、弹、拨和按摩等治筋手法松解颈部软组织，重点在$C_{1~3}$横突处，使痉挛紧张的颈枕部肌肉放松。术者屈曲左前臂，用肘窝托住头晕者下颌（以棘突左偏为例），右手拇、食二指托在双侧的枕部，运用上臂力量缓慢向上提拉，在提拉的基础上轻轻颤抖，并转动头颈。提拉时颈椎处于中立位或轻微屈曲状态。提拉的时间1~3分钟，力量和角度以头晕者能够耐受为度。待头晕者的颈肌松弛时，对上颈椎棘突有偏歪者，用拇指抵住偏歪的棘突向对侧顶推，与此同时左前臂在向上提拉的基础上，左旋头晕者的头颅。此时常感到拇指下有移动，同时可听到"咔嗒"响声，表示手法治疗成功。此时头晕者顿感头晕消失或减轻，头脑清醒，步伐稳健，足下有根。手法5天重复1次，3次为1个疗程。

③头颈部反应点按疗法：凡头晕、头痛者在头部均有反应点，先找到反应点，以按、揉、拨、拿等手法多方位及多角度治疗，手法、时间、力度视反应点的大小、形状及患者的耐受而定，一般力度宜轻，手法结束后用活血通经酒（三七20g，当归25g，生地黄50g，生川草乌各15g，白芷20g，川芎20g，独活20g，朱砂根20g，金雀根30g，白酒2.5L，浸泡1个月，过滤备用）涂于反应点，1天2~3次。再视辨证结果予穴位治疗或服药调理，治疗1周为1个疗程，2周后评定疗效。

④扶颌托枕拔伸法：头晕者，端坐，颈部自然前倾呈10°角。术者立于头晕者侧方，以一手扶持头晕者下颌骨，另一手托于枕部，轻轻上提3~4次，以求增宽椎间隙，解除对椎动脉的刺激。

（2）太极拳：经常练太极拳有助于保持愉快平和的心态，并有助于活血舒筋等。

五、头痛

头痛是指头部出现一种以疼痛为主要表现的令人不快的感觉和情绪上的感受，如头部疼痛、沉重、受压或闷胀感、空虚感等，可伴有恶心、呕吐、畏光、目胀及头晕、心烦、忧郁、焦虑、乏力、记忆力下降、睡眠障碍等其他精神和躯体症状。常因劳累、焦虑、用脑过度、月经前期或经期发作，有反复发作、病程迁延不愈等特点。亚健康状态出现本症，应排除可导致头痛的各种疾病，如颅内肿瘤、高血压、各种脑炎、颅内高压综合征、脑血管病、鼻窦炎、颈椎骨质增生等。头痛的中医病机主要是痰瘀阻络，气滞血瘀等。

【判断依据】

1. 以头痛为主要症状，可为头闷、颈部僵硬不适感、压痛或紧缩感，可伴有耳胀、眼部憋胀、恶心、呕吐、畏光、倦怠乏力等表现。症状时轻时重，寒冷、劳累、情绪激动可加重，休息后可缓解，发作每年 120～180 天以上，且每次疼痛持续 30 分钟以上。

2. 症状呈反复发作性或持续性，严重影响头痛者的生活质量，并使工作和学习效率明显下降。

3. 应排除引起头痛的各种疾病，如严重感染，转移性肿瘤，严重的心、肝、肾等脏器疾病，脑血管意外，眼及鼻、耳科方面的疾病，颅内占位性病变，颅底重要发育畸形等及脑外伤、精神病等疾患。

【发生原因】

1. 不良生活习惯（如吸烟、饮酒）、特殊饮食习惯（如嗜食油腻饮食、高蛋白、奶酪制品和巧克力之类）、长时间熬夜、长期低头工作。

2. 饮食中镁离子减少：部分头痛者脑组织中镁含量偏低，在其发作期与缓解期，大脑镁含量有显著的差别。

3. 不良身体状况：如长期饮食劳倦，或兼情志不畅等致肝肾阴亏。

4. 季节性因素：如夏季出汗多、贪恋冰冷饮料。

5. 遭遇重大事件：如家庭生活事件、突然意外。

【调理原则】

主要是去除引起头痛的因素，均衡饮食，进行自我情绪调节，并根据个体因素辨证调理，以改善头痛的状况。

【调理方法】

1. 对症治疗

确定或检查引起头痛的身体原因，并予以针对性处理，如鼻窦长期积液者可采用自我负压引流的方法，以去除鼻窦长期炎症刺激引起的头痛。

2. 生活起居调摄

（1）按时作息，避免熬夜，保证睡眠充足。

（2）戒烟限酒，养成良好的坐姿。

（3）劳逸结合，适时活动调节身体。

（4）季节更替时注意饮食、生活的调摄，不能过度贪冷恋凉，汗多时应适当补充、酌情加入含盐的水分。

3. 情志调摄

认识自己的个性特征，树立乐观开朗的人生观，分析产生目前个性心理的原因，寻求解决问题的方法。进行自我心理调节，如每天想象"头痛是我生活中的一部分""比上不足，比下还有余呢"，从而使头痛者感到自豪、满足及愉快。多向师长、家庭成员、朋友倾诉自己的心理痛苦，以寻求心理支持，并可能帮助找到解决心理困扰的办法，必要时寻求心理治疗，分析产生头痛因素及导致心理苦恼的原因，采用一定的心理治疗技术及辅助一定的药物达到解除心理痛苦的目的，减少负性心理暗示，帮助缓解甚至去除头痛症状。

4. 饮食调摄

均衡膳食。饮食不宜过于肥甘厚味等，多食含镁离子等矿物质丰富的饮食，如小米、荞麦面等谷类，黄豆、蚕豆、豌豆等豆类及豆制品，以及雪菜、冬菜、冬菇、紫菜、桃子、桂圆、核桃、花生等蔬菜和果类。

5. 食疗

（1）杞子红枣煲蛋

原料：枸杞子15~30g，红枣6~8枚，鸡蛋2个。

制法：枸杞子、红枣、鸡蛋同煮，鸡蛋熟后去壳取蛋再煮片刻，吃蛋饮汤。

功效：补益气血。适宜于气血亏虚头痛者。

（2）杞菊地黄粥

原料：熟地黄15~30g，枸杞子20~30g，菊花5~10g，粳米1000g，冰糖适量。

制法：先将枸杞子、熟地黄煎取浓汁，分两份与粳米煮粥。另将白菊花用开水沏茶，在粥欲熟将其时加入粥中稍煮即可食用。

功效：补益气血。适宜于气血亏虚头痛者。

（3）杞子淮山炖猪脑

原料：枸杞子10g，怀山药30g，猪脑1个。

制法：枸杞子、怀山药、猪脑，加水炖服。

功效：补益气血。适宜于气血亏虚头痛者。

（4）决明子粥

原料：炒决明子10~15g，粳米100g，白菊花10g，冰糖少许。

制法：先将决明子入锅内炒至微有香气，取出待冷后，与白菊花同煎取汁去渣，然后与粳米煮粥，粥将熟时，加入冰糖，稍煮即可食用。

功效：平肝潜阳。适宜于肝阳上亢头痛者。

（5）菊花粥

原料：菊花末15g，粳米100g。

制法：先用淘洗后的粳米煮粥，待粥将成时，调入菊花末稍煮一二沸即可。

功效：清肝火，散风热。适宜于肝火、肝阳头痛者。

6. 中医辨证调摄

（1）肝阳上亢证

主症：头痛，心烦易怒，夜卧不宁，面红或伴呕吐，胸胁胀满，口苦纳呆。舌红苔黄，脉弦数有力。

治法：平肝潜阳，祛风止痛。

方药：天麻钩藤饮加减（天麻20g，钩藤、川牛膝、石决明各12g，黄芩、地龙、栀子、益母草、桑寄生各10g）。

（2）气血两虚证

主症：头痛绵绵，劳则加剧或诱发，伴见神疲乏力，面色苍白，唇甲不华，发色不泽，心悸少寐。舌淡苔薄，脉细弱无力。

治法：补益气血，养心安神。

方药：归脾汤加减（炙黄芪30g，党参20g，当归12g，川芎、蔓荆子各10g，何首乌、白芍、炒酸枣仁、远志各15g，炙甘草8g，生姜3片，红枣5枚）。

（3）肝肾阴亏证

主症：头痛朝轻暮重，或遇劳而剧，伴腰酸膝软，口干。舌红苔薄少津，脉弦细而弱。

治法：滋补肝肾。

方药：杞菊地黄丸加减（枸杞子、杭菊花、熟地黄、生地黄、泽泻各15g，茯苓、牡丹皮各10g，怀山药15g，山茱萸10g，何首乌、女贞子、旱莲草各15g）。

（4）痰瘀阻络证

主症：头重痛或刺痛，痛处固定，或头痛以夜间为甚，伴郁闷不乐，善叹息，或胸胁胀痛，妇女月经不调。舌质紫暗或有瘀点，苔薄，脉沉弦或涩。

治法：活血化瘀，化痰通络。

方药：通窍活血汤加减（赤芍、川芎、桃仁、白芷、郁金各10g，丹参、葛根各20g，白芍10g，三七3g）。

7. 针灸

（1）毫针治疗：主穴取大椎、风池、颈夹脊2~6、百会、外关、丘墟、照海、太阳；配穴取丝竹空、率谷、四白、合谷、足三里、涌泉等穴。患者多取坐位或仰卧位，一般针刺患处，得气后留针30分钟，每日1次，10日为1个疗程。

气虚血瘀证取穴脾俞、胃俞、中脘、足三里；气滞血瘀证取穴太冲、血海、膻中、内关；阳虚血瘀证取穴百会、大椎、肾俞、关元；阴虚血瘀证取穴肺俞、肾俞、太溪、三阴交。偏头痛取穴风池、太阳、外关；头顶痛取穴百会、太冲；全头痛取穴风池、完骨、百会、复溜。针刺每天1次。针药并治10天为1个疗程。

兼气虚者，针刺脾俞、胃俞以健脾，中脘、足三里补益中气；兼气滞者，针刺太冲、血海行气活血，膻中、内关理气、和胃、散滞；兼阳虚者，针刺百会、大椎通一身之阳气，肾俞补肾阳，关元温补元气；兼阴虚者，取肺俞、肾俞以补肺肾两脏之阴，太溪、三阴交滋水以济火。

（2）电针推拿：取颈部夹脊穴、风池穴、阿是穴，患侧率谷、翳风、头维、外关穴。针刺得气后接 G6805 - ⅡA 型电针仪，电针波型选用高频连续波，刺激强度以头痛者有针麻感且能耐受为宜。每次留针 30 分钟，每日 1 次。同时配合推拿治疗，按下列步骤进行：①头痛者坐位，医者用一指禅推法自印堂穴开始向上推至神庭穴，然后沿前发际到头维、太阳、鱼腰，再回至印堂，往返 3～5 遍，再用拇指按揉攒竹、太阳、头维、率谷穴，每次 1～2 分钟。②用擦法作用于患侧头部及颈项部，时间 10 分钟。在颈项部作擦法的同时，配合颈部的屈伸、旋转活动。③拔伸颈项部，医者一手肘关节屈曲并托住下颌，向上缓缓用力拔伸，并做颈部左右旋转活动。④用拇指偏峰端及四指螺纹面扫散头颞部，每侧 2～3 分钟，最后用五指拿法从前发际至风池穴，拿到风池穴时改用三指拿法，并沿颈项两侧向下拿至肩井穴，结束手法。以上治疗每日 1 次，5 天为 1 个疗程。

（3）银针治疗：选取患侧曲垣、天宗、巨骨、秉风、肩髎、臂臑、颈夹脊 4、颈夹脊 6。头痛者采用俯卧位，上述穴位皮肤消毒后，作 0.25% 利多卡因皮内注射，皮丘直径约 1cm，选 8cm 长度的银针分别刺入皮丘，直达皮下组织。在每一枚银针的针尾上装一艾球点燃，艾球直径约 2cm，燃烧时头痛者自觉深层组织有温热感，艾火熄灭后，待针身余热冷却后再起针，针眼涂以 2% 碘酒，3 天内不接触水或不洁物。

8. 针挑疗法

寻找头部、背部上的阳性反应点（按之头痛者感觉局部酸痛或胀痛，或感觉头痛减轻均可视为阳性反应点）。先在头部阳性反应点点刺放血数滴，然后让头痛者俯卧于床上，暴露背部腧穴，在阳性反应点常规消毒，用 25% 利多卡因局麻后（皮丘 1～1.5cm），用镊针切开皮肤，切口长 1～1.5cm，露出皮下白色纤维物，用锋钩针依次挑断，直至挑尽为止。然后用消毒干棉球拭净局部，敷以消毒纱布。每 7 天 1 次，3 次为 1 个疗程，如有必要行第 2 个疗程，疗程间隔半个月。

9. 封闭疗法

在头部、背部上的阳性反应点用 0.25%～0.5% 利多卡因 2mL 和少量地塞米松注射。应深达筋膜层，但不宜过深，确认无误后注入药液。

10. 按摩疗法

基本取穴：肩井、人迎、风池、风府、印堂、头维、太阳、百会、夹脊穴。

操作方法：头痛者取坐位，用一指禅推法，由前至后，推太阳经和膀胱经 4～5 遍，后用大鱼际抹扫两侧胆经 3～4 遍，然后揉拿颈部太阳经和胆经 3～4 遍，最后点风池、印堂、百会、肩井。

11. 针刀治疗

头痛者两腿分开，反坐于靠背椅，两前臂置于椅背上，前额伏于前臂。选择枕骨粗隆下方颈椎两侧条索状硬结或明显压痛点为进刀点，局部常规消毒，盖小洞巾。左手拇指固定痛点，右手持针刀，与骨面垂直进针，直达骨膜。先纵行切割 2~4 刀，然后调转刀锋再横行切割 2~3 刀，出针，用棉球压迫针孔 1~3 分钟，无出血后，用创可贴包扎刀口。

12. 穴位埋线

埋线部位为位于 C_5 和 C_7 棘突旁开 1.5 寸处的双侧部位。

六、夜尿多

夜尿多是指夜间排尿次数和量均增多（夜间尿量 >24 小时尿量的 35%），或每夜排尿≥2 次，或尿比重常低于 1.018，但 24 小时尿的总量并不增多，不包括各种疾病，如高血压、糖尿病、前列腺增生、慢性肾小球肾炎、肾盂肾炎等引起的夜尿增多。夜尿多的中医病机主要是肾阳不足，肾气亏虚。

【判断依据】

1. 以夜尿多为主要症状，夜间尿量 >24 小时尿量的 35%，或每晚排尿 2 次以上者，每年出现夜尿增多的时间超过 75 天。

2. 严重干扰睡眠，影响生活质量和身心健康，给生活带来不便。

3. 应排除引起夜尿增多的各种疾病，如泌尿系统疾病（下尿路手术史、膀胱炎症、结石、慢性肾炎等）、内分泌及代谢性疾病（尿崩症、前列腺疾病等）、心血管系统疾病（充血性心力衰竭等），还应排除药物（如利尿药）所致的尿频。

【发生原因】

1. 遭遇重大事件，如家族主要成员突然意外，或长期精神负担重，引起心理压力大，出现精神紧张、焦虑、恐惧、失眠等。

2. 躯体状况不良，如消瘦，过度限制脂质摄入等。

3. 特殊生活习惯，如睡前饮用了浓茶、咖啡或大量饮水等。

4. 妇女多胎多产等耗伤肾气，引起肾气亏虚；或年龄增长，肾气不足，肾阳亏虚等。

【调理原则】

去除引起夜尿多的因素，进行自我调节，辨证调理，以改善夜尿多的状况。

【调理方法】

1. 生活起居调摄

（1）改变特殊生活习惯，睡前不饮浓茶、咖啡等，睡前尽量少饮水，并排空残尿。

（2）按时作息，保证睡眠充足。

（3）均衡饮食，避免过度限制脂质摄入。

2. 情志调摄

将"夜尿多"这种不适认为是自我生活中的一部分，不要看成是精神负担，通过散步、打太极拳、垂钓等方式缓解心理压力。也可进行心理辅导，寻求心理支持，缓解心理痛苦，帮助减轻精神紧张、焦虑、恐惧、失眠等。

3. 食疗

恰当搭配膳食，还可选用一些食疗验方：

（1）温肾化气羊腿肉

原料：补骨脂50g，胡萝卜250g，羊腿1个，生姜3片，桂皮、植物油、黄酒、盐、酱油适量。

制法：将补骨脂洗净，羊腿肉连骨洗净切成大块，胡萝卜洗净切成块。将植物油烧热后先放入生姜，随即倒入羊肉，翻炒5分钟后，加黄酒、盐、酱油和水半碗，再焖烧10分钟盛入砂锅，再把补骨脂、胡萝卜、桂皮一起倒入砂锅，加水煮熟即可。

功效：暖脾胃，温肾阳。对年老肾阳衰、天寒夜尿次数多者，食之甚宜。

（2）山药猪脬肚

原料：山药100g，覆盆子100g，猪肚1只，猪脬1只。

制法：将山药、覆盆子、猪脬放入猪肚内，用线将切口缝牢，放在锅内煮熟透后取出，去掉覆盆子。将猪脬、猪肚切片，放入汤内，再煮片刻即可。

功效：益肾气，健脾胃，固精液，缩小便。适宜于脾肾亏虚之夜尿多者。

（3）覆盆子烧牛肉

原料：覆盆子50g，牛肉1000g，黄酒、酱油适量。

制法：覆盆子洗净加黄酒1匙湿润，牛肉洗净切块，上油锅炒。再加黄酒2匙，酱油4匙，再焖烧5分钟后，盛入砂锅，放入覆盆子，加入凉水炖熟，佐膳食。

功效：健脾益胃，补肾缩尿。适宜于脾肾亏虚之夜尿多者。

（4）补肾缩尿乌龟汤

原料：肉苁蓉、覆盆子各30g，乌龟1只，盐适量。

制法：将肉苁蓉、覆盆子洗净，用冷却的淡盐水浸泡1小时。乌龟活杀，从侧面剖开，去内脏，洗净，用开水去膜。将乌龟、肉苁蓉、覆盆子连浸泡的淡盐水一起倒入大砂锅内，再加冷水浸没。先用武火烧开，再改用文火慢煨约4小时，直到龟甲散开，龟肉酥烂时食用。

功效：补肾壮阳，养阴缩尿。对年老肾阳衰、天寒夜尿次数多者食之甚宜。

（5）柏子仁芡实粥

原料：柏子仁 10g，芡实 30g，糯米 30g，白糖适量。

制法：将柏子仁、芡实和糯米洗净后倒入小锅内，加水用武火煮成粥，食时加白糖。

功效：补脾益肾，安眠养心，固精缩尿。适宜于脾肾亏虚之夜尿多者。

4. 中医辨证调摄

（1）心脾两虚证

主症：夜尿频多，伴有神疲倦怠，多梦易醒，心悸健忘，面色无华。舌淡苔白，脉细弱。

治法：补益心脾，养血安神，缩尿固肾。

方药：归脾汤（党参 20g，白术 15g，黄芪 30g，龙眼肉 5g，酸枣仁 15g，木香 10g，当归 20g，远志 15g）。

（2）肾阳不足证

主症：腰酸腿软，畏寒肢冷，夜尿频多，面色㿠白，精神不振。舌淡苔白，脉沉细无力。

治法：补肾助阳，缩尿固肾。

方药：八味肾气丸加味（熟地黄 20g，山药 20g，山茱萸 15g，枸杞子 15g，杜仲 15g，菟丝子 15g，附子 15g，肉桂 8g，鹿角胶 10g，茯苓 10g，海螵蛸 15g，益智仁 20g，覆盆子 15g，芡实 15g）。

（3）肾气亏虚证

主症：夜尿频，伴有乏力，腰腿困重发冷，口渴不欲饮，五更泻。舌质淡暗，脉沉细，尺部无力。

治法：温肾益气，缩尿止遗。

方药：缩泉丸加味（附子 10g，肉桂 10g，生地黄、熟地黄各 20g，山药 20g，山茱萸 20g，牡丹皮 15g，益智仁 10g，桑螵蛸 10g，五味子 20g，肉豆蔻 10g，党参 20g，杜仲 20g，炙甘草 15g，生姜 3 片，大枣 5 枚为引）。

（4）肾气阴两虚，肺胃火热炽盛证

主症：夜尿多，烦渴多饮，多食，面色萎黄，形体消瘦，头晕眼花，失眠多梦，大便干结。舌质红，苔薄黄，脉细数。

治法：滋肾益气，清泻肺胃。

方药：都气丸加味（生地黄、熟地黄各 15g，怀山药 30g，山茱萸 18g，茯苓、牡丹皮各 18g，桂枝 10g，玉竹 12g，黄连 6g，连翘 12g，党参 30g，黄芪 40g，麦门冬 15g，五味子 6g）。

5. 针灸

（1）电针疗法：取穴中极、膀胱俞、顶旁 1 线。

针刺方法：嘱夜尿多者排空膀胱，让其侧卧，常规消毒，取 28 号 2 寸毫针，在中极穴斜刺入，针尖向外阴方向刺入 1.5 ~ 2 寸，使针感向外阴方向传导。在膀胱俞直刺约 1 寸，并将电针导线同侧连接于膀胱俞，选疏波，刺激量逐渐加强，使肌肉轻度收缩，以能耐受为度，针感传至外阴部位为佳。在头部双侧顶旁 1 线（即通天穴透络却穴），以 15°角进针。上述各穴每次通电 30 分钟，每日 1 次，10 次为 1 个疗程。

（2）针刺配合艾灸治疗：针刺肾俞、太溪、三阴交、复溜，用补法，并直接灸治足三里。留针 30 分钟，隔日针 1 次，10 次为 1 个疗程。

（3）穴位注射黄芪注射液，针灸，针罐三者并用

取穴：足三里、三阴交、气海、关元、肾俞、膀胱俞、三焦俞、肺俞。

操作方法：常规消毒，将黄芪注射液用 4 号针头、2mL 注射器在足三里及三阴交穴位直刺，得气后，回抽针管内无血液，推入 1mL 药液，每日 1 次；气海、关元穴采用针灸法，每次针刺得气后，用艾卷灸 5 分钟；其他腧穴均用针罐法，每次用火罐留罐 5 分钟，每日 1 次。

以上疗法 15 天为 1 个疗程。

七、便稀

便稀是指经常出现大便稀溏、大便不成形，甚则为水样、黏液样大便，无脓血，或便次增多，便稀便秘交替，可伴有腹痛、食欲不振、燥热多汗、头痛头晕等，不包括相关疾病，如食物过敏或反复发作的病毒性肠炎、消化道溃疡、糜烂、肿瘤、痢疾、血吸虫病和肝、胰等疾患所引起的便稀。便稀的主要中医病机是中气不足，脾虚湿盛。

【判断依据】

1. 以便稀为主要症状，大便可溏薄，可有腹胀腹痛，或便后腹胀腹痛缓解，持续 2 个月以上。

2. 引起焦虑、恐惧等多种症状，一般不影响睡眠。

3. 应排除已诊断为腹泻的疾病，如小肠大部分切除术后、小肠乳糖酶缺乏症、溃疡性结肠炎、感染性腹泻、急性食物中毒等。

【发生原因】

1. 个性心理脆弱，或兼情感刺激，精神紧张，致焦虑、愤怒、惊恐、抑郁等，或突然遭遇重大事件等应激打击之类。

2. 饮食因素，如部分人喝牛奶后即出现便稀，停用牛奶后便稀症状消失。

3. 季节、气候的突然变化，身体不良者不能适应。

4. 特殊饮食习惯，如嗜高脂饮食，或暴饮暴食。

5. 长期滥用抗生素、糖皮质激素致肠道微生态失衡。

6. 长期营养不良，出现中气不足，脾气虚弱，或兼痰湿壅结，湿困脾土，使脾运失健，或肾气亏虚，脾阳失温。

【调理原则】

去除引起便稀的因素，调理胃肠功能，改善便稀的状况。

【调理方法】

1. 生活起居调摄

（1）培养好的生活习惯，按时作息，使机体生物钟规则，有助于胃肠功能协调。

（2）注意季节、气候骤变情况，随时增加衣服，避免受凉。

（3）避免滥用抗生素、糖皮质激素。

2. 情志调摄

心理负担重者，可进行心理辅导，寻求心理支持，缓解心理痛苦，帮助减轻精神紧张、焦虑、恐惧、愤怒、抑郁等，必要时给予适量的镇静药，如安定等。

3. 饮食调摄

对长期营养不良、身体虚弱者，则少量进食，低脂、低纤维素饮食，循序渐进增加饮食量，尝试停用牛奶，或改用豆浆，不进食生冷、含纤维多的食物，适当补充肠道酶类，调节肠道微生态环境和促进代谢的物质，如维生素 B 族、乳酶生、胃蛋白酶合剂等。

4. 食疗

（1）薯蓣干姜粥

原料：干姜 10g，山药 60g，白糖少量。

制法：将干姜、山药轧细过筛，加水调糊置炉上，用筷子搅动，成粥，加少量白糖，服用。

功效：健脾温阳。适宜于脾阳亏虚之便稀者。

（2）四神补阳粥

原料：补骨脂 10g，五味子 6g，肉豆蔻 2 枚，干姜 10g，粳米 100g，大枣 6 枚。

制法：取补骨脂、五味子、肉豆蔻（用面麸盖煨去油入药）、干姜加水适量煎汤取清汁，加粳米、大枣共煮粥，粥熟食之。

功效：温补脾肾。适宜于脾肾亏虚之便稀者。

（3）山药苡仁粥

原料：糯米 30g，山药 30g，薏苡仁 15g，红糖少许。

制法：取糯米、山药、薏苡仁共煮粥，粥将熟时加砂糖少许，稍煮即可服用。

功效：健脾利湿。适宜于脾虚湿盛之便稀者。

（4）姜糖饮

原料：鲜姜 15g 或干姜 6g，红糖 30g。

制法：姜打碎或切细，加入红糖，用开水冲服。

功效：温中祛寒。适宜于腹部受寒或过食生冷而致大便稀溏，臭味不甚，腹痛喜温的寒泻者。

（5）藿香粥

原料：干藿香 15g，粳米 30g。

制法：藿香研细末，粳米淘净，加水烧至米粒开花时调入藿香末，文火煮成稀粥服食。

功效：健脾化湿。适宜于脾虚湿盛之便稀者。

5. 中医辨证调摄

（1）寒湿证

主症：便稀如水，腹痛肠鸣，脘闷食少，或兼有风寒表证。舌苔白腻，脉濡缓。

治法：解表散寒，芳香化湿。

方药：藿香正气散（藿香 12g，紫苏叶 10g，白芷 9g，厚朴 10g，大腹皮 9g，法半夏 12g，陈皮 6g，茯苓 12g，甘草 6g）。

（2）湿热证

主症：腹痛即泻，泻下急迫，势如水注，肛门灼热，口渴，尿短黄。舌苔黄腻，脉濡数。

治法：清热利湿。

方药：葛根芩连汤加减（葛根 20g，黄芩 12g，黄连 10g，金银花 15g，茯苓 12g，绵茵陈 15g，藿香 12g，车前子 15g，木香 6g，火炭母 20g，甘草 6g）。

（3）伤食证

主症：腹痛肠鸣，泻下粪便臭如败卵，嗳腐酸臭，不思饮食。舌苔厚腻，脉滑。

治法：消食导滞。

方药：保和丸加减（山楂 15g，神曲 12g，法半夏 10g，茯苓 15g，陈皮 6g，连翘 12g，布渣叶 15g，麦芽 15g，甘草 6g）。

（4）肝郁证

主症：便稀发作与情绪有关，脘胁胀闷，嗳气食少，腹痛肠鸣，腹痛即泻，泻后痛减。舌苔薄白，脉弦细。

治法：抑肝扶脾。

方药：痛泻要方加减（白芍 15g，白术 12g，防风 10g，陈皮 6g，茯苓 12g，柴胡 10g，枳壳 10g，佛手 12g，甘草 6g）。

（5）脾虚证

主症：大便时溏时泻，完谷不化，食少脘胀，面萎黄，肢倦乏力。舌淡，脉细弱。

治法：健脾益胃。

方药：参苓白术散加减［党参18g，白术15g，茯苓12g，山药15g，扁豆12g，陈皮6g，砂仁6g（后下），薏苡仁15g，鸡内金10g，黄芪12g，神曲10g，炙甘草6g］。

（6）肾虚证

主症：黎明之前腹痛，肠鸣腹泻，泻后则安，形寒肢冷，腰腿酸软。舌淡，脉沉细。

治法：温肾健脾，固涩止泻。

方药：四神丸加减（补骨脂12g，吴茱萸10g，肉豆蔻6g，五味子6g，熟附子10g，炮姜9g，党参15g，白术12g，炙甘草6g）。

6. 温针隔姜灸

取穴双侧足三里、脾俞、肾俞、中脘。

将艾条切成2cm长的艾段，老姜切成0.1cm厚的姜片，在姜片的中间穿一小孔，以便针柄穿过。治疗时，便稀者仰卧位，将穴位常规消毒，针刺后采用补法使之得气，然后把穿有小孔的姜片从针柄的末端穿过，使姜片贴于皮肤上，将2cm长的艾段插在针柄顶端，在艾段靠近皮肤一端将其点燃，艾段徐徐燃烧，使针和姜片变热。此时，患者即感到胃脘部温热感。艾段燃完后，除去灰烬。每穴连续灸3壮，每日治疗1次，10天为1个疗程，每疗程间隔5天。

7. 针刺四缝穴配合捏脊

先将四缝穴周围皮肤局部消毒，用三棱针或粗毫针针刺，刺后挤出黄白色黏液。再让便稀者（多数是小孩）俯卧，以两手拇指抵于长强穴，两拳眼向前，与背垂直，再以两手拇指与食指合作将皮肤肌肉提起，然后做食指向前推、拇指向后拉的翻卷前进动作，自尾骶部起沿脊椎两旁向上推捏至第7颈椎大椎穴两旁，为1遍。连续3遍为1次，每日1次。

八、便秘

便秘是指排便周期延长，每2~3天或更长时间排便1次，无规律，或大便干燥，常伴有排便困难感，或排便不尽感，但不包括各种疾病（如肠道炎症、肠道息肉、吻合口狭窄、肠道肿瘤等）导致大肠功能紊乱所引起的便秘。在亚健康状态，便秘并不是疾病而是一种症状，通过适当的预防和护理是可以避免的。

【判断依据】

1. 以排便不畅为几乎唯一不适感，其他不适感均为继发，包括腹痛、腹胀、消化不良、食欲不振、乏力、头晕等。

2. 上述排便不畅情况连续发生 2 次以上，但持续不超过半个月。

2. 上述排便不畅情况连续发生 2 次以上，但持续不超过半个月。

3. 已引起便秘者苦恼，工作、学习效率下降，或生活质量下降。

4. 不为任何一种躯体疾病或消化系统疾病的一部分。

5. 应排除已诊断为便秘症患者或其他肠道本身的病变，如肠道肿瘤、息肉、炎症、结核、巨结肠、憩室病、吻合口狭窄等；肠外的疾病：如垂体功能低下、中枢神经病变、脊神经病变、周围神经病变等；以及合并有心血管、肺、肝、肾和造血系统等严重原发性疾病者和器质性疾病及精神病患者。

【发生原因】

1. 不良的饮食习惯：①饮食过于精细，高脂肪、高蛋白摄入过多，膳食纤维摄入过少，摄入蔬菜单调，水果的摄入量少。②进食量减少，每日进食量明显低于过去的水平，特别是肥胖者，为了减肥而过度节食等。③经常饮用浓茶、咖啡，吸烟过多和酗酒者，使自主神经过度兴奋，肠道肌肉痉挛而导致肠蠕动过度引起便秘。④平时不爱喝水，饮水量少等。

2. 不良的生活习惯：①生活作息无规律，晚上不睡，早上不起，错过最佳排便时间。②长期久坐，工作缺乏运动。③不良的排便习惯，如不按时排便，长期抑制便意等。

3. 精神因素：精神因素可通过中枢神经产生中枢神经递质作用于自主神经系统，使肠神经异常或者影响消化道激素调节，导致排便障碍。精神紧张，工作压力大，尤其是女性绝经期前、绝经期的便秘症状较为突出。

4. 滥用导泻剂：长期服用番泻叶之类的药物，维持排便，而且用量越来越大，结果导致便秘加重。

5. 年老体虚：随着年龄的增长，生理功能衰退，大肠蠕动缓慢。

6. 中医认为，便秘常发生在阴虚质、阳虚质和湿热质的人群中。阴虚则肠道津液亏少，"无水则舟不行"，便结肠中不下；阳虚则肠道蠕动减弱，无力推动大便下行，故便秘；湿热蕴结肠中，则大便黏腻，排便不爽。

【调理原则】

排便不畅与个体身体状况、心理应激因素、社会应激因素等密切相关，干预原则主要是调畅情志，均衡饮食，改善生活习惯，综合干预。还应注重干预对象个体体质类型等个性化因素，辨证调理。

【调理方法】

1. 情志调摄

保持精神愉快，情绪稳定，避免烦闷、忧虑、恼怒。

2. 生活起居调摄

（1）养成每日晨起定时排便的良好习惯：每日排便1次，最好早晨定时蹲厕，排便时间应选择在晨起后1小时为佳，排便时间不要过长，最好在5分钟内。排便时要集中精力，不要看书、看报。

（2）进行适当的体育锻炼，根据自身情况制订锻炼计划，如打乒乓球、羽毛球、散步、太极拳、体操等。经常锻炼腹壁肌肉和做深呼吸锻炼膈肌，以增加辅助排便的力量，也要加强提肌肛的锻炼，以利于排便时肛门正常的舒张。

（3）娱乐保健：如听音乐、练瑜伽、跳舞等。

3. 饮食调摄

（1）要多饮水，每晚睡前喝蜂蜜水可以清洗肠胃。每日晨起口服淡盐水，以利排便。无胃肠道疾病的人可用米醋两勺（20mL左右）加蜂蜜两勺，再加5倍的温水调匀，餐后饮用。

（2）少喝酒，少饮用咖啡和浓茶等以减少对肠道的刺激。

（3）多吃水果，含膳食纤维较多的水果在改善便秘上效果好，如猕猴桃、西瓜、香蕉、柚子、橙子、大枣、桑椹等。苹果含有丰富的膳食纤维，在通便问题上能起到"双向调节"的作用，尤其适宜于老人和婴幼儿。但并非所有水果都能起到治疗便秘的作用，如山楂、乌梅等水果含有较多鞣酸，具有收敛作用，反而会加重便秘的症状。

（4）可多食用膳食纤维含量高的食物，如粗制的五谷杂粮、蔬菜（如山芋、萝卜、洋葱、蒜苗等），这类食物同时也富含维生素B族，可预防便秘。另外，红薯、玉米、燕麦、荞麦等粗粮含有丰富的膳食纤维，也有防治便秘的功效。中国居民膳食纤维的推荐摄入量为每天24.13~34.59g，即必须吃十种以上的此类食物才能保证膳食纤维的获取量；老年人每天必须提供至少30g的膳食纤维，以预防老年性便秘。

（5）易有便秘症状的人还可补充油脂类食物，炒菜时可多放点植物油，如花生、核桃、芝麻、菜籽油等，每天总量可达到100g，植物油的分解产物脂肪酸有刺激肠蠕动的作用。

（6）经常饮用酸奶可以有效缓解便秘，因为其中所含的乳酸菌能改善肠道的生态平衡。如易便秘者，可将早餐的牛奶改成酸奶。若在酸奶中加入香蕉、草莓、猕猴桃、芦荟等果粒，效果会更好。

（7）适当选用一些中药代茶饮，如平常体重偏重，且所喝的饮料是茶或咖啡等者，若伴有便秘，可交替选用杜仲、决明子等当作饮料喝。杜仲茶是便秘者和肥胖者的理想饮品，有解除便秘、降血脂、稳定血压之效。决明子有明目、降脂、促进肠蠕动的功效。

4. 食疗

（1）菠菜猪血汤

原料：猪血250g，菠菜500g。

制法：将猪血切成块状，新鲜菠菜洗净切成段，加水适量煮汤，调味服用，每日或隔日 1 次。

功效：滋肾补肺，润肠通便。适宜于肾虚便秘者。

（2）牛血桃仁汤

原料：牛血 20g，桃仁 10g，生姜 2 片，油、盐适量。

制法：将凝固的牛血和桃仁浸洗过后，牛血切成小方块，用清水与原料一起煲约 1 小时，调味后即可饮用。

功效：破瘀行血。适宜于血燥便秘者。

（3）海参鲍鱼汤

原料：鲍鱼 50g，海参 100g，枸杞子 25g，牛膝 50g，油、盐适量。

制法：将鲍鱼切成片状，同海参一起用清水浸发。再与枸杞、牛膝一同放入炖盅内，炖煮 4 小时左右，调味即成。

功效：补虚壮阳，通便利尿。适宜于阳虚便秘者。

（4）荠菜瘦肉汤

原料：荠菜 150g，蜜枣 6 粒，瘦肉 150g，油、盐适量。

制法：将原料洗净，蜜枣去核，瘦肉切成小块，放清水至煲内，同原料一起煮，待瘦肉煮烂后，调味即可饮用。

功效：解毒排便。适宜于湿热便秘者。

（5）肉苁蓉狗肉粥

原料：肉苁蓉 10g，狗肉 100g，大米 60g，葱、姜、盐各适量。

制法：先将肉苁蓉、狗肉洗净，切细，再取肉苁蓉水煎取汁，加入大米、狗肉煮为稀粥，待沸后调入姜末、葱花、盐等，煮熟后即可服食。

功效：补虚壮阳。适宜于老年人阳虚便秘等。

（6）牛乳蜂蜜芝麻饮

原料：牛乳 250mL，蜂蜜 30g，芝麻 15g。

制法：先将芝麻炒香，研末备用；牛乳、蜂蜜混匀，煮沸后调入芝麻，每日晨起空腹饮用。

功效：养阴生精，润肠通便。适宜于阴精亏少之大便困难者。

（7）当归杏仁炖猪肺

原料：当归 15g，杏仁 15g，猪肺 1 具，葱、姜、椒、盐、味精各适量。

制法：将猪肺洗净，切块，诸药包布，同炖至猪肺熟后去药包，加葱、姜、椒、盐、味精等调味服食。

功效：养血通便。适宜于气血亏虚，肺气不足之便秘者。

（8）香参炖大肠

原料：木香 10g，降香 5g，海参 10g，猪大肠 1 具，盐、酱油、葱、姜、味精各适量。

制法：将海参泡发，洗净切片；猪大肠洗净，切细；降香、木香装入纱布袋中。锅内加水适量，倒入大肠，煮沸去沫，加葱、姜，煮至大肠将熟时，放入海参、药袋煮至大肠软烂，再加入适量盐、酱油、味精，稍煮即成。

功效：滋阴，润燥，通便。适宜于肠燥便秘者。

（9）桑椹芝麻糕

原料：桑椹30g，黑芝麻600g，麻仁10g，糯米粉700g，粳米粉300g，白糖30g。

制法：将桑椹、麻仁、黑芝麻放入锅内，加清水适量，用大火烧沸后，转用小火煮5分钟，去渣留汁；糯米粉、粳米粉、白糖放入盆内，加药汁、清水适量，揉成面团，做成糕，在每块糕上撒上黑芝麻，上笼蒸15~20分钟即成。

功效：益气养血。适宜于血虚便秘者。

（10）五仁粳米粥

原料：芝麻、松子仁、柏子仁、胡桃仁、甜杏仁各10g，粳米100g。

制法：将五仁碾碎，与粳米加水煮粥。服用时加少许白糖，每日早晚服用。

功效：润肠通便。适宜于中老年人气血两虚之便秘者。

5. 中医辨证调摄

（1）热结便秘证

主症：大便干结，小便短赤，面红心烦，或兼有腹胀腹痛，口干口臭。舌红苔黄，脉滑数。

治法：清热润燥通便。

方药：三仁汤加减（火麻仁10g，杏仁10g，柏子仁10g，生薏苡仁10g，滑石15g，白通草10g，厚朴10g，枳实10g，黄柏5g，甘草5g）。

（2）气滞便秘证

主症：排便不畅，嗳气频作，严重者腹中胀痛，纳食减少。舌苔薄腻，脉弦。

治法：理气行滞。

方药：运气通便汤加减（黄芪10g，茯苓10g，白术10g，炒谷芽15g，炒麦芽15g，神曲10g，陈皮5g，法夏10g，厚朴10g，炒莱菔子20g，枳壳10g，槟榔10g，延胡索10g，升麻5g）。

（3）气虚便秘证

主症：虽有便意，但排便、便后疲乏，大便并不干硬，头昏，面色㿠白，神疲气怯。舌淡嫩，苔薄，脉弱。

治法：益气润肠通便。

方药：温脾润肠汤加减（黄芪30g，何首乌15g，党参15g，肉苁蓉15g，枳实15g，杏仁10g，火麻仁10g，柏子仁10g，白术15g，白芍10g，甘草5g）。

（4）血虚便秘证

主症：大便秘结，面色无华，头晕目眩，心悸。唇舌淡，脉细。

治法：补血润肠通便。

方药：滋阴润肠汤加减（当归20g，白术15g，生地黄10g，川芎10g，火麻仁15g，何首乌20g，黄精20g，枳实10g，山茱萸15g，玄参10g，麦门冬10g，川牛膝10g，炙甘草10g）。

（5）阳虚便秘证

主症：大便艰涩，排出费力，小便清长，面色㿠白，四肢不温，喜热怕冷，腹中冷痛，腰脊冷重。舌淡苔白，脉迟。

治法：温阳通便。

方药：补元润通汤加减（黄芪20g，白术30g，枳实10g，玄参15g，肉苁蓉20g，锁阳15g，淫羊藿15g，槟榔10g，火麻仁10g，甘草5g）。

6. 推拿按摩

（1）自我摩腹：仰卧，双腿屈曲，腹部放松，用手掌的大鱼际肌，顺着结肠走行方向，作环行按摩（右下腹→右上腹→左上腹→左下腹），按摩力由轻到重，以能忍受为准，同时做深呼吸，每日2次，每次5分钟，以刺激肠蠕动，增加小肠及大肠推进性节奏收缩，使大便易于排出。

（2）自我穴位按摩：养成定时排便的习惯，临厕时若无便意，就按压穴位。常取穴位为双侧迎香、合谷、神门；也可按压双下肢的太溪穴。双侧可同时按压或交替按压，直至激发出便意。

（3）他人按摩：仰卧，术者立于患者右侧，双掌分推、搓、揉胸胁部，掌揉上、中、下腹部，波浪式揉腹部，沿升、横、降、乙状结肠路线行掌推揉法、掌摩腹部，颤点上脘、中脘、下脘、气海、关元，按天枢、足三里、上巨虚、下巨虚、三阴交。俯卧，术者立于患者左侧，在腰骶部按揉肾俞、三焦俞、大肠俞等，按压八髎、长强，由上至下推八髎，叩击骶部。

7. 穴位敷贴

贴敷药物组成为三棱、莪术、大黄、冰片，按2∶2∶2∶1比例研成粉末，加甘油调成膏状，制成大小约1.5cm×1.5cm、厚度约0.3cm的药饼，敷于天枢、关元、气海穴，用胶布固定。每日1次，每次6~8小时，7次为1个疗程。

8. 耳压法

取主穴便秘点、直肠下段；配穴耳尖放血，每穴按压1分钟，每日按压3~4次，双耳轮换治疗，每周治疗1次，3次为1个疗程。

9. 针灸

主穴取天枢、支沟、上巨虚。热结便秘加大肠俞、内庭、曲池；气滞便秘加太冲、阳陵泉；气虚便秘加肺俞、脾俞、足三里；血虚便秘加脾俞、足三里、膈俞；阴虚便秘加太溪、照海；阳虚便秘加肾俞、命门、神阙（灸）。每日 1 次，10 次为 1 个疗程。

10. 足疗

先予热水清洁双足，并涂按摩膏，进行按摩。重点取肾上腺、肾、输尿管、膀胱、小肠、升结肠、横结肠、降结肠、乙状结肠及直肠、肛门、十二指肠、脾、肝、腹腔神经丛等反射区，每日 1 次。

11. 灌肠

灌入肥皂水约 500mL，温度 37℃～41℃，嘱其左侧卧位，保留 15 分钟。或用中药煎水灌入。也可将蜂蜜少许倒入锅中，用温火加热 2～3 分钟，蜂蜜变得软稠后，再捏成小指末节大小的椭圆形（可放于冰箱内备用），外涂少许香油，推入肛门内，20～30 分钟后即可顺利排便。或用开塞露挤入肛门排便。

九、饮食减少

饮食减少是指饮食量较平时减少，不思饮食，食欲不佳，持续发生不超过半个月。但不包括各种疾病（如胃肠道器质性疾病、全身各系统疾病、因减肥所致厌食症、肿瘤晚期等）导致的饮食减少。在亚健康状态，各种体质都有可能出现饮食减少症状，但通过适当的预防和护理是可以避免的。

【判断依据】

1. 以饮食减少为几乎唯一不适感，其他不适感均为继发，包括腹胀、消化不良、乏力、精神疲惫、头晕等。

2. 上述饮食减少情况持续发生不超过半个月。

3. 已引起个体明显的苦恼，工作、学习效率下降，或生活质量下降。

4. 不为任何一种躯体疾病或消化系统疾病的一部分。

5. 应排除已诊断为厌食症患者或其他胃肠道本身的病变，如各种胃炎、胃溃疡、胃下垂、肝炎、肝癌、肠道肿瘤、肠炎等，全身性疾病所致饮食减少者，以及合并有心血管、肺、肝、肾和造血系统等严重原发性疾病和器质性疾病及精神病患者。

【发生原因】

1. 不良的饮食习惯：①工作繁忙，饮食不规律。②喜食肥甘厚味，辛辣刺激胃黏膜的食物。③饮食过饱或吃了不易消化的食物。

2. 精神因素：情志不畅都可导致脾胃运化失调。心理和社会因素的影响，精神紧张，工作压力大，学习任务繁重，均可导致不思饮食，食欲不振。

3. 身体状况不良，过度劳累，脾胃虚弱等。

【调理原则】

主要是去除影响食欲的因素，合理膳食，调畅情志，养成良好的生活习惯，改善消化系统功能。应注重干预对象个体体质类型等因素，辨证调理。

【调理方法】

1. 情志调摄

宜情绪乐观，不宜悲伤忧郁。平时保持精神愉快乐观，进食前更应注意避免不良的精神刺激。良好的情绪、乐观向上的心态能促进胃液的分泌，有助于消化。反之，悲伤忧郁或暴怒往往会导致消化液分泌不足，引起消化不良和吸收功能障碍。

2. 生活起居调摄

（1）尽量不抽烟，不酗酒，因为烟酒均可影响人的味觉。但饭前适当饮少许红葡萄酒，对促进食欲有帮助。

（2）合理安排生活作息时间，三餐要有规律。同时注意保暖。

（3）运动健身，因人、因时，循序渐进。以放松项目为主，如散步、瑜伽、气功、太极拳等。

（4）娱乐保健，如听音乐、垂钓、书法、足底按摩等。

3. 饮食调摄

（1）饮食上注重色、香、味、形和营养搭配，选购食物要注意不断变换花色品种。菜肴应当清淡爽口，色泽鲜艳，并可适当选择具有酸味和辛香的食物，以便增强食欲。

（2）及时调整膳食结构，注意多食用含锌的食物。动物性食品是锌的主要来源，牛肉、羊肉、猪肉含锌丰富，鱼肉及其他海产品中含锌也不少。但注意避免用杂肉或肥肉做原料。可将瘦肉剁碎煲汤或蒸熟，加些葱、姜等调味。

（3）避免过多食用对胃黏膜有损伤的食物，如油炸食品、辣椒、芥末、浓茶、浓咖啡、酒及过热、过甜的食物。

（4）不要睡前进食（尤其是饱食），少食零食，不要多吃太凉的食物。

（5）要养成细嚼慢咽的习惯，以增加唾液分泌，从而有助消化，增加食欲。

4. 食疗

（1）山楂杨梅生姜饮

原料：山楂 80g，鲜杨梅 30g，生姜 15g。

制法：先将生姜洗净，切成片，与洗净的山楂、杨梅同放入碗中，加盐、白糖适量，调拌均匀，浸渍 1 小时后用沸水浸泡 15 分钟即可服食。早中晚 3 次分服，同时嚼食山楂、杨梅、生姜。

功效：开胃消食，健脾导滞。适宜于脾虚食滞之饮食减少者。

（2）山药百合大枣粥

原料：山药 90g，百合 40g，薏苡仁 30g，大枣 15 枚，粳米适量。

制法：将山药、百合、大枣、薏苡仁及粳米适量共煮粥。每日 2 次服食。

功效：滋阴养胃，清热润燥。适宜于胃阴亏虚之饮食减少者。

（3）砂仁羊肉汤

原料：砂仁10g，白胡椒3g，生姜数片及适量羊肉。

制法：将砂仁、白胡椒、生姜及适量羊肉共煮汤，熟后放入适量盐服食，每周3次。

功效：健脾散寒，温胃理气。适宜于脾胃虚寒之饮食减少者。

（4）木耳炒肉片

原料：干黑木耳15g，猪瘦肉60g，盐适量。

制法：将黑木耳干品用温水发好、洗净，猪瘦肉切片放入油锅中炒两分钟后，加入发好的黑木耳同炒，再加盐适量，清汤少许，焖烧5分钟即可服食，每周3次。

功效：补益脾胃，调理中气。适宜于情志不畅所致饮食减少者。

（5）白术卤鸡胗

原料：净鸡胗500g，葱段、姜片各10g，药包1个（内装白术10g，八角2g），料酒10g，盐3g，味精1g，醋2g，芝麻油10g。

制法：鸡胗洗净，下入沸水锅中焯透捞出。锅内放入清水800g，下入药包、葱段、姜片烧开，煎煮5分钟左右，捞出葱、姜不用。下入鸡胗、料酒烧开，卤煮至鸡胗熟烂捞出，沥去水，切成片，加入盐、味精、醋、芝麻油拌匀即成。

功效：补气健脾，除胀宽中。对孕妇食少、脘腹胀满均有食疗作用。

（6）莲子猪肚

原料：猪肚1个，水发莲子40枚，香油、盐、葱、生姜、蒜各适量。

制法：将猪肚洗净，内装水发莲子（去心），用线缝合，放入锅内，加清水，炖熟透，捞出晾凉；将猪肚切成细丝，同莲子一起放入盘中。将香油、盐、葱、生姜、蒜等调料与猪肚丝、莲子拌匀即成。

功效：健脾益胃，补虚益气。适宜于脾胃虚弱者。

（7）参姜炖猪肚

原料：猪肚1个，人参15g，干姜5g，葱白少许。

制法：将人参、干姜放入洗净的猪肚里，用线缝合。砂锅内加水，将猪肚放入锅内，先用武火烧沸，撇去汤面上的浮沫，再改用文火煮至烂熟，调味食用。每日服1次，连服5天。

功效：温胃散寒。适合脾胃虚寒之饮食减少者。

（8）陈皮木香烧肉

原料：陈皮3g，木香3g，瘦猪肉200g。

制法：先将陈皮、木香焙脆研末备用；在锅内放油少许烧热后，放入猪肉片，炒片刻，放适量清水烧熟，待熟时放陈皮、木香末及盐并搅匀。

功效：健脾理气宽中。适宜于脾虚气滞之饮食减少者。

（9）红枣橘皮汤

原料：红枣 50g，枸杞子 50g，橘皮 25g，冰糖 40g。

制法：将红枣、枸杞子、橘皮洗净待用。水烧开后放入红枣、枸杞子、橘皮，大火煮滚 5 分钟左右，再改用小火烧至汁浓味香，约半小时左右，然后加入冰糖，捞出红枣、枸杞子和橘皮即可。

功效：健脾益胃，除胀宽中。适宜于脾虚气滞之饮食减少者。

（10）石斛玉竹粥

原料：石斛 12g，玉竹 10g，大枣 5 个，粳米 50g。

制法：将石斛、玉竹煎汤去渣后，入大枣，粳米煮粥服用。

功效：养阴益胃。适宜于胃阴亏虚之饮食减少者。

5. 中医辨证调摄

（1）饮食停滞证

主症：脘腹饱胀，不欲饮食，伴有嗳气，吞酸，大便臭酸或秘结不通。舌苔厚腻，脉滑。

治法：消食化滞。

方药：保和丸加减（山楂 15g，神曲 10g，法夏 10g，茯苓 10g，陈皮 10g，连翘 5g，莱菔子 10g）。

（2）肝气犯胃证

主症：不思饮食，精神欠佳，伴有呃逆嗳气，胸胁胀闷或胀痛。舌苔薄白，脉弦。

治法：舒肝和胃。

方药：逍遥散加减（柴胡 10g，白芍 10g，白术 10g，当归 10g，茯苓 10g，炙甘草 5g）。

（3）脾胃湿热证

主症：呕恶厌食，大便溏而不爽，伴有周身疲乏倦怠，小溲短黄。舌质红，苔黄白而腻，脉濡数或滑。

治法：清热化湿。

方药：三仁汤加减（杏仁 15g，生薏苡仁 15g，白蔻仁 6g，厚朴 6g，半夏 15g，竹茹 6g，滑石 6g，通草 6g）。

（4）胃阴不足证

主症：饥不欲食，口渴喜饮，伴有唇红干燥，大便干结，小溲短少。舌红苔少，脉细数。

治法：滋阴养胃。

方药：益胃汤加减（沙参 10g，麦门冬 15g，生地黄 15g，玉竹 10g）。

（5）脾胃气虚证

主症：不思饮食，食后腹胀，或进食少许即泛泛欲吐，气短懒言，倦怠乏力。舌淡苔白，脉缓弱。

治法：健脾益气。

方药：香砂六君子汤加减（木香10g，砂仁15g，陈皮10g，法夏10g，党参15g，白术10g，茯苓10g，甘草5g）。

（6）脾胃虚寒证

主症：饮食无味，不知饥饿，脘腹隐痛，喜按喜暖，四肢不温，伴有进食稍多则脘腹闷胀欲呕，神疲体倦，气短懒言。舌淡苔白，脉沉迟。

治法：温中祛寒。

方药：黄芪建中汤加减（黄芪20g，桂枝10g，芍药20g，生姜10g，大枣5枚，炙甘草10g）。

6. 推拿按摩

（1）捏脊疗法：俯卧床上，四肢放平。捏脊前术者先在背部轻轻按摩几遍，使肌肉放松。然后用双手拇指、食指作捏物状手形，自尾骨端开始。把皮肤捏起，沿脊柱交替向前捏捻。每向前捏捻3下，用力向上提捏1下，直到颈后高骨突出处。每次捏脊3~5遍，每日1次，1周即可见效。

（2）腹部按摩：平躺，以肚脐为中心，用双手从两侧抱住腹部，手指施加力量揉捏腹部，反复做3~5分钟；用手指在肚脐左右和下面，以直径约10cm的圆周为范围，绕圈式按摩，接着揉捏上腹部的左右。最后用手掌以直径20cm的圆周为范围，缓缓按摩整个上腹部，进行1~2分钟。

7. 贴脐疗法

白蔻仁、神曲、麦芽、山楂、良姜、陈皮各等份，共压细粉，用凡士林调成膏状备用。每次取莲子大小药膏置于一块4.5cm×4.5cm橡皮膏中央，药膏对准脐心贴敷，四周黏牢。每次敷8~12小时，每日1次，10天为1个疗程。

十、腹胀

腹胀是指持续性或反复出现的脘腹胀满不舒，或伴有嗳气、打嗝、口臭、肠鸣、恶心、厌食等，此状况持续1周以上，不超过半个月；但不包括各种疾病（如胃炎、肝脏疾病、胰腺疾病、小肠吸收不良、甲状腺功能低下、胃肠道肿瘤或梗阻等）所导致的腹胀。在亚健康状态，气郁质、湿热质、气虚质和阳虚质易发生腹胀症状，但通过适当的预防和护理是可以避免的。

【判断依据】

1. 以脘腹胀满为几乎唯一不适感，其他不适感均为继发，包括嗳气、打嗝、口臭、肠鸣、恶心、厌食等症状。

2. 上述腹胀情况持续性或反复发作1周以上，但不超过半个月。

3. 引起明显的苦恼，精神活动效率下降，或生活质量下降。

4. 不为任何一种躯体疾病或消化系统疾病的一部分。

5. 应排除消化道器质性病变，如胃炎、肝脏疾病、胰腺疾病、胃肠道肿瘤等导致腹胀者；或全身性疾病，如糖尿病、结缔组织病、肾病等导致腹胀者；以及合并有心血管、肺、肝、肾和造血系统等严重原发性疾病和严重器质性疾病及精神病患者。

【发生原因】

1. 不良的饮食习惯：①进食不易消化或不洁的食物而引起胃肠功能不正常，发生积气而导致腹胀。②进食油腻、高蛋白的食物过多，可致消化不良，延迟胃排空，导致气体累积而发生腹胀。

2. 不良的生活习惯：①生活作息无规律，三餐不按时，时饱时饥，吃饭狼吞虎咽。②长期久坐、久卧，工作缺乏运动。

3. 情志因素：心理和社会因素的影响，精神紧张，工作压力大，学习负担重，导致腹部胀满。

4. 身体状况不良，如老年人唾液、胃液、肠液的分泌量减少，其中的消化酶含量较低，胃酸的分泌量也减少，因此消化食物的能力减低，导致腹胀。有的人饮用牛奶也会腹胀，这是因为缺乏足够的乳糖酶，不能消化牛奶中的糖类，因而发酵产生气体。

5. 脾胃虚弱均可导致腹胀，如脾阳不振，胃气虚弱，健运无权，腑气通降不利而成腹胀。

【调理原则】

主要是去除影响腹胀的因素，调畅情志，均衡饮食，改变生活习惯，改善胃肠功能。应注重干预对象个体体质类型等个性化因素，根据个体的脾胃功能状态，辨证调理。

【调理方法】

1. 情志调摄

进行心理行为调整，减少压力，做到有张有弛。克服不良情绪，焦躁、忧虑、悲伤、沮丧、抑郁等不良情绪都可能使消化功能减弱或刺激胃部制造过多胃酸，其结果是胃气增多，腹胀加剧。

2. 生活起居调摄

（1）注意锻炼身体，每天坚持 1 小时左右的适量运动，不仅有助于克服不良情绪，而且可帮助消化系统维持正常功能。

（2）娱乐保健，如听音乐、唱歌、跳舞等。

3. 饮食调摄

（1）避免或减少食用易产气的食物：如蔬菜中的卷心菜、韭菜、菠菜和豆类（如大豆、豌豆、豇豆和扁豆等）；减少进食含气的食物，如蛋奶类、打起泡沫的奶油、打起泡沫的加糖蛋及含碳酸气体的饮料。多吃些顺气食物，如白萝卜、茴香、橘子、藕、山楂、槟榔等。

（2）减少不易消化的食物：如硬米饭、煎炸食物、炒豆等硬性食物不容易消化，在胃肠里滞留的时间也较长，可能产生较多气体引发腹胀。

（3）宜多吃以下食物：金橘、山楂、杨梅、紫苏叶、胡萝卜、橘子皮、刀豆、大白菜、芹菜、蕹菜、冬瓜、瓠子、番茄、苦瓜、茴香、薤白、橙子等。适度食用高膳食纤维食物，如纯燕麦片、土豆、面食、豆类等。但高膳食纤维食物并非只会导致腹胀，有时恰恰相反，反而有减轻腹胀之效，特别是在摄入高脂食物后。因为高脂食物难以被消化、吸收，因而在肠胃里逗留时间也往往较长，而一旦有膳食纤维加入，受阻塞的消化系统很可能迅速得以疏通。

（4）吃饭时应细嚼慢咽：进食太快，或边走边吃，容易带进不少空气。不嚼口香糖、槟榔。戒烟。

4. 食疗

（1）砂仁鲫鱼汤

原料：砂仁3g，鲫鱼1条，葱、姜、盐适量。

制法：将鱼切开洗净；将砂仁洗净，放入鱼腹中；鱼置于锅中，加水适量，武火烧开后用文火炖至鱼熟，加调料焖数分钟即可，食肉饮汤。

功效：行气利水，健脾燥湿。适宜于脾虚所致之腹胀者。

（2）胡椒炖肚

原料：猪肚1个，白胡椒13g，葱、姜、大茴香、料酒、盐适量。

制法：将猪肚用开水烫内膜，刮洗干净；白胡椒捣碎填于猪肚内，并在肚内留适量水分，将肚的切口用线缝后投入锅内，加适量水、葱段、姜片、盐、茴香、料酒，用文火炖熟即成，佐餐食用。

功效：温中化湿，行气消胀。适宜于脾虚湿滞所致之腹胀者。

（3）草果羊肉汤

原料：草果5g，羊肉500g，豌豆80g，青萝卜200g，姜、香菜、盐、醋、胡椒粉适量。

制法：羊肉切成小丁，青萝卜洗净也切成小丁，豌豆洗净，姜剁成细末。将草果、萝卜丁、羊肉丁、豌豆同入锅内加水适量，先用武火烧开，后改用文火，加姜末炖约1小时至肉熟烂，加入盐、醋、胡椒粉和香菜末调味即成。

功效：益脾暖胃除胀。适宜于脾胃虚弱所致之腹胀者。

（4）陈皮油淋鸡

原料：陈皮30g，花椒15g，雏公鸡1只，花生油、佐料等各适量。

制法：将鸡收拾干净后用绍酒、盐、五香粉拌匀抹于鸡身内外，入盆加葱、姜、花椒上笼蒸熟取出，再放入卤水锅内卤至上味，捞出晾干；锅置中火，加花生油烧七成热，放入陈皮条炸至深色捞出，再放入鸡滚一下，提起鸡，舀油不断淋鸡至黄色即成。然后将鸡切成长条块，摆盘淋上麻油即可，佐餐食用。

功效：健脾助运。适宜于脾虚所致之腹胀者。

（5）参芪鸽肉汤

原料：党参20g，黄芪20g，山药30g，净白鸽1只，盐、调料适量。

制法：将鸽肉切块，放砂锅中，加党参、黄芪、山药、盐、调料和适量水，文火炖煮50分钟，肉熟后饮汤食肉。隔日1次，连用10天。

功效：益气健脾，补中和胃。适宜于脾虚所致之腹胀者。

（6）豆蔻煨肘

原料：白豆蔻15g，大枣50g，冰糖100g，猪肘1000g。

制法：捣碎白豆蔻，用纱布袋装好，扎口；大枣洗净；猪肘除尽残毛，洗净，用开水烫净；取50g冰糖炒成浓黄色糖汁；将猪肘、白豆蔻药袋、大枣、冰糖汁、冰糖同置砂锅中，加水适量，武火烧开后，撇净浮沫，用文火炖煨至肘熟烂，即成，佐餐食用。

功效：健胃助消化行气。适宜于脾胃虚弱所致之腹胀者。

（7）良姜香附蛋糕

原料：高良姜6g，香附6g，鸡蛋5个，淀粉15g，葱花50g，花生油130g。

制法：高良姜、香附烘干研为极细末，鸡蛋打入碗内搅匀，入药末及葱花、淀粉，再加少许盐、味精和适量的清水，搅匀，油入炒锅，烧至六成熟，改用小火，舀出油30g，倒入蛋浆，倒入油在蛋浆上，盖好锅盖焖10分钟，换面再焖2分钟即成，当点心吃。

功效：温中散寒，行气消胀。适宜于胃寒所致之腹胀者。

（8）陈草蜜膏

原料：陈皮100g，甘草50g，蜂蜜适量。

制法：将陈皮、甘草洗净，水浸泡透，小火煎煮约20分钟，滤取汁液，如此反复煎煮，取汁3次，合并3次所得药液，再用小火煎熬成膏。入蜂蜜适量，煮至沸，待冷装瓶，每次用1汤匙，开水冲服。

功效：补中益气，行气消胀。适宜于气滞所致之腹胀者。

（9）橘络玫瑰花茶

原料：橘络3g，玫瑰花3g。

制法：将上药洗净，用沸水冲泡，焖片刻。代茶，频频饮用，可连续冲泡3~5

次，当日饮完。

功效：疏肝理气解郁。适宜于肝郁气滞腹胀者。

（10）枣肉鸡内金饼

原料：大枣肉 250g，生姜 30g，鸡内金 50g，面粉 500g，白糖适量。

制法：先将生姜煎汤，枣肉捣烂，生鸡内金焙干研细末，共和入面，作成小饼，烘熟。每次吃 2~3 个，每日 2~3 次，连服 1 周。

功效：健脾化食消胀。适宜于脾虚食滞所致之腹胀者。

5. 中医辨证调摄

（1）饮食积滞证

主症：脘腹胀满，食后加重，嗳气则自觉舒服，便后胀痛减轻，食欲不佳，夜卧不宁。舌苔白厚，脉滑。

治法：消食导滞，行气消胀。

方药：保和丸加减（山楂 15g，神曲 10g，法夏 10g，茯苓 10g，陈皮 10g，连翘 5g，莱菔子 10g）。

（2）湿热蕴结证

主症：胸闷腹胀，头晕身重，无饥饿感，食后身体发热，口中淡而无味，小便黄少，大便稀而不爽。舌苔黄腻，脉滑数。

治法：清热利湿，佐以芳香化浊。

方药：中满分消丸加减（厚朴 15g，枳实 10g，茵陈 15g，栀子 15g，陈皮 10g，法夏 10g，茯苓 15g，泽泻 10g，白术 10g，猪苓 10g，车前子 10g，大腹皮 10g，甘草 5g）。

（3）肝郁气滞证

主症：脘腹胀满，遇恼怒忧郁则加剧，嗳气则舒。舌红，苔薄，脉弦。

治法：疏肝解郁，理气除胀。

方药：柴胡疏肝散加减（柴胡 10g，白芍 10g，陈皮 10g，川芎 10g，枳壳 10g，香附 10g，炙甘草 5g）。

（4）脾胃虚弱证

主症：食则饱胀，腹满喜按，不思饮食，面色萎黄，倦怠无力，大便溏薄。唇舌色淡，苔白，脉细弱。

治法：健脾益气，佐以导滞。

方药：香砂六君子汤加减（党参 15g，白术 15g，茯苓 10g，木香 10g，砂仁 15g，法夏 10g，陈皮 10g，炙甘草 5g）。

6. 推拿按摩

（1）自我摩腹：仰卧，双腿屈曲，腹部放松，用手掌的大鱼际肌在脐周先逆时针旋转摩腹 200 下，再顺时针摩腹 200 下，使腹内有温热感。每日按摩 1 次，7 次为 1 个疗程。

（2）他人按摩：仰卧，术者立于受术者右侧，以左手拇指、食指抵至幽门穴，右手拇指点按阑门穴，同时揉按，以指下气动为度。然后左手按幽门穴不动，右手拇指、食指分点梁门穴，点揉约半分钟。接着左右手同时向下移动，改左手拇指、食指点按梁门，右手拇指、食指点按滑肉门，双手同时滑动揉拨约 3 分钟，感觉到指下逐渐软散，肠鸣气动，然后沿足阳明胃经下推。接着双手中指点章门穴，向中间拢拨 1 分钟，再分推期门穴，然后术者双手由剑突向下推运至神阙穴，使上脘、中脘、下脘穴有温热感。如此反复操作 3 遍后结束，每日按摩 1 次。

7. 针灸

（1）针刺：选穴可以考虑内关、足三里、天枢、下巨虚、中脘。针刺手法选平补平泻。针刺得气后施以艾灸，针刺部位感温热即可，以免烫伤。留针 30 分钟。维生素 B_1 足三里封闭可促进胃肠功能恢复，效果好。

（2）耳穴：选择交感、大肠、小肠、胃。将王不留行子贴附在胶布块中央，然后贴敷在相应的耳穴上进行按压。

8. 敷脐疗法

用盐半斤炒热，布包熨脐腹，冷后再炒热敷脐。或用独头蒜 1 个，栀子 3 枚，盐少许捣烂，摊纸上贴脐。也可用中药玄明粉 20g，小茴香 3g，研末混合，将药放置纱布袋内，袋两边缝上绷带，捆于脐上。每 12 ~ 24 小时换药 1 次，一般 3 ~ 4 次可奏效。

9. 足疗

用温水洗脚后，刺激双足底部的胃、小肠、结肠、肛门等反射区的血液循环，从而加强了这些器官的功能，促进肠蠕动和肛门排气。

十一、咽干

咽干是指咽部有干燥感，或自觉咽干灼热，发痒不适，微胀微痛，此症状持续发生不超过半个月；并应排除各种疾病（如上呼吸道感染、鼻炎、各种咽炎等）导致的咽干。在亚健康状态，阴虚质、湿热质和瘀血质较易发生咽干，但通过适当的预防和护理可以避免咽干发生。

【判断依据】

1. 以咽部干燥为几乎唯一不适感，其他不适感均为继发，包括咽痛、咽痒、咳痰黏稠、心烦、恶心等症状。

2. 上述咽部干燥情况持续 3 天以上，但不超过半个月。

3. 引起明显的苦恼，影响工作和学习，生活质量下降。

4. 不为任何一种躯体疾病或呼吸、消化系统疾病的一部分。

5. 应排除已诊断为咽炎症者或全身性疾病引起咽干者；以及合并有心血管、肺、肝、肾和造血系统等严重原发性疾病和严重器质性疾病及精神病患者。

【发生原因】

1. 工作学习繁忙，产生心理、精神压力，导致情志不畅，肝气郁结。

2. 不良生活习惯，喜食烟酒、辛辣刺激性食物等；说话过多过急，运动后张口呼吸等。

3. 生活环境不良或改变。环境污染、空气中粉尘及有害气体的刺激；或气候突变及吸入寒冷空气；或空调未清理，室内有异味，室内空气干热等。

4. 过度劳倦，体力透支。

5. 身体状况不良，全身因素造成体质下降，如贫血、便秘、下呼吸道慢性炎症、心血管疾病等引起体质下降。

6. 外受风热之邪，或受风寒郁久化热，熏蒸于咽喉；或燥热之邪耗伤津液，咽喉失于濡养而致咽干；或脾胃之热，上蒸于咽喉；或肝胆失于条达升发，郁而化火，上蒸于喉；或肺肾阴虚，阴不制阳，水火不济，相火妄动，以致咽干；或痰瘀互结于咽喉，气血不荣，咽喉失于濡养，均可导致咽干。

【调理原则】

主要是去除影响咽干的因素，改善生活环境和生活习惯，调畅情志，均衡饮食，改善咽喉部功能。干预方案还应注重干预对象个体体质类型等个性化因素，辨证调理。

【调理方法】

1. 情志调摄

保持心情舒畅，避免烦恼郁闷，学会面对压力。

2. 生活起居调摄

（1）注意口腔卫生，坚持早晚及饭后刷牙。当咽喉感觉有轻微不适时，可用盐汤做晨间漱口剂。还需纠正张口呼吸的不良习惯。

（2）改善工作和生活环境，避免粉尘及有害气体的刺激。保持室内合适的温度和湿度，空气新鲜。还可以使用空气加湿器，调节空气湿度，减少干燥。室内尽量保持温度在18℃～25℃之间，湿度在45%～65%之间。健康的湿度和温度既可抑制病菌的滋生和传播，还可提高免疫力。

（3）加强身体锻炼，增强体质，预防呼吸道感染。运动量要因人、因时而定，循序渐进。

（4）娱乐保健，如听音乐、垂钓、书法、身体或足底按摩等。

3. 饮食调摄

合理安排饮食，要注意补水，宜多喝水、粥、豆浆，多吃梨、莲藕、荸荠、枸杞子、蜂蜜等润肺生津，养阴清燥之品。尽量少吃或不吃辣椒、葱、姜、蒜、胡椒等燥热之品，少吃油炸、肥腻食物，少吸烟、喝酒。

4. 食疗

（1）罗汉果茶

原料：罗汉果1个。

制法：将罗汉果切碎，用沸水冲泡10分钟后，不拘时饮服。每日1~2次，每次1个。

功效：清肺化痰，止渴润喉。适宜于肺热有痰之有咽干症状者。

（2）二绿女贞茶

原料：绿萼梅、绿茶、橘络各3g，女贞子6g。

制法：先将女贞子捣碎后，与前三味共入杯内，以沸水冲泡即可。每日1剂，不拘时饮服。

功效：养阴利咽，行气化痰。适宜于阴虚有痰之有咽干症状者。

（3）马鞭草绿豆蜜茶

原料：鲜马鞭草50g，绿豆30g，蜂蜜30g。

制法：将绿豆洗净沥干，新鲜马鞭草连根洗净，用线扎成两小捆，与绿豆一起放锅内，加水1.5L，用小火炖1小时，至绿豆酥烂时关火，捞去马鞭草，趁热加入蜂蜜搅化即可，饮汤食豆。每日1剂，分2次服，连服数日。

功效：清咽润喉。适宜于肺胃有热之咽干者。

（4）清音茶

原料：胖大海5g，蝉衣3g，石斛15g。

制法：水煎代茶饮。

功效：养阴润喉，利咽治喑。适宜于咽干伴有声音嘶哑者。

（5）山楂利咽茶

原料：生山楂20g，丹参20g，夏枯草15g。

制法：加水煎30分钟后，滤取药汁，一日数次，当茶频饮。

功效：活血散结，清热利咽。适宜于长期有咽干症状者。

（6）利咽茶饮

原料：金银花、麦门冬、木蝴蝶、胖大海、生甘草各5g。

制法：开水冲泡频服。

功效：养阴清热，生津利咽。适宜于肺阴虚热之有咽干症状者。

（7）荸荠萝卜汁

原料：荸荠、鲜萝卜各500g。

制法：将荸荠洗净去皮，鲜萝卜洗净切块，同放搅汁机内搅拌成汁。每日饮汁数小杯，连服3~5日。

功效：清热利咽，开音化痰。适宜于有咽热、咽干症状者。

（8）玉竹生地粥

原料：新鲜玉竹50g，新鲜生地黄25g，粳米75g，冰糖适量。

制法：将新鲜玉竹洗净去根切碎，生地黄切细后用适量清水在火上熬沸，煎浓汁后去渣，入粳米加水煮成稀粥，放入冰糖后再煮沸即可。

功效：滋阴益胃，生津利咽。适宜于胃热有咽干症状者。

（9）豌豆麦冬冻

原料：麦门冬20g，鲜豌豆150g，白糖100g，琼脂2g，梅肉、桂花少许。

制法：将豌豆洗净，加清水煮熟后，倒入碗中捣烂成泥。锅中加水，放入琼脂与麦门冬同煮，煮至琼脂溶化后，加入白糖搅匀，再放进梅肉、桂花。将煮好的麦门冬药液倒入装豌豆泥的碗中，待冷却后放入冰箱内冷藏，成冻状后即可食用。

功效：滋阴降火，利咽除燥。适宜于阴虚有咽干症状者。

（10）银花沙参蛋

原料：金银花10g，沙参10g，瘦猪肉100g，干香菇3朵，鸡蛋3个，调料适量。

制法：将金银花、麦门冬切碎，猪肉洗净切丝，加入少许蛋清拌匀，香菇用水泡软洗净切丝。将金银花、麦门冬、猪肉丝、香菇、油、盐、味精等放入鸡蛋碗内拌匀，并加入适量温水，放入锅中隔水蒸15分钟，成鸡蛋羹即可取出。

功效：养阴清热，解毒利咽。适宜于外感风热之有咽干症状者。

5. 中医辨证调摄

（1）热毒内蕴证

主症：咽喉部干燥灼热，咽痒，异物堵塞感等，纳食不利，口干多饮，小便黄。舌尖边红，苔微黄，脉浮数。

治法：清热解毒利咽。

方药：清热利咽饮加减（金银花15g，麦门冬15g，桔梗15g，薄荷15g，霜叶10g，天花粉10g，胖大海15g，射干10g，甘草10g）。

（2）虚火上炎证

主症：咽部有异物感，咽干或咽痒微咳，时轻时重，反复发作，烦躁易怒，口干，神疲，头晕。舌尖红，舌苔薄，脉细弦。

治法：养阴生津，利咽润喉。

方药：清咽饮加减（西洋参10g，沙参15g，麦门冬15g，知母10g，桔梗10g，乌梅肉10g，生甘草5g）。

（3）痰瘀互结证

主症：咽部有如异物堵塞感，轻微疼痛，干痒不适，咽内有少量黏痰附着。舌质暗红，舌苔黄，脉弦滑或细数。

治法：化痰利咽，活血祛瘀。

170　　　方药：玄贝甘桔汤加减（玄参15g，浙贝母20g，桔梗20g，陈皮15g，法夏10g，归尾 15g，甘草 5g）。

6. 针灸

选穴可以考虑合谷、曲池、风池、阴陵泉、三阴交等；耳穴贴压可选交感、内分泌、肺、肾及咽喉等；皮肤针可沿头、背部督脉、膀胱经轻度叩刺，以皮肤潮红为度，每日或隔日 1 次，10 次为 1 个疗程。

十二、眼、面肌抽搐

眼、面肌抽搐指阵发性不规则的半侧眼、面部肌肉的不自主抽搐，或下眼睑或上眼睑不时出现跳动，或面肌不随意的抽动，可伴有面部疼痛、头痛、耳鸣、流泪等，但此症状持续发生不超过半个月；并应排除各种疾病（如面神经炎、腮腺炎、面部带状疱疹等）导致的眼、面肌抽搐。在亚健康状态，阴虚质、瘀血质较易发生眼、面肌抽搐，但通过适当的预防和护理是可以避免的。

【判断依据】

1. 以眼、面肌抽搐为几乎唯一不适感，其他不适感均为继发，包括面部疼痛、头痛、耳鸣等。

2. 上述眼、面肌抽搐情况持续 3 天以上，但不超过半个月。

3. 引起明显的苦恼，影响工作和学习效率。

4. 不为任何一种躯体疾病或神经系统疾病的一部分。

5. 应排除已诊断为眼、面肌痉挛症者或全身性疾病引起眼、面肌抽搐者，如脑梗死后遗症、面瘫等；以及合并心血管、肺、肝、肾和造血系统等严重原发性疾病者和严重脑器质性疾病及精神病患者。

【发生原因】

1. 遭遇重大事件，情绪抑郁，精神处于一种彷徨状态；心里总预示某种不良后果的来临，引起精神不安。

2. 工作、学习劳累疲乏，阅读时间过长等。

3. 面部神经受到刺激，如经常用手擦眼，刺激眼皮的肌肉等，或掏耳朵、剔牙、补牙、拔牙等。

4. 身体状况不良，体质不佳，气血不足或肝肾阴亏。

5. 睡眠环境不良或改变，如熟睡当风、受凉等。

6. 中医认为，眼、面肌抽搐多与"风"相关，外风、内风都可引起抽搐。外感风邪，窜扰经络，营卫受阻，不得宣通，致使筋脉挛急而成抽搐；情志内伤，耗伤肝肾之阴，水不涵木，肝之阳气升而无制，亢而化风；瘀血内结，经脉气血失于调和而产生抽搐。

【调理原则】

主要是改善生活、睡眠环境，有规律的生活作息，调畅情志，均衡饮食，避免面部神经受到不良刺激。

【调理方法】

1. 对症治疗

确定或检查引起眼、面肌抽搐的身体原因，并予以针对性处理。

2. 情志调摄

认识自己的个性，树立乐观开朗的人生观，积极参加社会交往活动，增强生活、学习和工作的信心和力量，最大限度地减少心理应激和心理危机感。将不愉快和烦闷的事情向自然环境转移，如郊游、爬山、游泳或在无人处高声叫喊、痛骂等，将自己的情感以艺术的手段表达出来。

3. 生活起居调摄

（1）有规律的生活作息，注意劳逸结合，避免过度劳累。

（2）改善睡眠环境，注意保暖，保持卧室冷热或湿度适宜。室内温度18℃~25℃，湿度45%~65%，是最适宜人体健康的。

（3）可用具有松弛、镇静安神、消除紧张焦虑等功效的精油，如薰衣草、洋甘菊、檀木香、紫罗兰沐浴、吸入、熏蒸和按摩等。

（4）运动健身，因人、因时，循序渐进。以放松项目为主，如散步、瑜伽、气功、太极拳等。

（5）娱乐保健，如听音乐、垂钓、书法等。

4. 饮食调摄

饮食定时定量，全面营养均衡。

5. 食疗

（1）天麻炖乳鸽

原料：天麻30g，党参20g，枸杞子20g，乳鸽1只。

制法：将乳鸽去毛洗净，将上药一起放入锅中，加水适量，放入适量盐、调料。武火煮开后，文火炖半小时，饮汤吃肉。每周2~3次。

功效：益气息风。适宜于体虚生风之眼、面肌抽搐者。

（2）牡蛎猪肉汤

原料：鲜牡蛎250g，瘦猪肉250g，鲜冬菇150g，胡椒粉、味精、盐、麻油适量，肉汤2.5L。

制法：将牡蛎洗净泥，猪肉洗净切小块，一同与冬菇放入汤锅内，倒入肉汤煮沸，然后用文火慢熬至汤约1.5L时，放盐、胡椒粉、味精、麻油搅匀即成，佐餐食用。

功效：镇肝息风。适宜于肝阳化风之眼、面肌抽搐者。

（3）清蒸乌龟

原料：乌龟 1 只，胡椒粉、味精、盐适量。

制法：将乌龟洗净切块，加胡椒粉、味精、盐，连乌龟一起蒸，饮汤吃肉。

功效：养阴息风。适宜于阴虚生风之眼、面肌抽搐者。

6. 中医辨证调摄

（1）风邪侵袭证

主症：眼、面肌阵发性抽动，吹风后加重。舌红，苔薄白，脉浮。

治法：疏风止痉。

方药：川芎茶调散加减（川芎 15g，荆芥 15g，白芷 10g，羌活 10g，细辛 3g，防风 5g，薄荷 15g）。

（2）肝风上扰证

主症：眼、面肌阵发性抽动，头痛，眩晕，夜寐多梦。舌红苔薄黄，脉弦。

治法：平肝息风。

方药：天麻钩藤饮加减（天麻 15g，钩藤 15g，石决明 20g，栀子 10g，黄芩 10g，川牛膝 15g，益母草 10g，桑寄生 10g，夜交藤 10g，茯神 10g）。

（3）血虚风动证

主症：眼、面肌阵发性抽动，疲劳后加重，伴心悸失眠，唇甲色淡。舌质淡，苔薄白，脉细弦。

治法：养血息风，通络止痉。

方药：阿胶鸡子黄汤加减（阿胶 10g，白芍 10g，络石藤 10g，石决明 15g，钩藤 10g，生地黄 15g，生牡蛎 15g，茯神 10g，甘草 5g，鸡子黄 2 个）。

（4）阴虚风动证

主症：眼、面肌阵发性抽动，恼怒后加重，伴口苦咽干，心烦易怒。舌质偏红，脉细数。

治法：育阴息风，通络止痉。

方药：三甲复脉汤加减（熟地黄 20g，白芍 15g，麦门冬 15g，生牡蛎 20g，阿胶 10g，火麻仁 10g，炒鳖甲 20g，炒龟板 20g，炙甘草 10g）。

7. 中药熏洗敷贴面部

敷贴药即将药物捣烂为泥，或研末调敷于局部。由平肝息风、疏风散寒、活血祛瘀等药组成，如僵蚕全蝎敷治方、正容膏、祛风活络洗浴方等。

（1）僵蚕全蝎敷治方

组成：僵蚕 10g，全蝎 2 个（去毒），皂角 3 个。

用法：共捣成泥，随意外敷。

（2）正容膏

组成：蓖麻子 15g（去皮），冰片 2g。

用法：共捣成泥，敷于局部。

（3）祛风活络洗药方

组成：防风 5g，白芷 5g，白附子 5g，僵蚕 10g，细辛 5g，天麻 5g，白菊花 10g，制南星 5g，橘络 6g，薄荷 5g。

用法：水煎，趁热熏蒸，候温再洗。

（4）瓜蒌大麦饼

组成：瓜蒌 1000g（绞取汁），大麦面 180g。

用法：用瓜蒌汁合面为饼，烙熟，趁热熨局部。

（5）加减玉容散

组成：白芷 30g，白牵牛 15g，防风 10g，白丁香 30g，甘松 10g，细辛 5g，白莲心 30g，檀香 15g，白僵蚕 30g，白及 10g，白蔹 10g，鸽屎白 30g，团粉 60g，白附子 30g。

用法：共研极细面。每用少许，放在手心内，以水调浓，搽搓面部，半小时后用水洗净，每天 2~3 次。

8. 中药敷脐

脐胫散：由天麻、全蝎、防风、白芷、羌活、荆芥各 10g 碾成细末，取适量填满脐部，外以胶布固封。隔日换药 1 次，15 次为 1 个疗程，1 疗程后酌情间断应用。

9. 自我按摩

（1）枕额肌额腹：用拇指或食指指腹沿着枕额肌额腹的方向从眉弓向头顶及从头顶向眉弓方向轻轻地按摩。按摩时可以轻轻地从眉弓处向头顶发际处推拉，或缓慢地揉搓。

（2）眼轮匝肌：闭眼后，再用指腹沿着上下眼睑或眶下缘间的凹陷处按摩。在上、下眼睑上从内向外，再从外向内轻轻地推拉。

（3）提上唇肌：从上口轮匝肌向鼻翼旁及颧部按摩，然后沿着鼻唇沟或口角上向颧部按摩。用拇指或食指和中指指腹按揉颧部或沿着肌肉方向推拉按摩治疗。

（4）下唇肌：用拇指指腹从口角下方向内侧及向下轻轻按摩、推拉。

10. 针灸

（1）针刺：选穴可以考虑合谷、太冲、牵正、颊车透地仓、地仓透颊车、风池、下关、迎香、承浆或夹承浆。每次选三四个穴位。

（2）耳穴贴压：眼、皮质下、脾、肝、内分泌、肾、脑点。

11. 维生素 B_{12} 穴位注射

主穴为翳风、颊车、太阳、地仓。配穴为瞳子髎、颧髎、合谷、阳陵泉、风池。每次选主穴 1~2 穴，配穴 1~2 穴。每日或隔日 1 次，10 次为 1 个疗程。

12. 理疗

包括红外线配离子导入法、射频温控热凝术、微波治疗、高压氧治疗等。

十三、健忘

健忘是指经常遇事善忘，可伴注意力不集中，头昏脑涨，神疲乏力，心悸不寐，腰酸乏力等，此症状持续2周以上；并应排除各种疾病（如抑郁症、精神分裂症、心功能不全等）导致的记忆力减退。在亚健康状态，气虚质、阳虚质、阴虚质及痰湿质较易出现健忘，但通过适当的预防和护理是可以恢复的。

【判断依据】

1. 以记忆力减退为几乎唯一不适感，其他不适感均为继发，包括头昏脑涨，神疲乏力，食少腹胀，心悸不寐，腰酸乏力，注意力不集中等。

2. 上述记忆力减退情况持续2周以上，但不超过2个月。

3. 引起明显的苦恼，精神活动效率下降，影响工作学习。

4. 不为任何一种躯体疾病或精神疾病的一部分。

5. 应排除已诊断为健忘症者，排除其他躯体和脑部的器质性疾病引起的神经症和精神疾病，排除外界环境干扰因素引起记忆力减退者，排除酗酒或精神活性物质、药物滥用者和依赖者所致健忘者，以及合并心血管、肺、肝、肾和造血系统等严重原发性疾病者。

【发生原因】

1. 工作学习竞争激烈，任务繁重，家务劳动繁多，思想压力大，精力往往不易集中。

2. 不良生活习惯，不规律的生活时间，如睡眠时间不固定、生活规律经常变更以及活动过少，特别是脑力活动、集体活动、社交活动过少等。

3. 身体状况不良，劳累过度，体质不佳等。

4. 中医认为，健忘与心、脾、肾、肝关系密切。健忘多因心脾亏损或肾精虚弱所致；年迈气血亏虚，髓海空虚，精神不济，脑失所养亦致健忘。

【调理原则】

主要是去除影响健忘的因素，调畅情志，养成良好的生活习惯，均衡饮食，养脑护心，使心、脾、肾、肝诸脏气血阴阳平衡。

【调理方法】

1. 情志调摄

保持积极乐观的情绪，平时要努力保持积极向上的精神状态，因为愉悦的心情有利于神经系统与各器官、系统的协调统一，使机体的生理代谢处于最佳状态，从而反馈性地增强大脑细胞的活力，对提高记忆颇有裨益。

2. 生活起居调摄

（1）加强用脑锻炼："用进废退"是生物界发展的一条普遍规律，大脑亦是如此。

（2）保证睡眠：睡眠时脑部的血液供应相对增多，可为脑细胞提供足够的能量。工作时脑神经细胞处于兴奋状态，能量消耗大，久之会疲劳。

（3）调整好生物钟，养成良好的生活习惯：工作、学习、活动、娱乐以及饮食要有一定的规律，以免造成人体生物钟的紊乱、失调，对健康造成危害。

（4）加强身体锻炼：体育运动能调节和改善大脑的兴奋与抑制过程，能促进脑细胞代谢，使大脑功能得以充分发挥，使整个机体保持比较旺盛的生机和活力。

（5）增加社交活动：集体活动、社交活动可以互通信息，交换思想，交流感情，会使人处于平和、轻松、友善的气氛中，有利于消除紧张情绪，增强大脑的活力，开发人的智慧。

（6）掌握好的学习方法：透彻理解学习内容，不要一知半解或囫囵吞枣；尽量排除各种外来干扰，学习、做事时注意力集中；经常回忆与复习学过的知识。

（7）娱乐保健：培养多种爱好，如读书看报，或者练习书法、乐器。读书以明理、书画以寓意、垂钓以养性、游览以怡神等，以陶冶性情。

3. 饮食调摄

（1）多进食一些含有卵磷脂的食物，卵磷脂能增强脑部活力，延缓脑细胞老化。蛋黄、豆制品等含有丰富的卵磷脂，不妨适量进食。

（2）多食碱性和富含维生素的食物，碱性食物对改善大脑功能有一定作用。豆腐、豌豆、油菜、芹菜、莲藕、牛奶、白菜、卷心菜、萝卜、土豆、葡萄等属碱性食物。新鲜蔬菜、水果，如青椒、黄花菜、草莓、金橘、猕猴桃等都含有丰富的维生素。

（3）补充含镁食品，镁能使核糖核酸进入脑内，而核糖核酸是维护大脑记忆的主要物质。豆类、荞麦、坚果类、麦芽等含有丰富的镁。

（4）适当进食补益食品，如人参、枸杞子、胡桃、桂圆、鳝鱼等。

4. 食疗

（1）*金针茯神牛心汤*

原料：牛心150g，金针菜20g，茯神30g。

制法：牛心洗去血污，切片；金针菜用水洗净，同茯神放锅里，煲汤，调味后饮汤吃肉。

功效：益心健脑。适宜于各种健忘者。

（2）*桂圆银耳鹌蛋羹*

原料：桂圆肉15g，银耳50g，鹌鹑蛋6只，冰糖50g。

制法：银耳用水浸发去杂质，洗净；鹌鹑蛋煮熟去壳。锅内加适量清水，煮沸放入桂圆肉、银耳煮至熟时放入冰糖，待溶化后，把熟鹌鹑蛋放入煮片刻，吃蛋饮汤。

功效：补气养血，益智健脑。适宜于气血亏虚之健忘者。

（3）芪党玉竹炖黄雀

原料：黄芪、党参、玉竹各15g，黄口小雀3只。

制法：先将黄雀宰杀去毛及内脏洗净，把三味药材及黄雀一起放入大碗里加适量汤或沸水，炖到烂熟，调味后，饮汤吃肉。

功效：补脑强心，固肾益气。适宜于肾气亏虚之健忘者。

（4）核桃红枣羊骨汤

原料：核桃肉100g，红枣10枚（去核），羊脊骨（或胫骨）250g。

制法：先将羊骨捶裂，洗净，同核桃、红枣一起放锅里加适量清水熬煎浓汤，去骨后调味，饮汤及吃红枣、核桃，可分次吃完。

功效：益肝肾，强筋骨，健脑益智。适宜于肝肾不足之健忘者。

（5）核桃枸杞山楂汤

原料：核桃仁50g，枸杞子30g，山楂30g，菊花12g，白糖适量。

制法：核桃仁洗净，磨成浆汁，倒入瓷盆中，加清水稀释，调匀，待用；山楂、菊花洗净，水煎两次，去渣。将山楂、菊花汁同核桃仁浆汁一同倒入锅内，加白糖搅匀，置火上烧至微沸即成。代茶常饮，连续3~4周。

功效：益肝肾，健脑益智。适宜于肝肾不足之健忘者。

（6）天麻山楂荷叶排骨汤

原料：天麻15g，山楂15g，荷叶半张，排骨500g。

制法：山楂洗净，切丝；天麻洗净后切成薄片；荷叶洗净后撕碎；排骨斩成小块。以上四味共入砂锅内，小火炖1~2小时。待炖至肉烂脱骨时，加入适量盐、味精，调味后即可佐餐食用。每日1次，可常服食。

功效：强筋骨，健脑益智。适宜于肾虚脑海不充之健忘者。

（7）田七党参黄芪炖鸡汤

原料：党参（或西洋参）10g，黄芪30g，三七10g，酸枣仁20g，鸡1只。

制法：鸡去毛洗净，剔去内脏，切成小块，与党参、黄芪、三七、枣仁同入锅，加适量清水，小火慢炖1~2小时后，加入盐、味精调味。吃肉喝汤，分顿食用，可常服食。

功效：益气健脑。适宜于气虚之健忘者。

（8）柿饼红枣桂圆蜜饯

原料：柿饼100g，红枣30g，桂圆肉15g，党参25g，黄芪25g，山药30g，莲子25g，陈皮10g，蜂蜜、红糖适量。

制法：柿饼切成四块，莲子去心，党参、黄芪捣碎，山药去皮、切片。将上述原料一同装入瓷罐中，加入适量红糖、蜂蜜和少量水，上锅用文火隔水蒸2~3小时。若有汤汁，再用文火煎熬，浓缩至蜜饯状，凉后即可食用。每日食 2～3 次，可常服食。

功效：益气健脑。适宜于气虚之健忘者。

（9）山药枸杞炖猪脑

原料：怀山药 20g，枸杞子 12g，猪脑 2 具。

制法：将猪脑剔去血筋、洗净，加药材 2 味同放入大碗里，加适量汤或沸水，盖严隔水炖熟，调味后，饮汤吃肉。

功效：补肾健脾健脑。适宜于脾肾亏虚之健忘者。

（10）怀芡羊肉小米粥

原料：怀山药 30g，芡实 20g，瘦羊肉 100g，小米适量。

制法：将怀山药、芡实捣碎，羊肉剁烂，小米洗净，同放锅里。加适量清水煲粥，粥熟调味食。

功效：益精气，强智力。适宜于气血亏虚之健忘者。

5. 中医辨证调摄

（1）心脾两虚证

主症：记忆力减退，心悸多梦，头晕，面色少华，肢倦神疲，食少纳差，腹胀。舌淡苔薄白，脉细弱。

治法：补益心脾，安神益智。

方药：归脾汤加减（白术 9g，茯神 9g，黄芪 12g，龙眼肉 12g，酸枣仁 12g，人参 6g，木香 6g，当归 9g，远志 6g，炙甘草 3g）。

（2）心肾不交证

主症：记忆力减退，心烦失眠，眩晕，腰酸膝软。舌红少苔，脉细数。

治法：滋养心肾。

方药：六味地黄汤加减（熟地黄 20g，山茱萸 15g，山药 15g，泽泻 10g，茯苓 10g，牡丹皮 10g）。

（3）肝郁血虚证

主症：心慌健忘，情绪不宁，精神抑郁，头晕耳鸣，入寐多梦，手足麻木。舌质淡，苔薄白，脉弦细。

治法：疏肝解郁，养血安神。

方药：逍遥散合酸枣仁汤加减（柴胡 15g，当归 20g，白芍 15g，茯苓 10g，白术 10g，酸枣仁 20g，知母 15g，川芎 10g，甘草 5g）。

（4）痰热扰神证

主症：遇事善忘，头重目眩，烦躁不寐，胸闷，口苦多痰。舌红苔黄腻，脉滑数。

治法：清热化痰，安神益智。

方药：黄连温胆汤加减（法夏 15g，陈皮 15g，枳实 10g，竹茹 20g，黄连 10g，茯苓 10g）。

6. 推拿按摩

拿头顶，按揉颞部（太阳）、视神经交叉点（风池），摩面、梳头数次。头面颈项按摩具有祛风通络，宁神开窍的作用。

7. 针灸

选穴可以考虑百会、左右神聪、心俞、脾俞、足三里、三阴交。用艾条温灸百会30 分钟；心俞、脾俞针后加灸；足三里针刺补法，留针 30 分钟，每日治疗 1 次，5 次为 1 个疗程。

十四、心悸

心悸是指自觉心跳不安的感觉，是心脏跳动时的一种不适感，伴有惊慌或空虚的感觉，在亚健康状态，该症状在半个月内时常发生；但应排除各种疾病（如器质性和功能性心脏病、贫血、甲状腺功能亢进等）导致的心悸。气虚质、阳虚质、阴虚质、气郁质及血瘀质较易发生心悸。

【判断依据】

1. 以心悸不安为几乎唯一不适感，其他不适感均为继发，包括胸闷、眩晕、气短、不寐、易醒、多梦、疲乏等。

2. 上述心悸不安情况半个月内时常发生。

3. 引起明显的苦恼，工作、学习效率下降，生活质量下降。

4. 不为任何一种躯体疾病或心血管疾病的一部分。

5. 应排除已诊断为心悸者；排除各种心血管疾病和全身性疾病引起心悸不安者；以及排除合并脑、肺、肝、肾和造血系统等严重原发性疾病和器质性疾病及精神病患者。

【发生原因】

1. 遭遇重大事件，产生心理、精神压力。情绪波动，精神紧张，导致心阴心阳失去平衡协调，心惊神摇，不能自主而引起心悸。

2. 不良生活习惯，不规律的生活时间，如睡眠时间不固定、生活规律经常变更以及过度劳累等。

3. 饮食不当，喜食刺激性物质，如浓茶、咖啡、烟酒等。

4. 身体状况不良，体质差，身体虚弱等，心之气血不足，心失所养而发为心悸。

5. 居住环境不良，噪音大，太过吵闹等。

【调理原则】

去除影响心悸的因素，保持良好的心理状态，均衡饮食，合理安排生活作息，维持人体阴阳平衡，辨证调理。

【调理方法】

1. 情志调摄

重视自我调节情志，保持乐观开朗的情绪，丰富生活内容，怡情悦志。做到心情平静、安宁、舒畅，避免过激情绪，一切不良的因素刺激以及长期的精神紧张思虑过度，使气血条达，心气和顺。

2. 生活起居调摄

（1）寒温适宜，平素要注意气候的变化，避免外邪侵袭，防止因感风、寒、湿、热等外邪而诱发心悸。

（2）应做到生活有规律，起居有时，注意劳逸适度，保证一定的休息和睡眠。睡前保持情绪稳定，不宜过多交谈，不看紧张、刺激性书刊，不饮浓茶、咖啡等。居室环境温湿度应适度，保持安静，避免突然的高声、噪声的干扰。

（3）芳香精油疗法，可用具有松弛、镇静安神、消除紧张焦虑等功效的精油，如薰衣草、洋甘菊、檀木香、紫罗兰沐浴，吸入、熏蒸和按摩等。

（4）运动健身：因人、因时，循序渐进。以放松项目为主，如散步、瑜伽、气功、太极拳等。

（5）娱乐保健，如听音乐、垂钓、书法等。

3. 饮食调摄

饮食有节，勿过饱，勿食肥甘厚味，戒烟忌酒，忌浓茶、咖啡。饮食以易消化、多维生素、低盐、低脂肪及丰富的蛋白质为原则，可食用补脾养血滋阴之品，如百合、莲子、甲鱼、猪瘦肉、桂圆肉、山药；多食富含维生素的蔬菜和水果，如青菜、蘑菇、香蕉、梨、果汁等。可用西洋参泡水代茶频服，以补养心气。晚餐不宜过饱，临睡前 1 小时可吃莲子百合红枣汤 1 小碗或热牛奶 1 杯。

4. 食疗

（1）参芪丹参炖猪心

原料：人参 10g，黄芪 15g，丹参 12g，猪心 1 个。

制法：将上药与猪心一起煮，加水适量，炖 1 小时，吃肉喝汤。

功效：补益气血，养心安神。适宜于气血亏虚之心悸者。

（2）豆豉酱猪心

原料：猪心 2 个，豆豉 50g，葱、姜、甜面酱、酱油、黄酒各适量。

制法：先将猪心洗净，放入锅内，加豆豉、姜、葱、酱油、甜面酱、黄酒、清水适量。用武火烧沸后，转用文火炖熬至熟。捞出猪心，稍冷，切成薄片，即可佐餐服食。

功效：养心除悸烦。适宜于各种心悸者。

（3）牡蛎猪肉汤

原料：鲜牡蛎肉 250g，瘦猪肉 500g，枣仁 6g，远志 3g，鲜冬菇 150g，胡椒粉、味精、盐、麻油适量，肉汤 2.5L。

制法：将牡蛎洗净泥，猪肉洗净切小块，一同与枣仁、远志、冬菇放入汤锅内，倒入肉汤煮沸，然后用文火慢熬至汤约 1.5L 时，放盐、胡椒粉、味精、麻油搅匀即成。可用于佐餐食用。

功效：益气养血安神。适宜于气血亏虚之心悸者。

（4）炙甘草桂枝狗肉汤

原料：炙甘草 30g，桂枝 15g，狗肉 500g。

制法：加水，大火煮沸后，小火慢炖 3 小时，饮汤吃肉，每日 1 次。

功效：温阳散寒，养心安神。适宜于阳气亏虚之心悸者。

（5）养心鸡汤

原料：黄芪 15g，当归 6g，柏子仁 12g，酸枣仁 12g，远志 6g，五味子 6g，人参 5g，炙甘草 6g，母鸡 1 只。

制法：诸药以纱布包好，与鸡共炖 3 小时，调味后饮汤吃肉。

功效：益气养血安神。适宜于气血亏虚之心悸者。

（6）费菜蜜猪心

原料：鲜费菜 100g，蜂蜜 100g，鲜猪心 1 个。

制法：先将猪心去除外部油脂，用洁布擦净表面血液，保留内部血液（猪心不得下水洗），再将猪心（心尖朝下）立置于瓷罐中，用费菜塞在猪心周围，加入蜂蜜，冲开水浸没猪心为度，炖熟去草，汤肉分 2 次食尽。

功效：宁心安神。适宜于各种心悸者。

（7）养心安神乳

原料：龙眼肉 20g，酸枣仁 12g，柏子仁 10g，牛奶 200g。

制法：上药水煎，取汁兑入牛奶，温饮。可于每晚睡前代茶饮。

功效：养心安神。适宜于各种心悸者。

（8）熟地丹参膏

原料：熟地黄 20g，丹参 15g，枸杞子 10g，当归 15g，蜂蜜适量。

制法：上药煎取药汁后，炼蜜为膏，每服 10g，每日 2 次，温开水送服。

功效：补血养心。适宜于血虚之心悸者。

（9）茯苓泽泻冬瓜汤

原料：茯苓 50g，泽泻 10g，冬瓜 250g。

制法：前 2 味药用纱布包好，与冬瓜加水共炖汤，吃瓜饮汤，每日 1～2 次。

功效：利水安神。适宜于痰饮凌心之心悸者。

（10）磁石粳米粥

原料：磁石60g，猪腰1个，粳米100g。

制法：磁石打碎，于砂锅中煮1小时，过滤去渣，加猪腰，去筋膜洗净切片，以粳米加磁石水煮粥食。

功效：重镇安神。适宜于各种心悸者。

5. 中医辨证调摄

（1）痰火扰心证

主症：心悸不安，烦躁不寐，胸闷，口苦咽干，多痰涎。舌红苔黄腻，脉滑数。

治法：清热化痰，宁心安神。

方药：黄连温胆汤加减（法夏15g，陈皮15g，枳实10g，竹茹20g，黄连10g，茯苓10g）。

（2）心阴亏虚证

主症：心悸易惊，心烦，口干微热，失眠多梦。舌红少津，脉细。

治法：滋养阴血，宁心安神。

方药：天王补心丹加减（生地黄20g，五味子10g，当归身10g，天门冬10g，麦门冬10g，柏子仁10g，酸枣仁10g，人参10g，玄参10g，丹参10g，茯苓10g，远志5g，桔梗5g）。

（3）心脾两虚证

主症：心悸气短，多梦易醒，脸色无华，疲倦无神。舌淡苔薄，脉细无力。

治法：健脾养心，补益气血。

方药：归脾汤加减（白术9g，茯神9g，黄芪12g，龙眼肉12g，酸枣仁12g，人参6g，木香6g，当归9g，远志6g，炙甘草3g）。

（4）心虚胆怯证

主症：心悸，善惊易恐，坐卧不安，多梦，噩梦较多。舌淡，脉弦细。

治法：益气镇静，安神定志。

方药：安神定志丸加减（茯苓30g，茯神30g，人参30g，远志30g，石菖蒲15g，龙齿15g）。

6. 推拿按摩

（1）俯卧，术者用一指禅推法、按法、揉法在受术者背部两侧膀胱经及督脉治疗5分钟。

（2）按揉心俞、厥阴俞、身柱、神堂及背部压痛点1分钟，施擦法于督脉与膀胱经，并横擦腰骶部，以透热为度。

（3）受术者仰卧位，术者施指颤法于膻中，分推胸胁部，按揉内关、合谷、足三里、三阴交，弹拨极泉（左侧）各1分钟。

7. 足底按摩

（1）按摩足部肾、输尿管、膀胱、心、肺、肾上腺、垂体、甲状腺、支气管、胃、横膈膜、胸、脊椎等反射区，以上按摩每日1次。

（2）睡前用热水泡脚及按摩脚心5~10分钟，以宁心安神。

8. 针灸

（1）选穴可以考虑心俞、神门、内关、足三里、郄门、通里、脾俞、膈俞、肾俞等穴。

（2）耳穴埋子，取神门、交感、心、皮质下，每天睡前按揉3~5分钟。

9. 气息调理

"气气归脐"呼吸方法是一种腹式呼吸，具体锻炼方法是：仰卧位，两腿自然分开，与肩同宽，两手五指交叉自然平放于丹田处，周身放松，摒除杂念，思想入静，达到心静气和状态。腹式呼吸每分钟6~8次，用鼻吸气时腹壁隆起，默念"松"字将气吸入丹田；而后再默念"松"字将气从丹田经口呼出，呼气时腹壁下陷。每次10~20分钟，每日2~3次。

10. 手疗操

根据经络原理，多采用心经、心包经的经络通路，或穴位所在处，而加以按摩、揉搓、击打等方法，给以轻缓、柔和的良性刺激，促进血液循环，加速新陈代谢，故而可缓解心悸。

（1）屈伸五指：双手掌相对，十指伸直。从双拇指开始弯曲，依次弯曲食指、中指、无名指、小指；当拇指由弯曲恢复直立时，食指再弯曲，以此类推。待小指做完后，为1次。每次可做10~20次，多做不限。

（2）按压手指上的穴位：如按压中指指甲边上的中冲穴，或按压中指第一节；按压小指指甲边上的少冲和少泽穴，或按压小指第一节。每次1~2分钟，有酸、沉感为度。

（3）按压中指根部：双手交替以拇指和食指掐住左、右手拇指根部，作旋转式揉按约2分钟，稍感微痛即可。

（4）按压手掌：双手手掌相对，互相上下揉搓，使手掌中心的心脏区及太阳神经丛区得到刺激，有灼热感为度。每次可搓60~100次。

（5）双手腕叩击：两手腕部相对，稍用力互相叩击，使位于该部的大陵穴、内关穴都得到良性刺激。每次叩击60~100次。

（6）按摩十指尖：用拇指及食指分别按揉双手的十指尖，如拇指的少商、食指的商阳、中指的中冲、小指的少冲及少泽。依次轻缓按压揉搓，使之微感酸疼。每日1~2次，每次3分钟。

十五、失眠

失眠（或称睡眠减少亚健康）是指经常（持续2周以上）不能获得正常睡眠，如

183

入睡、续睡困难，多梦，易惊醒或睡眠不实，早醒等，晨起后有明显不适感或不解乏，并排除各种疾病（如抑郁症、精神分裂症、心功能不全等）导致的睡眠减少。

【判断依据】

1. 以睡眠减少为几乎唯一不适感，其他不适感均为继发，包括难以入睡、睡眠不深、易醒、多梦、早醒、醒后不易再睡，醒后感到不适、疲乏或白天困倦。

2. 上述睡眠障碍情况每周发生不超过3次，并持续2周以上。

3. 引起明显的苦恼，或精神活动效率下降，或轻微妨碍社会功能。

4. 不为任何一种躯体疾病或精神障碍不适感的一部分。

5. 应排除已诊断为失眠症者或全身性疾病，如疼痛、发热、咳嗽、手术和外界环境干扰因素引起的睡眠减少者；酗酒或精神活性物质、药物滥用者和依赖者（含安眠药物）所致睡眠减少者；以及合并心血管、肺、肝、肾和造血系统等严重原发性疾病和严重脑器质性疾病者及精神病患者。

【发生原因】

1. 遭遇重大事件，产生心理、精神压力。

2. 不良生活习惯，不规律的生活时间，如睡眠时间不固定、生活规律经常变更以及白天工作过于静态。

3. 身体状况不良，如鼾症、肌肉痉挛、皮肤瘙痒、关节疼痛等。

4. 睡眠环境不良或突然改变。

5. 睡前食用了刺激性物质，如浓茶、咖啡、烟酒等。

【调理原则】

失眠与个体身体状况、心理应激因素、社会应激因素等密切相关，干预原则主要是去除影响睡眠的因素，进行自我健康教育，调畅情志，均衡饮食，改善睡眠环境，早发现、早诊断、早处理，综合干预。干预方案还应注重干预对象个体体质类型等个性化因素，辨证调理。

【调理方法】

1. 情志调摄

认识自己的个性，树立乐观开朗的人生观，分析产生心理压力的原因，寻求解决问题的方法，学会面对压力。

2. 生活起居调摄

（1）每天尽量在同一时间上床睡觉和起床。

（2）除了睡觉，平时不要在床上看书、看电视或做其他事情；有睡意时才上床睡觉。

（3）进行规律的运动。

（4）有规律的生活作息。

（5）避免在睡前讨论令人兴奋或愤怒的事情。

（6）睡眠时采用头朝北、脚朝南的方向。

（7）卧具选择一件质感柔软、透气、穿着无负担的睡衣；枕头的高度，以仰卧时头与躯干保持水平为宜，即仰卧时枕高一拳，侧卧时枕高一拳半；保持枕头卫生；故被褥的厚薄应根据气候、季节加以调整。

（8）改善睡眠环境，避免嘈杂和光线太强，保持卧室卧具的冷热或湿度适宜。卧室温度控制在20℃～25℃，被褥内的温度控制在32℃～34℃，湿度控制在50%～60%最为适宜。夏季室内湿度超过70%时，可加强通风予以改善。冬天湿度低于35%时可喷些水或睡前把一盆水放在室内，如用暖风机时，可采用加湿器，通过热气蒸发以提高室内湿度。

（9）入睡前1～2小时尽量避免使用刺激性物质。

（10）淋浴、浸浴、泡温泉、蒸汽浴有助于减压和放松，帮助入睡。

（11）可用具有松弛、镇静安神、消除紧张焦虑等功效的精油，如薰衣草、洋甘菊、檀木香、紫罗兰沐浴，吸入、熏蒸和按摩等。

（12）运动健身，因人、因时，循序渐进。以放松项目为主，如散步、瑜伽、气功、太极拳等。

（13）娱乐保健，如听音乐、垂钓、书法、全身或足底按摩等。

3. 饮食调摄

饮食定时定量，全面营养均衡。

4. 食疗

（1）夜交藤丹参蜜饮

原料：夜交藤30g，丹参30g，蜂蜜15g。

制法：将夜交藤、丹参切段，晒干，入锅，加水适量，煎煮30分钟，去渣取汁，待滤汁转温后调入蜂蜜即成，每晚临睡前顿服。

功效：宁心安神。适宜于失眠兼有心慌者。

（2）茯神牛奶饮

原料：茯神粉10g，鲜牛奶200g。

制法：将茯神粉用少量凉开水化开，再将煮沸的鲜牛奶冲入即成，早晚分服。

功效：宁心安神，补充钙质。适宜于失眠兼有骨质疏松症者。

（3）鲜花生叶茶

原料：鲜花生叶600g。

制法：将花生叶洗净，晒干，揉碎成粗末，每次取10g，放入茶杯中，加入沸水冲泡。代茶，频频饮用。

功效：安神催眠。适宜于各种失眠者。

（4）柏子仁合欢茶

原料：柏子仁15g，合欢花6g。

制法：将柏子仁、合欢花放入茶杯中，沸水冲泡，加盖焖10分钟。代茶，频频饮用。

功效：安神催眠。适宜于各种失眠者。

（5）灵芝远志茶

原料：灵芝10g，炙远志5g。

制法：将灵芝、炙远志洗净切成薄片，放入茶杯中，沸水冲泡，加盖焖30分钟。代茶，频频饮用。

功效：益气养血，宁心安神。适宜于失眠兼有心慌乏力者。

（6）茯苓枣仁粥

原料：茯苓20g，枣仁10g，粳米100g，白糖20g。

制法：将茯苓烘干，研成细末；枣仁去小壳，研末备用；粳米淘净，与茯苓粉、枣仁末同入锅中，以小火煮成稠粥，粥将成时兑入白糖即成，早晚分食。

功效：宁心安神，健脾催眠。适宜于心脾两虚之失眠者。

（7）瘦肉莲子羹

原料：瘦猪肉片250g，莲子肉50g。

制法：加水炖至熟，调味服食。

功效：养心健脾。适宜于失眠气短乏力者。

（8）甘麦大枣汤

原料：浮小麦30g，大枣10g，炙甘草5g。

制法：将以上3味药同入锅中，加水适量，煮成稠汤，早晚分服。

功效：补养心气，宁心安神。适宜于失眠兼有更年期综合征者。

（9）百合绿豆乳

原料：百合、绿豆各50g，牛奶少量。

制法：取百合、绿豆各50g，冰糖少量，煮熟烂后，加少量牛奶。

功效：清心除烦，镇静催眠。适宜于失眠兼有心火亢盛者。

5. 中医辨证调摄

（1）心脾两虚证

主症：多梦易醒，心慌健忘，饮食无味，面色无华，疲倦乏力。

治法：补益心脾。

方药：归脾汤（白术9g，茯神9g，黄芪12g，龙眼肉12g，酸枣仁12g，人参6g，木香6g，当归9g，远志6g，炙甘草3g）。

（2）阴虚火旺证

主症：心烦失眠，头晕耳鸣，口干，手心或脚心热，或有腰酸梦遗，心慌健忘。

治法：补心安神。

方药：黄连阿胶汤（黄连9g，阿胶9g，黄芩6g，白芍6g，鸡子黄2枚）。

（3）心虚胆怯证

主症：心慌多梦，噩梦较多，易惊醒。

治法：益气镇静，安神定志。

方药：安神定志丸（茯苓30g，茯神30g，人参30g，远志30g，石菖蒲15g，龙齿15g）。

（4）脾胃不和证

主症：失眠多梦，脘闷打嗝，腹中不舒，或大便不通，腹痛。

治法：消导和胃，清热化痰。

方药：保和丸（山楂18g，神曲6g，半夏9g，茯苓9g，陈皮3g，连翘3g，莱菔子3g）。

6. 针灸

（1）针刺：选穴可以考虑四神聪、神门、三阴交。

（2）耳穴贴压：皮质下、交感、心、肝、脾、内分泌、神门。

（3）皮肤针：沿头、背部督脉、膀胱经轻度叩刺，以皮肤潮红为度，每日或隔日1次，10次为1个疗程。

十六、自汗

自汗是指不因劳累、炎热、衣着过暖、服用发汗药等因素而时时汗出，动辄益甚的汗出异常症状，又称自汗出。

【判断依据】

1. 不因外界环境影响，在头面、颈部或四肢、全身出汗者，活动尤甚，可伴有气短、乏力、神疲等表现。

2. 清醒时汗出，睡眠中无汗出。

3. 排除已诊断为高热、甲状腺功能亢进者或全身性疾病，如心脏病、颈部肿块、手术和外界环境干扰因素引起汗出者。

【发生原因】

1. 多见于老人、小孩及产后等气虚体质状态，气虚不能摄津。

2. 思虑烦劳过度，纳差，消化不良，致气虚不能摄津。

3. 进食过于辛辣、肥甘厚味之物，痰热内生，迫津外泄。

4. 湿热体质，热盛迫津。

5. 情绪不稳定，肝郁化火，热盛迫津。

【调理原则】

自汗多属于气虚不固，治疗上宜补虚敛汗。具体而言，不同的人有不同的证候，更有虚实夹杂者，需调节好情绪，养成良好的处世心态；再以饮食调理，辨证治疗。

【调理方法】

1. 生活起居调摄

（1）注意劳逸结合，不可劳累过度。

（2）勤洗澡，勤换衣被，保持身体清洁，节制房事。

（3）多饮水，保持体内的正常液体量。

（4）保持心情舒畅、平稳，避免经常激动。

（5）注意体育锻炼，增强体质，尤其注意预防感冒。每天打太极拳 1~2 次。

2. 饮食调摄

多食补益气血的食物，宜吃鸡、鸭、鱼、蛋、山药、红枣、扁豆、羊肉、桂圆、狗肉、豆制品等。不宜吃生冷的瓜菜，少吃凉拌的菜肴。

3. 食疗

（1）浓豆浆饮

原料：豆浆 2 碗。

制法：每次用豆浆 2 碗，将其中 1 碗放入锅内，煎成豆腐皮状食；另 1 碗煮沸加少量白糖饮用，每日 1 次。

功效：补虚益气。适宜于纳差之自汗者。

（2）党芪五味炖猪心

原料：党参 12g，黄芪 12g，五味子 9g，猪心 1 个。

制法：将党参、黄芪、五味子、猪心放入锅中，水适量隔水炖 1 小时，吃肉饮汤，每 1~2 天食 1 次。

功效：补气益血，固表止汗。适宜于思虑过度之自汗者。

（3）枸杞炖乳鸽

原料：枸杞子 20~30g，乳鸽 1 只。

制法：将乳鸽去毛及内脏，放入枸杞子，加水适量，放炖盅内。隔水炖熟，调味吃肉喝汤。

功效：补气益血。适宜于思虑过度之自汗者。

（4）沙参合剂煲瘦肉

原料：沙参 15g，玉竹 15g，百合 15g，怀山药 15g，猪瘦肉 100g。

制法：将沙参、玉竹、百合、怀山药、猪瘦肉同放入锅中。水适量共煲 1 小时以上，调味吃肉喝汤，每日 1 次。

功效：养阴益气。适宜于气阴两虚所致的出汗，口干思饮，气短乏力者。

（5）枇杷叶糯米粽

原料：糯米 250g，新鲜枇杷叶若干。

制法：将新鲜枇杷叶用水浸泡 10 小时，洗净去毛后，用新鲜枇杷叶包粽，蒸熟服食，每日 1 次，连服 4～5 天。

功效：补中益气，暖脾和胃，止汗。适宜于产后多汗等出汗异常者。

（6）黄芪鸡汁粥

原料：母鸡 1 只（重 1000～1500g），黄芪 15g，粳米 100g。

制法：先将母鸡去毛及内脏剖洗干净，浓煎为鸡汁；将黄芪水煎 2 次取汁，加适量鸡汤及粳米 100g 共煮成粥。早、晚温热服食。

功效：补气升阳，固表止汗。适宜于体虚，乏力，自汗者。

（7）人参莲肉汤

原料：白人参 10g，莲子 10 枚（去心）。

制法：用适量水泡发后加冰糖 30g 蒸 1 小时即可食用。人参可留待次日再加莲子，用同样方法蒸熟食用，可连用 3 次。

功效：补气益脾。适宜于脾虚消瘦，疲倦，自汗者。

（8）西洋参冬瓜野鸭汤

原料：西洋参 10g，冬瓜 300g（连皮），野鸭 500g，石斛 50g，荷梗 60g（鲜），生姜、红枣适量。

制法：将野鸭杀后，去内脏，切块；西洋参略洗，切薄片；冬瓜、石斛、荷梗、生姜、红枣洗净。把全部用料放入锅内，武火煮沸后，文火煲 2 小时，调味即可，饮汤吃野鸭肉。

功效：清暑益气。适宜于口渴心烦，体倦乏力，自汗较多者。

4. 中医辨证调摄

（1）肺卫不固证

主症：汗出恶风，稍劳汗出尤甚，或表现半身、某一局部出汗，易于感冒，体倦乏力，周身酸痛，面色苍白少华。苔薄白，脉细弱。

治法：益气固表。

方药：玉屏桂枝汤（生黄芪 15～30g，白术 15g，防风 10g，桂枝 6g，白芍 10g，大枣 10 枚，炙甘草 3g）。

（2）心血不足证

主症：自汗，心悸少寐，神疲气短，面色无华。舌质淡，脉细。

治法：益气生血，健脾养心。

方药：归脾汤（党参20g，白术15g，黄芪20g，甘草5g，茯苓15g，远志10g，酸枣仁10g，龙眼肉10g，当归15g，木香10g，大枣10g）。

（3）阴虚火旺证

主症：夜间清醒时自汗，五心烦热，或兼午后潮热，两颧色红，口渴。舌红少苔，脉细。

治法：滋阴清热，固表止汗。

方药：当归六黄汤（当归6g，生地黄6g，熟地黄6g，黄芩6g，黄柏6g，黄连6g，黄芪12g）。

（4）邪热郁蒸证

主症：蒸蒸汗出，汗液易使衣服黄染，黄汗黏；面赤烘热，烦躁，口苦，小便色黄。舌苔薄，脉弦数。

治法：清肝泄热，化湿和营。

方药：龙胆泻肝汤（龙胆草6g，黄芩9g，栀子9g，泽泻12g，木通9g，车前子9g，当归8g，生地黄10g，柴胡10g，生甘草6g）。

5. 中成药

（1）生脉饮口服液：每次服10mL（1支），每日3次。

（2）补中益气丸：每次服6g，每日3次。

6. 外治

（1）每日早晚用拇指用力按压足三里穴（外膝眼下直下四横指，胫骨外缘一横指处）5~10分钟。

（2）郁金30g，五倍子9g，研成细末。取10g细末，用适量蜂蜜调成两块药饼，置于两乳头上，外用纱布覆盖，胶布固定，每日1次。

（3）取五倍子100g晒干共研为细粉，取适量用凉开水调糊状敷于神阙（肚脐眼），外用塑料薄膜密封，胶布固定，每日用热水袋外敷两次，隔日换药1次。

十七、盗汗

盗汗是指睡时出汗，醒后汗止的汗出异常表现。亚健康状态之盗汗，不包括各种疾病（如痨病、佝偻病和温热性外感病等）所致之盗汗。

【判断依据】

1. 多数在入睡已深，或在清晨5时许或在醒觉前1~2小时汗液易出，汗出量较少，仅在醒后觉得全身或身体某些部位稍有汗湿，醒后则无汗液再度泄出。

2. 一般无不舒适的感觉，也可伴口干咽燥、头晕、疲乏、五心烦热、大便干燥。

3. 上述情况每周发生不超过4次，并持续2周以上。

4. 应排除已诊断为风湿、结核、甲状腺功能亢进、佝偻病、感染等器质性疾病过程中的患者；或 7～9 月高温季节之盗汗者；时时汗出、动则益甚的自汗者。

【发生原因】

1. 多见于冬春转季时，阳气蒸腾，迫汗而出。
2. 中老年，尤其在更年期前后，阴虚内热，迫汗而出。
3. 常因腹泻、呕吐等伤阴，致阴虚盗汗。
4. 长期处于情绪激动，多怒，情绪压抑状态，肝火迫津外泄。

【调理原则】

主要是适当进补，保持心情舒畅，生活规律。对个体体质辨证时更需详审，辨证调理。

【调理方法】

中医认为，"汗为心液"，若盗汗长期不止，心阴耗伤十分严重，应积极调理，特别注意自我养护。

1. 生活起居调摄

（1）加强必要的体育锻炼，养成有规律的生活习惯，注意劳逸结合。

（2）节制房事，避免房劳过度，损耗肾精。

（3）在条件允许时，适当调节一下居住环境的温度与湿度，温度多宜在 24℃ 左右，湿度宜在 50% 左右。阴虚血热者的居住环境应稍偏凉一些。

（4）被褥、铺板、睡衣等应经常拆洗或晾晒，以保持干燥，并应经常洗澡，以减少汗液对皮肤的刺激。

（5）长期卧床者，家属应特别注意加强护理，避免发生褥疮。还要注意观察盗汗者的面色、神志、出汗量大小，如有特殊改变要及时处理。

2. 饮食调摄

多食一些育阴清热的新鲜蔬菜等，如淡水鱼、甲鱼、猪肝、白木耳、菠菜、白菜等；不宜吃辛辣的食品，尽量少饮或不饮酒；多饮水，保持体内的正常液体量。

3. 食疗

（1）泥鳅汤

原料：泥鳅 120g。

制法：热水洗去泥鳅的黏液，剖腹去除肠脏，用油煎至金黄色，加水 2 碗煮至半碗，放入盐少许调味，饮汤吃肉。每日 1 次，小儿则分次饮汤，不吃鱼，连服 3～5 天。

功效：补气益阴。适宜于小儿盗汗者。

（2）花旗参绿豆煲水鸭

原料：花旗参 20g，绿豆 30g，百合 25g，水鸭 1 只。

制法：加水适量煲汤，武火煮开后文火再煲 1 小时左右，调味食用。

功效：益气养阴。适宜于气虚所致的盗汗、乏力。

（3）红枣乌梅汤

原料：红枣 15 枚，乌梅 10 枚。

制法：取红枣、乌梅水煎服，每日 1 次，连服 10 天。

功效：益气敛阴，止汗。适宜于气虚之盗汗多者。

（4）豆豉酒

原料：豆豉 250g，米酒 1000 克。

制法：先把豆豉炒香，放入米酒中浸泡 3~5 天后饮用，每次 2 汤匙，每日 2 次。

功效：和血益气，解烦热。适宜于气虚盗汗、心烦热。

（5）银耳红枣汤

原料：银耳 30g，红枣 20g，冰糖适量。

制法：先将银耳用温水泡发，除去蒂头，洗净后撕成小块。红枣洗净撕开。二味药共入锅内加水适量，用小火慢煨至银耳、红枣料熟，放入冰糖溶化调匀，即可出锅食用，每剂分 2 次食完。

功效：滋阴补血。适宜于盗汗伴心悸、头晕者。

（6）百合红枣莲子汤

原料：百合 15g，红枣 10 枚，莲子 50g，红糖适量。

制法：将莲子用水泡后剥皮，百合洗净与红枣同放入锅内，加两大碗水，小火炖 1 小时，加红糖调味后食用。

功效：益气养阴，宁心安神。适宜于盗汗伴心悸、头晕者。

（7）西洋参茶

原料：西洋参 6g。

制法：泡水代茶，徐徐饮之。

功效：益气养阴。

（8）小麦饮

原料：浮小麦 30g。

制法：将浮小麦炒熟，用水煎服，每日 2 次。

功效：益气养阴。

4. 中医辨证调摄

（1）心血虚证

主症：夜间盗汗，时时发作，伴有心悸，面色无华，唇、甲色淡。舌淡红，脉细弱。

治法：补血养心，益气固表。

方药：归脾汤（党参 20g，白术 15g，黄芪 20g，甘草 5g，茯苓 15g，远志 10g，酸枣仁 10g，龙眼肉 10g，当归 15g，大枣 10g）。

（2）阴虚火旺证

主症：夜间盗汗，时时发作，伴有心烦身热，口渴咽干，唇红或潮热。舌质红，苔薄白，脉细数。

治法：滋阴降火。

方药：当归六黄汤（当归 6g，生地黄 6g，熟地黄 6g，黄芩 6g，黄柏 6g，黄连 6g，黄芪 12g）。

（3）气阴亏虚证

主症：夜间盗汗，潮热，五心烦热，肢体倦怠，气短口渴。舌红瘦小，少苔，脉微弱。

治法：益气生津，敛阴止汗。

方药：生脉散（人参 9g，麦门冬 9g，五味子 6g）。

5. 中成药

（1）六味地黄丸：每次服 8 粒（6g），每日 3 次。

（2）大补阴丸：每次服 9g，每日 3 次。

6. 脐疗

（1）五砂散：五倍子 5 份，辰砂 1 份，共研细末，贮瓶备用。用时取药散 0.5 ~ 1g，用温水调成糊状，于临睡前敷于肚脐，外以纱布覆盖，胶布固定。翌日晨起时取下，如无效可重复使用，一般连用 3 天即可奏效。

（2）止汗敷剂：五倍子、赤石脂、没食子、煅龙骨、煅牡蛎各 20g，辰砂 1g。共研细末，贮瓶备用。于临睡前取药粉 1g，用凉开水、食醋各半调匀，敷入脐中，纱布覆盖，胶布固定，翌晨去掉。每日 1 次，3 ~ 5 天为 1 个疗程，具有较强的敛汗功能。

十八、经前乳胀

经前乳胀，即在临月经前 3 ~ 7 天发生乳房胀痛不适，或在经后半个月左右即发生乳胀，至月经来 1 ~ 2 天才消失，甚至直到月经干净后开始消失，于下次月经前又重复发作。本症以青春期或育龄期妇女多见，其发生率不断上升，应早期干预，以防其转变成乳腺炎、乳腺小叶增生等乳房疾病。

【判断依据】

1. 乳房胀痛伴随月经周期而发，为本症判断依据。一般发生在临经前 2 ~ 7 天，或在经后半个月左右即发生乳胀，有少数人群从排卵后（在下次来月经前 2 周左右，即 12 ~ 16 天时的排卵期）即开始乳痛，以经前 2 ~ 3 天达高峰，至月经来后 1 ~ 2 天才消失。

2. 以乳胀为其主要表现，经前乳房作胀、疼痛，可兼有灼热感，或胸胁闷胀，或

193

精神抑郁，时时叹息，或烦躁易怒，或小腹胀痛等症状。

3. 上述症状引起了明显的苦恼，并不同程度的影响工作和生活。

4. 应除外由于其他乳房疾病引起的经前乳胀，如急性、慢性乳腺炎，乳腺增生，乳腺癌等。

【发生原因】

1. 精神因素：经常精神紧张、抑郁者很容易引起经前乳房胀痛。

2. 生活习惯：生活、饮食没有规律，经常昼夜颠倒，好嗜肥甘厚味、辛辣、过酸、过咸食物，经常饮用咖啡等刺激性饮料，胸罩选择和穿带不合理等等，都容易导致经前乳房胀痛。

3. 性生活影响：这与性生活时乳房生理变化有关，性欲淡漠或者性生活不和谐者，因达不到性满足，乳房的充血、胀大就不容易消退，或消退不完全，持续性充血，加之经前期气血旺盛会使乳房胀痛。

4. 服用避孕药后体内激素水平异常，可出现乳腺肿块及乳房疼痛。

【调理原则】

经前乳房胀痛主要是由于生活不规律和精神情志等因素综合作用的结果。所以对此类人群的干预应该以改善生活质量，重建规律生活，调畅情志为主要手段。

【调理方法】

1. 情志调摄

加强对经前乳胀者的心理调理，逐步消除其心理上的抑郁情绪；改善人际关系，使之多与人交流，以营造良好的生活和工作环境。

2. 生活起居调摄

（1）生活起居要有规律，适当参加运动，劳逸结合。

（2）保持挺胸收腹的良好姿势，合理选择和使用乳罩，尽量不要束胸或穿紧身衣。

（3）平时可以适当进行乳房的自我按摩，以改善局部血液循环。轻轻按摩乳房，可使过量的体液再回到淋巴系统。按摩时，先将肥皂液涂在乳房上，沿着乳房表面旋转手指，成约一个硬币大小的圆。然后用手将乳房压入再弹起，这对防止乳房不适症有极大的好处。

（4）可进行局部运动锻炼：

①坐位，头部转动，从右至左，又从左至右缓慢进行。

②坐位，头前屈，下颌向胸，头后仰，眼望上方。

③坐位，头右侧屈左转，眼望上方；头左侧屈并右转，眼望上方。

④坐位，头部轻松绕旋。

⑤坐位，耸肩，使与耳接近，最初左肩、右肩分别做，以后两肩同时做。

3. 饮食调摄

饮食要有规律，定时定量，营养全面均衡。

4. 食疗

（1）陈皮茯苓糕

原料：陈皮10g，茯苓粉20g，糯米粉300g，白糖100g，红糖100g。

制法：将洗净的陈皮切碎后，与茯苓粉、糯米粉、红糖、白糖同放入盆中，加清水适量，充分搅拌均匀，倒入浅方盘中，用大火隔水蒸熟，取下冷却后切成小块即可食用。

功效：舒肝解郁，理气止痛。适宜于经前期乳房胀痛，胸胁胀闷，时叹息，易发怒者。

（2）玫瑰金橘饮

原料：玫瑰花6g，金橘饼半块。

制法：先将玫瑰花从花蒂处取散成瓣，洗净晾干。与切碎的金橘饼同放有盖杯中，用刚煮沸的水冲泡，拧紧杯盖，焖放15分钟即成。当茶频频饮用，一般可冲泡3～5次，当日吃完，玫瑰花瓣、金橘饼也可一并嚼服。隔日泡服1剂，经前连服7天。

功效：理气解郁。适宜于经前期乳房胀痛，郁郁寡欢者。

（3）金针粉丝排骨汤

原料：金针100g，排骨200g，粉丝50g，葱、香油、盐适量。

制法：金针去硬蒂，洗净浸软，备用。粉丝洗净浸软，切成四寸长小段备用。烧热锅，加入开水适量，放入排骨煮30分钟后加入金针再煮5分钟，加入粉丝煮2分钟，下葱段、盐、香油调味，便可食用。

功效：理气解郁。适宜于经前期乳房胀痛，闷闷不乐，常叹息，胸胁胀闷不舒者。

（4）麦芽贝母杏仁汤

原料：麦芽40g，贝母15g，杏仁15g。

制法：上3味加水煎至适量。

功效：理气止痛。适宜于经前期乳房胀痛较甚，胁肋闷胀，郁郁寡欢者。

（5）二枣山楂汤

原料：山楂15g，红枣30g，酸枣仁20g。

制法：上3味加水3碗共煎汤，煮至1碗。

功效：理气活血止痛。适宜于经前期乳房胀痛，胁肋窜痛，郁闷不舒者。

（6）玫瑰蚕豆花茶

原料：玫瑰花6g，蚕豆花10g。

制法：先将玫瑰花、蚕豆花分别洗净沥干，一同放入茶杯中，加开水泡冲，盖上茶杯盖，焖10分钟，代茶饮。

功效：理气活血，疏肝止痛。适宜于经前期乳房胀痛，或乳头胀痛，心情不悦，胁肋闷胀者。

5. 中医辨证调摄

（1）肝气郁结证

主症：经前乳房胀满疼痛而硬，甚则痛不可触衣，或阴中抽痛，或痛经或婚久不孕，经前常喜叹息，烦躁易怒，胸胁少腹胀痛。舌暗红或尖边红，苔薄白或微黄，脉弦或弦数。

治法：疏肝解郁，和胃消导。

方药：逍遥散加味（当归15g，白芍20g，柴胡12g，茯苓20g，白术15g，薄荷9g，甘草6g，鸡内金12g，麦芽30g，青皮10g，猪苓15g，郁金15g）。

（2）肝郁化火证

主症：经前乳房胀痛，乳头痒痛，烦躁，溺黄便结。舌红苔黄。

治法：疏肝清热，理气止痛。

方药：丹栀逍遥散加减（当归15g，白芍20g，柴胡12g，茯苓20g，白术15g，薄荷9g，牡丹皮10g，栀子7g，甘草6g，鸡内金8g，夏枯草7g，蒲公英7g）。

（3）肝肾阴虚证

主症：经前或经时乳房胀痛不硬，或乳腺发育不良，或月经过少或婚久不孕，形瘦，两目干涩，五心烦热，咽干口燥，头晕耳鸣，腰膝酸软。舌红少苔，脉细弦略数。

治法：滋肾养肝，和胃通络。

方药：一贯煎加味（北沙参20g，麦门冬15g，当归15g，生地黄20g，川楝子10g，枸杞子15g，鸡内金10g，麦芽30g，天门冬15g，山茱萸15g，白芍15g，山药30g）。

6. 中成药

（1）逍遥丸：每次6g，每日3次。

（2）乳核散结片：每次4片，每日3次。

7. 推拿

俯卧，施术者站于其旁，用手掌揉腰背部肝俞、脾俞、肾俞数次，揉拿双下肢后侧，按压承山穴。然后，患者仰卧，施术者用手掌根部在腹部做左右方向的推揉数次，并用一手指按压中脘，另一手指按压关元，两手配合，一起一伏，交替按压数次，动作要缓慢，用力达于深层。最后，用拇指推印堂至太阳穴，揉眉弓、百会、风池穴数次。亦可自己按摩胸腹部20~30次。

8. 针灸

治法：疏肝和胃，理气止痛。

取穴：肝俞、太冲、中脘、膻中、三阴交。

操作：毫针针刺，平补平泻。

十九、月经失调

月经失调是指月经失去正常规律性，泛指由各种生物、社会、行为、情绪等因素引起的月经改变，包括初潮年龄的提前、延后和月经周期、经期与经量的变化。本症是女性最常见的亚健康症状之一，常见于青年女性及夫妻长期分居女性。

【判断依据】

1. 月经先期或后期即经期提前或错后 7 天以上；或月经先后不定期即月经周期或前或后没有规律；或月经量过多或过少；或色、质改变异常与经期、经量异常同时发生。

2. 引起明显的不适感，不同程度的影响工作、生活、学习以及家庭和谐等。

3. 应除外临床确诊的月经失调疾病（如功能失调性子宫出血、闭经、痛经、经前期紧张综合征、更年期综合征等）；其他疾病所致的月经失调，如生殖器官局部的炎症、肿瘤及发育异常、营养不良；其他内分泌功能失调，如甲状腺、肾上腺皮质功能异常、糖尿病、席汉氏病等；肝脏疾患；血液疾患；使用了治疗精神病的药物、内分泌制剂等。

【发生原因】

1. 精神情志因素：生活工作压力大，经常忧郁寡欢，闷闷不乐，或心烦易怒等。

2. 生活习惯因素：生活经常没有规律，起居无常，饮食不节。

3. 吸烟：尼古丁能降低性激素的分泌量，干扰与月经有关的生理过程，引起月经不调。

4. 药物滥用或经常大量使用抗生素，可致月经失调。

5. 便秘使直肠内大便过度充盈后，子宫颈被向前推移，子宫体则向后倾斜。子宫长久保持在后倾位置易诱发月经紊乱。

6. 噪声和电磁波对女性的内分泌和生殖功能产生不良影响，导致内分泌紊乱，月经失调。

7. 女性经期受寒，会使盆腔内的血管收缩，导致卵巢功能紊乱，可引起月经失调。

8. 肥胖者痰多，容易阻遏气血而引起月经不调。

【调理原则】

引起月经失调的原因比较多，有生物、社会、行为、情绪等因素，其中社会和行为原因可通过情绪反应而影响月经。所以对其干预除了去除诱因，综合干预外，应该十分重视调畅情志的重要作用。

【调理方法】

1. 健康教育

加强对妇女月经期卫生知识的宣传教育，使其了解女性生理及解剖知识，消除对月经生理现象的神秘感或不洁感。

2. 情志调摄

情志的变化对女性月经来潮有很大的影响，若长期情志不遂、急躁易怒、忧郁惊恐，都可以伤及心脾而致月经不调，在月经期更为明显。因此，要注意调节情绪、平心静气、遇事勿怒、泰然处之。

3. 生活起居调摄

（1）节制房事：主要包括两个方面：①控制房事的次数：房事不可过频，过频则双方皆伤精血，肾中精血亏少，肾气不固，则经行量多不止。②行经期间，绝对禁止行房事，否则易致感染和出血。

（2）有规律的生活作息，劳逸结合。

（3）戒烟酒和少食刺激性物品。

（4）减少电脑、手机、微波炉等的使用次数，以减少电磁波的辐射伤害。

（5）防寒避湿：避免淋雨、涉水、游泳、喝冷饮等，尤其要防止下半身受凉，注意保暖。

4. 饮食调摄

（1）针对月经失调的不同表现，应该注意不同的饮食：

①月经先期者，应少吃辛香料和肉、葱、洋葱、青椒，多吃青菜。

②月经后期者，少吃冷食，多食温热食品及肉类。经期第1天、第2天最好吃姜炒鸡肝或猪肝，多服用补血的食品。

③月经前烦躁不安、便秘、腰痛者，宜大量摄食促进肠蠕动及代谢之物，如生青菜、豆腐等，以调节身体之不适状态。

④月经后容易眩晕、贫血者，在经前可摄取姜、葱、辛香料等；在经后宜多吃小鱼以及多筋的肉类、猪牛肚等，以增强食欲，恢复体力。

（2）针对月经周期的不同阶段，给予合适的饮食：

①月经来潮的前1周的饮食宜清淡，易消化，富营养。可以多吃豆类、鱼类等高蛋白食物，并增加绿叶蔬菜、水果，也要多饮水，以保持大便通畅，减少骨盆充血。

②月经来潮初期时，女性常会感到腰痛、不思饮食，这时不妨多吃一些开胃、易消化的食物，如枣、面条、薏米粥等。

③月经期要吃营养丰富、容易消化的食物，以利于营养物质的补充，多饮水，多吃蔬菜，可以保持大便通畅，这样也可以减少盆腔充血。

④月经期会失血，因此，月经后期需要多补充含蛋白及铁、钾、钠、钙、镁的食

物，如肉、动物肝脏、蛋、奶等。

5. 食疗

（1）黑木耳红枣茶

原料：黑木耳 30g，红枣 20 枚。

制法：黑木耳、红枣共煮汤服之。每日 1 次，连服。

功效：补中益气，养血止血。适宜于气虚月经过多者。

（2）浓茶红糖饮

原料：茶叶、红糖各适量。

制法：煮浓茶 1 碗，去渣，放红糖溶化后饮用，每日 1 次。

功效：清热，调经。适宜于月经先期量多者。

（3）山楂红糖饮

原料：生山楂肉 50g，红糖 40g。

制法：山楂水煎去渣，冲入红糖，热饮。非妊娠者多服几次，经血亦可自下。

功效：活血调经。适宜于妇女有经期错乱者。

（4）茴香酒

原料：小茴香、青皮各 15g，黄酒 250g。

制法：将小茴香、青皮洗净，入酒内浸泡 3 天，即可饮用。每次 15～30g，每日 2 次。如不耐酒者，可以醋代之。

功效：疏肝理气。适宜于月经先期、月经先后不定期，经色正常、无块，行而不畅，乳房及小腹胀痛等症者。

（5）山楂红花酒

原料：山楂 30g，红花 15g，白酒 250g。

制法：将上药入酒中浸泡 1 周。每次饮用 15～30g，每日 2 次，视酒量大小，不醉为度。

功效：活血化瘀。适宜于经来量少，紫黑有块，腹痛，血块排出后痛减者。注意忌食生冷，勿受寒凉。

（6）韭菜羊肝汤

原料：韭菜 100g，羊肝 120g。

制法：将韭菜去杂质、洗净、切段，羊肝切片，用铁锅明火炒熟服食。

功效：凉肝止血。适宜于气虚月经过多者。

（7）黄芪粥

原料：黄芪 30g，粳米 100g。

制法：先煎黄芪去渣，下米同煮作粥，空腹服食。

功效：补气，补血，强身。适宜于气虚不摄血之月经过多者。

（8）当归鸡蛋汤

原料：当归9g，鸡蛋2个，红糖50g。

制法：当归煎水取汁后，打入鸡蛋煮熟，入红糖调匀。每次经净后服食1次。

功效：滋阴润燥，补血。适宜于血虚之月经过少者。

（9）生地粥

原料：生地黄30g，粳米30～60g。

制法：将生地黄洗净切片，用清水煎煮2次，共取汁100mL备用；下米入锅煮粥，待米八成熟时入药，共煮粥熟，食粥，可连服数日。

功效：清热，凉血止血。适宜于血热所致之月经先期者。

（10）当归黄花菜根猪肉汤

原料：瘦猪肉250g，当归、黄花菜根各15g。

制法：先煮肉至半熟后，加上两味药共煮，盐调味，食肉饮汤。

功效：补血活血，调经止痛。适宜于气血不足夹瘀之月经不调者。

6. 中医辨证调摄

（1）脾气虚证

主症：月经周期提前，或量多，色淡红，质清稀，神疲肢倦，气短懒言，纳少便溏。舌淡红，苔薄白，脉细。

治法：补脾益气，摄血调经。

方药：补中益气汤（党参10g，黄芪15g，白术10g，当归10g，陈皮10g，升麻10g，柴胡7g，甘草5g）。

（2）血虚证

主症：月经周期延后，或量少，色淡红，质清稀，或伴有头晕眼花，心悸少寐。舌质淡红，脉细。

治法：补血益气调经。

方药：大补元煎（党参10g，山药10g，熟地黄10g，杜仲10g，当归15g，山茱萸10g，枸杞子10g，炙甘草5g）。

或滋血汤（党参10g，山药10g，黄芪15g，川芎10g，当归10g，白芍药10g，熟地黄10g）。

（3）肝气郁结证

主症：经来先后无定期，经量或多或少，或有血块，或经行不畅，胸胁、乳房、少腹胀痛，时叹息。苔薄白或薄黄，脉弦。

治法：疏肝理气调经。

方药：逍遥散（柴胡10g，白术10g，茯苓10g，当归10g，白芍10g，薄荷8g，煨姜3片）。

200　　　　如见心烦易怒，口苦咽干等气郁化火之症，则用丹栀逍遥散（牡丹皮10g，栀子7g，当归 10g，白芍 10g，柴胡 7g，白术 7g，茯苓 10g，薄荷 10g，炙甘草 5g，煨姜 3 片）。

（4）阴虚血热证

主症：经来先期，量少或量多，色红，质稠，或伴手足心热，咽干口燥。舌质红，苔少，脉细数。

治法：养阴清热调经。

方药：两地汤（生地黄 10g，地骨皮 10g，玄参 10g，麦门冬 7g，阿胶 7g，白芍 10g）。

7. 足底疗法

采用全足施术，重点加强肾上腺、肾、腹腔神经丛、垂体、甲状腺、肝、脾、子宫及卵巢等反射区。每次治疗时间双足共 40 ~ 50 分钟，每日 1 次，10 次为 1 个疗程。术后嘱其饮温开水 500mL 左右，以促进体内有害物质的排出。

8. 针灸

（1）耳针疗法：取子宫、盆腔、卵巢、内分泌、皮质下、肝俞、脾俞、肾俞。月经提前加屏间；月经过少加附件、三焦、交感、下腹。每次取 3 ~ 5 穴，中强刺激，留针 30 分钟，每日 1 次，两耳交替使用。亦可埋针或压豆。

（2）梅花针疗法：月经先期或先后不定期可叩刺足三阴经经脉、冲脉、任脉、督脉、带脉及脐下腹部、腰以下骶部的循行线。以皮肤潮红为度，每日 1 次。

（3）艾灸疗法：取关元、气海、三阴交。经迟者加血海、归来；经乱者加肾俞、肝俞、脾俞、足三里；经多者加神阙、隐白、大敦。可选艾炷灸、艾炷隔姜灸、艾条灸及温针灸等。

9. 气功

可选内养功、意气功、真气运行功、太极内功、强壮功等。

10. 推拿

（1）内功推拿疗法：擦腰骶、八髎、少腹，点腰眼，捏拿肚角以通调冲脉、任脉、督脉、带脉诸脉。月经先期体壮者手法宜重，月经后期体弱者手法宜轻，擦八髎要热透少腹，并加擦脾俞、胃俞；肝郁者加擦两胁肋，点揉章门、期门。

（2）捏脊疗法：常规捏脊，提关元、脾俞、膈俞。

（3）按压疗法：按压 17 椎穴。经前者用指端按揉和压放合谷、足三里、三阴交各 100 次，继以循按手阳明大肠经、足阳明胃经、足少阴肾经数遍，再按揉压放天枢、肾俞各 50 ~ 100 次，最后以掌面按揉关元 2 ~ 3 分钟，每日 1 次。

二十、带下量多

带下量多是指女性阴道内分泌物增多，并伴有不同程度的颜色、质地、气味的改变。多见于气虚质、阳虚质及痰湿质者。

【判断依据】

1. 阴道分泌物较平常增多，并伴有不同程度的颜色、质地和气味的改变。

2. 应排除由于阴道炎、子宫颈炎、盆腔炎、妇科肿瘤、性病等疾病引起的带下增多。

【发生原因】

1. 卫生习惯不良：平时不注意对外阴、内裤、浴盆、坐便器等用品的清洗，引起感染致带下异常。

2. 性生活不当：在性生活过程中没有洗手，同房前未清洗外生殖器，男方患有包皮过长或包茎，同房后懒于排尿和清洗，引起感染致带下异常。

3. 肥胖者多脾气虚或脾肾两虚，水湿失运，痰多湿盛，易致下焦湿盛则带下异常。

【调理原则】

带下量多主要是由个人身体状况和个人生活习惯等因素所引起。干预原则主要是消除诱因，进行自我健康卫生教育，培养良好的生活习惯，健脾补肾利湿，防止症状的加剧和传变。

【调理方法】

1. 生活起居调摄

（1）注意卫生：保持外阴和内裤的清洁。外阴瘙痒者要勤剪指甲、勤洗手，防止感染或抓破皮肤。

（2）衣着宽松：女性内裤宜柔软，每日更换，并用开水烫洗，于阳光下暴晒消毒。毛巾、浴盆应专用，不要坐浴或盆浴，防止污水进入阴道引起感染。

（3）节制房事：树立正确的性观念，房事有节，洁身自爱。月经期间应该禁房事，丈夫有外阴瘙痒者，要同时进行调理，以免交叉感染。

（4）经常参加运动，防止肥胖。

（5）经期勿冒雨涉水和久居阴湿之地，以免感染湿邪。

（6）做好计划生育工作，避免早婚多产，避免多次人工流产。

2. 食疗

（1）芪术莲子炖乌鸡

原料：黄芪30g，白术20g，莲子50g，乌骨鸡1只。

制法：将乌骨鸡宰杀去毛及内脏后洗净，黄芪、白术用布包好，塞入鸡腹内，放入炖锅中，再入莲子及调味品，加水适量，用文火炖至鸡肉烂熟，拣去药包，吃鸡肉、莲子、喝汤，随量食用。

功效：健脾益气，除湿止带。适宜于脾虚带下量多者。

（2）参苓白果粥

原料：党参30g，茯苓20g，白果仁15g，粳米60g，红糖适量。

制法：先将党参、茯苓冲洗干净，放锅中加水适量，煎熬 30 分钟，去渣留汁；再将白果仁、粳米淘洗干净共放上述药汁中。用大火煮沸后，改用小火熬粥（若药汁不足可加开水），熬至粥稠白果仁熟透时，加入红糖煮化即可。分 2 次吃完，每日 1 剂。

功效：健脾益气，除湿止带。适宜于脾虚带下量多者。

（3）山药羊肉汤

原料：山药 150g，羊肉 250g，肉桂 10g，生姜 30g，调味品适量。

制法：先将羊肉剔去筋膜，洗净后切小块，入沸水锅焯去血水。将山药切丁，生姜拍碎，肉桂捣碎如绿豆大小。上述用料制作完毕后，全部放入锅中，加清水适量，先用武火煮沸后，打去浮沫，用文火炖至羊肉酥烂，加入调味品即可。分 2 次吃完，每日 1 剂。

功效：温肾培元，固涩止带。适宜于肾虚带下量多者。

（4）杜仲二仁炖猪腰

原料：杜仲 15g，益智仁 15g，核桃仁 20g，猪腰 2 只，调味品适量。

制法：先将猪腰剖开，去除臊腺，洗净后切小块。上述中药用水冲净，与猪腰块共放入炖锅中，加水适量，大火煮沸，加入料酒、葱花、姜末，改用文火炖至猪腰烂熟。加入盐、味精少许，再炖片刻即可。吃猪腰、核桃仁，喝汤，分 2 次吃完，每日 1 剂。

功效：温肾培元，固涩止带。适宜于肾虚带下量多者。

（5）二地金樱炖甲鱼

原料：熟地黄 20g，地骨皮 20g，金樱子 20g，甲鱼 1 只，生姜、葱、盐、料酒等辅料各适量。

制法：先将甲鱼宰杀后洗净，剁成小块，上述三药用布包好，与甲鱼共放炖锅中，加入辅料及适量水，用文火炖至甲鱼烂熟后捡去药包，吃肉喝汤，随量食用。

功效：固肾滋阴，清热止带。适宜于肾虚带下量多者。

（6）二子百合炖瘦肉

原料：干莲子 30g，枸杞子 20g，百合 20g，猪瘦肉 150g。

制法：先将干莲子用水浸泡 2 小时后去心，百合、枸杞子冲洗干净，猪瘦肉洗净切片，共放炖锅中，加水适量和适量植物油，大火煮沸后改用小火。炖至猪肉及药材熟烂后，加盐、味精少许拌匀即成。早、晚 2 次当点心食用，每日 1 剂。

功效：固肾滋阴，清热止带。适宜于肾虚有热带下量多者。

（7）萆薢二须冰糖饮

原料：萆薢 30g，玉米须 30g，莲须 15g，冰糖 30g。

制法：将上药冲洗干净，共放锅中，加水 1500mL，煎煮至 500mL 药液时，捞去药渣，加入冰糖搅化即成，分 3 次饮完，或倒保温杯中代茶饮用，每日 1 剂。

功效：清热解毒，祛湿止带。适宜于湿热带下量多者。

（8）二花金樱鸡蛋方

原料：金银花 15g，鸡冠花 15g，金樱子 20g，鸡蛋 2 个，红糖适量。

制法：先将金樱子捣碎，与金银花、鸡冠花共放锅内，加水适量，煎熬 30 分钟，滤取药液 1 碗，加红糖煮化后打入鸡蛋，煮至蛋熟即可。吃蛋喝汤，每日 1 剂。

功效：清热解毒，祛湿止带。适宜于湿热带下量多者。

（9）苡仁山药莲子羹

原料：薏苡仁、山药、莲子各 30g。

制法：文火煮成羹食用。每日 1 剂，连服 7 日为 1 个疗程。

功效：健脾益气，升阳除湿。适宜于脾虚带下量多者。

（10）鹿茸药仁炖膀胱

原料：猪膀胱 1 个，鹿茸 6g，白果仁、怀山药各 30g。

制法：猪膀胱洗净，内装鹿茸、白果仁、怀山药扎紧，文火炖至烂熟，入盐少许调味服食。每日 1 剂，连用 7～10 天。

功效：温肾培元，固涩止带。适宜于肾虚带下量多者。

3. 中医辨证调摄

带下量多的治疗原则以健脾、升阳、除湿为主，辅以舒肝固肾。但是湿浊可以从阳化热而成湿热，也可以从阴化寒而成寒湿，所以要佐以清热除湿、清热解毒、散寒除湿等法。

（1）脾气虚证

主症：带下量多，色白或淡黄，质稀薄，无臭气，绵绵不断，神疲倦怠，四肢欠温，纳少便溏。舌质淡，苔白腻，脉缓弱。

治法：健脾益气，升阳除湿。

方药：完带汤（白术 7g，山药 10g，党参 15g，白芍 8g，苍术 8g，甘草 5g，陈皮 7g，黑芥穗 7g，柴胡 7g，车前子 7g）。

或参苓白术散，或补中益气汤。

（2）肾阳虚证

主症：带下量多，色白清冷，稀薄如水，淋漓不断，头晕耳鸣，腰痛如折，畏寒肢冷，小腹冷感，小便频数，夜间尤甚，大便溏薄，面色晦暗。舌淡润，苔薄白，脉沉细而迟。

治法：温肾助阳，涩精止带。

方药：金匮肾气丸（制附子 3g，肉桂 5g，熟地黄 10g，山茱萸 10g，山药 10g，茯苓 8g，牡丹皮 8g，泽泻 10g）。

或右归丸。

（3）阴虚夹湿证

主症：带下量不甚多，色黄或赤白相兼，质稠或有臭气，阴部干涩不适，或有灼热感，腰膝酸软，头晕耳鸣，颧赤唇红，五心烦热，失眠多梦。舌红，苔少或黄腻，脉细数。

治法：滋阴益肾，清热祛湿。

方药：知柏地黄丸（知母10g，黄柏7g，熟地黄10g，山茱萸10g，山药10g，茯苓8g，牡丹皮8g，泽泻10g），可随症加芡实、金樱子。

（4）湿热下注证

主症：带下量多，色黄，黏稠，有臭气，或伴阴部瘙痒，胸闷心烦，口苦咽干，纳食较差，小腹或少腹作痛，小便短赤。舌红，苔黄腻，脉濡数。

治法：清热利湿止带。

方药：止带方（猪苓10g，茯苓7g，车前子7g，泽泻10g，茵陈10g，赤芍8g，牡丹皮7g，黄柏7g，栀子7g，牛膝8g）。

或萆薢渗湿汤。

4. 针灸

（1）脾气虚证：常取穴气海、脾俞、阴陵泉、足三里。

（2）肾阳虚证：常取穴肾俞、关元、命门、次髎。

（3）阴虚夹湿证：常取穴肾俞、太溪、次髎、阴陵泉。

（4）湿热下注证：常取穴中极、阴陵泉、下髎。

5. 耳穴贴压

取穴子宫、卵巢、内分泌、肾、脾。

6. 中药熏洗

方药：蛇床子、土茯苓各30g，白鲜皮、百部各15g，黄柏、枯矾、苦参各10g。

用法：将上药加清水适量，浸泡20分钟，煎数沸，取药液与1500mL开水同入浴盆中，趁热熏蒸会阴部，待温度适宜后取200mL药液冲洗阴道，余水泡洗双脚，每日2次，每次40分钟，5天为1个疗程。

7. 药带

取苍术90g，黄柏30g，研末做成药带，系腰间（带脉循行线上，即平时系腰带处）。

二十一、皮肤瘙痒

皮肤瘙痒是指无原发皮损出现，以瘙痒为特征性表现的皮肤感觉异常症状。根据皮肤瘙痒的范围不同，可分为全身性和局限性瘙痒两种。全身性瘙痒表现为开始即为全身，或最初限于一处，继而扩散至全身，或痒无定处，常为阵发性且夜间加重。局限性瘙痒表现为局部阵发性剧痒，好发于外阴、阴囊、肛周、小腿和头皮部位。发作人群以老年人为主，男性多于女性，北方多于南方，且多见于冬夏两季。

【判断依据】

1. 自觉瘙痒为几乎唯一不适症状，主要为皮痒，呈阵发性，可持续数分钟，或数小时不等。白天可因活动分散和减少了大脑对痒感的敏感度，故不甚觉痒，但夜晚此敏感度相对增加。皮肤瘙痒者可倍觉瘙痒难忍，易导致睡眠障碍，不同程度地影响人们的学习、工作与生活。

2. 应排除由疾病而引起的皮肤瘙痒，如神经衰弱、甲状腺功能异常、糖尿病、肝胆疾病、阻塞性黄疸、尿毒症、结核病、湿疹、荨麻疹等，以及药物不良反应等。

【发生原因】

1. 情绪紧张、焦虑、激动、抑郁等等；神经精神因素。

2. 季节气候因素：春季由于气候变暖，随着气温的逐渐回升，人们的户外活动增多，但此时潜伏一冬的致病菌和微生物也逐渐活跃起来，空气中过敏原增多，容易导致皮肤瘙痒；夏季由于日照强烈，空气干燥，洗澡过勤，而导致皮肤干燥，加之易被蚊虫叮咬，容易出现皮肤瘙痒；秋冬季由于气候寒冷而干燥，皮肤油脂分泌过少，而致皮肤干燥，容易发生瘙痒。

3. 环境因素：空气干燥、寒冷、紫外线、空调可造成皮肤瘙痒。

4. 生活习惯因素：不良的饮食和洗浴习惯，使用不当的皂类和清洁护肤品，穿着衣物不当或饲养宠物等。

5. 体质因素：部分血虚质者，由于血虚易化燥生风，偶遇干燥天气致皮肤瘙痒，此类多见于老年人或孕妇等。同时部分肝气郁结者，常于情志过激时出现皮肤瘙痒，此类多见于更年期女性。

6. 职业因素，如部分服装加工者、高温作业者等。

【调理原则】

主要是寻找导致皮肤瘙痒的原因，进行自我健康教育和体质调理，改变不良的生活习惯，注意心理养生。

【调理方法】

1. 皮肤护理

（1）保持皮肤清洁湿润：每次洗完澡后在经常感觉瘙痒部位适当涂抹一些含有少量油脂的润肤液（雪花膏、绵羊油等）。

（2）养成正确的沐浴习惯：沐浴应在饭后30分钟为宜，水温不宜太热，冬季以不超过40℃为宜，夏季以24℃～29℃为宜。时间不宜过长，冬季一般不要超过15分钟，夏季盆浴20分钟，淋浴3～5分钟即可；室温22℃～24℃之间，并减少清洁剂、香皂的使用。秋冬季节洗澡不要太勤，更不能用热水、毛巾、肥皂用力搓澡，这样会洗掉皮肤表面脂膜，使皮肤干燥而加重瘙痒。

（3）避免搔抓和过分摩擦，防止感染。实在痒得无法忍受可轻轻拍打或冷水湿敷。

（4）保持床褥柔软清洁，冷热均匀，穿宽松柔软的棉质衣物。

（5）鼓励皮肤瘙痒者养成定时喝水的习惯，及时补充皮肤水分。

2. 情志调摄

与皮肤瘙痒者共同分析瘙痒发生的原因，帮助其树立战胜不适的信心，讲解和示范一些转移瘙痒感的方法和技巧。

（1）松弛法：用看电视、读小说、听音乐、听故事、参加有趣活动等分散和转移注意力。

（2）呼吸松弛法：有节律呼吸松弛训练对减轻焦虑，控制瘙痒有良好作用。

（3）皮肤刺激法：轻轻拍打瘙痒部位或冷敷（在不影响血运情况下使用）。

3. 生活起居调摄

（1）合理休息劳逸结合，保证睡眠，避免过度焦虑和运动。

（2）注意天气变化，保持环境适当温度和湿度，避免变化太大，注意冬季室内温度不要过高，运用加湿器、种植花卉等方法来保持室内温度。适宜的温度可以减少皮肤水分蒸发。

（3）加强体育锻炼，增强机体免疫力，根据自身情况及兴趣爱好选择一些运动项目，如散步、体操、太极拳、游泳等，注意安全，不要超负荷运动。

4. 饮食调摄

合理饮食，多食豆类、蔬菜、水果、海藻类碱性食物，保证营养。忌食鱼、蟹、辛辣、葱、蒜、韭菜、酒等。

5. 食疗

（1）桃仁粥

原料：桃仁 10g（去皮），粳米 50g，红糖少许。

制法：将桃仁、粳米洗净入锅，加适量水煮至米烂成粥，加入红糖少许调味。

功效：活血润肤通便。适宜于老年皮肤瘙痒伴便秘者。

（2）泥鳅煲红枣

原料：泥鳅 30~50g，红枣 20g，盐少许。

制法：泥鳅洗净去杂，和红枣一同放入锅中，加适量的水，置武火上烧沸，再用文火煮 25 分钟，加入盐、味精即成。服用宜每日 1 剂，连服 10 剂。

功效：补中益气，强精补血润燥。适宜于老年皮肤瘙痒者。

（3）鸡血藤膏

原料：鸡血藤 500g，冰糖 500g。

制法：将鸡血藤水煎 3~4 次，过滤取汁。微火浓缩药汁，再加冰糖制成稠膏即可，可常服。

功效：养血活血，润燥祛风。适宜于血虚风燥皮肤瘙痒者。

（4）沙参麦冬冰糖汤

原料：沙参30g，麦门冬15g，玉竹15g，石斛10g，怀山药30g，地骨皮10g，冰糖50g。

制法：先将沙参、麦门冬、玉竹、石斛、怀山药、地骨皮加水500mL，慢火煎到250mL，冷却后用纱布过滤，加入冰糖，分3次饮用。

功效：滋阴养血。适宜于阴血不足皮肤瘙痒者。

（5）丹参益母鸡块

原料：益母草30g，母鸡500g，丹参30g，鸡血藤15g，油10g，绍酒、盐、油适量。

制法：将益母草洗净切碎，鸡血藤、丹参放入锅内加适量水，上火炖成丹参益母汤，用纱布过滤备用。将鸡宰杀后，剁成鸡块，放入盆内加适量酱油腌10分钟，炒勺上火后加入适量油，把鸡块炒成八成熟后，去掉油，放入绍酒、盐，加入益母草汤，慢火炖烂后即可食用，但不能长期饮用。

功效：活血祛风。适宜于瘀血阻滞皮肤瘙痒者。

（6）木瓜薏仁炖鲤鱼

原料：木瓜15g，赤小豆30g，薏苡仁50g，鲤鱼1条，白糖、醋、味精、绍酒、香油适量。

制法：将薏苡仁、赤小豆洗净加清水放入锅内煮熟。把鲤鱼剖杀干净，两面切成十字花刀，放开水中烫一下捞出。炒勺内加油50g，烧热放绍酒、醋、白糖、味精、清水1000mL，烧开，加入薏苡仁、木瓜、赤小豆、鲤鱼，慢火炖熟透，即可食用。

功效：清热利湿。适宜于湿热证皮肤瘙痒症者。

（7）地肤败酱炖猪肠

原料：猪大肠适量，败酱草30g，绿豆100g，地肤子15g。

制法：将绿豆洗净加适量水煮20分钟，再放入洗净的猪肠中，两端扎紧，与洗净的败酱草和地肤子一起炖熟，加盐调味即可食用。

功效：清热祛风，除湿止痒。适宜于湿热证皮肤瘙痒者。

（8）莲子黑米粥

原料：莲子、冰糖各30g，红枣8颗，黑米100g，百合20g。

制法：莲子洗净，去心；红枣洗净，去核；百合、黑米淘洗干净；冰糖打碎成末。黑米、红枣、莲子、百合同放锅内，加清水适量煮粥，加入冰糖末即成。

功效：祛风热，止瘙痒。适宜于风热证皮肤瘙痒者。

6. 中医辨证调摄

（1）风热血热证

主症：青年人多见。症见皮肤瘙痒剧烈，遇热更甚，皮肤抓破后有血痂，可伴心烦，口干，小便黄，大便干结。舌淡红，苔薄黄，脉浮数。

治法：疏风清热凉血。

方药：消风散合四物汤（荆芥 10g，防风 10g，蝉蜕 10g，胡麻仁 10g，苦参 6g，苍术 8g，石膏 15g，知母 10g，牛蒡子 10g，当归 10g，生地黄 10g，白芍 10g，川芎 8g，甘草 3g）。

（2）湿热蕴结证

主症：瘙痒不止，伴有口干口苦，胸胁闷胀，小便黄赤，大便秘结。舌红，苔黄腻，脉滑数。

治法：清热利湿止痒。

方药：龙胆泻肝汤（龙胆草 4g，栀子 10g，黄芩 6g，泽泻 10g，车前子 10g，柴胡 6g，当归 10g，生地黄 8g，甘草 3g）。

（3）血虚肝旺证

主症：以老年人多见。症见皮肤干燥，伴有头晕，失眠多梦。舌红，苔薄，脉细数或弦数。

治法：养血润燥，祛风止痒。

方药：当归饮子加减〔当归 10g，白芍 15g，川芎 6g，生地黄 12g，何首乌 20g，防风 10g，荆芥 10g，生黄芪 15g，白蒺藜 10g，甘草 5g，珍珠母 20g（先煎），生龙骨 20g〕。

7. 针灸

选穴可以考虑大椎、曲池、环跳、足三里、三阴交、血海。

8. 药浴

（1）楮桃叶 250g，加水 5kg，煎水作全身浴。适宜于全身瘙痒者。

（2）蛇床子、苦参、花椒、百部、明矾各 10g，加水 2kg，煎沸趁热先熏，待温坐浴。适宜于外阴、阴囊、肛门瘙痒者。

二十二、嗜睡

嗜睡（睡眠过多亚健康）是指无任何器质性病变，发生与夜间睡眠无关的白天睡眠过多的现象，反复发作 3 个月或持续发作超过 1 个月。本症好发于春夏季节，多见于老年人和肥胖者，也见于部分孕妇、经行期女性及青少年学生等。

【判断依据】

1. 自觉睡眠过多，以嗜睡为几乎唯一不适症状。常见症状是白天睡眠过多，睡眠发作不能完全用睡眠时间不足来解释，可兼有精神疲倦、食欲减退，可因此导致肢体协调能力下降，严重者影响工作学习和生活。

2. 应该除外确诊的嗜睡症，以及药物不良反应和由其他疾病所致的嗜睡，如睡眠呼吸暂停综合征、发作性睡病、肺心病、肝瘟、消渴、肾衰、头颅外伤、中毒、癫病、痴呆、糖尿病、高血压等。

【发生原因】

1. 季节因素："春困"现象，即春天气温回升，体表血液供应量增加，大脑供血相应减少；夏暑季节气候炎热，易伤津耗气，加之暑湿易困人体阳气，容易引起嗜睡。

2. 环境因素：室内空气对流不畅，或长期用空调，空气中二氧化碳等气体含量过高，氧气相对不足，容易使大脑缺氧而导致嗜睡。

3. 体质因素：有以下几种体质者容易出现嗜睡症状，如气虚质、阳虚质和痰湿质。

4. 生活习惯不良：生活缺乏规律，经常昼夜颠倒，或夜间睡眠时间不足，睡眠质量差，常处于半睡半醒之间。白天活动太少，血液循环功能相对削弱，脑组织缺血而易疲倦嗜睡。或饮食不节，喜食肥甘厚味，致脾虚湿盛。或营养不良，能量摄入降低，脑髓失养而引起困倦。

5. 经行嗜睡：部分女性在月经来潮前就会感到困倦乏力思睡，多由脾虚湿困，气血不足，或肾精亏损所致。

6. 老年人生活若孤独、单调，同时伴体力欠佳等，容易出现嗜睡。

【调理原则】

去除诱因，改正不良生活习惯，改良环境，改善体质，调理脾肾，补益气血。

【调理方法】

1. 生活起居调摄

（1）有规律的生活作息。

（2）养成良好的睡眠习惯，保证充足的睡眠时间和良好的睡眠质量。

（3）经常参加体育锻炼和户外活动。

（4）营造舒适的学习和工作环境，保持室内空气通畅和清新。

（5）保持心情舒畅，集中精力工作，适当安排一些有兴趣的活动。

（6）每次睡意袭来时可以通过其他方式转移注意力，如听音乐、向远处眺望、用冷水洗脸等。

2. 饮食调摄

科学饮食，注意营养。增加蛋白质的摄入，如适当增加鱼类、鸡蛋、牛奶、豆制品、猪肝、鸡肉、花生等富含蛋白质的食物。多食新鲜的水果蔬菜，因"当春之时，食味宜减酸益甘，以养脾气"，春天宜多食新鲜蔬菜和水果，中和体内酸性产物，消除疲劳。不可多食寒凉、油腻、黏滞的食品，不宜过量饮酒。适当补充维生素和锌，海产品诸如紫菜、海带中蕴含有丰富的锌，每周可适当补充。

3. 食疗

（1）茶叶粥

原料：陈细茶 10g，大米 50g。

制法：将茶叶水煎取汁，加大米煮为稀饭服食。每日 1~2 剂。

功效：清热化痰，消食除烦，兴奋提神。适宜于各种嗜睡症。

（2）胡萝卜粥

原料：胡萝卜 250g，大米 100g。

制法：将胡萝卜洗净、细切，加大米煮为稀饭，少加盐调味服食，每日 1 剂。

功效：健脾益气养阴。适宜于脾虚之嗜睡者。

（3）双黄大枣汤

原料：黄芪 15g，黄精 10g，大枣 6 枚。

制法：水煎服，每日 1 剂。

功效：补中益气，轻身延年。适宜于气虚体弱，疲倦乏力者。

（4）补脑提神羹

原料：银耳 6g，猪脑 2 副，黑木耳、香菇各 6g，鹌鹑蛋 5 个。

制法：将银耳、黑木耳水浸拣净；香菇切丝；猪脑去筋，蒸熟切粒。将以上食材放开水锅内煮熟，再放入煮熟去壳的鹌鹑蛋、调味品，加入稀淀粉成羹，每日服食 2 次。

功效：提神解乏。适宜于各种嗜睡症。

（5）桑叶核桃芝麻丸

原料：桑叶、核桃、黑芝麻各 30g。

制法：将上 3 味捣泥作丸，每丸 3g。日服 2 次，每次 3 丸。

功效：补益肝肾，益脑提神。适宜于老年嗜睡者。

（6）人参大枣汤

原料：人参 3g，大枣 20 枚。

制法：加水 1 碗，煎至枣熟。饮汁食渣（可分 2 次服食）。

功效：健脾益气。适宜于气虚之嗜睡症者。

（7）黄芪黄鳝汤

原料：黄芪 100g，黄鳝 500g。

制法：将黄鳝洗净，切段，加黄芪及调料烧汤，服食。

功效：补中益血。适宜于气血不足之嗜睡症者。

4. 中医辨证调摄

嗜睡多因脾气不足，或痰湿内盛，或血虚失养等所致。

（1）痰湿困脾证

主症：多见于形体肥胖之人，胸闷，纳呆，大便不爽，痰多泛恶，身重，嗜睡。

舌苔白腻，脉濡缓。

治法：燥湿健脾，豁痰醒神。

方药：六君子汤（人参 10g，白术 7g，茯苓 10g，半夏 10g，陈皮 8g，甘草 5g），可随症加石菖蒲、天竺黄。

（2）脾气不足证

主症：多见于病后或高龄人，神疲食少，食后困倦嗜睡，懒言，易汗。舌淡苔薄白，脉虚弱。

治法：益气健脾。

方药：补中益气汤加减（人参 10g，白术 7g，黄芪 20g，当归 8g，陈皮 7g，升麻 10g，柴胡 7g）。

（3）肝郁脾虚证

主症：长期忧愁思虑，精神萎靡不振，头昏欲睡，多梦时有两胁不适，纳呆食少，大便不利。舌苔薄白或稍腻，脉弦细或涩。

治法：疏肝健脾。

方药：逍遥散加减（柴胡 7g，当归 10g，白芍 10g，茯苓 10g，生姜 3 片，薄荷 10g，甘草 5g）。

（4）血虚证

主症：面色萎黄无华，纳呆食少，精神萎靡，心悸气短，懒言，头晕目眩。舌淡苔薄白，脉沉细无力。

治法：益气养血，醒脾开窍。

方药：四物汤（当归 10g，白芍 10g，熟地黄 10g，川芎 7g）。

（5）湿浊蒙蔽证

主症：头重如裹，口干黏，不思饮水，胸闷不饥，二便不利。舌苔厚腻。精神高度紧张或疲劳过度加之雨淋后而易产生嗜睡。

治法：芳香化浊，醒脾开窍。

方药：藿香正气散加减（藿香 10g，大腹皮 10g，紫苏 7g，陈皮 7g，茯苓 10g，厚朴 7g，白术 7g，半夏 10g，白芷 7g，桔梗 7g，生姜 3 片，大枣 3 枚，甘草 5g）。

5. 按摩

（1）揉压百会：百会穴位于头顶正中线与两耳尖连线的交点处。百会穴有开窍提神，平肝息风，升阳固脱的功效，对治疗脑力疲劳有特效。揉压百会穴时，即以一只手的中指尖旋转式揉压，左右手交替，各数十次。一般情况下，右手揉压按顺时针方向进行，左手揉压按逆时针方向进行。揉压时，以头皮有酸胀感为佳。

（2）叩击玉枕：玉枕穴位于头正中线左右各两横指，至后发际上三横指处（即双手呈水平位，大拇指侧向下，小指侧向上，掌心分别对准左右两耳，手指并拢伸直，中指指腹触摸之处）。或将食指叠在中指背上，当食指用力作下滑运动时，则叩击玉枕穴，同时可感觉到耳内"咚咚"响，似击鼓声。如此连续数十次，可收到耳聪目明，头脑清醒的功效。

（3）梳刺头皮：两手分别将五指分开，手指的第一、第二指关节屈曲，从前额开始沿头顶向后直到后颈部发际，做梳发动作，如此反复进行数十次。此法使用指尖对头皮上的诸多穴位进行刺激、按摩，可触发多穴位的功能，起到综合作用。可改善大脑血液循环，促进头皮的新陈代谢，从而达到精力充沛，头脑清醒的作用。

6. 花香疗法

对花粉和花香不过敏者，可以在室内栽植合适的花草，或去公园散步。因为人的嗅觉对花味、空气十分敏感，花能够调节人的情绪。例如，丁香的气味能使人沉静、轻松；紫罗兰和玫瑰花香能使人心情愉快；菊花、蔷薇、百合、香豌豆花等花香具有松弛神经，减轻精神紧张，解除身心疲劳等功效。

二十三、畏寒

畏寒是指人体在不因外在因素、病毒性感染等情况下，比正常人更为畏惧寒冷，或手足发凉，但多加衣被或近火取暖能缓解，或伴口唇色紫，呼吸减慢，血压偏低，并应排除各种疾病（如贫血、低血压病、甲状腺功能减退、内分泌失调等）所导致的畏寒。

【判断依据】

1. 以畏寒怕冷为主要不适，其他不适感轻微，或伴口唇色紫，腰背四肢发凉等。
2. 上述情况经常发生，尤以冬季明显。
3. 不为任何一种全身性疾病或局部病变不适感的一部分。
4. 应排除已诊断的各种疾病，如贫血、低血压病、甲状腺功能减退、内分泌失调，以及感染所导致的畏寒。

【发生原因】

1. 人体的血液中甲状腺素水平偏低，或血液中铁含量降低，红细胞中血红蛋白含量下降。
2. 血液末梢循环障碍，血液运行不畅。或长期吸烟，造成外周血液循环不畅，尤以动脉微循环不畅明显。
3. 饮食过少，热量摄入不足。脾胃运化功能不良，水谷精微摄入偏低。
4. 肾上腺功能不足，肾上腺分泌功能有所下降。
5. 气虚温煦不足；或素体阳虚，肾阳不足，温煦功能下降。

【调理原则】

畏寒怕冷与人体的全身健康状况密切相关，还与生活的地方和气候变化有关。干预原则是加强身体锻炼，注意饮食，避免受寒，适当增加衣服，注意自我保护等。

【调理方法】

1. 生活起居调摄

（1）加强身体锻炼，如太极拳、八段锦等为宜，平时多揉搓双手，促进血液循环，长期坚持，不应以剧烈的运动来锻炼身体。

（2）着装的基本原则是"上装薄而下装厚"。如果下半身能保温，上半身也不会感到太冷。应避免穿着紧身衣和紧身裤，以免妨碍血液循环。冬天应戴手套、护膝等，以加强保暖。

（3）秋冬寒冷季节注意避风寒，在晴朗天气的中午可适当接受阳光，但早晚温度较低时应减少户外活动。

2. 饮食调摄

多进食高蛋白高热量的食物，如羊肉、牛肉、鱼、蛋；少食寒冷食物，如冰淇淋、冰啤酒等；少食性寒食物，如豆腐、海带等。

3. 食疗

（1）鹿角胶牛奶

原料：鹿角胶10g，牛奶150mL，蜂蜜30mL。

制法：将牛奶放入锅中加热，煮沸前即兑入鹿角胶，以小火缓慢加热，并用筷子不停搅拌，促使烊化，煮沸并待鹿角胶完全烊化后停火，晾温后兑入蜂蜜，搅拌均匀即成。上、下午分服。

功效：温补脾肾，助阳散寒。适宜于胃寒怕冷，手足发凉等亚健康状态者，对兼有性欲减退、阳痿者尤为适宜。

（2）羊乳粥

原料：肉苁蓉15g，羊肾1具，薏苡仁20g，粳米100g，盐、麻油各适量。

制法：将肉苁蓉洗净，加水煎取药汁，羊肾去脂膜细切后与洗净的薏苡仁一同放入锅中，入药汁。先用大火煮沸，再转用小火熬煮成粥，加盐调味，淋上麻油，搅匀即成。早、晚分食。

功效：温补脾肾，益气散寒。适宜于胃寒怕冷，手足发凉等亚健康状态者。

（3）刺五加醪

原料：刺五加60g，糯米500g，酒曲适量。

制法：先将刺五加拣去杂质，洗净，晾干后切成片，放入砂锅，加水浸泡片刻，煎煮2次，每次40分钟，合并2次滤汁；再将滤汁与淘净的糯米同放入锅中，按常法煮成干饭。待其冷却后，放入瓷罐中，加酒曲，充分拌和均匀，加盖，及至发酵成酒醪。早、晚各30mL（2小盅）。

功效：温补脾肾，强壮筋骨，益气散寒。适宜于畏寒怕冷，手足发凉等亚健康状态者，对兼有气短乏力，筋骨拘挛者尤为适宜。

（4）姜蒜炒羊肉丝

原料：净羊肉250g，嫩生姜50g，青蒜苗50g，甜椒30g，黄酒、盐、酱油、湿淀粉、甜面酱、油各适量。

制法：将羊肉洗净，切成粗丝，放在碗中，加黄酒、盐拌匀；嫩生姜切丝；甜椒（去子、蒂）切丝；湿淀粉、酱油放入碗内调成浓汁。炒锅置于大火上，油热后煸炒甜椒丝至熟，盛入碗内。锅内再放入油，烧至七成热，加入羊肉丝炒散，再加嫩姜丝、甜椒丝及切段的青蒜苗炒数下，加甜面酱炒匀，放入浓汁，颠翻数下即成。当菜佐餐，随意服食。

功效：温补脾肾，温胃散寒。适宜于畏寒怕冷，手足发凉等亚健康状态者，对兼有性欲减退者尤为适宜。

（5）龙眼汤

原料：龙眼肉50g，生晒参6g，红枣100g，白糖50g。

制法：共煮汤，服食。

功效：补精益气，健脾补血，提高体内能量和热量。适宜于气血亏虚者。

（6）赤豆花生红枣汤

原料：赤豆50g，花生50g，红枣50g。

制法：共煮汤，服食。

功效：温阳补脾，生热补血。适宜于脾阳虚衰者。

（7）参附母鸡汤

原料：母鸡1只，人参15g，附子10g。

制法：共炖汤，饮汤食肉。

功效：温中益气，补精填髓。适宜于肾阳不足，温煦功能下降者。

（8）附片羊肉汤

原料：附片30g，羊肉1000g，生姜20g，葱50g，胡椒6g，盐10g。

制法：附片洗净，用纱布袋装好。羊肉入沸水锅中焯，加葱、姜各一半，焯至褐红色，捞出，剔骨。将羊肉切成小块，羊骨砸碎后，将肉、葱、姜、胡椒、羊骨、附片同时入砂锅内。加适量清水，先用武火煮30分钟，再改文火炖约2小时，至羊肉烂熟为度，饮汤食肉。

功效：温中散寒，助阳暖肾。适宜于肾阳不足者。

（9）参芪鸡汤

原料：人参10g，黄芪15g，母鸡1只，葱、姜、酒、盐各适量。

制法：将鸡宰杀洗净，去内脏，再将人参、黄芪放入鸡内缝合，入锅放葱、姜、酒、盐及少量水，清蒸。食鸡汁为主，连蒸2~3次。

功效：补肾壮阴，补益气血。适宜于肾阳不足者，尤适宜于气血不足者。

4. 中医辨证调摄

（1）肾阳虚证

主症：畏寒肢冷，腰酸腿软，性功能减退，耳鸣，面色淡白。舌淡胖苔白，脉沉弱。

治法：补肾固本，温阳益气。

方药：桂附地黄汤（桂枝 3g，附子 3g，干地黄 24g，山药 12g，山茱萸 12g，泽泻 9g，茯苓 9g，牡丹皮 9g）。

（2）脾阳虚证

主症：四肢不温，大便稀溏，小便不利。舌淡胖，苔白滑，脉沉迟无力。

治法：温阳健脾。

方药：理中丸（人参 9g，干姜 9g，白术 9g，甘草 9g）。

5. 洗浴和按摩

洗浴和按摩均可以改善血液循环。每天晚上用盐水足浴，时间为 10～20 分钟。

方法：在桶中倒入没过脚踝 10cm 的温水（38℃～40℃），再放入半杯粗盐，搅拌均匀。5 分钟后再加入温水没过膝下的足三里穴，再过 10 分钟后将水位提高到膝盖部位。最后用温水将脚上的残留盐分洗净。

6. 针灸

（1）针刺：选穴可考虑足三里、关元、肾俞。

（2）耳穴敷贴。

（3）灸法可采用温灸法，如隔姜灸、隔蒜灸、烧山火等。

二十四、牙齿松软

牙齿松软是指自觉牙齿松动，外力拨弄牙齿不见动摇或仅见轻微动摇（活动范围在 1mm 以内），咀嚼食物时感觉软弱无力或疼痛的一种症状，可伴有牙颈部遇酸、甜、冷、热刺激的不适感，不包括各种疾病（如牙槽骨折、牙周炎、急性根尖周炎、牙神经损伤等）所致的牙齿松软。在亚健康状态，多见于老年人及有肾虚倾向的人群。

【判断依据】

1. 以自觉牙齿松软为主要不适感，包括咬硬物无力，较软食物尚可，并伴有酸麻感。

2. 上述症状已持续一定时间（超过 2 周），但可能并不知道确切时间。

3. 不为任何全身疾病或口腔疾病的一种临床症状。

4. 应排除已诊断为以牙齿松软为症状的口腔科疾病，如牙周炎、牙神经损伤、牙周变性等。

5. 牙齿松动为非外界暴力造成。

【发生原因】

1. 咬合不正常会导致松动，长期发展造成牙齿松软。牙齿矫正治疗可以导致牙齿暂时松动，如术后护理不当，可造成牙齿松软。

2. 神经末梢因为激素水平改变而较为敏感，或者是精神紧张所造成。

3. 老年人骨质流失，造成牙齿松软，或肾虚之体，精髓不足，筋骨失养，牙齿松软。

4. 气滞、寒凝造成血液运行不畅，牙齿失养。

5. 脾胃运化失常，气血亏虚，全身失养，导致牙齿松软。

【调理原则】

牙齿松软是一种自我感觉，与个体的身体状况、饮食情况、精神生活等密切相关。干预原则主要是调整身体状态，改善生活习惯，避免干硬食物，调畅情志，综合干预，还应注意随个体情况以及年龄大小进行干预。

【调理方法】

1. 生活起居调摄

（1）培养良好的生活习惯，少吃零食。

（2）夜间睡前不要进食，以免食物残留，造成细菌大量繁殖，容易引起牙周炎及龋齿，长期发展则易导致牙齿松软。

（3）正确的刷牙方法，每天3次，每次3分钟。

（4）饭后、睡前漱口，保持口腔清洁。

（5）对不易去除的食物碎屑、软垢、菌斑，用牙线、牙签、牙刷清洁。

（6）提高机体的抵抗力，增加营养，增强体质。

（7）保持心情舒畅，不因偶尔一次自觉牙齿松软而紧张。

（8）改变不良咬合习惯，选择对牙齿有最大保护的咬合姿势。

2. 固齿训练

（1）如自觉牙齿松软，时间不长者，可每次细嚼2个核桃仁，嚼的时间越长越好，每日3次，连食7日，有较好的效果。

（2）自觉牙齿松软后，取数滴纯甘油用热水温热后，滴在牙刷上刷牙，尤其要多刷松软部位。

（3）"闭天门"的锻炼方法：双唇紧闭，屏气咬牙，把上、下牙齿整口紧紧合拢，且用力一紧一松的咬牙切齿，紧紧松松反复数次。这种锻炼能促进口腔黏膜的新陈代谢及牙龈的血液循环，有利于坚固牙齿。

（4）叩齿的锻炼方法：每天早晨和晚上，放松思想，轻闭口唇，先叩臼齿，次叩门齿，再叩犬齿，三个部位各50次，长期坚持。此方法可巩固牙根及牙周组织，兴奋牙髓神经和血管，使牙齿坚固。

3. 食疗

此外，可选用健齿固本类食疗验方：

（1）毛姜二地汤

原料：毛姜20g，地骨皮30g，生地黄30g，红花10g，杜仲10g，何首乌15g，细辛3g，延胡索15g。

制法：水煎服，每次煎取100mL，每日两次，坚持2~3天。

功效：活血散寒，固本健齿。适宜于寒凝血瘀，牙齿失养者。

（2）虫草鹌鹑汤

原料：冬虫夏草6g，鹌鹑4只，生姜5g。

制法：将鹌鹑宰杀去皮毛及内脏，洗净剁成块；再将冬虫夏草、鹌鹑肉块、生姜一同放入砂锅内，加适量水，用大火烧沸后转用小火煨炖至鹌鹑肉烂熟，调料调味。饮汤，食鹌鹑肉和冬虫夏草。

功效：填精益髓，补肾固本。适宜于肾虚精亏牙齿松动者。

（3）姜枣桂圆粥

原料：黑枣30g，桂圆肉50g，蜂蜜30g，白糖10g，姜汁1匙。

制法：将黑枣洗净、去核，用温水浸泡，再将水澄清过滤；将黑枣、桂圆肉同入锅，加适量清水，煎煮至七成熟后，加入姜汁、蜂蜜和白糖，煮熟。每日1次，长期服食。

功效：补肾填精，滋补强壮。适宜于肾阳虚衰牙齿松动者。

（4）养元鸡子汤

原料：鸡蛋2个，附片10g，山药10g，小茴香5g，盐2g。

制法：首先，将小茴香、附片、山药、盐放入砂锅内，加适量水，煎煮2小时以上。再将鸡蛋打在碗内，用滚开药液冲调即成。

功效：补肾壮阳，填精益髓。适宜于肾阳偏衰牙齿松软者。

（5）百合枣龟汤

原料：百合15g，大枣10枚，龟肉150g，盐少许。

制法：将百合、大枣洗净，大枣去核；龟肉洗净，除去内脏及爪等。百合、大枣、龟肉一并放入锅内，加适量清水，置火上煮炖。大火烧开，改小火慢炖，至龟肉熟透，加盐少许调味，汤渣共食。

功效：益肾填精，养阴补血，补中益气。适宜于肾阴虚牙齿松动者。

（6）苁蓉羊肉粥

原料：肉苁蓉15g，羊肉500g，粳米50g，葱10g，姜10g。

制法：将肉苁蓉加水100mL，煮烂去渣。羊肉切片入砂锅内，加水500mL。先煮数沸，再加粳米，煮至米开汤稠后，加入葱、姜，再煮片刻停火，焖5分钟，即可食用，每日早晚服食。

功效：益肾填精。适宜于肾阳虚牙齿失养者。

4. 中医辨证调摄

中医中药对牙齿松软有较好疗效，可辨证分型调理：

（1）肾阴虚证

主症：牙齿松软，眩晕耳鸣，形体消瘦，潮热盗汗，咽干颧红，五心烦热。舌红少津，脉细数。

治法：滋阴补肾。

方药：左归饮（熟地黄9g，山药6g，枸杞子6g，炙甘草3g，茯苓5g，山茱萸6g，川牛膝6g，菟丝子6g，鹿胶6g，龟胶6g）。

（2）肾阳虚证

主症：牙齿松软，畏寒肢冷，头目眩晕，面色白。舌淡胖苔白，脉沉弱。

治法：补肾壮阳。

方药：右归饮（熟地黄9g，山药9g，山茱萸3g，枸杞子3g，甘草3g，杜仲6g，肉桂6g，制附子9g）。

（3）胃火上炎证

主症：牙齿松软，口臭，胃脘灼痛，渴喜冷饮，大便秘结，小便短黄。舌红苔黄，脉滑数。

治法：清热凉胃。

方药：清胃汤（栀子6g，连翘6g，牡丹皮6g，黄芩6g，石膏30g，黄连3g，升麻5g，白芍5g，桔梗5g，藿香3g，甘草3g）。

5. 针灸

选穴可以考虑太溪、照海、颧髎等。

二十五、情绪低落

情绪低落是指在身体健康的情况下，出现兴趣丧失，没有愉快感的症状，或伴精力减退，常有无缘无故的疲乏感；或自我评价过低，时常自责或有内疚感；或联想困难或自觉思考能力下降，对一些日常生活小事也难以决断；或食欲降低或体重明显减轻。上述心理反应持续时间短（一般不超过2周），并随外界情况好转而好转。同时，应排除各种疾病（如抑郁症、精神分裂症、狂躁症等）引起的情绪低落。

【判断依据】

1. 以自觉兴趣丧失，情绪低落为主要不适，其他心理和身体不适皆为伴发或继发，包括精力减退，兴趣丧失，联想困难，意志消沉，焦躁不安，食欲降低，体重明显减低等。

2. 上述情况时有发生，但持续时间不超过 2 周。

3. 对任何事物的体验，即使是感到高兴的事物，也感到乏味无聊。

4. 对工作、学习、前途悲观失望。

5. 不为任何一种躯体疾病或精神疾病的某一表现。

6. 应排除诊断有情绪低落症状的其他心理和身体疾病，如抑郁症、神经官能症、颅内疾病、大脑外伤等。

【发生原因】

1. 不良生活事件，如丧偶、离婚、婚姻不和谐、失业、工作变动、严重躯体疾病、家庭成员去世等，或工作强度增加，生活节奏加快，产生心理、精神压力，导致情绪低落。

2. 外界环境的改变，如光污染、噪声等，或气候的影响，如长期寒冷的冬天，持续的阴雨天气等容易诱发情绪低落。

3. 身体状况不良或功能的改变，如营养的变化、激素水平的改变可诱发情绪低落。

4. 女性的月经前期。

5. 肝肾亏虚之体，精髓失充，脑海不足，或气滞血瘀，血行不畅，脑髓失养，易造成情绪低落。

【调理原则】

情绪低落与个体的身体状况、心理应激因素、社会应激因素、外界环境条件等密切相关。干预原则主要是去除影响情绪的因素，进行自我心理调适，怡情养性，同时加强身体锻炼，综合干预。干预方案还应注意个体对象的性格、社会、生活等因素。

【调理方法】

1. 情志调摄

（1）对个性有清楚的认识，树立乐观开朗的人生哲学观，分析产生情绪低落的原因，寻求解决问题的方法，学会面对压力。

（2）变换角度想问题，每天注意自我情绪的变化，把问题记下来，把情绪低落的起因写下，然后写下完全相反的意见，努力在心中默想后者是正确的，可判定情绪低落原因很可能是由于主观臆断所造成。

（3）明确人生价值和目标，不因偶尔的挫折而放弃，培养广泛的兴趣，情绪低落时转移注意力，将欢乐带入生活，学习在生活中享受平凡的事情。可扩大社会交往，助人使人快乐。

2. 生活起居调摄

（1）养成良好的睡眠习惯，并且保证睡眠质量，这有利于消除身体疲劳，缓解精神紧张，避免情绪低落。

（2）运动调养，进行适当的团队体育活动，如篮球、足球赛；或每天早晨散步2～3km，放松心情。

（3）多晒太阳，太阳光能使毛细血管扩张，加速血液循环；使血液中血红蛋白、钙、磷、镁含量增加，有利于神经兴奋传导；能促进甲状腺、肾上腺、性腺分泌，有利于克服情绪低落。

（4）娱乐保健，听听轻快的音乐，调节情志；进行放松的文体活动，如下棋、打牌、钓鱼。

3. 饮食调摄

加强营养，注意营养均衡，多食用富含维生素和氨基酸的食品，这可使去甲肾上腺素分泌增加，有利于维持正常情绪。

4. 食疗

（1）百合枣仁汤

原料：鲜百合50g，枣仁30g。

制法：将百合用清水浸24小时，枣仁水煎去渣，取其汁将百合煮熟，连汤服食，长期服用。

功效：清心安神，益脑明目。适宜于髓海不足，心神失养之情绪低落者。

（2）枸杞猪脑汤

原料：枸杞子10g，猪脑1个。

制法：加水炖服，长期食用。

功效：益脑，明目。适宜于肾虚精髓不足，脑海失养之情绪低落者。

（3）莲子汤

原料：莲子30枚（带心）。

制法：水煮，加盐少许，每日晚上睡前服。

功效：益智，安神，补气。适宜于气虚之情绪低落者。

（4）金针菜猪肉汤

原料：金针菜30g，瘦猪肉适量。

制法：将金针菜冷水浸发，与瘦猪肉隔水蒸熟，佐餐。

功效：安神，补肾，养血。适宜于肝郁血亏之情绪低落者。

（5）核桃红枣羊骨汤

原料：核桃肉100g，红枣10枚，羊脊骨250g。

制法：将核桃肉、红枣去除杂质、洗净，红枣去核，羊骨砸裂，洗净。将核桃肉、红枣、羊骨放入锅内，加适量清水，以大火烧开，改为小火慢炖至浓汤，饮汤。

功效：补脑益智，养血益气。适宜于气血不足，脑海失聪之情绪低落者。

5. 中医辨证调摄

（1）髓海不足证

主症：情绪低落，智能减退，神情呆钝，头晕耳鸣，懈惰思卧，步履艰难。舌瘦色淡，苔薄白，脉沉细弱。

治法：补肾益髓，填精养神。

方药：七福饮（枣仁6g，远志6g，熟地黄20g，玄参10g，天门冬10g，麦门冬10g，甘草5g，生地黄20g）。

（2）肝气郁结证

主症：情绪低落，胸闷喜太息，胸胁或少腹胀闷窜痛，妇女可见乳房作胀疼痛，月经不调。舌红苔黄，脉弦。

治法：疏肝理气。

方药：逍遥散（柴胡10g，白芍10g，白术10g，茯苓10g，当归15g，甘草3g）。

（3）心气虚证

主症：情绪低落，心悸，胸闷气短，面色淡白，或有自汗。舌淡苔白，脉虚。

治法：补气养心。

方药：益心健脑汤（黄芪30g，葛根15g，桑寄生15g，丹参10g，山楂10g，川芎6g，甘草5g）。

（4）心血虚证

主症：情绪低落，心悸，失眠多梦，眩晕，健忘，面色淡白无华，口唇色淡。舌色淡白，脉细弱。

治法：补气养血安神。

方药：养血宁心汤（熟地黄15g，当归10g，麦门冬20g，酸枣仁10g，炙甘草5g，远志10g，茯苓10g，太子参15g，合欢皮30g，制半夏10g，独活10g）。

6. 按摩

进行足底按摩，促进血液循环；或者全身按摩，放松整个身体，同时放松心情。

二十六、烦躁易怒

烦躁易怒是指经常自觉烦乱不适，常因微小的精神刺激而突然爆发非常强烈的愤怒和冲动，自我完全不能控制，盛怒之下出现残酷的或破坏性的冲动及攻击行为，这种突然出现的情绪和行为变化与平时不同。本症持续时间短（少于2周），并应排除各种疾病（如狂躁症、癫狂、精神分裂等）引起的烦躁易怒。在亚健康状态，易见于气郁质者。

【判断依据】

1. 以自觉烦乱，容易激怒为主要不适感，其他不适感均为继发或伴发，包括情绪恶劣，激动，大发雷霆等。

2. 上述不适时有发生，但每次持续时间不超过 2 周。

3. 引起明显苦恼，可使精神活动效率降低，甚者轻微妨碍社会功能。

4. 不为任何躯体疾病或精神疾病的某一症状。

5. 应排除已诊断为狂躁症或全身性疾病，如肝硬化引起的肝性脑病、癫症、狂躁症等有烦躁易怒表现者。并排除因药物原因引起的情绪改变，如长期使用安眠药、吸毒、酗酒等。

【发生原因】

1. 遭遇重大事件，如丧偶、离异、下岗等，产生心理、精神压力。学习、工作等受挫，计划未能实现，自觉人生悲观，精神压抑，导致情绪波动，容易激惹。

2. 长期疾病困扰，身体状况不良，导致情绪变化。

3. 外界环境影响，如噪声、空气污染等，影响心情；居住环境较差，影响休息，导致情绪恶化；长期的阴雨天或漫长的冬季和室内生活，影响心情。

4. 长期药物依赖，改变身体健康，对情绪产生负面影响。长期大量吸烟、酗酒，突然戒断，造成身体不适，使人情绪变化。

5. 妇女的月经期。

【调理原则】

本症和个体身体状况、心理应激因素、社会应激因素等密切相关。干预原则主要是去除影响情绪的不利因素，进行自我心理健康教育，调畅情志，改善睡眠，加强营养，锻炼身体。同时应结合个人体质、生活环境、性格等进行调摄。

【调理方法】

1. 情志调摄

认识自我的个性，树立乐观开朗的人生观，分析产生心理压力的原因，找出解决问题的办法，学会面对压力。采取积极的心理暗示，转移注意力，告诫自我，烦躁也是正常现象，多回想愉快事情，缓解心理压力。

2. 生活起居调摄

（1）创造舒适的睡眠环境，避免噪声、强光干扰，保持卧室温度、湿度在适宜范围内，保证充足、高质量的睡眠，这有利于身体健康和心情舒畅。

（2）加强身体锻炼，提高自身免疫力，避免疾病影响。具体做法可选择太极拳、太极剑、瑜伽等。

（3）多进行户外活动，尤以团体活动为佳，通过消耗体能来达到消除烦躁的目的；多接受阳光，利用自然疗法。

（4）长期烟、酒、药品依赖者，戒断时不要突然停用，以免造成内环境剧烈变化，引起身体不适，而应逐步减量。

（5）娱乐保健，如舞蹈、足浴、按摩等。

3. 食疗

可选用解郁安神一类的食疗验方：

（1）玫瑰金橘饮

原料：玫瑰花 6g，金橘饼半块。

制法：将玫瑰花摘成瓣，洗净晾干，与切碎的金橘饼同放入有盖杯中，用沸水冲泡，拧紧杯盖焖 10 分钟即可，当茶频饮。

功效：疏肝解郁。适宜于情绪不稳者。

（2）雪梨饮

原料：雪梨 3 个，白糖 20g。

制法：将雪梨洗净，去皮，去核，切片。将雪梨片放入锅内，用中火煮沸，改小火炖 20 分钟，加入白糖调味。

功效：除烦润燥，镇静安神。适宜于烦躁易怒者。

（3）安神茶

原料：龙齿 10g，石菖蒲 5g。

制法：将龙齿和石菖蒲用清水洗净，龙齿先入锅，加适量清水，置火上煎煮，微沸 20 分钟，再加入石菖蒲煎 10 分钟即可，每日 1 剂。

功效：安神，镇惊，开窍。适宜于心虚胆怯，烦躁易怒者。

（4）花旗参茶

原料：花旗参 9g，玫瑰花 9g，绿茶 3g。

制法：将花旗参、玫瑰花、绿茶同入杯中，加入适量沸水冲泡即可，代茶饮，长期饮用。

功效：疏肝健脾祛湿。适宜于肝郁烦躁易怒者。

（5）枣圆洋参汤

原料：酸枣仁 10g，桂圆肉 15g，西洋参 10g，白糖 5g。

制法：西洋参洗净后切片，桂圆肉和酸枣仁拣去杂质、洗净。将西洋参片、桂圆肉、酸枣仁同入砂锅内，加适量清水，武火烧开后，用文火炖半小时即可，加白糖调味。随意饮用，长期坚持。

功效：补益心脾，益气养血，宁心安神。适宜于气血不足伴烦躁易怒者。

（6）宁心酒

原料：桂圆肉 250g，桂花 60g，白糖 120g，米酒 2L。

制法：将桂圆肉和桂花用清水洗净、晾干，桂圆肉捣碎成细末。将酒坛用开水洗净，晾干。桂圆肉、桂花用洁净纱布包好，与米酒同放入酒坛，加入白糖，密封浸泡，时间越长越好，滤去药渣，澄清装瓶备用。每日 2 次饮用，早、晚各 1 次，每次 10 ~ 30mL。

功效：养血安神，补益心脾。适宜于气血不足伴烦躁易怒者。

（7）天麻猪脑

原料：天麻 15g，猪脑 1 个，黄酒 5g，白糖 5g，葱 5g，姜 3g，味精 2g，香油 5g，盐 3g，花椒 5g。

制法：将天麻洗净，置碗内，加入黄酒、白糖，上屉蒸约 40 分钟，取出切片备用。将猪脑放砂锅内，加入花椒、葱、姜、盐，清水 200mL，上火炖熟，拣出葱、姜，再加入天麻片、味精，煮沸后加入香油即可。宜长期食用。

功效：养肝滋阴，补虚益脑。适宜于肝阴不足伴烦躁易怒者。

4. 中医辨证调摄

（1）肝气郁结证

主症：烦躁易怒，或咽部异物感，妇女可见乳房作胀疼痛。舌红苔黄，脉弦。

治法：疏肝解郁。

方药：逍遥散（柴胡 10g，白芍 10g，白术 10g，茯苓 10g，当归 15g，甘草 3g）。

（2）肝火上炎证

主症：烦躁易怒，面红目赤，口干口苦，胁肋灼痛，头晕胀痛，便秘尿黄。舌红苔黄，脉弦滑。

治法：清肝泻火。

方药：丹栀逍遥散（牡丹皮 10g，栀子 10g，柴胡 10g，白芍 10g，白术 10g，茯苓 10g，当归 15g，甘草 3g）。

（3）肝阳上亢证

主症：烦躁易怒，眩晕耳鸣，面红目赤，头晕胀痛，腰膝酸软，头重脚轻。舌红，脉弦有力或脉细数。

治法：滋阴潜阳。

方药：天麻钩藤饮（天麻 10g，钩藤 10g，石决明 20g，栀子 6g，黄芩 6g，川牛膝 10g，杜仲 10g，益母草 10g，桑寄生 10g，夜交藤 10g，茯神 10g）。

（4）心火上炎证

主症：烦躁易怒，面赤口渴，溲黄便干。舌尖红绛，脉数有力。

治法：清心泻火。

方药：导赤散（黄连 6g，麦门冬 10g，半夏 10g，地骨皮 10g，茯神 10g，赤芍 10g，木通 6g，生地黄 10g，黄芩 6g，甘草 3g）。

二十七、下肢无力

下肢无力是指自觉双下肢筋脉弛缓，软弱无力，休息后可缓解的表现。症状持续 2

周以上，但应排除各种疾病（如腰椎间盘突出症、脑血管意外后遗症、神经炎、血管闭塞性脉管炎等）引起的下肢无力。在亚健康状态，多见于各种虚弱体质和血瘀质者。

【判断依据】

1. 以自觉下肢无力为主要不适，其他不适均为继发或伴发，如神疲乏力，腰膝酸软，不能长期行走等。

2. 上述情况已持续2周以上，且无明显好转。

3. 已引起明显身体不适，尤其对运动能力造成损害。

4. 不为任何一种躯体疾病，如神经系统和运动系统疾病的临床表现。

5. 应排除已诊断为某一疾病而有下肢无力表现者，如脑血管意外后遗症、血管闭塞性脉管炎、腰椎间盘突出症等；同时应排除某一器官、系统病变合并下肢无力者。

【发生原因】

1. 长期高强度体力劳动，造成身体疲劳，出现下肢无力，酸软现象。

2. 长期营养不良，蛋白质、微量元素（尤其是钙、钾）摄入不足，导致肌肉萎缩、无力。

3. 长期疾病，身体健康处于恢复阶段，从而出现下肢无力，站立困难，行走吃力等情况。

4. 血液循环功能不佳，下肢血供不良，或血中红细胞减少，下肢肌肉相对血氧不足。

5. 体内环境改变，如激素水平变化等。

6. 个体心理波动造成的自我感觉改变。

7. 年老体虚，或肝肾不足，筋骨失养。

【调理原则】

去除引起下肢无力的身体、心理等各方面原因，加强营养，进行适当的身体锻炼，补益肝肾，强筋健骨，综合干预。

【调理方法】

1. 生活起居调摄

（1）培养良好的工作、休息习惯，不长期超负荷工作，注意休息，以利于身体恢复。久病痊愈后，应进行适当户外活动，以促进血液循环。

（2）加强身体锻炼，尤其注意下肢力量锻炼，如做保健体操、打太极拳等。

（3）调畅情志，保持良好的心情。

2. 饮食调摄

均衡营养，多摄入高蛋白及矿物质含量丰富的食物。

3. 食疗

（1）淫羊藿木瓜饮

原料：淫羊藿 15g，川木瓜 12g，甘草 6g，红糖 20g。

制法：将淫羊藿、川木瓜、甘草分别拣去杂质、洗净。将洗净的药料放入砂锅内，加适量清水煎煮，共煎两次，去渣，两次煎液约 200mL，加入红糖，稍煮沸，搅匀调味即可，随意温饮。

功效：温肾阳，舒筋络，祛风湿。适宜于肾虚下肢无力者。

（2）海蛇酒

原料：海蛇 1 条，50°白酒 500mL。

制法：取活海蛇入酒中浸死，取出，洗净，封浸于白酒中半年以上，每日睡前服 1 小杯。

功效：祛风除湿，通络活血。适宜于经络不通下肢无力者。

（3）木瓜糖茶

原料：川木瓜 10g，红茶 2g，红糖 5g。

制法：将川木瓜、红茶用温水洗净，再将洗好的川木瓜和红茶放入杯中，用沸水冲泡，盖好，焖 10 分钟，加入红糖调味即可，随意温饮。

功效：舒筋活络，祛寒止痛。适宜于经络不通，下肢无力者。

（4）千金拔猪筋汤

原料：千金拔 150g，猪筋 100g，核桃肉 100g，猪胫骨 500g，花生 50g，红枣 5 枚。

制法：先将猪筋用温水泡软，洗净，切块；猪胫骨洗净，砸碎；千金拔、核桃肉、花生、红枣洗净。把全部原料放入砂锅内，加适量清水，用武火烧开，改小火炖 2 小时，调味即可，饮汤食渣。

功效：补益肝肾，强筋壮骨。适宜于肝肾不足下肢无力者。

（5）杜仲补骨核桃饮

原料：杜仲 10g，补骨脂 10g，核桃肉 10g。

制法：将杜仲、补骨脂、核桃肉去除杂质，洗净。将上述原料一并放入砂锅，加适量清水，用武火烧开，改小火炖半小时，调味饮用。

功效：补肾固精，强筋健骨。适宜于肾虚下肢无力者。

（6）乌膝筋鸭淡菜汤

原料：何首乌 20g，淡菜 20g，怀牛膝 10g，鹿筋 10g，水鸭半只，陈皮 5g，生姜 5g。

制法：将何首乌、淡菜、怀牛膝、生姜洗净，陈皮浸软，水鸭去毛、切块，鹿筋浸软、切段。全部原料同放入砂锅内，加适量清水，用武火烧开，改小火炖 2 小时，调味食用。

功效：强筋健骨，补益肝肾。适宜于肝肾亏虚下肢无力者。

（7）木瓜牛膝酒

原料：木瓜70g，牛膝50g，白酒1000mL。

制法：将木瓜、牛膝用清水洗净、切碎、晒干。原料放入酒坛中，加入白酒，摇匀，密封，浸泡15天，经常摇动。将药渣过滤，酒置瓶内备用。每日2次，早、晚各饮10~15mL。

功效：补益肝肾，舒筋活络，强筋壮骨。适宜于肝肾亏虚下肢无力者。

4. 中医辨证调摄

（1）肾阳虚证

主症：下肢无力，腰膝酸软，畏寒肢冷，尤以下肢为甚，头目眩晕，面色苍白。舌淡胖苔嫩，脉沉弱。

治法：补肾固本，温阳益气。

方药：桂附地黄汤（桂枝3g，附子3g，干地黄24g，山药12g，山茱萸12g，泽泻9g，茯苓9g，牡丹皮9g）。

（2）肾阴虚证

主症：下肢无力，腰膝酸软，眩晕耳鸣，形体消瘦，潮热盗汗，五心烦热，咽干颧红。舌红少津，脉细数。

治法：滋阴补肾。

方药：左归饮（熟地黄9g，山药6g，枸杞子6g，炙甘草3g，茯苓5g，山茱萸6g，川牛膝6g，菟丝子6g，鹿胶6g，龟胶6g）。

（3）肾精不足证

主症：下肢无力，动作迟缓，发脱齿摇，耳鸣耳聋。舌淡，脉迟。

治法：补肾填精。

方药：补肾益精方（旱莲草15g，女贞子15g，菟丝子30g，五味子15g，桑椹15g，覆盆子15g，肉苁蓉15g，熟地黄15g）。

（4）脾气虚证

主症：下肢无力，纳少，腹胀，饭后尤甚，大便溏薄，少气懒言，面色萎黄，消瘦。舌淡苔白，脉迟弱。

治法：补脾益气。

方药：补中益气汤（黄芪15g，甘草5g，人参6g，当归10g，白术10g，升麻10g，柴胡10g，陈皮10g，麦门冬6g，五味子5g）。

5. 针灸

选取肝俞、肾俞、绝骨、阳陵泉等穴，采用补法。

6. 足疗

重点反射区取腰椎、骶骨、坐骨神经；相关反射区取胸椎、尾骨、髋关节、膝、甲状腺、肾上腺；基本反射区取肾、膀胱。每个重点反射区按摩 5 分钟，每个相关反射区按摩 2 分钟，每个基本反射区按摩 1 分钟，每日按摩 1 次。

附："莱香三养疗法"亚健康经络调理干预技术与产品

"莱香三养疗法"亚健康干预技术与产品是由国家中医药管理局亚健康干预技术实验室战略合作单位上海莱香公司自主研发的亚健康调理干预技术与产品。"莱香三养疗法"亚健康经络调理干预技术与产品已入选我国与 WHO 合作研究"中医药'上工治未病'工程项目以及中医药对亚健康防治干预研究"项目中。

(一)"莱香三养疗法"原理

"莱香三养疗法"，即"养气""养血"和"养经络"。这里的"养"不单是补养，还有调养、调理、养护的含义，如"养气"包括补气、调气、理气、行气等；"养血"包括补血、活血、祛瘀等；"养经络"包含经络调理，疏通经络等含义。"莱香三养疗法"在亚健康调理的实践中，在整体观念指导下，以"养气、养血、养经络"为基础，运用独特的"莱香三养疗法"产品与亚健康经络调理干预技术，顺应四时五季养生，根据不同的亚健康症状辨证调理。

(二)"莱香三养疗法"功用

疏通经络，行气活血；调节脏腑，沟通内外；平衡阴阳，补虚泻实。通过"莱香三养疗法"，可以改善体质，使面色红润；促进新陈代谢，活化细胞，调和体内营养状态；平衡内分泌，将阻滞在人体内的毒素排出体外，使身心保持在气血充盈、经络通畅、脏腑安和、阴阳平衡的健康状态。

(三)"莱香三养疗法"适应证

亚健康状态，如头晕、头痛、疲劳、失眠、健忘、目干涩、便秘、身体酸痛、月经失调、无食欲、面色晦暗、内分泌失调、乳腺增生、畏寒、情绪低落、烦躁易怒、下肢无力等；痰湿质等体质偏颇。

(四)"莱香三养疗法"调理方法

1. 泡浴

（1）"养元固本化积排毒浴"套盒

①产品组成：养元固本化积排毒浴药包 5 袋（120 克/袋）；养元固本化积排毒浴原液 1 瓶（20 毫升/瓶）。

②主要成分：荷叶、桃花、野玉桂、黑钩藤、威灵仙等。

③使用方法：将药包 1 袋放入水中煮开 3~5 分钟，然后将煮开的药包和药汁放入浴桶浸泡，同时加入原液，最后将浴桶水温调到 43℃~45℃进行泡浴。15 次为 1 个疗程，每隔 1 天泡浴 1 次（前 5 次泡浴，每次用浴包 1 袋加上原液 8~10 滴；后 10 次泡浴，每次用原液 20~30 滴）。每次泡浴下水 3~4 次，间隔休息 10 分钟左右，累计下水时间 20 分钟。泡浴时可用药包摩擦按摩全身，出浴后不必用清水冲洗。

2. 内服

（1）"益生通畅饮"套盒

①产品组成：12 袋/盒，5 克/袋（粉末）。

②主要成分：果蔬草本萃取综合酵素（首乌、桂枝、麦门冬、桂皮、五味子、杨桃、荔枝、榴梿、冬瓜、玉米、西兰花等）。

③使用方法：每天早饭前服 1 次，每次 1~2 袋；每袋用 300mL 以上的温水（水温不能超过 40℃）搅匀后饮用。

（2）"青春泉生命饮"套盒

①产品组成：10 瓶/盒，60 毫升/瓶（液体）。

②主要成分：果蔬草本萃取综合酵素（人参、牛樟芝、百合、灵芝、冬虫夏草、木瓜、火龙果、无花果、龙眼、菠菜、山药等）。

③使用方法：每天早（饭前）、中（饭前）、晚（睡前）各服 1 次，每次 20mL 以上（1 瓶更佳）；每次用 200mL 以上的温水（水温不能超过 40℃）搅匀后饮用。

3. 外调

（1）"皇家穴疗精品套"

1）产品组成：皇家穴疗神阙元气液 1 瓶（10 毫升/瓶）、皇家神奇开穴油 1 瓶（20 毫升/瓶）、皇家祛疼痛精元露 1 瓶（10 毫升/瓶）。

2）主要成分：植物精华（人参、艾叶、香附叶、麻黄、桂枝、羌活，冬青、薄荷、细辛等）。

3）使用方法：

①用皇家穴疗神阙元气液 2 滴，滴入肚脐中。

②用皇家神奇开穴油点按脐周四穴（水分、气海、左右天枢）。

③用皇家祛疼痛精元露，按摩腰部与疼痛部位。

（2）"三焦气血阴阳调理精品套"

1）产品组成：三焦气血元液（50 毫升/瓶）、生命气血精元 1 号（10 毫升/瓶）、生命气血精元 2 号（10 毫升/瓶）。

2）主要成分：植物精华（当归、红花、杏仁、西洋参、薄荷、柠檬草、丹参、桃仁等）。

3）使用方法

①用三焦气血元液 3mL，按揉三焦经、膀胱经、小肠经。

②用生命气血精元 1 号 5~8 滴，点按背部大椎穴、肺俞穴、天宗穴、肩井穴、膏肓穴，每穴 3~5 分钟。

③用生命气血精元 2 号 5~8 滴，刮膀胱经、三焦经、小肠经。

（3）"阴阳五行能量精品套"

1）产品组成：金-能量元素（10 毫升/瓶）、水-能量元（10 毫升/瓶）、木-能量元素（10 毫升/瓶）、火-能量元素（10 毫升/瓶）、土-能量元素（10 毫升/瓶）。

2）主要成分：植物精华（益母草、灵芝、雪莲、玫瑰、红花、冬虫夏草、香柏木等）。

3）使用方法：

①依次用金-能量元素、水-能量元素、木-能量元素、火-能量元素、土-能量元素各 5~8 滴，依次用双手拇指推督脉，从尾椎长强穴到百汇穴，各推 21 遍。

②依次用土-能量元素、火-能量元素、木-能量元素、水-能量元素、金-能量元素各 5~8 滴，依次用双手拇指推任脉，从咽喉向下绕脐至关元，各推 21 遍。

（4）"十二正经诊疗套"

1）产品组成：通经活络导引元液（100 毫升/瓶），肺经元液、大肠经元液、胃经元液、脾经元液、心经元液、小肠经元液、膀胱经元液、肾经元液、心包经元液、三焦经元液、胆经元液、肝经元液（均为 10 毫升/瓶）。

2）主要成分：植物精华（灵芝、牡丹皮、香附、柴胡、人参、檀香、玫瑰、姜等）。

3）使用方法：

①用通经活络导引元液 8~10 滴分别在各经脉上，从下至上推 3 遍。

②用十二正经元液各 5~8 滴分别在各经脉上，从下至上推 21 遍（如手太阴肺经用肺经元液滴在其整条循行路线上，从少商至中府揉推 21 遍）。

（五）"菜香三养疗法"健康提示

1. ① 调理期：1 次/3 天，连续七次；②巩固期：1 次/5 天，连续 7 次；③保养期：每 7 天 1 次，连续 7 次以上。每 21 次为 1 个疗程。

2. 保持良好习惯，如饮食有序，劳逸结合，生活规律，坚持锻炼。

3. 每天饮水量保持 2000~3000mL，多食五谷杂粮和蔬菜水果。

第二节　慢性疲劳综合征

慢性疲劳综合征以原因不明的慢性、虚弱性疲劳为主要特征，疲劳的症状表现持续至少 6 个月以上，而且由于疲劳的出现导致患者日常生活活动的明显下降，并且这

231

种疲劳经休息或加强营养后不能缓解。慢性疲劳综合征与个体身体状况、心理应激因素、社会应激因素等密切相关。除疲劳的症状表现外，还可伴随咽痛、淋巴结肿痛、肌肉痛、关节痛、头痛等一系列躯体症状以及短期记忆力下降、集中注意力困难、睡眠紊乱（嗜睡或失眠）等认知功能障碍，情绪变化（抑郁或焦虑）等精神神经症状，且尚未发现特异的实验室诊断指标。

【判断依据】

1. 临床不能解释的持续或者反复发作的慢性疲劳：①该疲劳是近患或有明确开始（没有生命期长）。②不是持续用力的结果。③经休息后不能明显缓解。④导致工作、教育、社会或个人日常活动水平较前有明显的下降。

2. 下述症状中同时出现 4 项或 4 项以上，且这些症状已经持续存在或反复发作 6 个月或更长的时间，但不应该早于疲劳：①短期记忆力或集中注意力的明显下降。②咽痛。③颈部或腋下淋巴结肿大、触痛。④肌肉痛。⑤没有红肿的多关节的疼痛。⑥一种类型新、程度重的头痛。⑦不能解乏的睡眠。⑧运动后的疲劳持续超过 24 小时。

【调理原则】

去除影响因素，积极开展健康教育，调畅情志，均衡饮食。早发现、早诊断、早处理，综合干预，辨证调护。

【调理方法】

1. 生活起居调摄

（1）适当的户外活动，如每日晨跑 20 分钟或慢步 30 分钟，多参加团体活动。

（2）保持情绪平稳，少动怒、激动。

（3）可泡温泉浴 30 分钟或按摩 15 分钟，以消除躯体肌肉酸痛。

（4）戒烟限酒，每天酒精量少于 25g。

（5）睡眠调理：

①养成良好的睡眠习惯：睡前不宜吃得过饱，不要吃刺激性或兴奋性食物；按时作息，并注意睡眠姿势、环境；睡眠规律要与四季对应。

②保证充足的睡眠时间：老人宜保持每日 5 小时睡眠，年轻人每日可在 7 小时左右。

（6）运动疗法，因人、因时，循序渐进。以放松项目为主，如散步、瑜伽、气功、太极拳等。这些方法能改善慢性疲劳综合征人群的疲劳状态或负性情绪。

（7）娱乐保健，如听音乐、对弈、垂钓、书法等。

2. 饮食调摄

饮食定时定量，全面均衡，多吃碱性食物和富含维生素 C、维生素 B 的食物，如苹果、海带、新鲜蔬菜等，中和体内酸性环境，达到消除疲劳的目的。

3. 食疗

（1）人参粥

原料：人参5～10g，粳米50～100g。

制法：将人参切成小块，用清水浸泡40分钟，放入砂锅内，先用武火煮开后改用文火熬约2小时，再将米洗净放入参汤中煮成粥。

功效：补中，益气，健脾。适宜于饮食不香，腹部虚胀者。

（2）大枣粟米茯神粥

原料：大枣5枚，粟米50g，茯神10g。

制法：水煎煮茯神，滤取汁液，以茯神汁液与大枣、粟米同煮为粥，每日2次，早晚服食。

功效：补中益气，养血安神。适宜于脾虚气弱，心神不宁者。

（3）太子参烧羊肉

原料：熟羊肋条肉350g，太子参50g，水发香菇、玉兰片各25g，鸡蛋1个，调料适量。

制法：太子参水煎取浓缩汁5mL备用；羊肉切成薄片；鸡蛋、淀粉加糖少许搅成糊，放入肉调匀；香菇、玉兰片皆切成薄刀片，同葱丝、姜丝放在一起，将锅中油烧至五成热时下锅，炸成红黄色，出锅；锅内留底油50g，入花椒10余个炸黄捞出，随即将葱、姜、香菇、玉兰下锅煸炒，加入清汤400mL及酱油、盐、味精、料酒各适量，再将羊肉及太子参浓缩汁放入，烧至汁浓菜烂时，出锅盛盘。

功效：温中补虚，益气生津。适宜于精神疲乏者。

（4）干蒸湘莲

原料：湘莲（莲子）180g，糯米100g，豆沙馅60g，冰糖、白糖、桂花酱、猪油各适量。

制法：干莲子用温水稍泡，放入加少许食用碱的开水中（水不宜多，能浸过莲子即可），反复搓洗去掉红皮，再用温水换洗几次，去净碱味后捞出，切去两头的尖，捅去莲心，入开水中煮一下捞出，放碗内，加开水及白糖少许，上笼蒸至六成烂时取出，晾凉备用。糯米用开水略煮，捞出，再用大火蒸透，取出备用。扣碗抹上猪油，把莲子扣入碗内。冰糖砸碎，撒在莲子上；另外在糯米饭中加入猪油、白糖、桂花酱拌匀，取大部分放在莲子上摊平，入笼蒸（或隔水蒸）1小时，取出反扣在盘内。每日1次，随量食。

功效：补肾健脾，养心安神。适宜于健忘心悸，防病保健者。

（5）龙眼冰糖饮

原料：龙眼肉30g，冰糖100g，白酒500mL。

制法：将龙眼肉、冰糖放白酒中浸泡1～3个月，每饮20mL，每日2次。

功效：消除疲劳，强健身体。适用于慢性疲劳者。

（6）枸杞炖鹌鹑

原料：鹌鹑1只，枸杞子、黄精各30g，盐、味精少许。

制法：将鹌鹑宰杀，去毛及内脏，洗净；枸杞子、黄精装鹌鹑腹内，加水适量，文火炖酥，加盐、味精适量调味即成。弃药，吃肉喝汤，每日1次。

功效：滋养肝肾，补精益智。适宜于肝肾亏虚者。

4. 中医辨证调摄

（1）内虚外感证

主症：神疲乏力，发热，微恶风寒，咽痒不适或略有疼痛，头痛，周身肌肉关节酸痛，淋巴结肿痛，或伴有头脑昏沉，记忆力下降等。苔薄或腻，脉浮或濡或缓。

治法：扶正祛邪。

方药：败毒散（党参15g，茯苓15g，枳壳10g，甘草5g，川芎10g，羌活10g，独活10g，柴胡10g，前胡10g，桔梗10g）。

（2）肝郁脾虚证

主症：神疲乏力，四肢倦怠，不耐劳作，头部及周身窜痛不适，抑郁寡欢，悲伤欲哭，或急躁易怒，情绪不宁，注意力不能集中，记忆力减退，胸胁满闷，喜出长气，头晕，低热，睡眠不实，纳食不香，腹部胀满，大便溏软或干稀不调，月经不调。舌胖苔白，脉弦缓无力。

治法：健脾益气，疏肝解郁。

方药：补中益气汤合逍遥散加减（黄芪20g，党参20g，升麻9g，柴胡6g，白术9g，当归9g，白芍9g，茯苓9g，甘草6g，槐花9g，生地黄12g）。

（3）脾虚湿困证

主症：神疲乏力，四肢困重，酸痛不适，头重如蒙，困倦多寐，胸脘痞塞满闷，纳呆便溏。舌胖，苔白腻，脉濡细。

治法：健脾燥湿。

方药：六君子汤（党参20g，白术15g，茯苓15g，半夏10g，陈皮10g，甘草5g）。

（4）中气不足证

主症：神疲乏力，气短懒言，自汗，食后困倦多寐，头晕健忘，身体发热，劳累后发生或加重，食少便溏。舌淡苔薄白，脉细弱。

治法：补中益气，升阳举陷。

方药：补中益气汤（黄芪15g，党参6g，白术6g，陈皮5g，炙甘草6g，当归10g，升麻4g，柴胡4g）。

（5）心脾两虚证

主症：精神疲倦，四肢无力，劳则加重，神情忧郁，不耐思虑，思维混乱，注意力不能集中，心悸健忘，胸闷气短，多梦易醒，食欲不振，头晕头痛，身痛肢麻，面色无华。舌质淡，脉细弱。

治法：益气补血，健脾养心。

方药：归脾汤（党参20g，白术15g，黄芪20g，甘草5g，茯苓15g，远志10g，酸枣仁10g，龙眼肉10g，当归15g，木香10g，大枣10g）。

（6）脾肾阳虚证

主症：精神萎靡，面色苍白，肢软无力，腰膝冷痛，困倦嗜睡，懒言易汗，畏寒肢冷，食少便溏，或遗精阳痿，性欲减退。舌质淡胖有齿痕，苔白，脉沉迟无力。

治法：温中健脾，益肾壮阳。

方药：右归丸（熟地黄25g，制附子3g，肉桂5g，山药15g，山茱萸10g，菟丝子10g，鹿角胶10g，枸杞子15g，当归10g，杜仲12g）。

（7）肝肾阴虚证

主症：形体虚弱，神疲无力，腰膝足跟酸痛，潮热盗汗，头晕头痛，耳鸣眼涩，心烦易怒，失眠健忘，口干咽痛，淋巴结肿痛，午后颧红，大便干结，遗精早泄，月经不调。舌红，少苔或无苔，脉弦细数。

治法：补益肝肾，滋阴清热。

方药：知柏地黄丸（熟地黄18g，山茱萸12g，山药15g，泽泻9g，茯苓12g，牡丹皮9g，知母6g，黄柏6g）。

5. 针灸

常用的穴位有足三里、百会、关元、三阴交及背部腧穴。

第三节　动脉粥样硬化倾向

动脉粥样硬化倾向是指人体的动脉管壁由于各种原因容易发生脂质沉积、细胞变性、纤维增生等变化，以致动脉弹性轻度减弱。

【判断依据】

1. 40岁以上的男性、绝经期后的女性及脑力劳动者较易发生。

2. 与不良生活习惯，如精神紧张，或过食肥甘、辛燥之品和胆固醇含量高的食物，长期吸烟和饮酒，以及平时缺少劳动、运动等有直接关系。

3. 常伴高血压、高脂血症、糖尿病、肥胖等。

4. 动脉粥样硬化倾向常无症状。

【调理原则】

通过改善生活方式和控制易患因素，防止动脉粥样硬化的发生。

【调理方法】

1. 生活起居调摄

（1）超重者应减少每日总热量，限制糖类食物。减轻体重，使体重指数（BMI）控制在 18.5～24.9。

（2）工作及生活应注意劳逸结合，生活规律，保持心情愉快，避免长期的精神紧张。

（3）戒烟限酒，饮酒精量宜每天少于 30g。

（4）控制血糖、血压、血脂，使之维持在正常水平。

2. 饮食调摄

每日饮食总热量不应过高，应避免进食过多的动物性脂肪和富含胆固醇的食物，如肥肉、奶油、肝、脑、肾等内脏和骨髓、鱼子、蛋黄、椰子油等。多进食富含维生素的蔬菜、水果和富含蛋白质的食物，如瘦肉、豆类及其制品等，并尽可能以豆油、菜油、麻油或玉米油作为食用油。

3. 食疗

（1）猪肉炒洋葱

原料：精瘦肉 50g，洋葱 150g。

制法：洋葱、猪肉均切丝。起油锅烧至八成热，放入猪肉丝翻炒，再入洋葱同炒片刻，调味稍炒即成，佐餐食用。

功效：益气降脂。适宜于气虚血脂偏高者。

（2）降脂减肥茶

原料：干荷叶 60g，生山楂、生薏苡仁各 10g，花生叶 15g，橘皮 5g，茶叶 60g。

制法：上药共制细末，混合，放入热水瓶中，用沸水冲泡即可。每日 1 剂，不拘时，代茶饮。

功效：清热消食，降脂化湿。适宜于血脂偏高有湿热者。

（3）茼蒿鸡子白汤

原料：鲜茼蒿菜 250g，鸡蛋 3 个。

制法：茼蒿洗净切细后放入锅内，加水 500mL 煨汤，汤将沸时，将鸡子白倒入调匀，煮滚后，加油、盐调味，即可饮服。佐餐食用，可常食。

功效：清热化痰。适宜于动脉硬化倾向有痰热者。

（4）消脂健身饮

原料：焦山楂 15g，荷叶 3g，生大黄 5g，生黄芪 15g，生姜 2 片，生甘草 3g。

制法：上各味同煎汤。每日 1 剂，不拘时频饮。

功效：益气消脂，轻身健步。适宜于动脉硬化倾向者。

（5）绿豆萝卜灌藕

原料：大藕 4 节，绿豆 200g，胡萝卜 125g。

制法：将绿豆泡涨为度，滤干；胡萝卜切碎，与绿豆一起捣泥，加适量白糖调匀，待用。藕洗净后，以刀切开靠近藕节的一端，切下部分留作盖，将绿豆萝卜泥塞入藕洞内，塞满为止。再将切下的部分盖在原处，再用竹签插牢，上锅隔水蒸熟，当点心服食。

功效：清热养阴降脂。适宜于有动脉硬化倾向伴热象者。

4. 中医辨证调摄

（1）痰湿中阻证

主症：体形肥胖，气短，神疲，痰多而黏稠，胸脘痞闷，纳呆，倦怠乏力，身重嗜睡。舌胖大，苔白而厚腻，脉濡缓。

治法：燥湿健脾，豁痰开结。

方药：半夏白术天麻汤（法半夏 10g，白术 10g，天麻 10g，陈皮 10g，茯苓 15g，甘草 3g）。

（2）气滞血瘀证

主症：胸胁胀闷，走窜疼痛，急躁易怒，胁下痞块，刺痛拒按，妇女可见月经闭止，或痛经，经色紫暗有块。舌质紫暗或见瘀斑，脉涩。

治法：理气活血化瘀。

方药：血府逐瘀汤（当归 10g，生地黄 10g，桃仁 5g，红花 5g，牛膝 10g，赤芍 10g，川芎 10g，郁金 12g，丹参 15g，三七 10g，柴胡 12g，枳壳 12g，桔梗 10g，甘草 3g）。

（3）脾胃热盛证

主症：面赤或见粉刺痤疮，烦渴引饮不止，食纳超常，口舌干燥或痰黄黏稠，或见口舌易生疮。舌红，苔黄厚，脉洪实有力。

治法：健脾和胃清热。

方药：温胆汤（陈皮 10g，半夏 10g，茯苓 15g，枳实 10g，竹茹 12g，炙甘草 3g，生姜 3g，大枣 3 枚）。

（4）痰瘀阻滞证

主症：肢麻，皮肤不荣，甚或甲错，肢体困重。舌紫暗，或有瘀斑、瘀点。苔腻，脉细滑。

治法：化痰祛瘀。

方药：桃红四物汤合二陈汤（当归 10g，白芍 12g，熟地黄 10g，川芎 10g，桃仁 3g，红花 3g，半夏 10g，橘红 15g，白茯苓 9g，炙甘草 6g，生姜 7 片）。

5. 运动健身

坚持适量的体力活动，根据个体身体情况而定，要循序渐进，不宜勉强作剧烈运动。可进行以下健身法：

（1）仰面平躺，脚紧紧并拢，且上抬 10cm，保持此动作约 10 秒钟，再把双脚放下。将这套动作重复做 50 次，若做 100 次效果会更理想。

（2）身体躺平，双脚并拢，膝关节弯曲，双手交叉放置脑后，旋转颈部，头部略向上抬，视线投向自己的膝部，头向上运动 50 ~ 100 次。

（3）面向前坐在椅子上，上身挺直，双手紧扭椅子背两端，双脚并拢后上提，将该动作保持 10 ~ 20 秒钟，然后放下。这套动作重复做 100 次为妥。

6. 针灸

常取穴手五里、大巨、气海、足三里、丰隆、关元。

7. 气功

以静功为主。

8. 按摩

穴位按摩，在脾胃或肝肾经循行部位或穴位按摩。

第四节　胃肠道功能紊乱

胃肠道功能紊乱是指由于精神因素造成的以胃肠道运动功能紊乱为主的证候，而在生物化学和病理解剖学方面无器质性病变。主要表现为胃肠道的有关症状，并常伴有失眠、焦虑、注意力涣散、健忘、神经过敏、头痛等其他功能性症状。

【判断依据】

1. 发生大多缓慢，多与精神因素有关，常经年累月呈持续性或反复发作。症状常随情绪变化而波动，可因精神治疗，如暗示疗法而暂时消退。

2. 以胃肠道表现为主，可局限于咽、食管或胃，但以肠道表现为最常见，也可同时伴有神经官能症的其他常见表现。

3. 必须排除器质性疾病，尤其是胃肠道的恶性病变，如慢性胃病、妊娠期呕吐、尿毒症、脑瘤、胃癌、早期妊娠反应、脑垂体或肾上腺皮质功能减退、早期溃疡性结肠炎、Crohn 病、结肠癌、憩室炎、痢疾、直肠便秘、甲状腺功能亢进、乳糖或果糖不耐受、吸收不良综合征等病证。

4. 多有肝郁脾虚或脾肾两虚的伴随症状，如两胁胀闷，食欲不振，精神疲惫，便秘便稀，腹胀嗳气等。

【调理原则】

解决思想矛盾，调整脾胃功能。

【调理方法】

1. 健康教育

（1）应让当事者了解胃肠道功能紊乱的性质、原因以及良好的预后等，以解除其思想顾虑，发挥其主观能动性。

（2）当亚健康个体产生不良情绪时，应及时进行心理疏泄。心理疏泄有两种方法，其一是换位思考，自我劝导，自我解脱；其二是"释放"，把心理的郁闷疏泄出来。

2. 生活起居调摄

（1）工作及生活应注意劳逸结合，生活规律，避免长期的精神紧张。

（2）对平日体力活动较少者应强调体育锻炼，以增强体质，加速神经功能的恢复。

（3）播放舒缓轻悠、悦耳怡人、柔婉绵长的音乐，使人身体放松，心情畅快，能达到消除急躁、平和怒气、缓解紧张的作用。

3. 饮食调摄

养成良好的饮食习惯，做到定时进食，细嚼慢咽，以利于消化。切忌暴饮暴食，避免食用过于粗糙、坚硬、生冷的食物，避免过热饮食，不食浓烈的香辛辅料。少食盐渍、烟熏、腌制、油炸食品。平时多食新鲜蔬菜、水果，以及软而易消化的食物。尽量避免烟、酒、辣椒、茶、咖啡、碳酸饮料等刺激性食物，以及避免服用对胃黏膜有刺激性的药物。

4. 食疗

（1）豆蔻馒头

原料：白豆蔻15g，面粉1000g，酵母50g。

制法：白豆蔻研细末；面粉加水发面，揉匀，待面发好后，加入碱水适量，撒入白豆蔻粉末，用力揉匀，做成馒头蒸熟，可做早餐主食。

功效：温中健脾，理气止痛。适宜于胃肠道功能紊乱之脾虚者。

（2）芡实山药粥

原料：芡实、干山药片各30g，糯米50g，砂糖适量。

制法：芡实、山药、糯米同煮成粥，加糖调味，可作早、晚餐食用。

功效：补脾益气，固肾止泻。适宜于胃肠道功能紊乱之脾肾两虚者。

（3）参枣米饭

原料：党参10g，大枣20个，糯米250g，白糖50g。

制法：将党参、大枣泡发煮半小时，捞出，汤备用。糯米蒸熟，把枣摆在上面，再把汤液加白糖煎熬成黏汁，浇在枣饭上即可，作主食食用。

功效：补气健脾益胃。适宜于胃肠道功能紊乱之脾胃亏虚者。

（4）佛手蛋

原料：佛手15g，茉莉花10g，鸡蛋2个。

239

制法：先用清水煮鸡蛋一沸，捞出将蛋壳打破，再与佛手、茉莉花同煮 15 分钟即可。吃鸡蛋，每日 1 次。

功效：疏肝理气，醒脾固肠。适宜于胃肠道功能紊乱之肝郁脾虚者。

5. 中医辨证调摄

（1）脾胃不和证

主症：腹部隐痛，食欲不振，神疲乏力，大便溏薄。舌淡苔白，脉虚弱。

治法：健脾和胃。

方药：香砂六君子汤（党参 15g，白术 10g，茯苓 10g，甘草 5g，陈皮 6g，半夏 10g，木香 6g，砂仁 3g，炒谷芽 20g，炒麦芽 20g，鸡内金 10g）。

（2）肝脾不和证

主症：腹部胀满，嗳气频繁，每因情志因素而发作，腹痛后即有便意，便后疼痛一时减轻。苔多薄白，脉弦。

治法：抑肝扶脾。

方药：痛泻要方（炒白术 10g，炒白芍 10g，炒陈皮 10g，防风 10g）。

（3）湿浊困脾证

主症：腹胀腹痛，肠鸣，腹泻，饮食不当则腹痛，泻下加重，食少不化，恶心呕吐，倦怠身重，小便不利。舌淡胖，苔白腻，脉缓或濡。

治法：理气化湿，和中。

方药：藿朴夏苓汤（藿香 6g，真川朴 3g，姜半夏 4.5g，赤苓 9g，光杏仁 9g，生薏苡仁 12g，白豆蔻末 1.8g，猪苓 4.5g，淡香豉 9g，建泽泻 4.5g）。

（4）脾胃阳虚证

主症：面色萎黄，四肢不温，大便溏薄，食少体倦，面色㿠白，唇甲色淡。舌淡苔白，脉象沉弱。

治法：温补脾胃。

方药：附子理中汤［制附子 10g（先煎 1 小时），人参 10g，白术 15g，甘草 3g，干姜 5g］。

6. 针灸

取穴足三里、三阴交、公孙、行间、神门、内关、建里、中脘、天枢、气海、阳陵泉、内庭、胃俞、脾俞、肝俞等。

7. 气功

以静功为主。

8. 按摩

（1）摩腹法：患者取仰卧位，双膝屈曲。两手掌相叠，置于腹部，以肚脐为中心，在中下腹部沿顺时针方向摩动约 5 分钟，以腹部有温热感为宜。用力宜先轻后重，然后扩大范围摩动全腹部约 2 分钟。

（2）擦腰骶法：患者取坐位，腰部前屈。两手五指并拢，掌面紧贴腰眼，用力擦向骶部，如此连续反复进行约 1 分钟，使皮肤微热，有热感为宜。

以上两种自我按摩方法每日 1~2 次，连续治疗 24 天，然后根据病情可隔日治疗 1 次，直至症状消失。

9. 敷脐

用藏紫草、藏红花、石菖蒲、百合、五味子、酸枣仁、制何首乌、柏子仁（霜）等纯中药配伍研磨，温水调成糊状，温度适中，贴敷肚脐。每天上、下午各 1 次，直至症状消失。

第五节　免疫力下降

人们通常把人体对外来侵袭、识别和排除异物的抵抗力称为"免疫力"，免疫力下降即当人身体在受到外来的侵害时，如细菌、病毒入侵时，身体抵抗能力下降的状态。

【判断依据】

1. 常感到神疲乏力，容易疲劳，不能胜任工作，但各项检查结果均无异常。休息后稍缓解，但不能持久。
2. 感冒不断，气候变化之时，易感外邪，且病程较长。
3. 伤口容易感染，愈合时间较正常延长，或身体不同部位易长细小疖肿。
4. 肠胃虚弱，易出现餐后胃肠功能紊乱。
5. 易受传染病的攻击，如易被感冒传染等。

【调理原则】

调节肺卫和脾胃功能，保持健康的心态和充足的体力。

【调理方法】

1. 生活起居调摄

（1）适当锻炼身体、增强体质。可选择晨练、工作间锻炼、学生课间操锻炼、晚间锻炼等形式，注意锻炼过程中运动量要适量，循序渐进，忌强度过大，还应持之以恒。

（2）工作和生活规律，保证睡眠。

（3）保持乐观情绪和态度，使机体维持于一个最佳的状态。巨大的心理压力会导致人体免疫系统功能紊乱。

（4）定期体检，发现问题及时治疗。

（5）注意季节和气候变化，随时增减衣物。

2. 饮食调摄

注意饮食均衡，合理搭配各种营养成分，如蛋白质、脂肪、维生素。

3. 食疗

（1）枸杞羊脑

原料：羊脑 1 具，枸杞子 30g。

制法：将羊脑洗净与枸杞子盛在碗中，加适量葱末、姜末、料酒、盐，上锅蒸制，性状似"豆腐脑"。

功效：补脑，调养躯体疲劳。适宜于免疫力下降者。

（2）黄芪鸡

原料：黄芪 30g，陈皮 15g，肉桂 12g，公鸡 1 只。

制法：将中药用纱布包好，与公鸡一起放入锅中，小火炖熟，盐调味，吃肉喝汤。

功效：调养躯体疲劳，适宜于免疫力下降者。

（3）人参糯米粥

原料：人参 10g，山药、糯米各 50g，红糖适量。

制法：先将人参切成薄片，与糯米、山药共同煮粥，待粥熟时加入红糖，趁温服用，每日 1 次。

功效：补益元气，抗疲劳，强心。适宜于免疫力下降者。

（4）鳗鱼山药粥

原料：活鳗鱼 1 条，山药、粳米各 50g，各种调料适量。

制法：将鳗鱼剖开去内脏，切片放入碗中，加入料酒、姜、葱、盐调匀，与山药、粳米共同煮粥服用，每日 1 次。

功效：气血双补，强筋壮骨，消除疲劳。适宜于免疫力下降者。

4. 中医辨证调摄

（1）气血亏虚证

主症：面色淡白或萎黄，头晕目眩，少气懒言，神疲乏力，或有自汗，心悸失眠。舌质淡嫩，脉细弱。

治法：益气生血。

方药：十全大补汤（黄芪 30g，党参、茯苓、熟地黄各 15g，白术、川芎、白芍各 9g，炙甘草、当归各 10g，肉桂 6g）。

（2）脾肾阳虚证

主症：面色萎黄，四肢不温，大便溏薄，畏寒肢冷，腰膝酸软，腹部冷痛，小便不利，食少体倦，面色㿠白，唇甲色淡。舌淡苔白，脉象沉弱。

治法：温补脾肾。

方药：右归丸（熟地黄 25g，制附子 3g，肉桂 5g，山药 15g，山茱萸 10g，菟丝子 10g，鹿角胶 10g，枸杞子 15g，当归 10g，杜仲 12g）。

（3）肝肾阴虚证

主症：头晕目眩，视物模糊，耳鸣，胁痛，腰膝酸软，咽干，颧红，盗汗，五心烦热，男子遗精，妇女月经不调。舌红无苔，脉细数。

治法：滋补肝肾。

方药：六味地黄丸（熟地黄 15g，山茱萸 10g，山药 15g，泽泻 10g，牡丹皮 10g，茯苓 10g）。

（4）脾气亏虚证

主症：面色淡白、萎黄，身体容易出现疲劳感，大便溏薄，腹部怕冷，一受凉就腹泻，胃口不佳，食欲差。舌淡胖，边上有齿痕，舌苔白，脉象虚弱缓慢。

治法：益气健脾。

方药：人参健脾丸（人参 10g，麸炒白术 10g，茯苓 10g，山药 15g，陈皮 10g，木香 6g，砂仁 6g，蜜炙黄芪 15g，当归 10g，炒酸枣仁 15g，制远志 10g）。

5. 针灸

取穴足三里、曲池、合谷、血海、内关、神门。

6. 气功

以静功为主。

7. 穴位按摩

在脾胃或肝肾经穴位或循行部位按摩：

（1）揉丹田：丹田位于肚脐下 1 寸至 2 寸处，相当于石门穴位置。方法是将手搓热后，用右手中间三指在该处旋转按摩 50～60 次。

（2）按肾俞：肾俞穴位于第 2、第 3 腰椎间水平两旁 1.5 寸处，两手搓热后用手掌上下来回按摩 50～60 次，两侧同时或交替进行。

（3）摩涌泉：涌泉穴位于足心凹陷处，为足少阴肾经之首穴。方法是用右手中间三指按摩左足心，用左手三指按摩右足心，左右交替进行，各按摩 60～80 次至足心发热为止。

以上三法，依次而行，早晚各 1 次，常年不断，必然见效。

8. 中药泡脚

选用党参、黄芪、白术、当归、川断等补益药各 15～20g，用砂锅煎煮。然后将煎好的药液去渣倒进木桶里，再加入热水，每天浸泡 30 分钟。水温宜在 40℃～50℃，水量则以没过小腿的 2/3 为最佳。

第六节　前列腺增生倾向

前列腺增生倾向是指具有前列腺增生高危因素，或前列腺增生的临床前状态，或前列腺病理学轻微增生改变。

【判断依据】

1. 年龄大于 50 岁的男性。

2. 或有夜尿频，尿线细，排尿费力，但夜尿次数小于 3 次。

3. B 超提示前列腺体积大于 4cm×3cm×2cm，但无明显临床症状。

【调理原则】

前列腺增生多见于老年男性，年龄与发生率成正相关，50 岁以下少见，多呈进行性加重。按照未病先防，欲病救萌，既病防变的干预原则，前列腺的亚健康调理应该从青中年就开始，避免增生高危因素。有亚临床表现者及时给予综合干预，出现轻微临床表现时及时给予辨证调护，防止或延缓其发展。

【调理方法】

1. 健康教育

（1）向干预对象详细宣讲前列腺相关生理和病理知识，尤其是前列腺增生的原因、影响和临床及亚临床表现，让干预对象掌握前列腺相关生理知识，了解科学保健预防知识。

（2）向干预对象明确讲解前列腺增生的良性性质和缓慢进展过程，解除其思想顾虑，引导干预对象乐观对待，积极保养。

2. 生活起居调摄

避免长期久坐，久坐者应每隔 45 分钟左右站立活动 10 分钟，或做收缩肛门的动作 20 次左右。避免憋尿，晚饭后、夜间要少喝水，注意保持大便通畅。生活有规律，气候转冷时特别在冬春、秋冬换季之时，注意保暖，预防感冒。规律性生活，每周 1~2 次为宜，每次少于 20 分钟，同时避免性交中断和不射精。宜戒烟、酒和槟榔；避免酒醉同房，不宜早婚早育。

3. 饮食调摄

饮食宜清淡，少食辛辣、肥甘厚味之品，可多食平补或温补之品进行调理，如山药、黄芪、杜仲、肉苁蓉、狗脊、胡桃仁、肉桂、杏仁、黄鳝、冬瓜、西瓜、绞股蓝等。

4. 食疗

（1）苁蓉羊肉粥

原料：肉苁蓉 10~15g，精羊肉 60g，粳米 60g，葱白 2 茎，生姜 3 片，盐少许。

制法：分别将肉苁蓉、羊肉洗尽，切细，先煎苁蓉取汁，去渣，入羊肉、粳米同煮，待数沸后，加入调味品同稀粥食用。

功效：补阳气，益精血。适宜于前列腺增生属肾阳虚者。

（2）参芪冬瓜汤

原料：党参 15g，黄芪 20g，冬瓜 50g，味精、香油、盐适量。

制法：将党参、黄芪置于砂锅内加水煎 15 分钟去渣留汁，趁热加入冬瓜至熟，再加调料即成，佐餐用。

功效：健脾益气，升阳利尿。适宜于前列腺增生属脾虚者。

（3）杏梨石韦饮

原料：苦杏仁 10g，石韦 12g，车前草 15g，大鸭梨 1 个，冰糖少许。

制法：将杏仁去皮捣碎，鸭梨去核切块，与石韦、车前草加水同煮，熟后加冰糖，代茶饮。

功效：泻肺火，利水。适宜于前列腺增生伴肺热者。

（4）冬瓜薏米汤

原料：冬瓜 350g，薏苡仁 50g，白糖适量。

制法：将冬瓜切成块，与薏苡仁煎汤，用糖调味，以汤代茶饮。

功效：清热利湿。适宜于前列腺增生内有湿热者。

（5）茅根瘦肉汤

原料：鲜茅根 150g，猪瘦肉 250g。

制法：将猪肉切成细丝，与茅根一起加水适量煮熟，酌加调料。分次喝汤吃肉，可常服。

功效：清热利湿通淋。适宜于前列腺增生内有湿热者。

（6）杜仲猪腰

原料：杜仲 12g，猪腰 1 只，葱白 3 根。

制法：先把杜仲加水煎成汤汁备用，猪腰去筋膜，切片，加入葱白和适量水，一起煨制。待猪腰熟时，兑入杜仲汁，加盐调味，饮汤吃猪腰。

功效：温肾壮阳，强壮筋骨。适宜于前列腺增生属肾阳虚者。

（7）癃闭茶

原料：肉桂 40g，穿山甲 60g，蜂蜜适量。

制法：将肉桂和穿山甲分别研成细粉和匀，用蜂蜜水冲。每次 3～5g，每日 2 次，代茶饮。

功效：行瘀散结，通利水道。适宜于前列腺增生属血瘀者。

（8）黄芪桑椹蜜

原料：黄芪 100g，鲜桑椹 1000g（干品 500g），蜂蜜 300g。

制法：将黄芪、桑椹子洗净，加水适量煎煮，每 30 分钟取煎液 1 次，加水再煮，共取煎液 2 次。合并煎液，再以小火熬浓缩，至较黏稠时加蜂蜜，至沸停火，待冷装瓶备用。每次 1 汤匙，以沸水冲服，每日 2 次，连服 6～7 天。

功效：补脾益气。适宜于前列腺增生属气虚者。

5. 中医辨证调摄

（1）肾阳虚衰证

主症：排尿困难，滴沥不尽，尿频，夜间尤甚，甚或小便自溢而失禁；兼见神疲倦怠，腰膝酸冷，畏寒肢冷，阴囊或阴茎冷缩，性功能减退。舌淡体胖嫩，苔薄白，脉象沉细或沉迟。

治法：温补肾阳，化气利水。

方药：济生肾气丸（制附子9g，茯苓6g，熟地黄6g，山茱萸6g，山药6g，泽泻6g，牡丹皮6g，川牛膝6g，肉桂3g）。

（2）肾阴亏耗证

主症：小便频数不爽，淋漓不尽，甚至无尿，兼见午后颧红，腰膝酸软，头昏耳鸣，咽燥口干。舌红少津，少苔，或见剥苔，脉象细数。

治法：滋阴补肾，清利水源。

方药：知柏地黄汤（熟地黄24g，山茱萸12g，山药12g，泽泻9g，牡丹皮9g，茯苓9g，知母6g，黄柏6g）。

（3）瘀积内阻证

主症：小便努责难出，尿细如线，甚或小便闭塞，点滴全无，兼见尿道涩痛，会阴、少腹胀痛。舌质紫暗，或有瘀斑，脉象沉弦或涩。

治法：活血祛瘀，通关利水。

方药：代抵当汤（酒大黄3g，莪术3g，穿山甲9g，红花3g，桃仁9g，牡丹皮9g，当归9g，川牛膝6g，夜明砂9g）。

（4）湿热蕴结证

主症：尿频、尿急，尿少而黄赤，茎中灼热涩痛，兼见少腹拘急，大便秘结，口苦，渴不欲饮，口腻胸闷。舌红，苔黄腻，脉弦数或滑数。

治法：清利泻火，利湿通闭。

方药：八正散（车前子9g，瞿麦9g，萹蓄9g，滑石9g，栀子仁9g，炙甘草9g，木通9g，大黄9g）。

（5）肝郁气滞证

主症：情志抑郁，或烦急善怒，小便不通或通而不爽，胸胁胀满，口苦咽干，兼见小腹坠胀，气出则舒，烦躁善怒。舌红，苔薄黄，脉弦或弦数。

治法：疏肝理气，通利小便。

方药：印氏疏肝散结方（当归10g，赤芍12g，丹参30g，柴胡9g，牡蛎30g，海藻9g，昆布9g，海浮石20g，玄参12g，贝母10g，夏枯草12g，牛膝9g）。

6. 运动锻炼

经常参加体育锻炼，可增强体质，促进会阴部的血液循环。

（1）收腹提肛操：方法是随着自己的自主呼吸，吸气时收小腹、缩肛门，呼气时放松，连续做 100 次，每天上、下午各做 1 遍，姿势不限，站、坐和卧位均可。

（2）增加会阴部的运动量：如常年练太极拳、太极剑等，可改善会阴部的血液循环，预防前列腺增生。

7. 按摩

（1）常规按摩疗法：①按揉丹田：仰卧，双手重叠按于丹田，左右旋转按揉各 30 次。用力不可过猛，速度不宜过快。②指压法：取中极穴、阴陵泉穴、三阴交穴，各穴用手指掐按几分钟，早晚各 1 次。③揉按会阴穴：仰卧屈膝取穴，两手掌搓热后，用食指轻轻按摩会阴穴 20 次，早晚各 1 次。④搓脚心：两手掌搓热后，以右手掌搓左脚心，再以左手掌搓右脚心各 50 次。早、中、晚各做 3 次。⑤点压法：用手在脐下、小腹部、耻骨联合上方自左向右轻压，每 1～2 秒压 1 次，连续按压 20 次左右，但要注意不要用力过猛。用于前列腺肥大引起的尿潴留。

（2）腰背按摩疗法：①将两手置于身后，用虎口处自肩胛骨下方，沿脊柱两侧膀胱经至臀部中央，上下往返略用力推摩 36 次，以发热为度。②用两手虎口处，以肾俞穴为中心，上下往返推摩腰部 36 次，以发热为度。③左手掌自尾骶沿脊柱向上按摩至胸椎中部，右手同时自胸椎中部沿脊柱向下按摩至尾骶，两手相遇时，上方手掌从下方手掌内穿过。共按摩 36 次，以发热为度。④两手掌相并，置于八髎穴，略用力快速推摩 36 次，以发热、发烫为度。但要注意勿损伤皮肤。

上述手法，可活血化瘀，有利气血运行，缓解前列腺充血症状。

第七节　男性性生殖功能减退

男性性生殖功能减退是指男性能完成正常性活动，但在性欲、阴茎勃起、性交、性高潮、射精等阶段中，其中某个阶段或几个阶段或整个阶段发生功能减退，而影响性生活质量的状态，此亚健康状态多见于中老年男性。

【判断依据】

有以下表现其中之一者，可以诊断：

1. 阴茎勃起需要对生殖器更强的刺激。

2. 阴茎勃起反应时间延长。

3. 勃起的硬度减弱。

4. 达到射精时间延长，强度减弱。

5. 不应期延长。

6. 夜间阴茎胀大试验、阴茎海绵体注射血管活性药物试验等与正常人相似，或勃起硬度及持续时间均稍有下降。但实验室检查，性激素水平与正常人相似。

【调理原则】

通过健康性教育以及生活方式的改善，提高性生殖功能。

【调理方法】

1. 情志调摄

充分认识精神因素对性功能的影响，不能因为一两次性功能减退而沮丧担忧，缺乏信心；夫妻双方要增加感情交流，消除不和谐因素，默契配合，女方应关怀、爱抚、鼓励配偶，尽量避免不满情绪流露，避免给配偶造成精神压力；性交时思想要集中，特别是在达到性快感高峰，即将射精时，更要思想集中。

2. 生活起居调摄

（1）培养琴、棋、书、画等多种兴趣爱好，精神心理不衰，性生殖功能功能减退就来得缓慢。

（2）节房事：性生殖功能减退过早的人，多与青壮年时期纵欲贪欢有关。因此，在青壮年时期注意节制性生活，是防止老年性生殖功能减退的重要措施。实践证明，夫妻分床，停止性生活一段时间，避免各种类型的性刺激，让中枢神经和性器官得到充分休息，能有效改善性生殖功能。

（3）提高身体素质，防止过劳：身体虚弱，过度疲劳，睡眠不足，紧张持久的脑力劳动，都是性生殖功能减退的诱发因素，应当积极从事体育锻炼，增强体质，并且注意休息，防止过劳，调整中枢神经系统的功能失衡。

（4）戒烟，适当饮酒：有节制地少量饮酒，能够克服房事中的性焦虑与内疚感，有助于性兴奋的启动与加速。

（5）控制体重：中、重度肥胖可不同程度地影响性生殖功能，使雌、雄激素比例失调，表现出性生殖功能减退、阳痿和性欲低下等。

3. 饮食调摄

（1）补锌：锌是人体所必需的微量元素之一，缺锌可以引起男子输精管萎缩、睾丸、附睾、前列腺发育迟缓，睾丸上皮细胞萎缩，造成性生殖功能减退，甚至阳痿、男性不育症等。可多食用富含锌的食物，如牡蛎、牛肉、鸡肝、蛋类、瘦猪肉、鸡肉和花生等。

（2）补精氨酸：精氨酸对男子性生殖功能及精子生成有促进作用，可适当补充富含精氨酸的食物，如冻豆腐、豆腐皮、花生、核桃、大豆、芝麻、紫菜、豌豆等。

（3）补充维生素 E：维生素 E 对维持功体代谢和性器官正常的生殖功能有重要作用，缺乏维生素 E 可引起睾丸损害和性生殖功能减退与紊乱。麦胚油、玉米油、豆油、芝麻、菜子油、乳类、蛋类及牡蛎中维生素 E 含量较高。

（4）补钙：钙可增强精子的代谢，可适当补充含钙食品，如虾皮、乳类、蛋类及豆制品等。

4. 食疗

（1）益阳麻雀

原料：麻雀15只，小茴香、大茴香、大蒜各10g，生姜9g，植物油适量。

制法：将麻雀去毛和内脏，在油锅中炸酥后捞出沥油。将麻雀同配料一起放入锅内，加适量水，煮沸后，用文火煨1小时左右，捞出麻雀食之。每日吃3~5只麻雀，半月后即可见效。

功效：温肾壮阳。适宜于肾阳亏虚或气郁引起的性生殖功能减退，阴虚火旺者不宜服用。

（2）活力宝

原料：冬虫夏草5g，人参2g，淫羊藿15g，乌鸡1只。

制法：将乌鸡去毛及内脏，切块，放锅内加水适量，放入冬虫夏草、人参及淫羊藿（纱布包）共炖，食肉，喝汤，早晚各服1次。

功效：补精髓，益气血，抗衰老。适宜于阴阳气血不足、性生殖功能减退，兼有神疲乏力，健忘失眠，头晕目眩等症。

（3）巴戟淫羊藿酒

原料：巴戟天、淫羊藿各250g，白酒1500mL。

制法：将上两味药切碎，与白酒共置入容器中，密封浸泡7天后便可服用。早、晚各1次，每次饮服20mL。

功效：壮阳祛风。适宜于性生殖功能减退，风湿痹痛、屈伸不利，末梢神经炎等症。

（4）参杞酒

原料：枸杞汁、地黄汁各100g，麦冬汁60g，杏仁、白茯苓各30g，人参20g，白酒1500g。

制法：将上药中后3味捣碎，同前3味贮于净瓷罐（瓶）中，倒入白酒封口，置于阴凉处。每日摇动数下，经7天后过滤即成。每日早、晚各1次，每次饭前温饮10mL。

功效：滋养肝肾，补益精血。适宜于肝肾阴精不足致性生殖功能减退，耳聋目昏，面色少华等症。

（5）补阴汤

原料：甲鱼1只，猪脊髓200g，葱、姜、胡椒、黄酒各适量。

制法：甲鱼活杀，去内脏洗净切块，猪脊髓切寸段，与葱、姜、胡椒及适量水一起入砂锅，烧开后去浮沫，淋入黄酒，慢火烧至烂熟即成。每周2~3剂，每日随量食用1次。

功效：补肾固脱。适宜于肾阴虚性生殖功能减退者。

5. 中医辨证调摄

（1）肾阳虚衰证

主症：阴茎勃起反应时间延长，或硬度减弱，性欲减退，面色少华，头晕耳鸣，腰膝酸软，精神萎靡，畏寒肢冷，小溲清长。舌淡，苔白，脉沉细，尺脉弱。

治法：温肾壮阳，填精益髓。

方药：右归丸加减（熟地黄、山药、枸杞子、菟丝子各 20g，山茱萸 15g，杜仲、当归、鹿角胶、制附子各 10g，肉桂 6g）。

（2）阴虚火旺证

主症：阴茎易勃起，但硬度减弱，两目干涩不适，口干咽燥，急躁易怒，五心烦热，腰膝酸软。舌质红或边赤，苔少或薄黄，脉细数。

治法：滋阴降火。

方药：知柏地黄丸加减（熟地黄、山药各 20g，山茱萸 15g，知母、黄柏、牡丹皮、茯苓、泽泻各 10g）。

（3）湿热下注证

主症：阴茎勃起不坚，阴囊潮湿瘙痒，臊臭，口苦而黏，肢体疲困，小便黄赤。舌红，苔黄腻，脉弦滑或滑数。

治法：清热利湿。

方药：龙胆泻肝汤加减（龙胆草、栀子、黄芩、木通、泽泻、车前子各 10g，生地黄、当归各 15g，柴胡、甘草各 6g）。

（4）肝气郁结证

主症：阴茎勃起反应时间延长，心情抑郁，急躁易怒，胸闷不畅，常喜叹息，胁肋窜痛，食少寡言。舌苔薄白，脉弦细。

治法：疏肝解郁，益肾振痿。

方药：柴胡疏肝散加减（柴胡 12g，白芍、陈皮、枳壳、木香各 10g，甘草 6g，香附 10g，川芎 10g）。

6. 按摩

（1）经常按压第 4 腰椎。

（2）搓睾丸：取坐、卧、立位均可。左右两手交替搓，就像是在数念珠一样，轻揉睾丸。每日早晚各做 1 次，每次做 100~300 次。

（3）牵拉阴囊：用手把阴囊与阴茎一起抓起握住，向下方牵拉 100~300 次，以阴茎与睾丸有轻度酸胀感，与两侧肌肤有牵拉感为宜，注意不宜用力过大、过猛。每日早晚各做 1 次。

7. 穴位敷贴

小茴香、炮姜各 5g，研末，加盐少许，用少许人乳调和（也可用蜂蜜或鸡血代替），敷于肚脐，外加胶布固定。5~7 天更换 1 次，10 天为 1 个疗程。

第八节 电脑、空调、手机、耳机综合征

电脑、空调、手机、耳机综合征是现代人长期接触和使用电脑、空调、手机、耳机等现代设备和工具过程中而带来的身体和身心健康伤害的一组证候群。

【判断依据】

1. 不适感的产生与长期接触和使用电脑、空调、手机、耳机等有关。

2. 长期使用电脑者表现为眼睛发干或头痛，视力下降，咽部发干、疼痛，咳嗽，手腕、手臂酸痛，肩膀肌肉紧张、麻木等，或烦躁，易疲劳，注意力难以集中。

3. 使用空调后出现下肢酸痛无力，头痛头昏，头胀头重，疲劳失眠，恶心便秘，口干鼻痒，注意力不集中，血压升高，心跳加快，白细胞减少，关节炎，咽喉炎，容易患伤风感冒等表现。

4. 对手机短信有了一种难以摆脱的迷恋，常有手机铃声响了的幻觉，常害怕手机自动关机，当手机连不上线、收不到讯号时，会对工作产生强烈的无力感。常有手臂麻木，腕关节肿胀，手部动作不灵活，视力下降，紧张性头痛，焦虑，忧郁，心悸，头晕，冒汗，肠胃功能失调等症状出现。

5. 戴耳机时间过长后出现耳鸣，失眠，头痛，耳闷胀感以及渐进性听力减退，或有全身性的不适，如头晕脑涨，恶心不适，注意力不集中，思维反应减慢，记忆力减退，甚至有烦躁不安，缺乏耐心等异常心理和情绪反应。

【调理原则】

调整使用方法，控制使用时间，加强身体保健。

【调理方法】

1. 生活起居调摄

（1）常使用电脑者应改善工作环境和工作条件；选择融入"人性化"设计和高新科技的输入输出设备。

（2）使用空调后应经常开窗换气，以确保室内空气的对流交换，保持清洁卫生，减少疾病的污染源。办公桌切不可安排在冷风直吹处。长时间办公打字、书写、接线等，应适当增添穿脱方便的衣服，膝部覆盖毛巾等予以保护，同时注意间歇站起活动，以增进末梢血液循环。

（3）对手机短信迷恋者应及时进行心理疏导，节制发短信，以摆脱对短信的过分依赖。认识手机对机体的各种危害及其对学习与生活造成的负面影响，有意识地控制

手机操作频率。每天操作手机发短信息或玩手机游戏控制在 15 分钟以内。

（4）选用优质的耳机，尽量把声音调至 40～60 分贝（一般谈话声或略小），以免过分刺激耳朵，损害听力；每听半小时，取下耳机休息一会儿；骑车、乘车、走路时不要戴耳机听音乐，以免发生意外。如果出现头晕、耳痛、耳堵等不适症状者，应暂时不用耳机，注意休息。

2. 饮食调摄

注意合理膳食，适当补充维生素。

3. 食疗

（1）荷藿薏仁粥

原料：鲜荷叶 100g，藿香 30g（干品，鲜藿香则用嫩茎叶 50g），薏苡仁 100g。

制法：鲜荷叶和藿香加水 800mL，煮沸后，小火再熬 20 分钟，滤去渣，取药液约 500mL；用此药液与薏苡仁 100g 煮成稀粥，早、晚各吃 1 次。

功效：健脾利湿，增强免疫功能，提高适应能力。适宜于空调综合征者。

（2）枣仁莲子粥

原料：酸枣仁 10g，莲子 20g，枸杞子 20g，粳米和大米共 100g。

制法：将各原料洗净加水共同煮粥，可适量加糖。

功效：安神，补脑。适宜于电脑、手机综合征者。

（3）胡桃芝麻糊

原料：胡桃仁 12g，黑芝麻 30g，面粉 30g。

制法：先将胡桃仁、黑芝麻分别碾碎；另将面粉放在锅内炒熟，最后将胡桃仁、黑芝麻、面粉及白糖放入搅拌均匀即可。每日 1 次，用时以少量开水冲泡成糊状。

功效：滋阴养血，补肾聪耳。适宜于电脑、手机综合征者。

（4）葛根参茶

原料：葛根 15g，太子参 15g，绿茶叶 10g。

制法：将葛根、太子参和绿茶放入茶杯内，开水泡茶，代茶频饮。

功效：益气健脾，升清聪耳。适宜于电脑、手机综合征者。

4. 中医辨证调摄

（1）肝肾阴虚证

主症：头晕目眩，视物模糊，耳鸣，胁痛，腰膝酸软，咽干，颧红，盗汗，五心烦热，男子遗精，妇女月经不调。舌红无苔，脉细数。

治法：滋补肝肾。

方药：六味地黄丸（熟地黄 15g，山茱萸 10g，山药 15g，泽泻 15g，牡丹皮 10g，茯苓 15g）。

（2）阴虚火旺证

主症：怕热，易怒，面颊升火，口干咽痛，大便干燥，小便短赤或黄，舌少津液，五心烦热，盗汗，腰酸背痛，梦遗滑精。舌质红，苔薄或光剥，脉细数。

治法：滋阴降火。

方药：知柏地黄丸（地黄 15g，山茱萸 10g，干山药 15g，泽泻 9g，牡丹皮 9g，茯苓 9g，盐炒知母 6g，盐炒黄柏 6g）。

（3）肾阳不足证

主症：面色黧黑而晦暗，腰膝酸软，耳鸣耳聋，形寒肢冷，尿清便溏，或尿少，腰以下水肿，男子阳痿，妇女宫寒不孕。舌淡胖嫩，苔白，脉沉细无力。

治法：温补肾阳。

方药：右归丸（熟地黄 15g，制附子 10g，肉桂 10g，山药 15g，山茱萸 10g，菟丝子 12g，鹿角胶 12g，枸杞子 10g，当归 10g，炒杜仲 10g）。

（4）心脾两虚证

主症：心悸怔忡，失眠多梦，头晕，健忘，食欲不振，腹胀便溏，或气短神疲乏力，面色萎黄或淡白，唇、甲无华，或见皮下出血，女子月经量少色淡、淋漓不尽。舌质淡嫩，脉细弱。

治法：健脾养心。

方药：归脾汤（白术 10g，当归 10g，白茯苓 15g，炒黄芪 15g，远志 10g，龙眼肉 10g，炒酸枣仁 10g，党参 15g，木香 10g，炙甘草 6g）。

5. 针灸

（1）头痛，咽痛，疲倦者，取风池、大椎、风门、肺俞、中府。

（2）胃肠道不适者，取中脘、章门、气海、脾俞、胃俞。

（3）有月经失调者，取肝俞、脾俞、次髎、气海、关元、三阴交。

6. 气功

以静功为主。

7. 按摩

在脾胃或肝肾经穴位或循行部位按摩。

（1）手腕按摩法：①揉筋法：术者以左手拇指或大鱼际，从患者第一掌骨背侧揉至前臂，往返 3~6 次。②理筋法：术者以左手拇指指腹施力，沿患者右前臂外展拇长肌和伸拇短肌到第一掌骨背侧，反复施术 5~8 次。③点穴法：术者以左手拇指点按患者右手阳溪、偏历、温溜、手三里、合谷诸穴，各 10~15 分钟。④展筋法：固定患腕，术者以右手夹持患者右手拇指近节，相对用力作拇指拔伸，同时做拇指被动内收、外展活动，反复 3 次。⑤捋腕法：术者以右手握紧患者拇指呈拳状并尺偏，左手掌指略屈曲，反复滑搓至前臂 3~5 次。按摩时手法轻柔，根据患者腕、拇指麻木疼痛程度与机体耐受程度，施以适当的力量，可配合中药热敷 1~2 次。

（2）手腕功能锻炼：①环旋腕关节：腕关节做顺时针、逆时针活动 10 圈。②抓空锻炼：握拳，腕关节背伸，复原腕关节，伸掌。

第九节　肥胖症前期

肥胖症前期以体重超过标准体重的 10% ~ 20% 为特征。当人体进食热量多于消耗量，多余的物质就转化为脂肪储存于体内，使体重增加，这是人体内脂肪积聚过多的一种表现。

【判断依据】

1. 肥胖症前期即体重超过标准体重 10% ~ 20% 或体重指数（BMI）位于 23 ~ 24.99 之间。男性标准体重（kg）=〔身高（cm）－ 100〕× 0.9；女性标准体重（kg）=〔身高（cm）－ 100〕× 0.85；体重指数 = 体重（kg）/身高的平方（m²）。

2. 可无症状，也可有多食，腹胀，口干，便秘，神疲乏力等症状。

【调理原则】

改变不合理的生活方式，形成科学的饮食方法是预防和治疗肥胖症前期的基本措施。

【调理方法】

1. 生活起居调摄

早睡早起，勿贪睡，保持一个相对稳定的生物钟；保持大便通畅，养成规律的大便习惯；戒掉懒惰的毛病，勤动手，勤走路，在每天上下班的路途中尽量徒步慢行，上下楼尽量少用电梯。

2. 饮食调摄

（1）良好的饮食习惯

1）一日三餐要定时定量：不能随意增加或减少进餐次数，不要为节食而减少三餐中的任何一餐，也不能将三餐的食物量并为一餐吃。

2）咀嚼的速度要慢。

3）晚餐要少，不要吃夜宵：因为晚餐后人们脑力和体力活动减少，能量消耗也随之减少，如果再摄入过多食物或食入早、午餐同样多的食物，必然导致能量的剩余，剩余能量就会转变成脂肪储藏起来，身体便会在不自觉中胖起来。

（2）合理的饮食结构

1）限钠：减少盐的摄入能减少肥胖，成人每天适宜的盐摄入量应在 6g 以下。

2）限制总热量：肥胖症前期者每天食入热量宜为 7942 ~ 8360kJ，以摄入低脂肪、低热量、高蛋白的食物为宜。

3）下列食物应控制摄入：①高糖食物：白糖、冰糖、水果糖、巧克力糖、甜点心等。②高脂肪食物：肥肉、猪油、牛油、花生油、菜油、芝麻油等。③高胆固醇食物：动物脑髓、动物内脏、蛋黄、蟹黄等。④高淀粉食物：红薯、马铃薯、粉皮、凉粉、凉皮、菱角等。⑤各种酒类、含糖高的水果、蛋糕、油炸食品等。

3. 逐渐增加运动量

适当的运动锻炼能使体内多余的脂肪慢慢燃烧掉，最终使人体的能量支出和进入达到一个平衡状态。中老年人进行运动减肥前应做健康检查，要在身体功能允许的前提下才能进行。以小、中量运动为宜，运动量应该从小到大，循序渐进，并要持之以恒。具体方法有：

（1）步行减肥：抬头、挺胸、直膝、大步走或快步走，双手在身体两侧自然地大幅度摆动。建议每人每天步行应在 1 小时左右，以清晨或晚餐后 1 小时为佳。

（2）跑步减肥：跑步时要自然跑动，在平坦的道路上进行，注意调整呼吸，全身肌肉要放松，步速要缓慢、均匀，时间要维持在 20 分钟以上。

（3）跳绳减肥：运动量可以自由调节，运动时间每次应在 30 分钟以上，脉搏保持在每分钟 100 ~ 120 次。

（4）游泳减肥：每次 30 ~ 45 分钟，以饭后 1 小时进行为宜。

（5）其他：仰卧起坐、健身操、瑜伽、跳舞、太极拳等。

4. 食疗

（1）山药白萝卜粥

原料：山药 20g，白萝卜 50g，大米 100g。

制法：将山药浸泡一夜，切 3cm 见方的薄片；白萝卜去皮，切 3cm 见方的薄片；大米淘洗干净；将大米、白萝卜、山药同放锅内，加清水 800mL，置武火上煮沸，再用文火煮 35 分钟即可。

功效：消积，健脾，减肥。适宜于肥胖兼见脾虚者。

（2）薏苡仁煮冬瓜

原料：薏苡仁 20g，冬瓜 300g，姜 5g，葱 10g，盐 4g，味精 3g。

制法：将薏苡仁淘洗干净，去泥沙；冬瓜洗净，切 2cm 宽、4cm 长的片；姜切片，葱切段；将薏苡仁、冬瓜、姜、葱同放炖锅内，加水 1200mL，置武火上烧沸，再用文火炖煮 35 分钟，加入盐、味精即成。

功效：利尿，消肿，减肥。适宜于肥胖兼见脾虚者。

（3）赤小豆炖仔鸭

原料：赤小豆 50g，仔鸭 1 只，料酒 10g，盐 4g，味精 3g，姜 4g，葱 8g，胡椒粉 3g。

制法：将赤小豆洗净，去泥沙；鸭宰杀后，去毛、内脏及爪；姜拍松，葱切段。将仔鸭、赤小豆、姜、葱、料酒同放炖锅内，加水 3000mL，置武火上烧沸，再用文火炖煮 35 分钟即成。

功效：利尿消肿，减肥美容。适宜于轻度肥胖者。

（4）赤小豆冬瓜鲤鱼汤

原料：赤小豆 50g，冬瓜 100g，鲤鱼 1 尾（500g），料酒 10g，盐 5g，味精 3g，姜 5g，葱 10g，胡椒粉 3g。

制法：将赤小豆浸泡一夜，去泥沙；冬瓜洗净，切 3cm×3cm 长方块；鲤鱼宰杀后去鳃、内脏、鳞；姜切片，葱切段。将炒锅置武火上烧热，下入油，烧六成热时，下入姜、葱爆香，下入鲤鱼略炸后，加入冬瓜、赤小豆、料酒及清水 1800mL，置武火上烧沸，再用文火炖煮 35 分钟，加入盐、味精、胡椒粉即成。

功效：利水，消肿，减肥。适宜于轻度肥胖者。

5. 中医辨证调摄

（1）胃热滞脾证

主症：多食善饥，形体微胖，脘腹胀满，口苦口干，大便干。舌红，苔黄腻，脉滑。

治法：清胃泻火，佐以消导。

方药：小承气汤合保和丸加减（大黄 6g，枳实 10g，厚朴 10g，山楂 15g，神曲 12g，莱菔子 12g，半夏 10g，陈皮 10g，茯苓 10g，连翘 10g）。

（2）脾虚湿阻证

主症：微胖浮肿，神疲乏力，肢体困重，小便不利，便溏或便秘。舌淡，苔白腻，脉濡细。

治法：健脾益气，渗水利湿。

方药：参苓白术散合防己黄芪汤加减（党参 15g，白扁豆 12g，茯苓 15g，炒白术 10g，桔梗 10g，砂仁 6g，莲肉 10g，黄芪 20g，山药 15g，薏苡仁 15g，汉防己 10g，甘草 6g）。

（3）痰浊中阻证

主症：素体微胖，喜食肥甘，头身困重，脘腹胀满，口黏涎多，神疲嗜卧。苔白腻，脉滑。

治法：祛痰化浊，理气消胀。

方药：导痰汤加减（半夏 10g，南星 10g，枳实 10g，橘红 10g，茯苓 10g，甘草 6g）。

（4）肝郁气滞证

主症：形体微胖，胁肋胀痛，烦躁易怒，口苦舌燥，腹胀纳呆，女性月经不调。舌淡，苔薄，脉弦。

治法：疏肝理气，健脾消肿。

方药：逍遥散加减（柴胡 12g，当归 15g，白芍 10g，炒白术 10g，茯苓 10g，甘草

6g，薄荷6g）。

6. 针灸

可选用体针、耳穴毫针、耳体穴结合针、耳穴埋针、耳穴压子、梅花针等。推荐用耳穴压子法，简便易行、安全无痛、副作用少，尤其适于肥胖症前期。

将油菜籽，或小米、绿豆、白芥子、莱菔子、王不留行子等适量，用沸水烫洗后晒干，贴附在小方块的胶布上，然后贴敷于消毒过的耳穴上，按压紧密。可于每天进餐前半小时自行按压2~3分钟，以局部有酸痛感为度。保留3~5天，每次贴压一侧耳廓，两耳交替轮换，两周为1个疗程，两个疗程间隔3日。一般2~4个疗程即显效。

耳穴压子法常选以下穴位：内分泌、神门、饥点、渴点、脾、胃、大肠、三焦区等。每次选取3~5穴，不必过多。

第十节　营养不良倾向

营养不良倾向以体重低于标准体重的10%~20%为标准。一般体检不易发现明显的异常，机体测量指标和生化指标接近正常值，不影响免疫力和创伤愈合，仅表明热量和蛋白质摄入不足使营养指标下降，体力下降，并可伴有某种维生素和矿物质缺乏的表现。以婴幼儿、老年人多见。

【判断依据】

1. 体重低于标准体重的10%~20%，常波动在17~18.99；成人营养状况评价指数［ROHRER，体重（kg）/身高的立方（cm³）×10⁷］在92~109之间；现实体重与标准体重比（实际体重/标准体重×100%）在80~90之间；肱三头肌皮褶厚度（TSF）：男性11.3~12.5mm，女性14.9~16.5mm；上臂中部肌围（AC）：男性26.4~29.3cm，女性25.7~28.5cm。

2. 可无症状，也可有体重下降，偏瘦，全身乏力，皮下脂肪减少；儿童可出现体重不增或减轻，生长发育减慢等症状。

【调理原则】

以健运脾胃，激发食欲，改善膳食，提高摄入量为主。

【调理方法】

1. 生活起居调摄

（1）合理安排生活作息制度，坚持户外活动，保证充足睡眠，适当休息，避免劳累，保持心情舒畅，远离孤独、抑郁，避免精神情绪的紧张，节制房事。

（2）加强护理：居住环境宜保持安静、舒适，空气清新。保持皮肤、五官清洁卫生。

2. 饮食调摄

（1）根据营养不良倾向者消化功能及对食物的耐受能力等合理安排饮食。不宜操之过急，由少到多，由流质到稀稠到固体食物，不宜强迫，以免厌食或呕吐。

（2）对于婴幼儿营养不良倾向者所需的热能和蛋白质一般应大于同年龄和同身长的正常儿，以便赶上正常生长水平的需要。

（3）食物应选择容易消化吸收、高热能及高蛋白质的食物，可给以蛋类、鱼、瘦肉、豆制品等。给予足够的维生素和矿物质，必要时可加服各种维生素制剂。

（4）改善膳食，早餐吃好，中餐吃饱，晚餐略少。戒绝偏食挑食、吃零食的不良习惯，戒烟戒酒。

3. 食疗

（1）扶中汤

原料：炒白术、生山药、龙眼肉各10g。

制法：上3味用水煮成汤，去药渣，代茶饮服，每日适量。

功效：益气养血，健脾补中。适宜于脾虚气弱，身体偏瘦，面色少华，精神不振，纳谷不香之营养不良倾向者。

（2）归参鳝鱼汤

原料：鳝鱼500g，当归15g，党参15g。

制法：将鳝鱼宰杀后去头、骨、内脏，洗净切成丝备用；当归、党参装入纱布袋内，加清水适量，用武火烧沸后，撇去浮沫，加黄酒，转用文火煮熬1小时。捞出纱布药袋，加盐、味精即成。吃鱼喝汤，分餐食用。

功效：补益气血。适宜于气血虚亏，体弱疲倦，气短乏力，面黄偏瘦之营养不良倾向者。

（3）黄芪蒸鹌鹑

原料：黄芪10g，鹌鹑2只。

制法：将鹌鹑杀后去毛，剖腹去内脏，洗净，入沸水中焯约1分钟捞出待用。将黄芪用湿布擦净，切成薄片，放入鹌鹑腹中。再把鹌鹑放在蒸碗内，加鲜汤、姜片、葱段，用湿绵纸封住碗口，入笼内。置旺火上蒸至熟透取出，加味精、盐、胡椒粉调味，再把鹌鹑翻在汤碗内，灌入原汁即成，食肉喝原汤汁。

功效：健脾益肾，消积化滞。适宜于脾肾气血不足，饮食不消，身体偏瘦，面色淡黄，毛发稀枯，烦躁不安之营养不良倾向者。

（4）当归羊肉羹

原料：羊肉500g，黄芪、党参、当归、生姜各25g。

制法：羊肉洗净，切成小块。黄芪、党参、当归包在纱布里，用线捆扎好，共放在砂锅里，加水适量，以小火煨煮至羊肉将烂时，放入生姜片、盐，待羊肉熟烂即可。分顿随量喝汤吃肉。

功效：补益气血，强壮身体。适宜于气血虚弱，表现为疲倦乏力，面黄偏瘦，多汗，纳少之营养不良倾向者。

（5）北芪鲈鱼

原料：北黄芪50g，鲈鱼500g。

制法：鲈鱼去鳞、鳃及肠杂，洗净。黄芪切片装入纱布袋内，扎紧袋口，与鲈鱼一起放入锅内，加葱、姜、醋、盐、黄酒、清水，用武火烧沸后，转用文火炖至熟。

功效：补中益气，健胃生肌。适宜于脾气虚弱，面色淡黄，精神不振，纳呆，便溏的营养不良倾向者。

4. 中医辨证调摄

中医认为，营养不良倾向多为脾胃虚弱所致。

主症：面黄偏瘦，毛发少泽，纳差，厌食，腹胀，大便干稀不调或能食易饥，大便量多，内夹不消化物，性情烦躁，夜寐不宁，磨牙，多汗。舌质淡，苔薄白或微黄，脉缓，指纹淡。

治法：健脾和胃，佐以消食导滞。

方药：参苓白术散加减（党参15g，白扁豆12g，茯苓15g，炒白术10g，桔梗10g，砂仁6g，莲肉10g，黄芪20g，薏苡仁15g）。

5. 推拿

推脾经500次，推大肠经200次，推三关400次，摩腹5分钟，捏脊5遍，每日1次，10次为1个疗程。

6. 针刺

刺四缝，每日或隔日1次，5天为1个疗程。

7. 外敷

桃仁、杏仁、生山栀各等份，将上述药晒干研末，加冰片、樟脑少许，储藏备用。取药末15~20g，用鸡蛋清调拌成糊状，干湿适宜，敷于双侧内关穴，然后用纱布包扎，不宜太紧，24小时后取之。一般1次多见效，最多不超过3次，每次间隔2~3天。

8. 拔罐

（1）背部：大椎、脾俞、胃俞。

（2）腹部：气海。

（3）下肢部：百虫窝、足三里、隐白。

第十一节　颈腰椎功能减退

颈腰椎功能减退多见于中老年人，是由于椎间盘退行性变，导致出现头晕，视物不清，记忆力下降，颈腰疼痛等不适症状，但不包括其他疾病，如腰椎间盘突出症等。

【判断依据】

1. 年龄多在 40 岁以上，常有慢性积累性损伤史。

2. 颈、腰部僵硬疼痛，易疲劳，劳累时症状加重，休息后得到缓解，症状轻微。

3. 检查未发现脊椎病变，但常有颈腰部酸痛，头晕等情况且超过 1 个月。

4. 除外既往有先天性畸形、发育性椎管狭窄、外伤、咽喉部炎症；或用药不当造成的关节损害。

【调理原则】

通过饮食调摄，改善工作生活习惯，适度锻炼等方法，达到舒筋活血，行气通络，改善颈腰椎功能的目的。

【调理方法】

1. 生活起居调摄

（1）睡硬板床，适度休息，定时改变姿势，注意保暖，避免阴冷潮湿环境。

（2）戒烟限酒，提倡不吸烟，避免饮烈性酒或大量饮酒。

（3）环境卫生：注意定时通风换气，保持室内空气流通。

（4）避免颈部外伤和过度劳损，注意腰部保护，避免弯腰搬运重物，工作时可用腰围或宽腰带，保护腰部肌肉。

（5）多晒太阳，有利于钙的吸收。

2. 饮食调摄

饮食合理营养，低脂、低盐、高钙、多膳食纤维。

（1）可选择下列食物，有助改善脊柱退行性改变：①多食用核桃类食物以补肝肾精血；另外，葛根粉60g 冲服，每天 1 次，可舒筋活络，对脊柱退行性变有很好的疗效。②宜多食用黄鳝等高蛋白质食品补益肝肾。③牛奶及奶制品：建议每天摄取鲜奶量200～250mL，豆类及豆制品 300mg。④瓜果食物：多食用花生、柑橘、山楂、枣、橄榄、杏仁、番茄、蛋类、瓜子类等。⑤钙剂：每日补充钙剂 1000～1500mg 和维生素 D 片。合理的补钙和维生素 D，两者可互助吸收，效果更好。服钙同时勿饮牛奶、茶水和碳酸饮料，以免影响钙的吸收。

（2）不适宜吃的食物：高盐、高油、高蛋白饮食，如汉堡、炸鸡、洋芋片、虾味鲜、蚕豆酥等；高磷食品，如汽水、可乐等。前者增加钙排出，后者妨碍钙吸收。

3. 食疗

（1）强脊利骨汤

原料：新鲜猪腰椎 200g，干燥桑椹 100g，黄芪 45g，当归 20g，葛根 30g，杜仲 50g，熟地黄 30g，续断 30g，生姜 10g。

制法：原料一起倒入砂锅，加水 2000mL，用武火煮半个小时后，去泡沫，再用文火煮 15 分钟，加调料即可食用。

功效：补益肝肾，舒筋活络。适宜于肝肾亏虚之颈腰椎功能减退者。

（2）甲鱼汤

原料：甲鱼 1 只，猪脊髓 200g。

制法：将上两味加生姜、葱、胡椒粉各适量，炖熟，吃肉喝汤。

功效：滋阴补髓，固肾益精。适宜于肾精亏虚之颈腰椎功能减退者。

（3）猪骨虫草汤

原料：猪或羊腔骨 500g，冬虫夏草 20g，桂圆 50g。

制法：用文火炖熟猪或羊骨，冬虫夏草去灰渣，清水漂洗干净后，加入桂圆，文火共炖，酌加调料即可。

功效：补肾壮骨。适宜于肾虚之颈腰椎功能减退者。

（4）羊肉炖山药

原料：羊肉 500g，山药 500g，枸杞子 100g。

制法：用羊肉煲汤至肉烂，加入山药、枸杞子，文火炖半小时，酌加调料即可。

功效：补肾壮腰。适宜于肝肾亏虚之颈腰椎功能减退者。

4. 中医辨证调摄

（1）寒湿阻络证

主症：头痛或腰部疼痛，僵硬，转侧不利，一侧或两侧上、下肢及手指、脚趾酸胀痛麻；或头疼牵涉上背痛，肌肤冷湿，畏寒喜热。舌淡红，苔薄白，脉细弦。

治法：温经活血，祛寒除湿，通络止痛。

方药：蠲痹汤（姜黄 12g，黄芪 15g，当归 15g，赤勺 10g，防风 15g，羌活 15g，甘草 10g）。

（2）气血两虚夹瘀证

主症：头昏，眩晕，视物模糊，身软乏力，行走无力，颈腰部酸痛，或四肢疼痛。舌淡红或淡胖，边有齿痕，苔薄白而润，脉沉细无力。

治法：益气养血，醒脑宁神，活血通络。

方药：四君子汤合桃红四物汤（党参 20g，白术 15g，茯苓 10g，桃仁 10g，红花 10g，当归 15g，白芍 15g，生地黄 20g，川芎 10g，甘草 5g）。

（3）脾肾阳虚证

主症：四肢活动受限，寒痛明显，畏寒喜暖，饮食正常或纳差。舌淡红，苔薄白或微腻，脉沉细弦，或沉细弱。

治法：补肾健脾，温经和阳，强筋健骨。

方药：右归丸（熟地黄 25g，制附子 3g，肉桂 5g，山药 15g，山茱萸 10g，菟丝子 10g，鹿角胶 10g，枸杞子 15g，当归 10g，杜仲 12g）。

5. 按摩

（1）双手十指交叉，用两手大拇指按摩两侧太阳穴及后颈部风池、风府穴各 100 次，然后单手各按摩 50 次。按摩时下颌微抬，以使后颈椎部处于松弛状态，每天早晚各 1 次。

（2）颈部酸胀，麻木，疼痛时可选用双手拇指按压两侧风池、风府、翳风、天宗、天柱等穴位。

（3）腰腿酸痛麻木，可选用双手拇指按压肾俞、腰眼、命门、环跳、腰阳关等穴位。

6. 保健体操

（1）头颈部体操

1）头颈部体操（坐位）：①头部转动，从右至左，再从左至右，缓慢进行。②头前屈，下颌向胸部；头后仰，眼望上方，交替进行。③头右侧屈并左转，眼望左上方；头左侧屈并右转，眼望右上方，交替进行。④头部轻松绕旋。

这套医疗体操主要是做头部几个方面的运动，重点是头后仰和左右转。每天进行 3~4 次，每次 10~15 分钟。

2）凤点头：闭上眼睛，身体不动，用头在空中书写繁体"凤"字，7~8 遍。

3）鹤吸水：身体不动，下颌抬起，抖动前伸，同样 7~8 遍，自感有颈椎关节松动响声。

（2）腰颈部防治操：①"点头哈腰法"：每天点头哈腰 100 次，每 20 次休息一下（哈腰动作主要是胸腰关节和腰骶关节运动）。②倒行法：在较大平地上，双手叉腰，腰背挺直，两眼直视前方，向后退着走，速度自己掌握。③转体治腰痛法：正坐时，两腿保持 20~30cm 距离，以腰为中心，身体微左倾转动 36 次，再用此方法运动右侧腰部，然后坐正，身体小范围的前倾后仰 72 次，整个活动形成一周，每天早晚各 1 次。

第十二节　痛风前期

痛风前期是指个体血尿酸超过正常值，波动在 360~420μmol/L 之间，但无血尿酸升高造成的特有临床症状，如痛风性关节炎、痛风结石及痛风性肾脏病变的一段时期。

痛风前期者主要见于40～60岁成年男性，女性则常见于绝经期后。

【判断依据】

1. 血尿酸在360～420μmol/L之间，无急性关节炎等不适出现；X线检查足、膝、踝关节无异常征象。

2. 无合并痛风结石、关节畸形及肾脏病变。

3. 临床上可无症状，或轻度头痛、发热、全身不适、轻微食欲不振等。

【调理原则】

饮食控制为主，将尿酸降至正常范围，控制痛风的发生。

【调理方法】

1. 饮食调摄

（1）保持理想体重，控制总热量：休息者热量按每天每千克体重104.5～125.4kJ给予，体力劳动者按每天每千克体重125.4～166.7 kJ给予，肥胖者按每天每千克体重41.8～83.6 kJ给予。体重超过30%～50%及以上者总热量以每天6300kJ起始，分为3餐供给。1个月后改为每天5460kJ；或在原饮食基础上每天减少热能2310～4620kJ，以每周减轻体重0.5～1kg为目的。轻度肥胖者总热量以每天6300kJ起始，分3餐供给；或在原饮食的基础上每天减少热能525～1050kJ，借以达到每月减肥0.5～1kg的目的。

如果过度节食，脂肪等组织分解过快，可引起血酮体及乳酸浓度增加，从而抑制尿酸排泄，加重高尿酸血症，故节制饮食不能操之过急。

（2）均衡饮食：主食以碳水化合物为主，碳水化合物可促进血尿酸的排出，饮食中碳水化合物应占总热量的50%～60%，可选择大米、玉米、面粉及其制品（如馒头、面条、面包、饺子等）；避免高蛋白、高脂肪饮食；限制盐的摄入。

（3）限制食物嘌呤摄取量：对于含高嘌呤的食物，如动物内脏（脑、心、肝、肾等）和海产品（如沙丁鱼、鲭鱼、牡蛎、蛤蜊，以及黄鳝、鱼卵、蟹等），需减少摄取或禁止食用；不吃炖肉。

（4）选食碱性食品：碱性食品可以降低血清和尿液的酸度，甚至使尿液呈碱性，从而增加尿酸在尿液中的可溶性。含有较多钠、钾、钙、镁等元素的碱性食品，如蔬菜、水果、牛奶、坚果、海藻等，可在体内氧化生成碱性氧化物。蔬菜除香菇、豆类（如扁豆、豌豆）、紫菜和菠菜不可多吃外，其余皆可食用。

（5）养成多饮水的习惯：每日饮水总量在2L左右，可以稀释血中尿酸浓度、增加尿量，促进尿酸排泄及避免尿路结石形成。应以白开水、淡茶水、矿泉水、汽水和果汁等为宜。

2. 生活起居调摄

（1）戒烟限酒，尤其是啤酒，啤酒中含有大量的嘌呤，而且热量很高，更容易使血尿酸值增高。

（2）适当体育锻炼：在身体状况允许的情况下，选择合适的有氧代谢运动，能促进全身血液循环，消耗体内多余能量，有助于血尿酸的降低，如快走、慢跑、打太极拳、练健身操等。而对于运动强度大、消耗体力多的项目，如足球、篮球等，则不适宜。

（3）保持心态健康，精神乐观，生活有规律，按时作息，平时注意保暖，选择舒适保暖的鞋袜。

3. 食疗

（1）菊花茶

原料：白菊花50g。

制法：将白菊花适量泡茶，长期饮用。

功效：降压，调脂，碱化尿液。适宜于尿酸高者。

（2）盐汽水

原料：小苏打10g，盐2g，水1500mL。

制法：将盐加入水中，搅匀，煮沸，待冷却后放入冰箱冷藏。将小苏打放入茶壶或其他容器中，将冷藏的盐水冲入，搅匀即成。可当饮料喝，当日喝完。

功效：稀释血液尿酸浓度，增加尿酸盐排泄。适宜于尿酸高者。

（3）黄花菜丝瓜汤

原料：黄花菜45g，丝瓜200g。

制法：将干黄花菜用水发好，水煎15分钟后，去渣取汁备用。将丝瓜洗净切块后放入黄花菜汁中煮熟，加入调味料后即可食用。

功效：养血，活血，通络。适宜于尿酸高者。

（4）薏苡仁粥

原料：薏苡仁100g，糯米100g，冰糖适量。

制法：将薏苡仁与糯米分别洗净，放入锅中，加水1500mL，大火煮沸，再用小火煮20分钟，以米烂为度。可加适量冰糖调味。

功效：健脾化湿。适宜于血脂、尿酸高者。

4. 中医辨证调摄

中医认为，痛风的发生多与脾虚湿滞有关。

主症：检查发现血尿酸超过正常值，有时头昏，乏力，纳差，无关节红肿疼痛。舌淡，苔白，脉缓。

治法：健脾化湿。

方药：三仁汤合升阳益胃汤加减（薏苡仁20g，杏仁10g，白豆蔻10g，厚朴10g，通草 6g，滑石 10g，半夏 10g，淡竹叶 10g，黄芪 25g，白芍 10g，人参 10g，茯苓 10g，炒白术 15g，甘草 6g，羌活 10g，独活 10g，防风 10g，柴胡 10g，泽泻 10g，黄连 4g）。

第十三节　焦虑倾向

焦虑倾向是指因工作生活压力等造成身心方面紧张而引发的影响日常生活的一种情绪。这种情绪可以随着时间，或是情境改变而趋于稳定，是暂时性的（一般在 1 个月内），但对工作生活造成一定的困扰。以学生、白领多见，也可见于部分月经期女性。

【判断依据】

1. 以莫名其妙的紧张、担心为主要表现，伴有注意力不集中，坐立不安，总静不下来等。

2. 部分人身体方面的不舒适，如失眠，头晕，胸闷，心悸，呼吸急促，口干，尿频，尿急，出汗，震颤等。

3. 表现为短暂性的（一般在 1 个月内），随时间或情境改变能自行缓解。

4. 焦虑自评量表（SAS）评分为 50~60 分之间。

【调理原则】

以心理卫生宣教为主，进行心理调理，释放压力，以达到自然缓解的目的。

【调理方法】

1. 健康教育

向干预对象详细宣讲心理保健相关知识，增强其心理健康的保健意识。

2. 情志调摄

（1）培养幽默感：幽默是一种人生艺术，是面对生活、面对世界的一种艺术。如果有了幽默感，则有了维护心理健康的法宝。

（2）学会情绪的宣泄和抒发：加强自我心理保健和心理调节，学会化解各种情绪障碍或内心矛盾，减轻心理压力。性格开朗，宽容大度，不嫉妒、不赌气、不暴怒、少思虑、勿悲愁、勿狂喜，防止情绪大起大落，维持心理平衡。选择合适的诉说对象，将不愉快的事情宣泄、抒发出来，绝对不能隐藏在心里。

（3）学会处世的道理，努力改善人际关系：与家人和睦相处，与同事关系融洽，多交朋友，处理好人际关系，会减少烦恼，增加心理安全感。

3. 生活起居调摄

（1）学会松弛：在一间安静的房间里，舒适自在地闭上眼睛，均匀呼吸（腹式呼吸更好），排除杂念。15分钟1次，每日2次。或做自我按摩头部，缓解精神紧张。

（2）工作有张有弛，劳逸结合：统筹安排学习工作任务，认真踏实工作，提高工作学习效率。但不要废寝忘食地工作，应适时地停下来，平心静心，宽松自如，过得开心，往往可以消除疲劳，恢复充沛的精力，增强记忆力。

（3）有规律地锻炼：至少每周3次，每次20分钟，锻炼到最高心率（最高心率数 = 250 − 年龄数）的75%。可选择散步或慢跑、打太极拳、练气功等。

（4）适当参加娱乐活动，培养业余兴趣：如唱歌、听音乐、跳交谊舞、书法、绘画、种花、郊游、垂钓等，通过这些方式自我放松，转换心境，减轻疲劳。

（5）养成良好的生活习惯：生活要规律，一日三餐要定时，保持充足睡眠，戒烟限酒。

（6）保持正常的体重：限制脂肪量不超过总摄入热量的30%，用谷类和面包食物等代替脂肪与糖，摄入适量的盐，吃好早餐。

4. 食疗

（1）小麦大枣粥

原料：小麦50g，粳米100g，大枣5枚，桂圆肉15g。

制法：将小麦洗淘干净，加热水浸胀，粳米、大枣洗净，桂圆肉切成细粒，然后将小麦、粳米、大枣、桂圆肉放入砂锅中，共煮成粥，起锅后加入白糖20g即可食用。每日1剂，分2次服用。

功效：养心安神。适宜于有焦虑倾向者。

（2）银耳莲子羹

原料：银耳10g，莲子25g，冰糖20g。

制法：将银耳放入清水中泡发，洗净，入小砂锅加水适量，小火慢炖，再入莲子，炖约30分钟，再加入冰糖，炖约15分钟，至银耳酥烂，汁稠成羹。分早、晚2次分服。

功效：滋阴养心安神。尤其适宜于有焦虑倾向且属阴虚火旺者。

（3）西芹百合

原料：西芹100g，百合30g。

制法：将西芹洗净，切成3cm长的段，百合拣杂洗净。炒锅置大火上烧热后，加入植物油30mL，待油热时，即下入上2味，煸炒3～4分钟，加入盐、味精，略翻几下，起锅装盘，佐餐食用。

功效：养阴清热，清心安神。尤其对有焦虑倾向属肝郁化火者较为适宜。

5. 中医辨证调摄

（1）肝郁化火证

主症：情绪紧张不安，易怒，烦躁，入睡困难，头晕，震颤，口苦咽干，胸胁胀痛，便秘。舌边尖红，苔黄，脉弦细。

治法：清肝泻火。

方药：龙胆泻肝汤加减（龙胆草、栀子、黄芩、木通、泽泻、车前子各 10g，生地黄、当归各 15g，柴胡、甘草各 6g）。

（2）痰热内扰证

主症：心情紧张，担心，胸闷脘痞，口苦痰多，头晕目眩，心烦不寐。舌红，苔黄腻，脉滑或滑数。

治法：清热化痰，降气宁神。

方药：黄连温胆汤加减（黄连 5g，半夏 10g，陈皮 10g，茯苓 10g，枳实 10g，竹茹 10g，甘草 6g）。

（3）肝肾阴虚证

主症：紧张不安，担心悲泣，心悸，虚烦不寐，多梦，五心烦热，盗汗，腰酸腿软。舌红少津，苔少，脉细数或沉细。

治法：滋肾养肝，交通心神。

方药：知柏地黄丸、交泰丸合黄连阿胶汤加减（知母 10g，黄柏 10g，熟地黄 20g，山药 15g，山茱萸 15g，牡丹皮 10g，泽泻 10g，茯苓 10g，黄连 4g，肉桂 6g，阿胶 15g）。

6. 针灸

穴位选风府、百会、通里、神门、内关，配穴随症选用；耳穴取脑点、皮质下。虚证用补法，实证均用泻法，留针 3 小时，每 30 分钟捻针 1 次。

7. 行为疗法

如自我心理调理无效，可由心理医生采取自律训练法、认知疗法、暴露疗法等多种行为疗法以减轻焦虑。

附：焦虑自评量表（SAS）

焦虑自评量表含有 20 个项目，分为 4 级评分，主要评定项目所定义的症状出现的频度，其标准为："1" 没有，"2" 小部分时间，"3" 相当多时间，"4" 绝大部分时间或全部时间。SAS 适宜于具有焦虑症状的成年人。

1. 我觉得比平常容易紧张或着急	1	2	3	4
2. 我无缘无故地感到害怕	1	2	3	4
3. 我容易心里烦乱或觉得惊恐	1	2	3	4
4. 我觉得我可能将要发疯	1	2	3	4
5. 我觉得一切都很好，也不会发生什么不幸	1	2	3	4
6. 我手脚发抖打战	1	2	3	4

7. 我因为头痛、颈痛和背痛而苦恼	1	2	3	4
8. 我感觉容易衰弱和疲乏	1	2	3	4
9. 我觉得心平气和，并且容易安静坐着	1	2	3	4
10. 我觉得心跳得很快	1	2	3	4
11. 我因为一阵阵头晕而苦恼	1	2	3	4
12. 我有晕倒发作，或觉得要晕倒似的	1	2	3	4
13. 我吸气呼气都感到很容易	1	2	3	4
14. 我的手脚麻木和刺痛	1	2	3	4
15. 我因为胃痛和消化不良而苦恼	1	2	3	4
16. 我常常要小便	1	2	3	4
17. 我的手脚常常是干燥温暖的	1	2	3	4
18. 我脸红发热	1	2	3	4
19. 我容易入睡并且一夜睡得很好	1	2	3	4
20. 我做噩梦	1	2	3	4

一般来说，总分低于50分者为正常；50~60分者为轻度焦虑，61~70分者是中度焦虑，70分以上者是重度焦虑。

需要注意的是，测验中的每一个问题都要回答，不要遗漏，以免影响测验结果的准确性。

第十四节　乙肝病毒携带者

乙肝病毒携带者是指感染了乙肝病毒，但没有产生免疫应答，没有出现肝脏炎症的人，不属于疾病状态，也没有传染性。一般认为，乙肝病毒携带者可照常工作和学习。

但乙肝病毒携带状态往往是乙肝发病的"潜伏状态"，此潜伏期根据患者的遗传、种族、年龄及感染方式等方面的因素可长可短，长者可达数十年。大多数慢性乙肝患者都是由乙肝病毒携带者转变而来的，众多的迁延性和活动性肝炎，甚至于肝硬化也常常由病毒携带者发展而来。乙肝病毒携带者是应及时防范和治疗的高危人群，他们可能在一些外因（诸如重度疲劳、酗酒、悲伤等因素）和内因（重叠感染其他病毒、病毒基因变异等因素）作用的条件下突然发病。

【判断依据】

　　1. 无肝炎症状和体征，或仅见头晕眼花，耳鸣，肝区轻微不适，心悸失眠，疲乏倦怠等一般症状。

2. 半年内反复肝功能化验、肝胆脾 B 超均正常。

3. 肝活检正常，也可出现轻微的肝组织病理损害。

4. 乙肝五项检查中表面抗原（HBsAg）阳性。

【调理原则】

保肝养肝，以防为主，以治为辅，"自治"为主，"外援"为辅相结合。调理应以食疗、自然疗法和中药辨证治疗为主。用药忌选伤肝之品。

【调理方法】

1. 生活起居调摄

（1）绝对禁酒。

（2）不要熬夜，避免过度疲劳，起居有常。

（3）调心态，乐观向上，豁达处世。

（4）注意个人及公共卫生：乙肝病毒携带者不与他人混用洗漱用品；不应从事饮食服务行业及保育工作；女性还要注意经期卫生，防止经血污染日常生活用品。

（5）定期复查乙肝病毒标志物及肝功能、B 超。

（6）运动调摄：适度参加体育与休闲锻炼，如打太极拳、钓鱼、养花等，但要注意避免疲劳。

2. 饮食调摄

饮食清淡而富有营养，多进食优质蛋白质和低脂肪食物，如鱼、蛋、奶类、禽或畜类瘦肉、豆腐、豆腐花、豆浆等。

3. 食疗

（1）养阴里脊肉

原料：里脊肉 300g，鸡蛋 2 个，女贞子 5g，旱莲草 5g，桑椹子 5g，植物油、湿淀粉、绍酒、白糖、盐、醋、蒜、姜、麻油、葱花各适量。

制法：女贞子、旱莲草、桑椹子水煎取汁；里脊肉切条，用鸡蛋、淀粉挂糊。炒锅下油烧至七成热，分散投入肉条，炸至金黄色，表面发脆时捞起，另放入油、姜、蒜、葱花炒出香味，烹入药汁拌匀，放入里脊肉、白糖、醋拌匀，淋上麻油入盘即可。

功效：适宜于平素身体虚弱，血虚头晕，腰酸乏力者。尤其适宜于肝肾阴虚的乙肝病毒携带者，症见胁痛隐隐，头晕眼花，耳鸣，口干咽燥，心烦少寐，以及视力下降，须发早白，腰膝酸软者等。

（2）猪肝四物汤

原料：猪肝 150g，熟地黄 10g，当归 5g，白芍 10g，炒枣仁 5g，枸杞子 10g，水发木耳 20g，熟猪油、鸡汤、味精、盐、胡椒粉各适量。

制法：熟地黄、当归、白芍、炒枣仁、枸杞子水煎取汁；猪肝切片。炒锅炒旺下药汁、鸡汤、木耳。煮开后将木耳捞入碗内，肝片抖散下锅，汤开后去浮沫。肝片浮起时，加入盐、胡椒粉、味精、熟猪油，煮片刻后关火，盛入碗内即成。

功效：适宜于阴血亏损，气血不足或肝肾阴虚的乙肝病毒携带者，症见头晕眼花，耳鸣，肝区隐隐作痛，心悸失眠，疲乏倦怠等。此外，平素血虚头晕，失眠多梦，面色萎黄者也可服用。

4. 中医辨证调摄

（1）单味中药治疗：如冬虫夏草、黄芪、女贞子、茵陈等单味药煎服。

（2）对于无症状乙肝病毒携带者，可选用健脾疏肝理气之品。

方药组成：柴胡10～15g，当归10～15g，枳壳5～15g，生黄芪10～30g，绞股蓝5～20g，板蓝根10～20g，虎杖10～20g，茵陈10～20g，黄芩5～15g，丹参10～20g，郁金10～15g，巴戟天10～15g，猪苓10～20g，杜仲10～15g，女贞子10～15g，甘草5g。

上药温水浸泡10～20分钟，武火煎沸再熬10～15分钟，取汁200～300mL，每日1剂，分3次于饭后服。连服2个月为1个疗程，共3个疗程。

5. 气功

以静功为主的气功对修心养性很有帮助。

第十五节　都市孤独综合征

现代人生活节奏快，人际交往越来越表面化、程式化、很少交心。同事之间由于竞争的激烈不能发展成朋友；邻里之间老死不相往来；家人之间因为缺少沟通而心灵疏远……城市中有不少人往往把自己和周围环境分隔开，在一个较小的范围内感受自己，只拥有属于自我的世界，缺少人与人之间的交往和沟通，倍感孤独，甚至经常出现一系列身心不良反应，如孤僻、消极、烦躁、自我封闭、情绪低落、焦虑、抑郁、刻板、人际交往出现障碍，沟通交流异常，兴趣和活动内容局限等，这就是都市孤独综合征。

【判断依据】

1. 多为身处竞争激烈的环境和工作、生活压力过大的都市人群。

2. 有一系列心理反应，如孤僻、消极、烦躁、自我封闭、情绪低落、焦虑、抑郁、刻板等。

3. 可无身体上的不适，也可有失眠、胸闷、神疲乏力、理解能力下降、对外界反应迟钝、常自言自语、注意力不集中等一般症状。

4. 排除自闭症、精神分裂症、抑郁症等精神和心理疾患。

【调理原则】

缓解心理压力，培养生活乐趣，消除孤独。以自我心理调整为主，必要时可通过心理医生的心理疏导和药物治疗。

【调理方法】

1. 情志调摄

（1）自我反省：一旦发现有孤独倾向，应自我提醒，如果禁锢在孤身独处的环境中，得到的只有孤独而不是快乐。

（2）培养兴趣：积极参与各种社交活动或参加一些公益活动，尽可能地培养良好的兴趣爱好。选听优美的音乐，或弹奏某种乐器，或哼曲，或欣赏名作名画、花鸟虫鱼，自娱自乐。

（3）倾吐释忧：平时多和家人、同事、朋友沟通和来往；或将心情写入日记，释放心理负荷，求得心灵慰藉。

（4）劳作移情：烦恼之时，转移心思，适当工作可让自我充实，填补孤寂；或有意识地潜心于感兴趣的事情中；或努力把精力投入到事业、工作和学习中去。

2. 饮食调摄

（1）新鲜蔬菜、水果每天400~500g；新鲜鱼、肉每天50~100g，蛋每周3~4个。另外，还应多吃些五谷杂粮，如土豆、地瓜、薯类等，大豆、蚕豆、扁豆等豆制品，以及胡桃、栗、榛子等坚果等。

（2）除牛奶宜每天250g外，少吃其他奶制品，如乳酪、奶油、冰淇淋等（包括羊奶）。此外，香料、调味品、人造色素等应少吃或不吃为宜。

3. 生活起居调摄

（1）生活要有规律，按时作息，不暴饮暴食。

（2）工作要劳逸结合，避免熬夜。

（3）平时多看看书或做些力所能及的家务事不断充实自我。

4. 运动调摄

（1）运动项目：可根据个人情况选择合适的运动项目，如瑜伽、太极拳、健身操、交谊舞、散步等。通过运动，可以摆脱忧烦产生的环境，消除疲惫心态，解除烦忧，增长智慧。

（2）运动时间：不拘时间地进行运动，但应避免过度疲劳。

（3）运动地点：尽量选择在空气清新的树林或公园运动，可以怡情悦性。

5. 音乐疗法

优美的音乐可让人心情开朗，填补孤寂。

6. 按摩

主要按摩头部穴位和督脉穴位。

7. 其他

如果症状严重，以上调理无效者，可通过心理医生的心理疏导和药物治疗。

第十六节　失恋综合征

失恋综合征是指双方处于恋爱关系时恋爱的一方否认或中止恋爱关系后给另一方造成严重的心理挫折而导致的一系列身心不良反应。

【判断依据】

1. 处于恋爱关系时曾经至高无上的情爱突遭爱人否认或中止。

2. 出现一系列情绪反应，如痛苦、烦恼、消极、自我封闭、情绪低落、自卑，甚至绝望轻生等。

3. 多无身体上的不适，也可有失眠、胸闷、不思饮食、神疲乏力、面色苍白、注意力不集中等一般症状。

4. 排除本身存在的抑郁症等某些精神疾患。

【调理原则】

内调外养，在静养的同时，结合必要的心理调摄。

【调理方法】

1. 情志调摄

（1）倾吐：失恋者可以向自己的知心朋友或家人倾诉胸中理不清的爱与恨，怨与愁，以释放心理压力；或把自己的苦闷写在日记里，也可释放的心理负荷，求得心理解脱。

（2）移情：及时适当地把情感转移到其他人或事上，如失恋后主动置身于欢乐、开阔的环境，或有意识地潜心于自己感兴趣的事情中，用新的乐趣来冲淡、抵消失恋带来的郁闷。或者努力把精力投入到事业、工作和学习中去，将失恋作为前进的动力。

（3）反省：失恋后应静下来好好反省一下，冷静地分析、看待失恋，用理智来驾驭感情，通过增强理智感，分析原因，总结经验教训，用理智的"我"来提醒、暗示、战胜迷情的"我"。

（4）宣泄：失恋者可投身于大自然，把自己融化到大自然的博大胸怀中大声呐喊，或关门痛哭一场来发泄闷在心里的情感，以得到心灵的抚慰。

（5）遗忘：遗忘亦为一剂医治失恋的良方，将过去的欢乐与痛苦一起遗忘，尽量少回忆失恋前的欢快与幸福。

2. 饮食调摄

（1）巧克力：巧克力中含有具有兴奋作用的化学物质，能抑制失恋的痛苦。失恋者可适量多吃。

（2）薄荷：薄荷能舒缓神经，补充体力，失恋者将薄荷泡水饮用，可使全身放松，心情开朗。

（3）生香蕉皮：将未成熟香蕉的皮剁碎，或用水煮，或者榨成汁饮用，具有抗忧郁作用。

3. 食疗

（1）美味豆腐羹

原料：熟咸蛋黄2个，豆腐1盒，火腿少许（如果没有火腿也可以用虾米），淀粉少许。

制法：将咸蛋黄取出，捣烂；火腿切成丁，和豆腐一起倒入碗中搅拌均匀。放入锅里完全煮开后（1~2分钟），根据自己口味加适量盐，稀淀粉勾芡后再撒少许葱花即可。

功效：益胃健脾，增进食欲。适宜于失恋后情绪抑郁，食欲不振者。

（2）忘忧汤

原料：金针菜20g，雪耳15g，黄豆20g，红枣10g，猪瘦肉100g。

制法：先将金针菜、雪耳浸水约2小时；将金针菜头尾剪断不要；猪瘦肉洗净。再将全部材料放入煲内，清水适量，大火煲滚改为小火煲90分钟即可饮用。

功效：养肝健脾，解郁安神。能营养身体，对于情绪低落，精神抑郁，夜寐不安者，可经常食用。

4. 运动调摄

根据个人的喜好选择适当的运动项目进行运动，可在运动的乐趣中抛开失恋带来的痛苦。

5. 音乐疗法

多欣赏节奏轻快的轻音乐舒缓情绪，优美的音乐可让人忘却烦恼。

第十七节 考试综合征

很多人在重要的考试之前会出现心理紧张、自卑、记忆力减退和失眠等症状，此即考试综合征。考试综合征的主要表现有，在考试期间或考试前后，考生出现较严重的紧张恐惧心理，可伴面色潮红，全身汗出，两手发抖，失眠，食欲不振，心悸胸闷，恶心呕吐，腹痛腹泻，头晕头胀，尿频尿急，注意力涣散，记忆力下降，思想迟钝等，严重者也可见大汗淋漓，手指震颤，甚至虚脱、晕厥等，导致考试失利。

考试综合征如不及时纠治，可形成恶性循环，成为威胁各类学生学习成效的一大克星。

【判断依据】

1. 考生在考前或考试期间出现紧张、自卑、恐惧等不良情绪，可伴随面色潮红，全身汗出，两手发抖，失眠，食欲不振，心悸胸闷，恶心呕吐，腹痛腹泻，头晕头胀，尿频尿急，注意力涣散，记忆力下降等不适感觉。

2. 上述情况在考试结束后会逐步好转甚至消失。

3. 排除可能会引起上述不适感的任何躯体疾病或精神疾患。

【调理原则】

从饮食、运动、心理等多方面进行调整，消除考前和考时的各种不良心理，纠正不正确的用脑与应考方法。

【调理方法】

1. 饮食调摄

（1）饮食宜清淡而富于营养，多样化搭配。

（2）饮食要干净卫生，预防胃肠道感染。

（3）选择色、香、味俱全或平时爱吃的食物，以增加食欲。

（4）进食不宜过饱，以八分饱为宜。

（5）培养良好的饮食习惯，如进餐定时定量；不挑食，不偏食；进餐时细嚼慢咽；餐后休息 0.5~1 小时后再开始学习或活动，体力活动后 10~20 分钟再进餐；晚餐离睡前至少 1.5~2 小时等。

（6）考前不要突然大量进补，以避免胃肠不适，影响考试。

2. 运动调摄

体育运动不仅能够健身，而且能够健心。经常参加体育运动，能强健体魄，振奋精神。体育运动促进血液循环，锻炼躯体功能，并能将由各种考试的压力所致的心理疲劳转化为体力上的疲劳。心理疲劳转化为体力疲劳后，会随体力疲劳的恢复而恢复。而且，在体育运动中，考生的精神专注于运动中，可暂时抛开考试所带来的各种压力。

（1）运动项目：可根据个人喜好选择不同的运动项目，如打球、跑步、瑜伽、游泳、登山、散步等。

（2）运动时间：可根据个人情况不拘时间进行锻炼，每次锻炼 0.5~1 小时。

3. 情志调摄

（1）正确认识和对待考试，消除考前的心理压力：家长和老师不要给考生施以过多的压力，考生在心理上也要允许自己失败，不要过多顾虑考试的结果，顺其自然；在行动上则根据自己的学习情况和身体情况，制订复习计划，按部就班地进行复习，做好充分的考前准备。

（2）以平常心应考：注意考前放松心态，不要熬夜，合理作息，不要为了加强复习而打乱平时的生活规律和节奏。考前 1 周内复习不要安排得过于紧张，要保证充分的睡眠。

（3）考生对考试要有充足的信心，坚信自己一定能成功。

（4）考生考前熟悉一下考场环境，以提前感受临考心理，适应考场环境造成的心理压力。

（5）考试当天不宜去得太早或太晚，以避免遭遇各种影响考试心情的可能事件。

（6）考生考试时沉着、冷静，充分发挥自己的水平。如果心情仍紧张不安，考生可以选择采用松弛、想象、暗示等方法来调节紧张状态：

①松弛放松法：微闭双眼，身体坐正，全身放松，有意识地使呼吸减慢，慢吸慢呼，用腹式呼吸的方法，让"思想"随着气流上下。这样，情绪就会很快平静下来，紧张也会随之解除。

②想象法：考生可以想象自己在考试中已经取得了优异的成绩，心里有一种说不出的喜悦；也可以回忆一件令自己十分愉快的往事，使自己超脱考场的紧张气氛。

③自我暗示法：可用简短、有力、肯定的词语反复默念"我的能力很强""我一定会考好""我一定会胜利"。选择以上任何一句反复默念 5～10 遍，也可排除紧张。此外，考生在考试时遇到难题不要驻足不前，要想到难题对你难，对别人也难，这样就不会紧张，而会泰然处之。

（7）两场考试之间，考生不要和同学讨论有关考试的问题，更不要急于对答案，家长和老师也不要过问考生上一场的考试情况，以免影响考生情绪，导致整场考试失利。考生如果上一场没有考好，也不要过于担忧，争取下一场考好来弥补。

（8）考生如果仍无法摆脱焦虑不安的情绪和失眠等不适，应及时找神经内科、精神科、心理咨询科等专科医生就医，按医嘱服用药物，积极配合治疗，以防病情加重，影响考试。

第十八节　离退休综合征

离退休综合征是指当事者离退休后，由于工作和生活环境的突然变化，不能适应新的社会角色、生活环境和生活方式的变化而引起心理和生理上的不适应，出现焦虑、抑郁、悲哀、恐惧、多怒、善疑等不良情绪；部分人会出现失眠、多梦、心悸且有阵发性全身燥热感等不适表现，或产生偏离常态行为的一种临床综合征。

【判断依据】

1. 当事者一般多为事业心强，好胜而善争辩，偏激而固执者，且处于离休或退休后不久，在生活内容、生活节奏、社会地位、人际交往等各个方面发生了很大变化。

2. 当事者不能适应环境的突然改变而引起心理和生理上的不适应，出现焦虑、抑郁、悲哀、恐惧、多怒、善疑等不良情绪；或出现失眠、多梦、心悸且有阵发性全身燥热感等不适表现，或产生偏离常态行为。

3. 除外当事者既往患有抑郁症、精神分裂症等某些精神或心理疾患。

【调理原则】

多种调理方法相结合，以心理调摄为主进行身心调治。

【调理方法】

1. 情志调摄

（1）调整心态，顺应规律：让当事者认识到衰老是不以人的意志为转移的客观规律，离退休是不可避免的，必须在心理上认识和接受这个事实。要消除"树老根枯""人老珠黄"的悲观思想和消极情绪，坚定美好的信念，将离退休生活视为另一种绚丽人生的开始，重新安排自己的工作、学习和生活。

（2）培养爱好，寄托精神：退休后可利用闲暇时间充分培养各种兴趣和爱好，丰富和充实自我生活。写字作画、种花养鸟既陶冶情操，也可锻炼身体；另外，跳舞、气功、打球、下棋、垂钓等活动都能使参加者益智怡情，增进身心健康。

（3）扩大社交，排解寂寞：良好的人际关系可以开拓生活领域，排解孤独寂寞，增添生活情趣。离退休后，生活圈子缩小，当事者不应自我封闭，适当利用时机走亲访友，多参加社交活动和文体活动，使生活丰富充实。不仅应努力保持与旧友的关系，更应积极主动地去建立新的人际网络。同时与家庭成员间也要建立协调的人际关系，营造和睦的家庭气氛。

（4）端正观念，永保乐观：树立正确的人生观，保持愉快、乐观的心态，这是保持和促进心理健康的枢纽。看淡名利、地位，凡事从大处着眼，多看乐观一面。少管家庭琐事，不因小事烦恼不休，不因不如意的事耿耿于怀，不斤斤计较个人得失，不固执己见，独断专行或大摆长辈尊严。

2. 生活起居调摄

（1）生活要有规律，尽量做些力所能及的事情让自己变得充实起来。

（2）增加体能锻炼和参加各种社会活动，从中寻找各种生活乐趣。

（3）合理膳食，饮食宜清淡而富有营养。

（4）戒烟限酒，消除各种不良生活习惯。

（5）避免劳累，保证充足睡眠，保持大便通畅。

（6）和家人相处和睦，尽享天伦之乐。

3. 药物和心理治疗

当出现身体严重不适、心情不佳、情绪低落时，应主动寻求帮助，切忌讳疾忌医。对于患有严重的焦躁不安和失眠的离退休综合征者，必要时可在医生的指导下适当服用药物，以及接受心理治疗。

第十九节　假日综合征

在节假日前后感觉到精神不振，神疲乏力，工作效率降低，伴有焦虑、神经衰弱、食欲不佳等；少数人在节后1周左右才恢复。

【判断依据】

1. 可表现为免疫力下降、头晕、疲惫、精神不振、易激动、食欲下降、消化不良、难以入睡、注意力不集中等症状。

2. 应排除已诊断为胃肠功能疾病、失眠症者或酗酒、精神活性物质、药物滥用者和依耐者所致的胃肠功能紊乱、失眠、抑郁、焦虑等。

3. 该情况常在节假日前后发生且超过3次。

4. 常引起焦虑感，精神活动能力下降，或轻微妨碍生活和工作。

【调理原则】

通过调节身心，均衡饮食，改善生活方式等综合干预，使其恢复正常状态。

【调理方法】

1. 情志调摄

结合自己的实际确定目标，不要对生活有过高的期望值，用积极的心态正向思维面对新的工作、生活。对于假日后工作中的不适应不要着急和紧张害怕，保持内心的安宁。遇到不愉快的事情，主动找知心朋友聊聊天，寻求支持和帮助，也可以求助心理咨询师。

2. 生活起居调摄

（1）呼吸新鲜空气，聆听轻松舒缓的音乐，读书看报，调整身心。

（2）调整生物钟，睡眠是驱除疲劳的重要手段。提前一两个小时入睡，坚持在同一时间起床，起床后可散步、做操，给身体一个缓冲期，以达到尽快恢复体力的目的。睡眠时可以将脚垫高些，以利于下肢血液循环，促进疲劳的消除；睡前多喝些水，补充体内水分不足。

（3）做到定期或每个礼拜进行一到两次的体育运动，如做操、跑步或打球。

3. 饮食调摄

假日旅行，身体消耗大，应合理的饮食，补充体力消耗所需的大量营养物质，消除疲劳。

（1）充分补给豆制品等含有丰富的双糖及多糖元素的食物，充分补给富含维生素的饮食，补充维生素 B 族以及维生素 C。

（2）补充矿物质，特别是盐和钙，促使酸碱度平衡，缓和肌肉疲劳。多吃海带、紫菜、牛奶、猪肝等食物以补充矿物质。

（3）选择易消化的食品，动物性蛋白质可吃鸡蛋、香肠、鱼等，多吃蔬菜、水果。在机体疲劳困倦，食欲显著减退的情况下，主食可改吃面条、麦片粥之类。

（4）适当喝些热茶、咖啡等含有咖啡因的饮料，进食巧克力等食物，以增强呼吸的频率和深度，促进肾上腺素分泌。

（5）消除神经性厌食，适当进食健胃消食片、山楂片，清淡饮食，及时进行开导、解释和鼓励等心理诱导。

4. 食疗

（1）西洋参煲乌骨鸡

原料：西洋参 20g，乌骨鸡 1 只（去毛和内脏），香菇 6 只（水发待干），陈皮 5g，蜜枣 3 粒。

制法：上述食材洗净后共同煲汤，1~1.5 小时后加入适量盐调味即成，喝汤吃鸡。

功效：补气养阴，滋阴养血，理气开胃，和中补益。适宜于长期熬夜，神疲乏力者。

（2）鳗鱼山药粥

原料：鳗鱼 1 条，山药、粳米各 50g，各种调料适量。

制法：先将鳗鱼剖开去内脏，切片放入碗中，加入料酒、姜、葱、盐调匀，与山药、粳米共同煮粥服食，每天 1 次。

功效：填精强壮补益，健脾补虚，滋精固肾。适宜于疲乏无力者。

（3）参灵甲鱼汤

原料：甲鱼 1 只，火腿 50g，党参、浮小麦各 15g，茯苓 10g，灵芝、大枣各 6g，葱、姜各 20g。

制法：将党参、浮小麦、茯苓、灵芝煎汤取药汁；把甲鱼宰杀，剖开洗净，放入锅内，加药汁、盐、味精各适量。砂锅内煲透，喝汤吃肉。

功效：养阴填精，清热平肝，益气宁心，健脾利水。适宜于睡眠缺乏兼有体质下降者。

（4）丁香火锅

原料：丁香6g，蛤蜊肉200g，鱼圆100g，墨鱼2条，虾仁100g，粉丝、芹菜、冻豆腐、葱、味精各适量，鸡汤4碗。

制法：将蛤蜊肉、虾仁洗净备用，鱼圆切片，墨鱼除去腹内杂物洗净后，在开水锅里速烫1遍，然后切成2片。粉丝用热水泡软，切成几段，芹菜切成寸段，冻豆腐切成小块，葱切小段。再将以上各料先各放一半入锅，汤也加入一半，并可加入适量葡萄酒，盐少量，旺火烧5～6分钟后，即可趁热吃，边吃边加。

功效：增强体力，消除疲劳。适宜于疲乏者。

（5）双参肉

原料：鲜人参15g，海参150g，猪瘦肉250g，香菇30g，青豌豆60g，竹笋60g，味精、盐、香油各适量。

制法：将海参发好，切块；香菇洗净，切丝；瘦猪肉洗净，切小块；竹笋切片。将以上4味与人参、青豌豆一齐放砂锅内，加清水适量炖煮，以瘦猪肉熟烂为度，加入味精、盐、香油各少许即可。每日1～2次，每次适量，每周2剂。

功效：补气血，强壮身体，消除疲劳。适宜于精神萎靡，身体疲倦者。

5. 中医辨证调摄

（1）心脾两虚证

主症：神疲乏力，心悸气短，食欲不振，便溏。舌淡苔白，脉细。

治法：补益心脾，养血安神。

方药：归脾汤（党参20g，黄芪18g，当归12g，龙眼肉12g，白术9g，木香6g，陈皮6g，茯神15g，酸枣仁18g，远志15g）。

（2）痰热内扰证

主症：虚烦不眠，胸闷口苦，或眩晕，或呕吐，呃逆。舌苔白腻微黄，脉弦滑略数。

治法：理气化痰，清胆和胃。

方药：温胆汤（法夏10g，橘红15g，茯苓8g，炙甘草5g，竹茹10g，枳实10g，生姜3片，大枣2枚）。

（3）肝郁脾虚证

主症：神疲乏力，四肢倦怠，情绪不宁，注意力不能集中，记忆力减退，胸胁满闷。舌胖，苔白，脉弦缓无力。

治法：健脾益气，调肝解郁。

方药：逍遥散（黄芪18g，人参8g，炙甘草9g，白术15g，当归6g，陈皮6g，升麻6g，柴胡6g）。

6. 按摩

按摩太阳穴、百会穴数次；用保健木梳梳头5分钟。

7. 足浴

磁石、菊花、黄芩、夜交藤，水煎2次，去渣取汁，倒入浴盆中，趁热浸洗双足15～30分钟，每晚1次。

8. 敷足

取朱砂，加糨糊适量调匀，置于伤湿止痛膏上，贴敷于脚心涌泉穴上，包扎固定，每晚1次。

第二十节　网瘾综合征

网瘾指由于过度使用互联网而导致明显的社会和心理损害的一种现象。网瘾综合征是对网络的一种过度依赖，表现为对现实生活失去兴趣，网上操作时间超过一般的限度，以此来获得心理满足，且患者无法控制自主活动。我国网民中，11～25岁人群的网络成瘾者高达15%，大中小学生、无固定职业者及家庭主妇等有充裕的时间痴迷电脑的人群为易发人群。

【判断依据】

1. 上网时间全神贯注，下网以后还念念不忘网事。

2. 总嫌上网时间太少而不满足。

3. 无法控制用网。

4. 一旦减少时间上网就会明显地焦躁不安。

5. 一上网就能消除种种不愉快，精神亢奋。

6. 为了上网而荒废学业和事业。

7. 因上网失去重要的人际交往、工作等。

8. 不惜支付巨额上网费用。

9. 对亲友掩盖自己频频上网的行为。

10. 下网后有孤独失落感。

在过去1年内，如有上列10种症状中的4种以上，即可确诊。

【调理原则】

加强信息素质教育，强化信息道德观念，规范网络伦理行为，提高对网络信息的评价和识别能力，提高对网络信息的心理控制能力，提高对网络不良信息进行过滤的能力。对于网瘾综合征较为严重者，对症进行心理治疗。

【调理方法】

1. 生活起居调摄

（1）在上网时间上要自我约束，特别在夜间上网时间不宜过长。

（2）注意操作姿势：荧光屏应在与双眼水平或稍下位置，与眼睛的距离应在60cm左右。敲击键盘的前臂呈90°。光线柔和不可太暗。手指敲击键盘的频率不宜过快。

（3）平时要丰富业余生活，如外出旅游，和朋友聊天、散步，参加一些体育锻炼等。

（4）出现早期症状，应及时停止操作并休息。

2. 饮食调摄

在饮食上要注意多吃一些胡萝卜、芥菜、苦瓜、动物肝脏、豆芽、瘦肉等含丰富维生素和蛋白质的食物。

3. 心理治疗

一旦出现网瘾综合征，要尽早到医院诊治，必要时可安排心理治疗：

（1）对于由于自我封闭、交往恐惧等因素逃避现实人际交往，沉溺于网络中进行交往的网瘾者，可以在使用认知行为疗法的过程中采用团体心理咨询技术和现实人际交往训练。

（2）对于因性意识和性冲动困扰而沉溺于黄色网络信息的网瘾者，可以使用个别心理辅导和代替疗法来达到认知行为疗法的目的。

（3）对于在"信息占有"心理作用下的上网强迫症网瘾者，可以通过团体心理咨询技术和网络正确使用技巧培训双管齐下的方式使此类患者充分认知自己的心理障碍。

（4）对于网络行为单一、娱乐性目的强的网络游戏沉溺者，可以在进行认知行为疗法的过程中运用个别心理辅导，瓦解患者在沉溺游戏中特有的目标心理。

第五章 治未病与常见疾病的防治

第一节 流行性感冒的防治

流行性感冒（简称流感）是由流感病毒引起的急性呼吸道传染病。它的特点是潜伏期短，传播速度快，发病率高，患者表现为突然发热、咽痛、干咳、乏力、球结膜发红、全身肌肉酸痛。一般持续数日全身不适，严重时可致病毒性肺炎或肺部继发感染。对于年老体弱者来说，流感是一种威胁极大的传染病，因为它除了可引起发热和周身不适外，还易使患者发生并发症，使原患有肺心病、冠心病的患者病情加重，甚至导致死亡。流感的流行具有明显的季节性，主要发生在冬春季，它的流行也有一定的规律性，一般3~5年形成一次小规模流行，8~10年形成一次大流行。

禽流感是禽流行性感冒的简称，是一种由甲型流感病毒的一种亚型引起的传染性疾病综合征，被国际兽疫局定为A类传染病，又称真性鸡瘟或欧洲鸡瘟。不仅是鸡，其他一些家禽和野鸟都能感染禽流感。

禽类感染高致病性H5N1型病毒后数日内死亡，如果由禽类传染给人，发病后死亡率高达60%。H5N1型禽流感病毒目前还处于由鸡鸭传染给人的阶段。然而，如果禽流感反复发作，一旦病毒基因发生变异，就有可能变成人与人之间传播的新型流感，后果不堪设想。

流感属中医"外感病""时行感冒"等范畴。天行疫疠，随风邪时气从皮毛、口鼻侵犯人体，或为风寒，或为风热，或为暑湿、燥热等。流感初期病在表（肺卫），按六经辨证属"太阳经表证"，按卫气营血辨证则为"卫分证"。若在表邪气不解，入里化热，内侵肺胃等，则可见壮热口渴、面赤心烦、舌红苔薄黄、大便燥结等里实热症状，出现"阳明经证"或"阳明腑实证"表现，温病则属"气分证"。

应用治未病理论防治流感，主要在三个方面：①普通人群要增强体质，强调"固正气"以预防流感。②流感流行期间，要"避戾气"，远离病原体，避免传染流感病毒。③患流感之后，要早期诊断，早期治疗，防其传变，预防并发症的产生。

一、增强体质

增强体质是预防流感的关键。流感,包括禽流感高发期是在 2~5 月份,而此时天气转暖,尤其是南方地区,逐渐变为潮热,此时要注意保暖,避免因增减衣服不当受寒。尤其不宜情绪低落,身体疲劳。在流感未流行时应增强免疫力,如加强体育锻炼,均衡饮食,平衡心态,增强自身的抵抗力。早期也可根据气候变化和个体体质服用中成药来"扶正祛邪",对于老人、小孩、女性以及久病体弱者,可服用成分为黄芪、防风、白术的"玉屏风散",身体强壮的人需要适当吃药膳以清热祛湿,如饮用藿香冲剂、木棉花或鸡蛋花凉茶,平时还可用黄芪泡茶或煮薏米粥等。

二、"避戾气",远离病原体

预防禽流感要尽量远离家禽及其排泄物,避免触摸活的鸡、鸭、鸟等家禽,尤其避免与野生禽类接触。从正常渠道购买禽和禽产品,要购买经检疫部门检疫合格的禽和禽产品;发现饲养的家禽和宠物禽有异常死亡情况,要及时上报兽医防疫部门;对鸡肉等禽类食物应彻底煮熟后食用(50℃ 30 分钟,60℃ 10 分钟,70℃ 2 分钟可灭活禽流感病毒),食品加工过程中应注意生熟分开,避免交叉感染。

在禽流感高发的时段,尽量不到人口密度大、空气污浊的公共场所,幼儿园、学校、工厂、机关等单位发生流感暴发疫情时,要及时隔离治疗患者;科室、车间、办公室等可用 1%~2% 漂白粉澄清液或含氯消毒液喷洒等进行消毒。家居消毒应该以通风、日晒等物理消毒方法为主,如果家中有流感患者,应对患者接触过的地方用 84 消毒液、洗消净、健之素片溶液等喷洒或擦拭。地面、墙壁、天花板要定期清扫,使用过的拖把要放置于阳光下,远离阴暗潮湿角落,以免滋生细菌。住宅空间可用食醋熏蒸(煮)法消毒或艾叶烟熏消毒。

三、中药预防

1. 流感易感人群的中药预防

基本方:桑叶 9g,板蓝根 12g,大青叶 9g,连翘 12g,金银花 12g。无明显偏寒、偏热体质者,以基本方根据不同时令加减服用,8 岁以下儿童宜慎用。

亦可根据具体情况进行加减:①秋冬气候干燥,加北沙参 15g,甜杏仁 10g,百合 15g,太子参 15g。②春季风寒当令,加紫苏叶 6g,生姜 3g。③夏季湿热当令,加苍术 10g,绵茵陈 15g,生薏苡仁 30g。④年老体虚者,加黄芪 12g,白术 6g,防风 6g,太子参 15g。⑤体质壮实者,加菊花 12g,芦根 12g。⑥8~16 岁者,基本方减一半量,并加布渣叶 6g,鸡内金 6g,陈皮 2g。

2. 人感染高致病性禽流感的中药预防

（1）成人方

处方：生黄芪 15g，白术 15g，防风 12g，桔梗 6g，板蓝根 18g，当归 12g，连翘 12g，薄荷 9g。水煎服，每日 1 剂。

煎服法：上药用温水浸泡半小时，煎两遍，先用武火急煎，开锅之后改用文火，第一遍开锅之后再煎 10 分钟，第二遍开锅之后再煎 20 分钟，两煎共取药液 400mL，分 3 次温服。

（2）儿童方

处方：生黄芪 15g，防风 12g，生白术 12g，升麻 9g，板蓝根 12g，连翘 12g，生甘草 6g。水煎服，每日 1 剂。

煎服法：上药用温水浸泡半小时，煎两遍，先用武火急煎，开锅之后改用文火，第一遍开锅之后再煎 10 分钟，第二遍开锅之后再煎 20 分钟，两煎共取药液 300mL，分次频服。

四、早期干预，预防并发症

在治疗流感的过程中，要早期干预，阻断病程，预防并发症的发生，促进病情稳定，避免或减轻后遗症。

1. 一般治疗

患者应卧床休息，多饮水，进流质或半流质饮食，要漱口，保持鼻、咽、口腔卫生。

2. 对症治疗

高热头痛，给予解热镇痛剂；咳嗽给予止咳剂；中毒症状较重者，可适当用抗病毒药物，酌情输液。

3. 肺炎型流感的治疗

要注意早期发现，及时治疗、输氧；防止心功能不全的发生；酌情用抗生素，防止继发感染。一旦有继发感染，可用青霉素的治疗。

4. 中医药治疗

对于禽流感的治疗，中药治疗并非只针对病原体，而是通过整体治疗，使免疫功能恢复正常。

（1）*初起治疗*：早期表现虽类似普通感冒，有发热、咳嗽、咽痛、鼻塞、流涕、头痛、全身不适等主要症状，但发热多持续在 39℃以上，发热期 1～7 天，可用银翘散或普济消毒饮加减，以清热解毒，疏散风邪。

（2）*肠胃型症状的治疗*：如出现恶心、呕吐、腹泻、腹痛等肠胃型症状，可用葛根黄芩黄连汤加半夏、木香、白芍等，以清热解表和里。

284　（3）*肺炎的治疗*：患者感染禽流感后，一般并发肺炎的概率较高，半数以上病例有肺部实变体征，胸部 X 线摄像显示单侧或双侧肺炎，少数伴胸腔积液。并发肺炎，可用麻杏甘石汤加味治疗，以辛凉宣肺，清热平喘。

（4）败血症的治疗：随着病情的发展，禽流感患者可出现严重的败血症，甚至发生休克，属于中医瘟疫热毒、气血两燔证，可用清瘟败毒饮以清热解毒，凉血泻火。

（5）虚脱、休克症的治疗：人禽流感如不能有效控制，发展到最后会出现虚脱、休克症状，可用生脉散合四逆汤加味，以益气固脱，回阳救逆。

第二节　手足口病的防治

手足口病是一种由肠道病毒引起的、好发于小儿的传染病，近年来在世界各国广为流行。临床为口腔内、手、足部等部位发生疱疹，故而得名，个别患者可引起心肌炎、肺水肿、无菌性脑膜炎等并发症。全年均可发病，但 3～11 月份多见，6～8 月份为高峰期。此病传播速度极快，传播范围极广，传染性强，传播途径复杂，发病年龄可从 4 个月的婴儿到 30 岁的成人，但以 3 岁以下的婴幼儿发病率最高。此病具有周期流行的规律，一般 2～3 年流行一次。我国近 10 年来有过两次较大的流行。引发手足口病的肠道病毒有 20 多种，其中柯萨奇病毒 A16 型和肠道病毒 71 型最常见。

手足口病的传染源是患者和隐性感染者。带毒者和轻型散发病例是流行间歇和流行期的主要传染源。手足口病具有肠道病毒感染的共同特征，从最常见的无症状或仅有轻度不适，至严重的并发症甚至死亡均可发生。潜伏期一般 3～7 天，没有明显的前驱症状，多数患者突然起病。约半数患者于发病前 1～2 天或发病的同时有发热，多在38℃左右。主要侵犯手、足、口、臀四个部位（四部曲）；因为疹子不像蚊虫咬，不像药物疹，不像口唇牙龈疱疹，不像水痘，所以又称四不像。临床上有不痛、不痒、不结痂、不结疤的四不特征。部分患者初期有轻度上感症状，如咳嗽、流涕、恶心、呕吐等。由于口腔溃疡疼痛，患儿流涎拒食。口腔黏膜疹出现比较早，起初为粟米样斑丘疹或水疱，周围有红晕，主要位于舌及两颊部，唇齿侧也常发生。手、足等远端部位出现或平或凸的斑丘疹或疱疹，皮疹不痒，斑丘疹在 5 天左右由红变暗，然后消退；疱疹呈圆形或椭圆形扁平凸起，内有混浊液体，长径与皮纹走向一致，如黄豆大小不等，一般无疼痛及痒感，愈合后不留痕迹。水疱和皮疹通常在 1 周内消退。

根据手足口病的起病、病程、临床特征，当属于中医温病学"温病""湿温""时疫"等范畴，基本病机为外感时邪疫毒，内伤湿热郁结；病位在肺、脾、心三脏。热毒夹湿从口鼻而入，湿热内郁，发于心脾，心脾积热，因舌为心之苗，脾开窍于口及四肢，故疱疹以口及四肢为主，普通型有发热，表现为自限性经过的顺证；重症患者则出现逆证，毒热内陷厥阴，蒙蔽心包，扰动肝风，湿热窜及经络，临证可见嗜睡、易惊、肌肉阵挛、头痛、呕吐、颈项强直、肌肉痿软无力等。逆传属疫毒内陷，阳气外脱，可见皮肤花斑湿冷，继而呼吸急促、喘喝欲脱、脉微欲绝、血色泡沫痰外溢；后遗症期属邪热渐去，气阴亏损，可见低热、心悸、烦躁、肢体痿软等。

迄今为止，还没有针对手足口病的特殊疫苗；疾病发生后，西医也没有比较有效的治疗方法。因此，运用"治未病"思想，早发现、早诊断、早报告、早隔离、早治疗是行之有效的方法，至少可以控制该病不再发生继发感染以及传染。

一、未病先防

1. 加强监测，提高监测敏感性是控制本病流行的关键。及时采集合格标本，明确病原学诊断。

2. 做好疫情报告，及时发现患者，积极采取预防措施，防止疾病蔓延扩散。

3. 托幼机构做好晨间体检，发现疑似患者，及时隔离治疗。

4. 被污染的日用品及食具等应消毒，患儿粪便及排泄物用3%漂白粉澄清液浸泡，衣物置阳光下暴晒，室内保持通风换气。

5. 本病流行时，做好环境、食品卫生和个人卫生。

6. 饭前便后要洗手；夏天不要让孩子多吃冷饮，不喝生水，瓜果一定要洗净、削皮。食品一定要高温消毒，不吃易变质的食品。孩子的餐具、玩具等用品，要及时消毒，预防病从口入。

7. 家长尽量少让孩子到拥挤的公共场所，减少被感染的机会。

8. 注意婴幼儿的营养、休息，避免日光暴晒，防止过度疲劳，降低机体抵抗力。

9. 医院加强预诊，设立专科门诊室，严防交叉感染。

二、中医药预防

中医认为，湿热体质的小儿最容易感染手足口病。湿热体质的少儿作为预防手足口病的重点人群，应采取预防措施调节其体质。饮食必须清淡，多吃甘寒、甘平的食物，如绿豆、空心菜、苋菜、芹菜、黄瓜、冬瓜、藕、西瓜、西红柿、各类食用菌、薏苡仁、荸荠等。少食或不食辛温助热的食物，如各类甜食、煎炸食物。每天坚持饮用足量的凉白开水，不要喝含糖饮料，尽量保持充分的睡眠。

中医药在预防手足口病方面可以采用清热解毒，生津化湿的药方。国家《中医药防治手足口病临床技术指南（2009年版）》提供了预防手足口病的药方：

1. 白菊花6g，生甘草3g，生山楂10g，以沸水200mL浸泡后加冰糖适量频饮。适用于素有内热的小儿。

2. 生薏苡仁10g，扁豆10g，加冰糖适量，煮粥调服。适用于素有脾胃虚弱的小儿。

上述两方的剂量适用于3～5岁小儿，应在医生指导下使用。抗病毒口服液、板蓝根冲剂药性偏凉，体质虚寒的小孩不宜多喝，可改吃生薏米扁豆粥，调理脾胃。还有可将金银花、茵陈、冬瓜、扁豆放入水中，煮开后当茶连续饮用几天。

三、疾病早期防变

早期诊断，早期治疗，是并发症预防的关键。可以根据小儿的具体症状辨证治疗：

1. 若以手足疱疹为主，可用金银花15g，板蓝根15g，蒲公英15g，车前草15g，浮萍15g，黄柏10g。水煎外洗疱疹处。

2. 若以口腔疱疹为主，可用西瓜霜、冰硼散、珠黄散，任选一种，涂擦口腔患处。

3. 若出现口腔溃疡，疼痛明显伴有烦躁、哭闹、大便秘结，可以用金银花15g，淡豆豉9g，竹叶10g，清茶少许，煎水代茶饮。也可服用黄栀花口服液，每次5~10mL，每日2~3次。

4. 若出现牙龈红肿者，可用板蓝根、黄芩、白鲜片、竹叶、薄荷煎水含漱。

5. 若手足红肿明显，可用黄芩、黄连、牡丹皮、板蓝根、白鲜片、地肤子、忍冬藤、红花煎水清洗患处。

6. 若出现食欲不振，不必强制进食，可以试一下荷叶薏苡粥。取鲜荷叶一个，洗净切碎，取薏苡仁20g，大米适量，加水适量煮粥食用。

四、病后防复

手足口病患者的典型临床表现消失，意味着进入病后恢复期，此时同样不能掉以轻心，应根据临床表现进行辨证调理，否则容易导致疾病复发。

恢复期主要的临床表现

疱疹渐消，伴有身热渐退，口渴，纳差，舌红少津，脉细数。

治则

健脾助运，生津养阴。

方药

陈皮6g，厚朴6g，苍术6g，砂仁2g（后下），神曲6g，麦门冬9g，芦根9g。每日1剂，水煎2次，取汁100mL，早晚分服。

或以沙参麦冬汤、四君子汤等方剂作为恢复期调护方。

第三节　过敏性鼻炎的防治

过敏性鼻炎，也就是变态反应性鼻炎的俗称，它是过敏原通过呼吸道进入体内，主要与鼻腔黏膜发生过敏反应炎症而引发的鼻部慢性疾病。目前，随着工业化进程的加快和人们生活水平的提高，过敏性鼻炎的发病率逐年上升，目前已达正常人群的10%~20%。

过敏性鼻炎只是过敏反应性疾病中的一种，它的发生机制与其他过敏反应性疾病也是一致的，因其主要表现在鼻部，所以在临床表现上有一定的特殊性。过敏性鼻炎的发病原因有遗传因素（内在因素）、环境因素（外在因素）以及精神、情绪等因素。另外，鼻腔局部结构因素，如鼻中隔偏曲也可以加重过敏性鼻炎的症状。

过敏性鼻炎的症状主要体现在：①打喷嚏：有的人打喷嚏可以一连打十几个甚至几十个。②流清鼻涕：典型的过敏性鼻炎流清鼻涕像打开了水龙头，一天一筒卫生纸都不够。③鼻子痒：也非常突出，常常像蚂蚁爬行的感觉。④鼻塞：常常在症状发作时严重，呈交替性鼻塞，而症状不发作时表现可不明显。另外，有许多患者还伴有鼻腔干燥感、头痛等。打喷嚏、流鼻涕的患者并非都是过敏性鼻炎，而过敏性鼻炎的四大症状里面每个患者的表现也各有侧重，并不是千篇一律，如有的人以打喷嚏为主，有的人以流清鼻涕为主，有的人以鼻塞为主。

过敏性鼻炎与中医的鼻鼽相似。主要是因为肺气虚弱、卫表不固而致风寒之邪乘虚而入，使肺失清肃、津液停聚鼻窍而致。而且也与先天不足、后天失养相关，脾肾虚损可导致肺虚，免疫功能下降，再加上致敏原的刺激、情志不遂，因而产生此病。

预防过敏性鼻炎的最根本保健措施是了解引起过敏的物质，即过敏原，并尽量避免接触。

一、防过敏原

要预防过敏性鼻炎卷土重来，首要一点要防过敏原，即容易引起过敏的物质：

1. 所有卧具（床垫、被褥、枕头）用不透气外套密封，每1～2周用60℃以上热水烫洗。

2. 不使用羽绒和蚕丝制作的衣被，不要使用毛毯。

3. 室内不铺设地毯。

4. 毛绒玩具容易成为螨虫滋生地，不要在床上摆放。

5. 不在家中养狗、猫、家禽、鸟类等宠物。

6. 定期用杀虫剂杀死蟑螂。

7. 室外过敏原以花粉多见，应尽量避免各种花粉吸入，室内不养花。

8. 室内不堆放容易产生霉变的木材或其他废弃物；腐败的植被中存在较多真菌孢子，故除草时需注意。

9. 保持室内空气干燥。

二、防有害刺激和污染的空气

有害刺激和污染的空气是过敏性鼻炎发病的重要原因之一，日常生活中要注意避免：

1. 寒冷空气、污染空气都会刺激鼻黏膜，引起过敏性鼻炎发作和症状加重，因此，应该特别注意。

2. 严格禁烟、禁酒，避免被动吸烟，忌用辛辣食物。

3. 注意防寒保暖，随气温变化及时增减衣被。

4. 防止受凉感冒，感冒易诱发过敏性鼻炎发作或加重过敏性鼻炎症状。

5. 尽量减少温差。

三、日常保健

过敏性鼻炎反复发作还与多种因素有关，如精神因素、免疫力低下，但是也不是没有解决方法，只不过需要持之以恒：

1. 保持身心愉快。过度生气、忧郁、烦恼等精神刺激和心理压力都会诱发过敏性鼻炎或加重过敏性鼻炎症状。

2. 加强锻炼，增强体质，可采用散步、慢跑、太极拳、体操等。

3. 冷水洗脸，增强机体对气候温差等变化的适应能力，使皮肤通过受刺激，增加局部血液循环，以保持鼻腔呼吸道通畅。

4. 热水（42℃~45℃）泡脚可提高鼻黏膜表面温度，减轻鼻腔对抗原攻击的早期反应。每次睡觉前可泡脚半小时。鼻腔热蒸汽吸入也具有同样效果。

5. 季节性发作者，可在发作前2周左右提前使用药物，能有效预防或减轻发作。

6. 适当使用免疫调节剂。

四、药膳调理

药膳食疗可以帮助患者调整体质，补益虚损，改善症状，防止诱发。根据证型可以分别食用下列药膳：

1. 肺脾气虚证

肺脾气虚证表现为鼻腔酸胀而痒，鼻甲黏膜苍白或淡白，喷嚏连作，早起更甚，鼻塞流清涕，时发时止，伴有乏力气短，胃纳不香，面色㿠白，或有自汗。舌淡，苔薄白，脉虚弱。宜食用益气固表类的药膳。

（1）玉屏鸡

原料：黄芪60g，白术20g，防风20g，家鸡1只（约1kg）。

制法：将鸡宰杀去毛及内脏，再将以上三味中药纳入鸡腹中，文火炖至熟烂，调味，食鸡肉并喝汤。

功效：本品中黄芪、白术、防风即为成方"玉屏风散"。黄芪补肺气；白术可健脾、培土生金，脾气旺则肺气足；防风外散风邪、内升清阳，可助芪、术二药。而家鸡甘、温，有补中益气作用。合而用之，可收益气固本之功。

（2）山药枣泥糕

原料：山药100g，大枣10g，糯米粉250g。

制法：将山药切块，大枣去核，放入锅内蒸软，枣去皮，将山药捣成泥状待用。再将糯米粉加水和软面，放入蒸糕模型中，在中间加一层山药枣泥，共同蒸制成糕。

功效：山药入肺、脾、肾三经，补一身之气；大枣甘、温，补中益气；糯米补气健脾，为粮食中的首选。常食此糕，可起到补肺健脾、固本作用。

2. 肺肾阳虚证

肺肾阳虚证表现为鼻黏膜下鼻甲晦暗，喷嚏频作，清涕不止，并伴有咽痒咳嗽，乏力，胃纳欠佳，易腹泻腹胀，腰酸怕冷，夜尿频数。舌淡，脉沉迟。多为长期慢性消化道疾病体虚以致风寒内袭、肺肾阳虚。此类型以中老年人为多见，可常年发作，冬季加重，或春秋换季时发作。宜食用温肾助阳祛寒的药膳。

（1）生姜核桃茶

原料：生姜3g，核桃仁10g。

制法：将生姜洗净切成片待用，核桃仁放入锅中，加水500mL，煮沸20分钟后，放入生姜片，再煮5分钟，即可饮用。

功效：核桃仁甘、温，入肾、肺经，有补肾固精、温肺定喘作用；而生姜辛、温，可温肾而发散风寒，对于风寒内袭、冬季尤重的患者，可缓解症状。

（2）加味山药饼

原料：山药250g，补骨脂30g，面粉250g，红糖适量。

制法：将补骨脂炒后研末，山药去皮捣烂研成泥，与面粉加适量水及红糖和匀，烙成薄饼即成。

功效：补骨脂辛、苦、温，入肾、脾经，具有温脾补肾、固精作用；山药补肺健脾益肾，味甘性平，补而不燥，对于肾虚下元不固者尤佳；红糖暖胃，合而用之，可对肺肾阳虚的患者有一定效果。

第四节 慢性支气管炎的防治

慢性支气管炎（简称慢支）是临床上一种常见病、多发病，是指气管、支气管黏膜及其周围组织的慢性非特异性炎症，其特点是以经年累月的咳嗽、咳痰或伴有喘息反复发作的慢性过程为特征。慢性支气管炎是一种临床诊断，患者每年至少有3个月的慢性咳嗽、咳痰症状，且连续2年，而无哮喘、支气管扩张、慢性肺部感染等引起咳嗽的疾病即可诊断。随着病情的进展，患者可出现肺气肿、慢性阻塞性肺疾病、肺动脉高压、肺源性心脏病等并发症，严重影响生活质量。该病以老年人多见，目前尚无根治的方法，因此，预防慢支的发生尤为重要。

其致病原因主要有：①理化刺激，如大气污染、职业性粉尘、气候寒冷、环境温度剧烈变化，各种粉尘吸入及长期吸烟等，均可损伤呼吸道黏膜组织，使上呼吸道细菌容易侵入而继发感染，促使慢性支气管炎的发生和发展。②感染因素，如长期反复的细菌或病毒感染容易发展成为慢性支气管炎。③呼吸道局部防御功能和免疫功能低下、自主神经功能失调、过敏等。

慢性支气管炎属于中医学"咳嗽""喘证""痰饮"等范畴。在急性发作期，多由外邪所致，以实证居多，其治疗以祛邪为主；在慢性迁延期，肺脾肾不足为虚，尤多虚实夹杂，其治则当补虚和祛邪相结合；在临床缓解期，多见肺脾肾虚损，或夹杂痰瘀作祟，治疗上以扶正固本为主，辅以祛邪。

应用治未病理论防治慢性支气管炎，应做到以下几点：①未病先防：就是在没有发病之前，做好各种预防工作，以防止疾病的发生。②既病防变：如果疾病已经发生，则应争取早期诊断，早期治疗，以防止疾病的发展与传变。任何疾病的发展变化都有其自身的发展变化规律，掌握慢性支气管炎的发生发展规律，根据其发展情况，"先安未受邪之地，"以杜绝疾病的进一步发展。肺主气，在五行属金，肺系疾患常可因子盗母气而损脾，金水相生而累肾，气病及血而犯心，所以临床上要掌握这一传变规律，防患于未然。

一、未病先防

1. 加强体育锻炼

平时加强身体锻炼，以增强肺卫的御邪能力，对预防慢支的发生具有积极意义，如五禽戏、太极拳、八段锦、气功等多种健身方法，都对增强体质，预防慢支有很好的作用。

2. 调摄情志

精神情志活动与人体的生理病理有密切关系。悲忧同属肺志，是人体接受外界刺激而发生的不愉快的反应，故悲忧可使气消耗。气消又可影响血行而致血瘀，故悲忧可致气消血瘀，荣卫失调而发病。所以保持心情舒畅，精神愉快，对于预防慢支的发生具有重要意义。

3. 注意饮食起居

饮食不节、起居失常是导致慢支发生的重要原因之一。肺主气，司呼吸，外合皮毛，开窍于鼻，与自然界息息相关，所以提倡饮食有节，劳逸有度，起居有常，并根据自然界气候的变化，及时调节寒温，避风寒，随气候变化增减衣服。

4. 防止病邪的侵害

防止环境污染；避免主动和被动吸烟；严禁室内吸烟，防止灰尘和特殊气味的刺激，在家庭和外界中尤应避免油烟、油漆等气味刺激。要定时通风换气，每天 2 ~ 4 次，通风换气时要避免冷空气直接吹袭。

5. 开展药物预防

采用药物来预防疾病。应用中草药预防疾病的方法很多，如感冒流行期间，口服贯众、板蓝根、生甘草煎剂；室内用食醋熏蒸法，进行空气消毒以预防传染；也可注射丙种球蛋白以提高机体免疫力，预防反复呼吸道感染等。

二、既病防变

目前将慢支分为三期，即急性发作期、慢性迁延期、临床缓解期。患者每次急性发作带来的是疾病的发生和发展。因此，关键是避免急性发作，在急性发作期要积极治疗疾病，缩短急性期的发病时间，避免疾病迁延不愈和并发症的发生；在慢性迁延期也要积极治疗，争取短时间过渡到缓解期，避免并发症的发生；在临床缓解期要稳定疾病，避免急性发作和并发症的发生。

（一）日常生活调摄

1. 慎起居

房间保持适宜的温度、湿度，一般以18℃～20℃，房间相对湿度50%～60%为宜。经常通风换气，避免有害气体，如烟雾、粉尘、煤气等对呼吸道的刺激，吸烟者要戒烟。天冷时适当着衣，注意保暖。

2. 适度体育锻炼

从夏季开始进行耐寒锻炼，首先用手按摩面部，后用冷水浸泡毛巾，拧干后擦头面部、四肢，体质好、耐受力强者可全身大面积冷水擦浴，持续到9月份，以后继续用冷水擦浴面部、颈部，最低限度也要用冷水洗鼻部，冬季坚持冷水洗漱，提高耐寒能力。根据季节和体质调节保温措施，不要过早穿棉衣。坚持晨练，清晨在空气新鲜的地方做扩胸运动，深呼吸运动，小跑步、气功等提高抗病能力。饭后散步，有利于肺部气体交换，增加氧气的摄入和代谢废物的排出，以改善肺功能，增强机体免疫力和主动排痰能力。

3. 加强营养，合理膳食

在饮食上应摄入足够的热量、蛋白质及富含维生素的清淡、易消化的食物，如鱼类、瘦肉、蛋类、核桃、大豆制品、新鲜蔬菜和水果等。患者饮食忌食生冷、油腻、辛辣的食物。控制盐的摄入量。喘息性支气管炎多由过敏原引起，虾皮、虾米、螃蟹、咸菜、霉变食品均可诱发支气管哮喘发作，故应避免食用。食欲欠佳，可给予半流质或流质饮食。注意调节食物的色、香、味。鼓励患者多饮水，每日至少3L以上。保持呼吸道湿润，使痰液稀释，利于排出。避免食用过冷、过热、生硬食物，因其可能刺激气管引起阵发性咳嗽。避免饮用咖啡、茶和可乐等饮料，以免引起胃肠道反应。

4. 保持排痰通畅

患者分泌物积聚于支气管管腔内，引起反射性咳嗽、咳痰，一般在晨起较重，痰量以清晨较多。要掌握正确的排痰方法，以减轻患者的症状，避免感染的发生。

（1）雾化吸入法：可使用超声雾化吸入器，也可使用简易蒸汽吸入，以使支气管内分泌物湿化，易于咳出。方法为，选一保温杯，盛半杯开水，将口鼻放在杯口，用力吸蒸汽，反复多次，待水稍冷，再换开水，便可达到稀释痰液的目的，将痰液顺利排出，但要注意安全，防止烫伤。

（2）翻身叩背法：长期卧床患者可由家属或护理人员在气候较温和的中午让稍能走动的患者在户外散步，畏惧寒冷者在室内活动。不能活动者定时翻身、叩背，刺激排痰。其方法是，将五指并拢，掌心屈曲，顺气管走向，由下至上，由两侧向中间轻叩患者背部，坐位时，嘱患者头前额低下，由下逐渐向上轻叩，刺激排痰，同时鼓励患者咳嗽，将痰咳出。

5. 坚持呼吸道训练

取立位或坐位、卧位，一手放于前胸，一手放于腹部，进行腹式呼吸，吸气时腹壁向内收缩，使腹壁的活动度尽量大，吸气与呼气的时间比为1∶（2～3），做到深吸缓呼，吸气用鼻，呼气用口，呼气时将口唇缩拢，如吹口哨样，每日锻炼2次，每次10～20分钟，可使膈肌活动度增加，达到改善呼吸功能的目的。

6. 吸氧

每日低流量吸氧15小时（氧流量每分钟1～2 L），最好在夜间进行。

（二）早诊断、早治疗，防止发展和传变

肺功能检查能早期发现、早期诊断慢支是否存在肺功能损害，从而早治疗。因此，应定期做肺功能检查。进行早期治疗，可以减慢肺功能下降的速度，减缓COPD（慢性阻塞性肺疾病）、肺动脉高压、慢性肺源性心脏病及全身不良反应的发生。

（三）中医辨证调治

1. 急性发作期

急性发作期早期发病以表证为主，若早期失去治疗机会，表证入里，则逐渐化热加重病情。

（1）风寒袭肺证
主症：咳嗽或气喘，咳痰，痰稀薄白，咽痒，恶寒。淡苔薄白，脉浮紧。
治法：疏风散寒，宣肺止咳。
方药：三拗汤、止嗽散加减。
加减：表寒里热者，麻杏石甘汤加鱼腥草、黄芩。

（2）风热袭肺证
主症：咳嗽，咳痰，痰黄稠，咯出不爽，咽痛，口渴，恶风，发热，流黄涕。舌尖红，苔薄黄，脉浮数。
治法：疏风清热，宣肺化痰。
方药：桑菊饮加减。

加减：痰难咯者加竹茹、竹黄、瓜蒌、川贝、海蛤；咽痛者加板蓝根、土牛膝；扁桃体肥大者加蒲公英、玄参；喉燥者加玄参、沙参、天花粉。

（3）风燥伤肺证

主症：干咳无痰或少痰，咽干痛，唇舌干燥，初起伴有寒热表证。舌红苔薄黄而干，脉浮数。

治法：疏风清肺，润燥止咳。

方药：温燥证桑杏汤、三叶汤加减；凉燥证杏苏散加减。

（4）痰湿蕴肺证

主症：反复发作，咳声重浊或气喘，痰多色白黏腻，伴胸闷，脘痞，纳呆，便溏，体倦乏力。舌苔白腻，脉濡滑。

治法：健脾燥湿，化痰止咳。

方药：二陈汤、三子养亲汤加减。

加减：痰湿重者加胆南星、川朴；痰湿兼感风寒者小青龙汤加减。

（5）痰热郁肺证

主症：咳声频剧或气喘，痰多黄稠，难咯出，伴胸胁胀满，面赤，身热，口干欲饮。舌红苔黄腻，脉滑数。

治法：清热化痰，肃肺止咳。

方药：清金化痰汤、千金苇茎汤加减。

加减：痰稠难咯者加瓜蒌、贝母、天竺黄、海蛤壳、鱼腥草；喘促者加葶苈子、莱菔子。

2. 慢性迁延期

（1）肝火犯肺证

主症：气逆久咳，痰少难咯，伴咳引胸痛，胁痛，性急易怒，烦热口苦。舌红苔薄黄，脉弦数。

治法：清肝泻火，化痰止咳。

方药：泻白散合黛蛤散加减。

加减：燥咳痰黏者加沙参、杏仁、紫菀、梨干、天花粉。

（2）痰湿蕴肺证

同急性发作期。

（3）痰热郁肺证

同急性发作期。

3. 临床缓解期

（1）肺阴亏耗证

主症：咳声短促，嘶哑，干咳或痰少而黏，痰中带血丝，伴潮热盗汗，五心烦热，消瘦乏力。舌红少苔，脉细数。

治法：滋阴润燥，化痰止咳。

方药：沙参麦冬汤加减。

加减：咳嗽甚者，加百部、款冬花肃肺止咳；咯血者加白及、仙鹤草、小蓟凉血止血；潮热者加地骨皮、银柴胡、秦艽、鳖甲养阴清肺；盗汗者加五味子、乌梅、瘪桃干敛阴止汗。

（2）肺气虚证

主症：咳嗽或气喘，气短声低，畏风自汗，易感冒，咯白色痰，质清稀。舌淡苔白，脉细弱。

治法：补肺益气。

方药：补肺汤加减。

加减：自汗较多者，加牡蛎、麻黄根固表敛汗；若气阴两虚而兼见潮热，盗汗者，加鳖甲、地骨皮、秦艽等养阴清热；若气虚卫弱，外邪入侵，寒热，身重，头目眩晕，表现正虚感邪者，当扶正祛邪，仿《金匮要略》薯蓣丸意，佐以防风、豆卷、桂枝、生姜、杏仁、桔梗。

（3）气阴两虚证

主症：咳嗽或气喘，烦热口干，面色潮红，疲倦。舌红苔剥，脉细弱，或舌质嫩红苔薄，脉细弱无力。

治法：益气养阴。

方药：生脉散加减。

加减：久咳兼喘者，以参蚧散加五味子、款冬花。

（4）肾虚证

主症：咳嗽反复发作日久，动则气喘，呼多吸少，气不得续，咳甚尿失禁。肾阳虚者，心慌耳鸣，腰酸腿软，畏寒肢冷，面色晦暗，舌淡苔薄，脉沉细弱；肾阴虚者颧红，烦热，汗出黏手，舌红少苔，脉细数。

治法：补肾纳气。

方药：金匮肾气丸合参蛤散加减。

加减：神疲乏力甚者，加黄芪益气；尿频较甚及小便失禁者，加菟丝子、五味子、益智仁补肾固摄；脾失健运而兼见大便溏薄者，去熟地黄、当归，加肉豆蔻、补骨脂温补固涩。

（5）脾虚证

主症：咳嗽或气喘，腹胀，便溏，食少，常因饮食不当而诱发，平素痰多。舌淡苔白腻，脉细弱。

治法：健脾化痰。

方药：四君子汤加减。

加减：胃失和降而兼见胃脘胀满，嗳气呕吐者，加陈皮、半夏和胃理气降逆；食少而见脘闷腹胀，嗳气，苔腻者，加神曲、麦芽、山楂、鸡内金消食健胃；气虚及阳，脾阳渐虚而兼见腹痛即泻，手足欠温者，加肉桂、炮姜温中散寒；若中气不足，气虚下陷，脘腹坠胀，气短，脱肛者，可改用补中益气汤补气升陷。

第五节　消化性溃疡的防治

消化性溃疡是指胃肠道黏膜被胃酸和胃蛋白酶等自身消化而发生的溃疡，其深度达到或穿透黏膜肌层，直径多大于5mm。溃疡好发于胃和十二指肠，也可发生在食管下段、小肠、胃肠吻合口及其附近的肠袢、异位的胃黏膜。其中胃溃疡（GU）和十二指肠溃疡（DU）是最常见的消化性溃疡。

消化性溃疡是一种全球性多发性疾病，欧美文献报道患病率为6%～15%。国内文献报道，内镜检查病例中消化性溃疡的检出率高达16%～33%，并且男性多于女性。

消化性溃疡属中医中的"胃痛""内疡"等范畴。中医认为消化性溃疡是由于频繁的七情刺激，特别是忧思恼怒引起肝胃不和，土虚木横，气滞血瘀以及长期饮食不节，劳倦内伤，导致脾胃虚弱，气血失调而成。其病因可归纳为，忧怒伤肝，肝气犯胃；饮食不节，损伤脾胃；禀赋不足，脾胃虚弱。

中医历来十分重视预防，早在《黄帝内经》中就提出了"治未病"的预防思想，强调防患于未然。并在长期的发展过程中形成了比较完整的预防理论和方法，至今仍然有效地指导着中医药学的临床实践。治未病包括未病先防和既病防变两个方面的内容，这也是中医防治消化性溃疡发生的基本原则。

一、未病先防

未病先防就是在消化性溃疡没有发生之前，做好各种预防工作，以防止其发生。任何疾病的发生都与邪正两方面的因素有关，邪气是导致疾病发生的重要条件，而正气不足是疾病发生的内在因素，外因通过内因而起作用。因此，未病先防必须从邪与正这两个方面确定具体的原则和方法。

1. 调养身体，培养正气，提高抗病能力

《素问·刺法论》云："正气存内，邪不可干。"体质壮实，正气充实，抗病能力就强；体质虚弱，正气不足，抗病能力就低下。因此，采取适当的方法来调养身体、增强体质，使气血阴阳调和与充实，是培养正气，提高抗病能力的关键。具体方法如下：

（1）顺应自然规律，保持机体内外环境协调。

（2）重视精神调养：人的精神情志活动与机体脏腑气血功能活动密切相关，情志异常不仅可以直接导致内伤疾病，而且可以扰乱人体气机，使正气内虚，而招致外邪入侵。因此，日常重视精神调养，避免各种不良的精神刺激，做到心情舒畅、精神愉快，思想上安定清静，不贪欲妄想，必然有利于健康。正如《素问·上古天真论》所说："恬淡虚无，真气从之，精神内守，病安从来。"

（3）加强体育锻炼："流水不腐，户枢不蠹。"经常进行身体锻炼，不仅可以促进气血的流畅，使人体筋骨强劲，肌肉发达结实，脏腑功能健旺，还能以"动"济"静"，调养人的精神情志活动，促进人的身心健康，提高抗病能力，减少和防止消化性溃疡的发生。进行身体锻炼，一定要求活动量适度，做到"形劳而不倦"。并且要求循序渐进，持之以恒，方能收到动形以养生防病之功效。

（4）注意生活起居：包括饮食有节、起居有常、劳逸适度。饮食有节即对饮食要有节制，既要养成良好的饮食卫生习惯，又要注意饮食质与量的合理搭配。做到五味调和、适时适量，切忌偏嗜和过饥过饱。起居有常即指起居作息要有规律，并顺应四时气候的变化来安排作息时间。劳逸适度，即不可过劳过逸。过劳易耗伤气血，过逸则气机不畅、血脉不和，气血阻滞，易生病端。只有保持正常规律的起居生活，才能精力充沛，身体健康，预防消化性溃疡的发生。

（5）药膳食疗预防：在中医理论指导下将食物与药物结合，因时制宜，取药、食二者之长，达到预防消化性溃疡和保健强身的目的。

2. 防止病邪毒气的侵害

病邪是导致疾病发生的重要条件，故未病先防除增强体质、提高正气抗病能力外，还要注意防止病邪的侵害。具体方法如下：①注意饮食卫生。②注意环境卫生。③避免病邪侵害。"虚邪贼风，避之有时"，"顺四时而适寒温"，这样才能保持身体健康。

二、既病防变

当发生消化性溃疡之后，如果得不到及时诊治，就可能使病情发展，导致变症丛生。因此，为了防止消化性溃疡的发展，要根据消化性溃疡的传变规律，早期发现，有效治疗，防止疾病恶化和变症的出现。

1. 早期诊治

消化性溃疡一旦发生，应及时地进行诊断和治疗，尽快使疾病愈于初期，这是防止疾病发展和传变的重要而有效的方法。

2. 控制疾病传变

传变是指疾病在机体脏腑、经络及组织中的转移和变化。在决定并影响疾病传变的各种因素中，邪正斗争及盛衰变化起着决定性的作用。

因此，针对邪正盛衰与病势的趋向和病位之所在，以及疾病发展传变的一般规律，及时给予正确的治疗。或损其有余，或补其不足，或先安未受邪之地，终止疾病的发展，是控制消化性溃疡传变与恶化的重要措施。

消化性溃疡复发的因素是多种多样的，依靠单一的方法不能防止，必须采取综合措施，才能有效地加以预防。

3. 中医辨证调治

（1）寒邪客胃证

主症：胃痛暴作，恶寒喜暖，脘腹得温则痛减，遇寒则痛增，口不渴，喜热饮。苔薄白，脉弦紧。

治法：散寒止痛。

方药：良附丸加味。

（2）饮食停滞证

主症：胃痛，脘腹胀满，嗳腐吞酸，或吐不消化食物，吐食或矢气后痛减，或大便不爽。苔厚腻，脉滑。

治法：消食导滞。

方药：保和丸加减。

（3）肝气犯胃证

主症：胃脘胀闷，攻撑作痛，脘痛连胁，嗳气频繁，大便不畅，每因情志因素而痛作。苔薄白，脉沉弦。

治法：以疏肝理气为主。

方药：柴胡疏肝散加减。

（4）肝胃郁热证

主症：胃脘灼痛，痛势急迫，烦躁易怒，泛酸嘈杂，口干口苦。舌红苔黄，脉弦或数。

治法：疏肝泄热和胃。

方药：化肝煎加减。

（5）瘀血停滞证

主症：胃脘疼痛，痛有定处而拒按，或痛有针刺感，食后痛甚，或见吐血黑便。舌质紫暗，脉涩。

治法：活血化瘀。

方药：实证用失笑散合丹参饮加大黄、甘草；虚证可用调营敛肝饮加减。

（6）胃阴亏虚证

主症：胃痛隐隐，口燥咽干，大便干结。舌红少津，脉细数。

治法：滋阴益胃。

方药：一贯煎合芍药甘草汤。

（7）脾胃虚寒证

主症：胃痛隐隐，喜温喜按，空腹痛甚，得食痛减，泛吐清水，纳差，神疲乏力，大便溏薄。舌淡苔白，脉虚弱或沉迟。

治法：温中健脾。

方药：黄芪建中汤加减。

第六节　慢性病毒性肝炎的防治

急性病毒性肝炎迁延不愈，病程超过半年者，称为慢性病毒性肝炎。有的乙型肝炎起病隐匿，待临床发现疾病时已成慢性。慢性病毒性肝炎主要临床表现以疲乏、食欲减退、肝肿大、肝功能异常为特征，部分患者出现黄疸，或无症状。按病原学分类，目前已确定的有甲型病毒性肝炎、乙型病毒性肝炎、丙型病毒性肝炎、丁型病毒性肝炎、戊型病毒性肝炎（简称甲型肝炎、乙型肝炎、丙型肝炎、丁型肝炎、戊型肝炎）。其中甲型肝炎和戊型肝炎主要表现为急性肝炎，乙型肝炎、丙型肝炎、丁型肝炎主要表现为慢性病毒性肝炎，严重的可发展为肝硬化甚至肝癌。甲型肝炎和戊型肝炎主要经粪－口途径传播，乙型肝炎、丙型肝炎、丁型肝炎主要以血液、体液等胃肠外的途径传播。人群对肝炎病毒普遍易感，呈全年散发。

慢性病毒性肝炎的基本病变以肝损害为主，肝外器官可有一定损害。各型肝炎的基本病理改变为弥漫性肝细胞变性、坏死，同时伴有不同程度的炎症细胞浸润、间质增生和肝细胞再生。

慢性病毒性肝炎相当于中医病名国家标准的"肝着"。中医认为，本病的发生有内因与外因两方面。外因主要为感受湿热疫毒之邪，其内因则与正气不足有关。饮食不节，劳倦内伤，损伤脾胃；或情志不畅，肝气郁滞；或禀赋薄弱，素体亏虚等可致正气不足，成为湿热疫毒内侵发病的内在因素。本病的病机为外感湿热、疫毒之邪，侵及中焦，郁蒸肝胆，肝失疏泄，脾失健运而成。其病位在肝胆，与脾胃有关。其病性可表现为虚、实或虚实夹杂，虚为脾胃亏虚之虚寒或肝肾阴虚，实为湿热、疫毒、寒湿等。

应用治未病理论防治慢性病毒性肝炎主要在两个方面：①健康人群要防病于未然，强调正确养生以预防疾病。②既病之后，防其传变，强调早诊断，早治疗，防止发展为肝硬化或肝癌。

一、未病预防

1. 药物预防

接种乙型肝炎疫苗是预防乙肝病毒感染的最有效方法。乙型肝炎疫苗全程接种共3针，按照0、1、6个月程序，即接种第1针疫苗后，间隔1及6个月注射第2针及第3针疫苗。新生儿接种乙型肝炎疫苗越早越好，要求在出生后24小时内接种。

对母亲乙肝表面抗原阳性的新生儿，应联合使用乙型肝炎免疫球蛋白（HBIG）和乙型肝炎疫苗，在不同部位注射。对免疫功能低下或不能产生乙肝抗体的人群，应加大疫苗接种剂量和针数。

2. 传播途径预防

（1）加强对血液及血制品的管理，避免接受不必要的输血和注射，尽量减少输血，尽量用志愿供血者的血，而不用职业供血者的血；肝功异常或乙肝、丙肝病毒标志物阳性者均不得献血。

（2）大力推广安全注射，使用一次性针具，对牙科器械、内镜等医疗器具应严格消毒。服务行业中的理发、刮脸、修脚、穿刺和文身等用具也应严格消毒。

（3）注意个人卫生，不共用剃须刀和牙具等用品。

（4）进行正确的性教育，若性伴侣为乙肝表面抗原阳性者，应接种乙型肝炎疫苗；对有多个性伴侣者应定期检查，加强管理，提倡应用安全套。采取教育和宣传手段，禁毒，禁止卖淫嫖娼，禁止注射毒品。

（5）对乙肝表面抗原阳性的孕妇，应尽量减少新生儿暴露于母血的机会。

3. 意外接触乙肝病毒后的预防

临床或生活中难免要接触乙肝病毒感染者血液和体液者，如医务人员等，意外接触后可按照以下方法处理：

（1）血清学检测：应立即检测乙肝标志物（乙肝两对半）、肝功能等，并在 3~6 个月内复查。

（2）主动免疫和被动免疫：如已接种过乙型肝炎疫苗，且已知表面抗体滴度 ≥ 10mIU/mL 者，可不进行特殊处理。其他情况应立即注射乙肝免疫球蛋白 200~400IU，并同时在不同部位接种一针乙型肝炎疫苗（20μg），于 1 个月和 6 个月后分别接种第 2 针和第 3 针乙型肝炎疫苗（各 20μg）。

4. 生活中注意饮酒不过量

尽量避免使用对肝脏有害的药物或接触有毒化学药品。

长期酗酒是损害肝脏的第一杀手。当酒精进入人体后，在肝脏进行分解代谢，酒精对肝细胞的毒性使肝细胞对脂肪酸的分解和代谢发生障碍，引起肝内脂肪沉积而造成脂肪肝。饮酒越多，脂肪肝也就越严重，还可诱发肝纤维化，进而引起肝硬化、肝癌。

尽量避免使用对肝脏有害的药物或接触有毒化学药品。许多中西药物或有毒化学药品都对肝脏有损害，另外，即使是对肝脏损害不大的药物，也需在肝脏进行代谢，过多的药物会反复加重肝脏负担，加之肝炎病毒的破坏，肝脏的炎症肯定会加重。

5. 注意食物的保存

食品储存于干燥通风处，防止细菌的污染，不摄入霉变食品。

6. 加强体育锻炼

体育锻炼能增强抗病能力，避免过度劳累和熬夜。

二、既病防治

1. 重视急性肝炎的早期预防和治疗

急性乙型肝炎、急性丙型肝炎宜住院治疗，防止病变迁延向慢性发展。

2. 注意劳逸结合

休息是保护肝脏的重要措施之一。当患者平卧时肝脏的血液要比站立时增多40%，有利于肝细胞恢复，同时可使门静脉压力降低。休息也可以根据病情不同因人而异，如肝硬化失代偿期应卧床休息，早期代偿功能良好者可适当运动。忌生活劳累、疲于奔命，生活节奏不可过于紧张。

保持正常起居和良好睡眠，养成良好的生活习惯，生活起居有规律，保证睡眠，有利于肝病调养，防止并发症发生。

3. 饮食调理

保证充足的热量供给。一般每日以8400～10500kJ比较适宜；为促进肝细胞的修复与再生，应增加蛋白质供给，一般应占总热能的15%，特别应保证一定数量的优质蛋白，如动物性蛋白质、豆制品等的供给。

（1）保证维生素供给：维生素 B_1、维生素 B_2、尼克酸等维生素 B 族以及维生素 C，对于改善症状有重要作用。除了选择富含这些维生素食物外，也可口服多种维生素制剂。

（2）供给充足的液体：适当多饮果汁、米汤、蜂蜜水、西瓜汁等，可加速毒物排泄及保证肝脏正常代谢功能。

（3）注意烹调方法，增进食物色、香、味、形，以促进食欲：忌油煎、炸等食物及强烈刺激性食品，限制肉汤、鸡汤等含氮浸出物高的食品，以减轻肝脏负担。

（4）忌暴饮暴食、不加节制：慢性病毒性肝炎患者尽量少食多餐。

（5）忌吃发霉花生、玉米：发霉的花生、玉米含有黄曲霉素比较多，容易诱发肝炎，提倡吃植物油，罐头、腌制的食品也应少吃。

（6）其他：日常饮食中有很多食品不适合肝病患者食用，可根据自身疾病和营养状况选择食品，有利于肝病恢复，预防肝病复发。

4. 禁酒，避免药物损害

坚决禁酒，尽量避免使用对肝脏有害的药物或接触有毒化学药品。详见健康人群的慢性病毒性肝炎预防。

5. 增强免疫，注意御寒保暖

应指导患者根据个人情况选择运动项目，增强体质，提高免疫力。在不同季节根据温度变化增减衣服，预防感冒。

6. 心理护理

正确认识和对待肝病。患者和家属掌握肝病的相关知识和自我保健方法，认识和消除不利于患者康复的各种因素，使家属理解和关心患者，细心观察，及时发现病情变化。让患者有正确的疾病观，对肝炎治疗有耐心和信心。切忌乱投医，以免延误治疗时机。

调节不良情绪，焦虑和抑郁等不良情绪会降低机体的抗病能力，影响疾病转归。由于社会上的许多人对肝病存在误解，使肝病患者，尤其是乙肝患者常常产生恐惧、自卑、孤僻、焦虑的情绪，胡思乱想，往往使患者心理伤害大于生理伤害。不良的心态会影响机体内环境，从而加重病情。所以肝病患者的心理沟通与治疗一样重要，使患者理智对待现实，不急不躁，积极主动就医，做好自我保健，相信自己能战胜疾病。肝病患者应心情舒畅，乐观、豁达，因为人情绪低落时，机体的生理功能亦处于低潮，抗病能力亦处于低下状态。只有情绪饱满，斗志昂扬时，人体内的各种激素才能正常分泌，才能发挥其主导作用及抗病能力。

7. 定期复查肝功能

慢性病毒性肝炎恢复期每 1 ~ 2 个月查 ALT（谷丙转氨酶）、AST（谷草转氨酶）、总胆红素、白蛋白、球蛋白，3 ~ 4 个月查甲胎蛋白及乙肝病毒，并做肝、胆、脾 B 超检查；对病毒携带者，在 1 年内至少要检查一次肝功能、病毒标志物和肝、脾 B 超。

8. 防止肝细胞坏死，促进肝细胞修复

肝硬化形成的主要原因是肝细胞持续不断的炎症和坏死，因此，减少肝细胞坏死、促进肝细胞修复是防止肝硬化发生的关键之一。目前较为公认的修复肝细胞、恢复肝功能的有效药物有中药五味子制剂、甘草制剂（甘利欣、强力宁等）、促肝细胞生长素、肝得健、茵栀黄制剂等等。免疫调节剂主要包括胸腺肽、转移因子、乙肝免疫核糖核酸等等，主要改善和纠正慢性乙型肝炎患者机体免疫功能紊乱的情况。

9. 抗病毒治疗

当患者出现 HBV – DNA ≥ 10^5 拷贝/mL（HBeAg 阴性者为 ≥ 10^4 拷贝/mL）且 ALT ≥ 2 × ULN，经护肝及中药治疗后 ALT 不降者，可考虑用干扰素治疗（疗程至少要半年）。乙型肝炎患者还可用核苷类药（疗程至少要 2 年）。

10. 慢性病毒性肝炎肝纤维化的防治

肝纤维化是肝脏炎症和坏死持续存在的必然结果，而且贯穿于疾病的始终。目前已知有一系列药物和因子具有抗肝纤维化作用，但无一种被批准应用于临床。临床研究证明，活血化瘀药物可阻抑肝纤维化发展，甚至使形成的肝硬化逆转。但慢性病毒性肝炎患者肝纤维化机制远较实验性肝损伤复杂，从中医辨证来看，肝纤维化属血瘀证范畴。因此，对慢性病毒性肝炎肝纤维化及早期肝硬化的治疗，多以活血化瘀为主，兼以益气补虚、养血柔肝或滋补肝肾。据报道，国内多家单位所拟定的多个抗肝纤维化中药方剂均有一定疗效。今后应根据循证医学原理，按照新药临床研究规范（GCP）进行大样本、随机、双盲临床试验，以进一步确认各种中药方剂的抗肝纤维化疗效。

（1）冬虫夏草制剂：冬虫夏草的有效成分为虫草头孢菌丝，是一种具有保护心脏、肝脏功能的抗衰老中药。它可抑制总胶原及Ⅰ型、Ⅲ型胶原在肝脏内沉积，使已经形成的胶原重新溶解、吸收。心肝宝胶囊属于此类，用量为每次4~6粒（1.0~1.5g），每日3次，可服3~6个月。

（2）复方鳖甲软肝片：对促进纤维化的贮脂细胞增殖，具有明显抑制作用，可阻断或延缓肝纤维化进程。用量为每次4片，每日3次，连服3~6个月，有效者可延长服药时间。

（3）复方丹参制剂：北京友谊医院研究发现，临床上肝炎后肝硬化患者服用复方丹参制剂后，门静脉压力、脾静脉压力下降，脾脏有一定程度回缩，主要可使Ⅲ型前胶原肽（PⅢ）和层黏蛋白（LN）的检验指标明显下降。

（4）桃仁制剂：上海中医研究院用该制剂治疗肝硬化患者，用药超过6个月以上者，实验室检验中透明质酸酶（HA）及LN指标降低，血清白蛋白上升，细胞免疫水平有所提高。

11. 慢性病毒性肝炎并发症的防治

（1）肝性脑病：慢性病毒性肝炎患者应摄取优质蛋白，但每餐或每日的量不要过多，同时保持大便通畅，必要时可口服乳果糖润肠通便。

（2）上消化道出血：预防出血可用组胺H_2受体拮抗剂，如雷尼替丁、法莫替丁、西咪替丁；有消化道溃疡者可用奥美拉唑口服，补充维生素K、维生素C；降低门脉压力用心得安等。出血时可口服凝血酶、去甲肾上腺素、立止血、云南白药等，应用垂体后叶素、止血敏、安络血、奥曲肽（善得定），必要时内镜下止血或手术止血。

（3）继发感染：感染多发生于胆道、腹膜、呼吸系统、泌尿系统、肠道等，一旦出现感染，应及早应用抗菌药物，根据细菌培养结果及临床经验选用抗生素。胆道及腹膜感染以革兰阴性杆菌多见，可选用如第三代头孢菌素、喹诺酮类，腹膜感染可腹腔注射药物。肺部感染疑为革兰阳性球菌可用去甲万古霉素；厌氧菌可用甲硝唑。严重感染者可用头孢拉啶、头孢米诺、亚胺培南，或联合用药。有真菌感染者，可选用制霉菌素、咪康唑、氟康唑等。

（4）肝肾综合征：避免肾损伤药物，避免引起血容量降低的各种因素。目前对肝肾综合征无有效治疗方法。

12. 慢性病毒性肝炎的中医辨证调理

（1）肝胆湿热证

主症：胁痛口苦，脘闷纳呆，恶心呕吐，厌油腻，身目黄或不黄，小便黄短，大便黏腻不爽，时时叹息。苔黄腻，脉弦数。

治法：清利肝胆湿热。

方药：龙胆泻肝汤（龙胆草6g，柴胡8g，黄芩10g，栀子10g，泽泻15g，当归10g，木通5g，车前草15g，生地黄10g，甘草5g）。

加减：胃肠燥热，大便不通者，加大黄、芒硝；右胁胀痛者，加郁金、香附；口苦喜呕者，加竹茹、连翘、半夏。

（2）肝郁气滞证

主症：右胁或两胁胀痛，痛无定处，胸闷腹胀，易急躁，时时叹息。舌质略红，苔薄白，脉弦。

治法：疏肝解郁，行气活血，解毒祛邪。

方药：逍遥散（柴胡12g，当归15g，白芍12g，茯苓15g，白术12g，甘草5g）。

加减：胁肋胀痛明显者，加香附、陈皮、郁金；气郁化火，口干口苦者，加牡丹皮、栀子。

（3）肝郁脾虚证

主症：两胁胀痛，腹胀午后为甚，肢困乏力，食欲不振，大便稀溏。舌淡或暗红，苔薄白，脉弦缓。

治法：疏肝解郁，补脾益气。

方药：柴芍六君子汤（柴胡8g，白芍12g，陈皮10g，半夏10g，党参10g，白术12g，茯苓12g，甘草6g）。

加减：胸胁胀痛者，加香附、郁金；身目发黄者，加茵陈、金钱草；烦躁易怒，口苦者，加牡丹皮、栀子。

（4）寒湿困脾证

主症：身目皆黄，其色较晦暗，呕逆纳少，脘闷腹胀，畏寒肢冷，身体困倦，大便稀溏，小便色黄。舌质淡，苔白腻，脉濡缓或沉迟。

治法：温阳散寒，健脾利湿。

方药：茵陈术附汤（茵陈20g，制附子9g，白术15g，干姜6g）。

加减：腹胀明显者，加厚朴、木香、大腹皮；恶心呕吐者，加半夏、藿香、豆蔻；黄疸消退缓慢者，加赤芍、丹参、虎杖。

（5）气滞血瘀证

主症：两胁刺痛，痛有定处，胁下或有痞块，面色晦暗，赤缕红掌，肌肤甲错，妇女闭经或行经夹块，小腹疼痛。舌质紫暗或有瘀斑，或舌下青筋怒张，脉弦涩。

治法：行气化瘀。

方药：膈下逐瘀汤（桃仁12g，红花9g，五灵脂12g，延胡索15g，乌药10g，川芎12g，香附12g，当归15g，赤芍12g，牡丹皮10g，枳壳12g，甘草6g）。

加减：肿块不消者，加制鳖甲、大黄䗪虫丸；大便黑者，加三七、侧柏叶；病久体弱者，加党参、黄芪。

（6）肝肾阴虚证

主症：头昏目眩，两目干涩，咽干口燥，失眠多梦，右胁隐痛，腰膝酸软，手足心热，或伴低热。舌质红，少苔或无苔，脉弦细数。

治法：滋补肝肾，养血活血。

方药：一贯煎（川楝子5g，生地黄20g，沙参15g，当归15g，枸杞子15g，麦门冬15g）。

加减：胁痛明显者，加郁金、延胡索；大便干结者，加火麻仁、柏子仁；失眠者，加酸枣仁、合欢皮；气阴两虚，午后低热者，加太子参、鳖甲、地骨皮；齿衄、鼻衄者，加白茅根、茜草。

第七节　高血压的防治

自20世纪80年代以来，我国一直处于高血压发病的急剧上升期，高血压治疗率和控制率仅为24.7%和6.1%。高血压患病率大幅升高，但我国居民对该病的知晓率、治疗率和控制率却很低。在我国35～74岁人群中，高血压发病率高达27%左右。高血压可引发心、脑、肾等器官的损伤，引起如脑卒中、心功能衰竭、肾衰竭等疾病，严重威胁人类的健康和生命。卫生部疾病控制司慢性非传染病控制处在"中国高血压防治策略"的报告中提出，仅仅早发现早治疗仍然不能解决高血压等慢性病的高发问题，还要调动全社会的力量参与防治。

中医学虽然没有高血压这一病名，但文献中对其病因、发病机理、症状和防治方法早有记载，认为痰与火是引起本病的重要原因。根据高血压病的临床主要证候、病程的转归及并发症，目前比较一致认为，应属中医学的"头痛""眩晕""中风"的范畴。头痛、头胀、心悸、失眠、眩晕、胸痛、颈强、肢麻、舌强、腰痛、半身麻木、口眼歪斜和半身不遂等症状，都可以是高血压病的表现，但每一种症状都有不同的病因、病机，而不同的症状可以由相同的病因和病机引起。

本病可由七情所伤、饮食失节和内伤虚损等因素所引起：①精神因素：如长期精神紧张或恼怒忧思，可使肝气内郁，郁久化火，耗伤肝阴，阴不敛阳，肝阳偏亢，上扰头目。肝肾两脏关系密切，肝火也可灼伤肝肾之阴，形成肝肾阴虚，肝阳偏亢。②饮食失节：过食肥甘厚味，或饮酒过度以致湿浊内生，湿浊久蕴可以化热，热又能灼津成痰，痰浊阻塞脉络，上扰清窍，也能发为本病。③内伤虚损：如劳伤过度，或年老肾亏者，由于肾阴不足，肝失所养，肝阳偏亢，内风易动。

在以上各种因素的综合作用下，使人体阴阳消长失调，特别是肝肾阴阳失调。因为肝肾阴虚，肝阳上亢，形成了下虚上盛的病理现象，故见头痛、头晕、耳鸣、失眠等症。而肾阴亏损，不能滋养于心，心亦受累，故见心悸、健忘、不寐等症。病久不愈，阴损及阳，则往往导致肾阳不足，兼见畏寒、肢冷、阳痿、夜尿增多等阳虚证候；亦可阴损于前，阳亏于后，最后形成阴阳两虚之证。阳胜又可化风化火，肝风入络则见四肢麻木，甚至口眼歪斜；肝火上冲，可见面红目赤、善怒。风火相煽，灼津成痰，若肝阳暴亢，则阳亢风动，血随气逆，夹痰夹火，横窜经络，扰乱心神，蒙蔽清窍，发生中风昏厥。

应用治未病理论防治高血压主要包括未病先防，既病防变，早期诊治，规范治疗，控制疾病传变，避免靶器官损伤，产生各种并发症。

一、健康期

此时最为重要的是健康教育，提高人群对高血压的知晓率。人到中年后要定期测量血压，特别是体重超标者、脑力劳动者、有高血压病家族史者、年老不爱活动者、吸烟酗酒和喜食味咸者更应如此。对健康人群定期有针对性地进行健康教育，通过教育让人们知道什么原因会引起高血压，了解高血压病的发生发展规律，提高自我保健意识。

优化生活方式（即非药物干预）是预防高血压病的重要环节。很大部分高血压病是由于长期的不良生活方式造成的，特别是有高血压家族史者、体重超标者、年老而缺乏体育锻炼者、嗜重盐者。早期高血压病患者通过优化生活方式，大部分血压水平能够得到完全或部分恢复。

1. 改善饮食结构

（1）控制食盐摄入量：在饮食因素中，食盐摄入过多是高血压的危险因素，食盐摄入量的标准为每天少于6g。含盐较高的食物有，盐、酱油、黄酱、辣酱、甜面酱、榨菜、腌芥菜头、酱萝卜、香肠、腊肠等。

（2）多吃新鲜蔬菜、水果，增加含钙丰富的食物食用量：常见的高钙食物有鲜奶、豆类及其制品，宜多吃新鲜深绿色蔬菜、海带、木耳等。每天吃新鲜蔬菜不少于400g，水果100～200g。

（3）控制和减少脂肪和总热量的摄入，适量增加优质蛋白质的摄入。选择鱼类、禽类、瘦肉等动物性食品，多吃豆类制品，控制和减少脂肪的摄入。

2. 控制体重

体重指数在患高血压各种危险因素中的权重仅次于年龄，控制体重是预防高血压病的最有效措施。体重指数的正常范围为20～24，大于等于25为超重，超过30则是肥胖，超重或肥胖者应减肥。在改变饮食的同时，还应进行适度的体育锻炼，如快走、慢跑、健身操等，以促进热量的消耗，使体重始终保持在正常范围之内。

3. 戒烟

吸烟可使血压升高，更重要的是，吸烟是脑卒中、冠心病发病的重要危险因素。被动吸烟与高血压之间的关系在调查中被初步确定，这可能与不吸烟者对烟草耐受低有关。

4. 限制饮酒

所有的人都应限制饮酒量，每日饮用的酒精量应少于20g。

5. 保持良好的心理状态

加强自我修养，心胸开阔，保持乐观情绪，避免紧张、急躁和焦虑状态，同时劳逸结合，心情放松，消除社会心理紧张刺激。

6. 进行有规律的体育锻炼

注意从小的运动量开始，逐渐增加；对于适合自己的运动要长期坚持下去；年龄较大者，适合低强度的运动项目，避免运动中发生意外。

二、未病将病期

理想的血压为 90～120/60～80mmHg，血压水平在 130～139/80～89mmHg 时被认为是临界高血压。此期的特点是血压稍偏高，各重要器官，如心、脑、肾无器质性损害，但易发展成高血压病，且心血管疾病并发症的患病率及病死率比正常血压者高两倍以上。其并发脑出血、脑血栓、冠心病等，以及死亡率与高血压患者相近，且明显高于正常人。由于此期没有器质性损害，又缺乏特异症状和体征，所以极易被忽视。

此期的预防重点是生活方式的调节：

1. 饮食调理

临界高血压患者饮食宜清淡，少吃高脂食物及动物内脏，避免过多营养。饮食中要有丰富的维生素和膳食纤维，多吃新鲜蔬菜、水果，如萝卜、豆芽、土豆、芹菜等。定时进食，但忌过饱，忌暴饮暴食。饭前、睡前不要喝浓茶和咖啡，同时限制盐和糖的摄入，多数临界高血压可通过限盐、限糖使血压得到控制。一般认为每日食盐摄入量以 4～6g 为宜，同时限制高糖食品的摄入。多吃富含钙（如虾皮、牛奶、鱼类、豆类等）、钾（如蕈、绿叶蔬菜、豆类、橘子、香蕉等）的食物，有助于血压平衡。

2. 控制体重

大部分临界高血压者可通过减肥使血压降至正常。

3. 戒烟酒

戒烟酒是控制临界高血压发展的重要措施。

4. 劳逸结合

进行体育锻炼是临界高血压者降压的有效手段，临界高血压者宜长期坚持适当的运动，诸如慢跑、快走、体操、太极拳等。

5. 保持心理平衡

保持心理平衡，可防止情绪失调，有助于高血压恢复正常。

6. 调节血脂

许多高血压患者伴有脂质代谢紊乱，血中胆固醇和甘油三脂的含量较正常人显著增高，而高密度脂蛋白、胆固醇含量则较低。另一方面，许多高脂血症也常合并高血压，两者呈因果关系，但何为因何为果，目前尚不十分清楚。加强血脂高者的生活和饮食管理，控制热量摄入，适当增加活动量，能够有效控制血压。

三、已病期

1. 注意劳逸结合

要想防治高血压病带来的危害，最主要的环节还在于早期预防。高血压患者要结合病情适当安排休息和活动，注意保持大小便通畅，养成定时排便的习惯。老年人及重度高血压患者，最好在医生指导下安排活动，切不可逞强斗胜，贪一时快活而造成终身遗憾。对于一些能引起高血压的疾病，应该尽早到医院治疗。

2. 注意合理饮食

高血压患者的饮食上应遵守低盐、低脂、低热量的原则，并注意饮食结构的合理搭配；饮食不宜过饱、过快；最好忌不良嗜好，如烟、酒等。

3. 药物治疗

对于那些一般预防措施无效者，就需要积极地进行药物治疗。一般患者目标血压是降到 120/80mmHg 以下，老年人可适当放宽到 140/90mmHg 以下。合并糖尿病及肾脏病变的患者，血压应降到 130/80mmHg 以下。目前，高血压患者只能终生服药。药物治疗原则为：

（1）自最小有效剂量开始，以减少不良反应的发生，如降压有效但血压控制仍不理想，可视情况逐渐加量以获得最佳的疗效。

（2）强烈推荐使用每日 1 次、24 小时有效的长效制剂，以保证 24 小时内稳定降压，这样有助于防止靶器官损害，并能防止从夜间较低血压到清晨血压突然升高而导致猝死、脑卒中和心脏病发作。这类制剂还可大大增加治疗的依从性，便于患者坚持规律性用药。

（3）单一药物疗效不佳时不宜过多增加单种药物的剂量，而应及早采用两种或两种以上药物联合治疗，这样有助于提高降压效果而不增加不良反应。

（4）判断某一种或几种降压药物是否有效以及是否需要更改治疗方案时，应充分考虑该药物达到最大疗效所需的时间。在药物发挥最大效果前过于频繁的改变治疗方案是不合理的。

4. 自我管理

（1）定期测量血压，1～2 周应至少测量 1 次。

（2）治疗高血压应坚持"三心"，即信心、决心、恒心，只有这样做才能防止或推迟机体重要脏器受到损害。

（3）定时服用降压药，不得随意自行减量或停药，可在医生指导下根据病情给予调整，防止血压反跳。

（4）如条件允许，可自备血压计及学会自测血压。

（5）除服用适当的药物外，还要注意劳逸结合、注意饮食、适当运动、保持情绪稳定、睡眠充足。

（6）老年人降压不能操之过急。

5. 按时就医

如血压升高或过低，血压波动大；出现眼花，头晕，恶心呕吐，视物不清，偏瘫，失语，意识障碍，呼吸困难，肢体乏力等立即到医院就医。如病情危重，应向 120 急救中心求救。

6. 中医辨证治疗

中医辨证论治本病不在于单纯降低血压，其重点在于调整机体阴阳的平衡，以从根本上解除高血压病发生和发展的原因。

（1）肝阳上亢证

主症：头晕，头痛，头胀，目赤，口苦，烦躁易怒，有时失眠。舌质红，苔薄黄，脉弦数或弦滑。

治法：平肝潜阳。

方药：天麻钩藤饮。

此证多见于高血压早期。

（2）阴虚火旺证

主症：眩晕，头痛，头重脚轻，耳鸣，健忘，五心烦热，心悸失眠。舌质红，苔薄白，脉弦细而数。

治法：育阴清热。

方药：杞菊地黄汤或知柏地黄汤加减。

此证相当于高血压病第二期的代偿阶段。

（3）阴阳两虚证

主症：头晕眼花，耳鸣心悸，腰酸腿软，步态不稳，口干咽燥，畏寒肢冷，失眠多梦，夜间多尿，阳痿滑精，筋惕肉瞤。舌淡或红，脉弦细。

治法：育阴和阳。

方药：金匮肾气丸加减。

此证相当于高血压病第三期的失代偿阶段。

（4）风痰痹阻证

主症：手足麻木，拘急，口眼歪斜，语言不利，甚至半身不遂。舌苔白腻，脉弦滑。

治法：息风化痰。

方药：涤痰汤或半夏白术天麻汤加减。

此证相当于高血压病合并脑血栓形成。

（5）气血上逆证

主症：突然昏仆，不省人事，牙关紧闭，两手握固，面红气粗，痰多，烦躁身热。苔黄燥或黄腻，脉弦数或弦数有力。

治法：平肝息风，育阴潜阳。

方药：镇肝息风汤加减。

此证相当于高血压合并脑出血。

除方药治疗之外，在中医方面，针刺疗法、磁疗法、气功疗法也有降低血压的作用，且疗效巩固。气功通过主动性锻炼来调整、维系机体的动态平衡，提高抗高血压的能力，从而保持血压稳定。除治疗外，可通过增强人体正气，避免和消除导致高血压的内外致病因素。例如，坚持适当的体育锻炼，其中太极拳、气功等均有良好的作用。

第八节　冠心病的防治

随着人民生活水平的提高，冠心病在中国的发病率和死亡率呈迅速上升趋势，是中国居民死因构成中上升最快的疾病，已成为威胁中国公众健康的重要疾病。冠心病分五种类型，分别是无症状型、心绞痛型、心肌梗死型、缺血性心肌病型、猝死型。其中最为凶险的表现是心肌梗死和猝死。

冠心病属于中医"胸痹心痛""厥心痛"（真心痛）的范畴，其病因的认识归纳起来大概有以下几个方面：①寒邪内侵：寒主收引，既可抑遏阳气，又可使血行瘀滞，发为本病。②饮食失调：如过食肥甘厚味，或嗜烟酒而成癖，以致脾胃损伤，运化失健，聚湿生痰，上犯心胸清旷之区，阻遏心阳，胸阳不展，气机不畅，心脉痹阻，而成胸痹。③情志失节：郁怒伤肝，肝失疏泄，肝郁气滞，甚则气郁化火，灼津成痰；或忧思伤脾，脾运失健，津液不布，遂聚为痰。无论气滞或痰阻，均可使血行失畅，脉络不利，而致气血瘀滞，或痰瘀交阻，胸阳不运，心脉痹阻，不通则痛，而发胸痹。④劳倦内伤：损伤脾胃，脾胃即虚，转输失能，气血生化乏源，无以濡养心脉，拘急而痛。积劳伤阳，心肾阳微，鼓动无力，胸阳失展，阴寒内侵，血行涩滞，而发胸痹。⑤年迈体虚：本病多见于中老年人，年过半百，肾气自半，精血渐衰。

一、健康期

预防冠心病可采用针对全体人群和高危人群两种策略。前者是通过改变某个人群、地区或国家与冠心病危险因素有关的生活行为习惯、社会结构和经济因素，以期降低人群中危险因素的均值；后者是针对具有 1 个或 1 个以上公认的（如高血压、吸烟等）与冠心病有明确因果关系的危险因素水平的降低，才能有效地减少冠心病的发生。目前公认的冠心病危险因素包括男性、40 岁以上的中老年人、有过早患冠心病的家族史、吸烟（每日 10 支）、高血压、高血脂、重度肥胖（超重达 30%）、有明确的脑血管或周围血管阻塞的既往史。其中，高血压、高胆固醇及吸烟被认为是冠心病最主要的三个危险因素。除性别、年龄和家族史外，其他危险因素都可以预防和治疗。

冠心病病变始于儿童，动脉粥样硬化病变的形成是一个漫长的过程，因此，必须从小养成良好的生活习惯、健康的生活方式。膳食结构要合理，避免摄入过多的脂肪和大量的甜食，加强体育锻炼，预防肥胖、高脂血症、高血压和糖尿病的发生。超重和肥胖者更应主动减少热量摄入，并加强运动量。高血压、高脂血症和糖尿病患者，除重视危险因素干预外，更要积极控制好血压、血糖和血脂。大力宣传戒烟活动，特别是要阻止儿童成为新一代烟民。

二、未病将病期

此期主要是对危险因素的干预。

（一）饮食及生活起居调节

1. 合理饮食，不要偏食，不宜过量。要控制高胆固醇、高脂肪食物，多吃素食。同时要控制总热量的摄入，限制体重增加。增加新鲜水果、蔬菜、豆制品和低脂乳制品的摄入，每天适量进食一些坚果；食油应尽量选用植物性油类。可经常食用鱼类食品，如沙丁鱼、鲈鱼等，少用或禁用高脂肪、高胆固醇食物；适量饮酒，每天饮用30g以下。

2. 保持适当的体育锻炼，增强体质，控制体重，促进心血管功能。

3. 不吸烟、酗酒。

4. 积极防治老年慢性疾病，如高血压、高血脂、糖尿病等。

（1）降低血压：血压是冠心病最主要的危险因素之一。血压升高易伴有高血脂、高血糖、纤维蛋白原升高以及心电图不正常，进而诱发冠心病。

（2）降低血清胆固醇：主要通过非药物途径预防血脂升高。当总胆固醇在 $5.2 \sim 6.21$ mmol/L 或（和）LDL－C 为 $3.4 \sim 4.1$ mmol/L 时，可采取非药物手段干预。总胆固醇 ≥ 6.24 mmol/L 的高胆固醇血症者，应在医生指导下采取药物和非药物两种降脂措施。

（3）控制糖尿病：控制目标为糖化血红蛋白 $< 6.5\%$。

（二）加强自我心理调整

冠心病发生大多与人的性格心理活动有关系，所以在我们生活当中要注意心理调整：

1. 遇事心平气和

冠心病患者往往脾气急躁，故易生气和得罪别人。必须经常提醒自己遇事要心平气和，增加耐性。

2. 要宽以待人

宽恕别人不仅能给自己带来平静和安宁，有益于冠心病的康复，而且能赢得友谊，　311

保持人际间的融洽。所以人们把宽恕称作"精神补品和心理健康不可缺少的维生素"。

3. 遇事要想得开，放得下

过于精细、求全责备常常导致自身孤立，而这种孤立的心理状态会产生精神压力，有损心脏。冠心病患者对子女、金钱、名誉、地位以及对自己的疾病都要坦然、淡化。

4. 掌握一套身体锻炼和心理调节的方法

如自我放松训练，通过呼吸放松、意念放松、身体放松或通过气功、太极拳等活动，增强自身康复能力。

三、已病期

1. 冠心病的西医常规治疗方法

冠心病是严重影响健康的常见病，西医治疗方法可分为药物治疗、介入治疗、外科手术治疗等：

（1）药物治疗：药物治疗是冠心病各种治疗方法的基础，贯穿于血管重建术的始终。所有患者都必须在给予积极、合理的药物治疗前提下应用各种血管重建术，常规药物有：①血管紧张素转换酶抑制剂（ACEI）。②抗血小板药物，如阿司匹林。③β受体阻滞剂。④钙拮抗剂。⑤调脂药物。

（2）非药物治疗：冠状动脉旁路移植术（CABG）和介入治疗有明确的适应证，更适用于危险程度较高的患者。手术治疗是一种"治标"方法，心肌梗死患者得到成功的手术治疗后，必须坚持改良生活方式和药物治疗，才能获得长期效益。

2. 冠心病的运动调节

正确的锻炼方式，如散步、慢跑、太极拳，可以使心肌收缩力增强，外周血管扩张，具有增强心功能，降低血压，预防冠心病的效果。运动量都应从小到大，时间从短到长，循序渐进。运动最适宜的温度是4℃~30℃。不宜选择在清晨锻炼，因上午6~9点是冠心病发作最危险的时刻。

3. 中医辨证治疗

中医认为，冠心病是虚实夹杂的本虚标实证。临床表现随个体不同而有很大差别，论治时视病情变化而定。急则治其标，缓则治其本，或标本同治，使心胸之阳舒展，血脉运行畅通。治本采用温阳益气、滋阴养血之法；治标则以祛寒、豁痰、活血等法。总之，要辨虚实、明标本进行补虚或泻实，或标本兼顾，进行辨证分型治疗，才能取得良好的效果。

（1）心血瘀阻证

主症：心胸疼痛，如刺如绞，痛有定处，入夜为甚，甚则心痛彻背，背痛彻心，或痛引肩背，伴有胸闷，日久不愈，可因暴怒、劳累而加重。舌质紫暗，有瘀斑，苔薄，脉弦涩。

治法：活血化瘀，通脉止痛。

312

方药：血府逐瘀汤加减。

（2）气滞心胸证

主症：心胸满闷，隐痛阵发，痛有定处，时欲太息，遇情志不遂时容易诱发或加重，或兼有脘腹胀闷，得嗳气或矢气则舒。苔薄或薄腻，脉细弦。

治法：疏肝理气，活血通络。

方药：柴胡疏肝散加减。

（3）痰浊闭阻证

主症：胸闷重而心痛微，痰多气短，肢体沉重，形体肥胖，遇阴雨天易发作或加重，伴有倦怠乏力，纳呆便溏，咯吐痰涎。舌体胖大且边有齿痕，苔浊腻或白滑，脉滑。

治法：通阳泄浊，豁痰宣痹。

方药：瓜蒌薤白半夏汤合涤痰汤加减。

（4）寒凝心脉证

主症：心痛如绞，心痛彻背，喘不得卧，多因气候骤冷或骤感风寒而发病或加重，伴形寒，甚则手足不温，冷汗自出，胸闷气短，心悸，面色苍白。苔薄白，脉沉紧或沉细。

治法：辛温散寒，宣通心阳。

方药：枳实薤白桂枝汤合当归四逆汤加减。

（5）气阴两虚证

主症：心胸隐痛，时作时休，心悸气短，动则益甚，伴倦怠乏力，声息低微，面色㿠白，易汗出。舌质淡红，舌体胖且边有齿痕，苔薄白，脉虚细缓或结代。

治法：益气养阴，活血通脉。

方药：生脉散合人参养荣汤加减。

（6）心肾阴虚证

主症：心痛憋闷，心悸盗汗，虚烦不寐，腰酸膝软，头晕耳鸣，口干便秘。舌红少津，苔薄或剥，脉细数或促代。

治法：滋阴清火，养心和络。

方药：天王补心丹合炙甘草汤加减。

（7）心肾阳虚证

主症：心悸而痛，胸闷气短，动则更甚，自汗，面色㿠白，神倦怯寒，四肢欠温或肿胀。舌质淡胖，边有齿痕，苔白或腻，脉沉细迟。

治法：温补阳气，振奋心阳。

方药：参附汤合右归饮加减。

4. 冠心病的饮食调护

（1）宜食低胆固醇食物，如谷类（各种粗粮）、豆类（大豆、蚕豆、赤豆、绿豆

313

及各种豆制品）、植物油（除椰子油外）、各种蔬菜、瓜果，菌藻类（蘑菇、香菇、木耳、银耳、海带、紫菜、苔菜、海藻等）、鱼类（绝大多数河鱼、海鱼，除贝壳类、鱼子）、种子硬果类（胡桃、杏仁、瓜子、芝麻）以及茶叶、山楂、瘦肉、家禽；宜吃脱脂牛奶、带酸味水果和适量饮茶。

（2）冠心病患者忌食猪油、牛油、羊油、鸡油、黄油、奶油、动物脑、肝等及蛋黄、巧克力、墨鱼、鱿鱼、贝类（蚌、螺、蛏、蚬、蟹黄等）、鱼子；忌甜食、咸食、高脂肪制品；忌烟、酒；忌饮食过饱；忌辛辣刺激性食品。

第九节　中风的防治

中风是以突然昏倒、不省人事，伴口舌歪斜、语言不利、半身不遂，或不经昏仆仅以口角歪斜、半身不遂为临床主症的疾病。因其发病骤然，变化多端，犹如风之善行而数变，又如石矢之中的，若暴风之急速而得名，又称"卒中"。根据脑髓神机受损程度的不同，有中经络、中脏腑之分。本病相当于西医学的急性脑血管病，如脑梗死、脑出血、脑栓塞、蛛网膜下腔出血等。本病多见于中老年人，四季皆可发病，但以冬春两季最为多见。

中风严重危害着人类健康，死亡率高，致残率高。据卫生部统计中心发布的人群监测资料显示，无论是城市或农村，脑血管病近年在全死因顺位中都呈现明显前移的趋势。城市居民脑血管病死亡已上升至第一、第二位，农村地区在20世纪90年代初脑血管病死亡列第三位，20世纪90年代后期升至第二位。全国每年新发脑血管病约200万人；每年死于脑血管病约150万人；存活的患者数（包括已痊愈者）600万～700万。在存活的脑血管病患者中，约有3/4不同程度地丧失劳动能力，其中重度致残者约占40%。每年因本病支出接近200亿元人民币，给国家和众多家庭造成沉重的经济负担。应用治未病理论防治中风，中医药具有较为显著的疗效和优势。

一、未病前的调摄与防治

凡存在下列危险因素之一者都被列为中风的高危人群：患有高血压、糖尿病、高脂血症、慢性支气管炎、肺气肿、心脏病者或肥胖、长期服抗凝药治疗、吸烟、过度的饮酒、久坐不动、锻炼较少者。高危人群通过积极养生与防治，可有效防止中风发生。

1. 健康教育和定期检查

通过健康教育让人们了解中风的危害性，使人们能够引起足够的重视，主动采取积极的预防措施，定期体检；告诉人们中风发病的主要危险因素和诱发因素，并知道如何预防；发生了脑中风后应该如何应对。例如，发病后何时去看病时机最佳；首先应选择什么样的医院就诊；如何配合医护人员进行治疗和康复训练等等。

2. 生活起居及情志调摄

（1）调摄精神情志，切忌过分激动，如愤怒、焦虑、兴奋、大惊大恐等。

（2）慎防跌仆摔倒；平素用力不可过猛（如大便、剧咳），不要太过劳累。

（3）现代医学认为，脂质代谢失常、血脂增高是动脉硬化的基本因素。而血脂增高常因进食动物脂肪过多和富含胆固醇的食物所致，同时与肝炎、糖尿病、肾病、肥胖及内分泌功能失调亦相关。对此，要注意饮食调理，食用低胆固醇、低糖、高纤维食物，多食蔬菜等绿色食品。

（4）不要过量饮酒：所谓过量饮酒就是每天超过半两白酒或者一罐啤酒。生活要有规律，如在传统节日时常有聚餐，这时过度的营养再加上酒，尤其对高危人群不利。

（5）吸烟是引起中风至关重要的因素，包括主动抽烟和被动抽烟都会导致中风。

3. 方药调摄

（1）红花油：红花油中的亚油酸含量是目前已知所有油中最高的（73%~80%）。亚油酸能降低血胆固醇含量，长期食用，有防治高血压、动脉硬化、脑血管意外等疾病的作用。

（2）大蒜：每日食生大蒜6g以上，长期坚持，能防止高脂肪饮食引起的血胆固醇升高，清除脂质在血管壁的堆积，具有抗动脉粥样硬化的作用和溶解体内"瘀血"的作用。其有效成分为大蒜苷和大蒜油中的某些含硫化合物。

（3）血脂宁：山楂、何首乌各15g，决明子9g，橘皮4.5g，猪胆汁0.2g。此为1日剂量。碾末装入胶囊，分3次服，3个月为1个疗程。此方可降低高脂血症患者的血黏度。

（4）山楂降脂片：每片含山楂提取物0.06g，每次2片，每日3次，连服4周为1个疗程。

4. 加强运动

运动是预防中风最有效的方式。气功锻炼帮助高血压病、动脉样硬化者缓解病情，进而有效地预防中风的发生。

（1）可选择练静功，开始练放松功，后以站桩功为主；先练坐式，后多练站式；并经常辅以保健按摩。练功时要求心静、放松、气沉。所谓气沉，是在自己意念主导下，把上逆之气沉下去。练时，先轻轻呼一口气，吸气时意想气自上而下，从胸部下沉到丹田。

（2）脚腕转动疗法：患高血压、动脉硬化，年龄45岁以上，并有可能发生中风的患者，可于每日早晚睡在床上或坐在床上开展此疗法。先将脚背伸直，两脚踝向外转动15次，向内亦转动15次；然后两脚背缩回竖直，两脚再向外转动15次，向内转动15次。长期坚持此法锻炼，有预防中风的作用。

5. 关元百日灸

即每年从立冬日起，艾灸关元穴15分钟，灸至局部皮肤红润为度。连灸100天，可预防中风发生。

高危人群除通过养生等预防中风外，还需正规治疗基础疾病，努力去除各种危险因素并适当使用抑制血小板聚集、抗凝、调节血脂或改善血液循环的药物防治有可能导致中风的其他疾病。

二、中风先兆的调摄与防治

部分患者在发病之前有一过性的征兆，如出现一过性的肢体麻木或者一过性的言语不清，这预示着患者有严重的中风倾向，或称为中风的"先兆症状"，这个时候需要加强对中风的强化预防。对于中风先兆症状的认识及预防，前人亦积累了丰富的经验，如《证治汇补》指出："平人手足麻木，不时晕眩，乃中风先兆，须预防之，宜慎起居、节饮食、远房帏、调情志。"

（一）中风先兆的诊断依据

中风先兆的诊断依据一般应从以下几个方面进行分析：

1. 年龄在 45 岁以上，既往有高血压、动脉粥样硬化等病史。

2. 近期内反复出现突发性的、一过性的、可逆性的（大都在 24 小时内逐步缓解的）以下症状而用其他原因无法解释者：①头晕胀痛，两眼发花，头重脚轻，面赤耳鸣，恶心欲吐，手足麻木无力，甚者语言謇涩、血压升高。②言语不清，失语、失读、失写。③突发眩晕昏厥，吞咽困难，步履不稳，行如醉汉（步行偏向一侧，呈弧形线前进）。④偏盲，眼球震颤，舌伸向一侧，双侧瞳孔不对称，偏身感觉障碍等。⑤单侧肢体麻木、力弱，一过性半身不遂。⑥太阳穴处静脉明显突起。⑦四肢肌肉跳动，无名指一时性的挛缩。⑧睡卧自觉身体沉重，或睡中口角流涎等。⑨眼底检查视网膜动脉反光增强，或有动、静脉交叉压迹征。

由于每个患者的病因病机不尽相同，临床见症自然有轻有重，有多有少。只要具备上述一组症状者，即应引起注意，并结合病史而综合考虑，及时进行防治。

（二）中风先兆的防治措施

一旦发现有中风先兆，应及时防治，如要求患者安静休息，不要紧张，以及节饮食、慎起居、远房事、养精神等；同时运用下述方法，以截断病情发展。

1. 中医辨证调理

（1）肝肾阴虚证

因肝肾阴虚，肝阳偏亢，血菀气逆，风痰上扰所致。

主症：面红，头晕目眩，步履不稳，舌强语謇，肢体麻木或一过性半身不遂。舌红，脉弦。

治法：滋阴镇肝息风，引血下行。

316

方药：镇肝息风汤加减（牛膝、生赭石、丹参各 30g，生龙骨、生牡蛎、生龟板、生杭芍、玄参各 15g，茵陈、麦芽、石菖蒲、大黄、甘草各 10g）。

（2）痰湿内盛证

因痰湿内盛，肝风夹痰上扰，气血上逆所致。

主症：形体肥胖，头晕目眩，语謇舌强，肢体麻木或一过性半身不遂，甚或昏仆。舌苔厚腻。

治法：豁痰息风通络，引血下行。

方药：加味半夏白术天麻汤（法半夏、白术、茯苓、天麻各 12g，僵蚕、胆南星、大黄各 10g，钩藤、桑枝各 15g，怀牛膝、代赭石、丹参各 30g）。

由于中风先兆的出现与"气血并走于上（头部）"有关，故防治过程中无论哪一型均应"引气血下行"，两方中重用牛膝、代赭石，目的即在于此。正如《医学衷中参西录》所云："牛膝善引上部之血下行，为治脑充血症无上之妙品。"代赭石有助牛膝引血下行之功，张锡纯说："生平治此等症必此二药并用，而又皆重用之。"此外，凡一过性神昏窍闭者，必要时还可选用苏合香丸、安宫牛黄丸、紫雪丹等药服之。

2. 经验方

（1）丁氏七妙汤：生芪 30g，生石决明 20g（先煎），金银花 15g，夏枯草 12g，当归、赤芍、防风各 9g，生甘草 5g，鲜桑枝 30cm。血热者加牡丹皮 9g，倍用夏枯草；手足木甚者加牛膝 15g，淡竹叶 12g；手足麻甚者加太子参 30g，豨莶草 15g；口干舌燥者加生地黄 30g，石斛 9g；气不顺者加沉香 3g 冲服；心悸不寐加枣仁 9g，珍珠母 30g（先煎）；便秘加生大黄 6g（后下）。

本方适用于年过半百，自觉手指（或单侧，或四肢）发麻，或手足抖动不能自主，面红如醉状，头目眩晕，头重脚轻，唇舌发麻不灵，言语不清，或失语善忘者。丁氏以此方预防发生中风，效果显著。

（2）中风片：川芎、赤芍、草决明、菊花、地龙、水蛭，共制成片剂。

有报道，陕西中医学院以此方预防有可能发生中风者 150 人，结果全部有效。

（3）丹参制剂：若有条件检测血液流变学并发现异常，或系一过性脑缺血者，均可选用丹参制剂，如复方丹参片，每次 4～6 片，每日 3 次；或丹参注射液 30mL，加入 10% 葡萄糖液 500mL 中静脉滴注，每日 1 次，14 天为 1 个疗程。或用补阳还五汤，每日 1 剂，对血液流变学异常亦有不同程度的改善。

3. 针灸

目前常用的方法是：先灸足三里、绝骨，后灸涌泉（均双侧），每日灸 1 次，每穴灸 15 分钟左右，以局部皮肤红润为度，直至症状消失 1 周后为止。

三、中风后遗症的康复治疗

中风后遗症的康复治疗是指对发生中风以后所遗留下的半身不遂、语言障碍等症

317

状，综合协调地采用各种有效措施，减轻残疾和因残疾所带来的后果，使残疾者的残存功能和潜在能力在治疗后获得最大的发挥，获得生活能力和工作能力，重返家庭和社会，平等地享受人类的各种权利，提高生活质量。同时可预防再发，一般得过一次中风，五年内第二次中风的机会将是30%。

对中风后遗症患者，必须争取早期康复治疗，尤其在发病后的前3个月内的康复治疗是获得理想功能恢复的最佳时机，但对病程长者，其潜在功能恢复能力也不容忽视，应当继续进行相应的康复治疗，也可达到改善功能的效果。根据临床经验，在发病后两年内，如果康复措施得当，还会有不同程度的恢复。

中风后遗症属难治病证，综合康复治疗被认为是当前最佳方案。主要有效康复措施如下：

1. 中药康复治疗

对半身不遂者，在软瘫期多使用有益气活血通络作用的补阳还五汤加减；在硬瘫期多用有养血平肝息风活络作用的四物汤合天麻钩藤饮加减。对语言障碍者，常用有祛风化痰作用的解语丹加减；肾虚者合用左归饮加减；老年痴呆者，常用益脾肾补脑髓、化瘀豁痰开窍的河车大造丸合安脑丸。对口眼歪斜者多用祛风、除痰、通络的牵正散加减。

2. 针灸康复治疗

针灸治疗中风效果显著，尤其对于神经功能的康复，如肢体运动、语言、吞咽功能等有促进作用，治疗越早效果越好，宜生命体征一稳定就介入。

（1）主穴：内关、极泉、尺泽、委中、三阴交、足三里。

（2）配穴：肝阳暴亢者加太冲、太溪；风痰阻络者加丰隆、合谷；痰热腑实者加曲池、内庭、丰隆；气虚血瘀者加气海、血海；阴虚风动者加太溪、风池；口角歪斜加颊车、地仓；上肢不遂者加肩髃、曲池、手三里、合谷；下肢不遂者加环跳、阳陵泉、风市；肘部拘挛加曲泽，膝部拘挛加曲泉，踝部拘挛加太溪，手指拘挛加八邪，足趾拘挛加八风；足内翻加绝骨、丘墟透照海；足外翻加中封、太溪；足下垂加解溪；语言謇涩加廉泉、通里；头晕加风池、完骨、天柱；便秘加丰隆、支沟；尿失禁、尿潴留加中极、曲骨、关元。

3. 科学的运动功能训练

包括肢体的被动运动、主动运动和抗阻运动，以及"作为康复治疗法"等。

4. 其他康复方法

如在被动运动期配合推拿康复法、气功诱导康复法等，都有一定效果。重视心理治疗，建立患者良好心理状态，使患者主动参与进行肢体运动的康复训练，对残疾功能的恢复也极为重要。这里还应包括一项"康复护理"，以便配合实施康复计划的完成，也可防止患者二次伤残的发生。

第十节　甲状腺功能亢进症的防治

甲状腺功能亢进症（简称甲亢）是由多种原因导致甲状腺功能增强，分泌甲状腺激素过多，造成机体的神经、循环及消化等系统兴奋性增高和代谢亢进为主要表现的临床综合征，是一种常见的内分泌疾病。其主要临床表现为心悸，手抖，疲乏无力，多食善饥，体重显著下降，怕热多汗，皮肤潮湿，焦躁易怒，失眠不安，思想不集中，记忆力下降，大便次数增加，女性月经减少或闭经，男性阳痿等。另外，还有不同程度的甲状腺肿大和突眼等特征。一般女性发病率高于男性，且发病年龄多为 20～50 岁。甲亢大部分是因感染、精神创伤、内分泌紊乱等因素诱发而致甲状腺被病原体感染后，引发自身免疫反应，使甲状腺分泌功能亢进。

甲亢即中医之瘿气症，中医认为，发病原因首先在于患者素体阴亏，肾阴不足，水不涵木，肝阴失敛。在此基础上，复遭情志失调、精神创伤而发本病。由于七情不遂，肝气郁结，气郁化火，上攻于头，故甲亢患者急躁易怒，面红目赤，口苦咽干，头晕目眩；肝郁化火，灼伤胃阴，胃火炽盛，故消谷善饥；脾气虚弱，运化无权，则消瘦乏力；肝郁气滞，影响冲脉，故月经不调，经少，经闭；肾阴不足，相火妄动，则男子遗精、阳痿；肾阴不足，水不涵木，则肝阳上亢，手舌震颤；心肾阴虚，则心慌、心悸，失眠多梦，多汗；阴虚内热，则怕热，舌质红，脉细数。患者素体阴虚，遇有气郁，则易化火，灼伤阴血。另外，患者气郁化火，炼液为痰，痰气交阻于颈前，则发于瘿肿；痰气凝聚于目，则眼球突出。

甲亢是一种危及人体健康和生命的严重病证，在早期可无症状或症状不典型。如果不及时治疗或治疗不当，可诱发糖尿病、高血压、心脏病等多种并发症，甚至导致"甲亢危象"而危及生命。另外，甲亢患者也有一定的癌变率，如治疗 10 年未愈者，容易转为甲状腺癌，危及生命。甲亢是一种慢性疾病，由于疾病缠绵难愈，疗程长，反复发作，故患者往往精神压力大，甚至影响日常生活和工作，故甲亢的防治显得尤为重要。甲亢的防治目标是预防甲亢发生，降低发病率；对甲亢发病高危人群进行重点监测，早发现，早治疗；对已发甲亢者积极治疗，减少并发症发生，避免进一步发展为"甲亢危象"，将甲亢及其并发症对患者造成的危害降到最低限度。

应用中医治未病理论防治甲亢，主要在三个方面：第一，甲亢高危人群在未病时应防病于未然，采取正确的养生方法加以预防。第二，未病将病期，通过各种方法调理机体，避免发展为"已病"。第三，既病之后，早发现，早治疗，防复发，预防或减少并发症以及甲亢危象发生。

一、未病期应先预防

防病于未然，是最理想的防治措施。人生活在大自然之中，四时岁月的变迁，寒暑往来，加之工作环境、生活环境中的不良刺激因子时刻对人体都会带来一定的影响，当人的调控功能失常，加之不良因素的刺激，将会导致本病的发生。其中情志因素在甲亢的发病中具有重要的作用，情感不舒，肝气郁滞，肝郁脾虚，或肝郁化火均可凝聚为疾。凝结于眼部则目突；肝火旺盛则性情急躁、易怒；火盛则耗气伤阴；横逆脾胃则胃火亢盛；心阴虚则怕热、心悸；下及肾阴，后期会出现肾阴不足等症状。《济生方·瘿瘤论治》说："瘿瘤者，多由喜怒不节，忧思过度而成斯疾焉。"

故预防甲亢首先应做到调畅情志，恬淡虚无。应尽量避免精神紧张和情绪波动；保持积极乐观、平和的心态，正确对待周围的一切事物，树立正确的健康观、人生观、价值观、世界观；多听听舒缓、优美动听的音乐，多与亲戚朋友们聚聚；如遇不愉快的事时，可及时向亲友们倾诉，不要闷在心里。同时也应做到饮食有节、起居有常、不妄作劳、顺应自然规律；另外还应进行适当的体育锻炼，增强机体的免疫功能。对于机体体质较弱者，可服用中药玉屏风散或参苓白术散以增强身体免疫力。以上举措对预防甲亢的发生有一定的积极意义，特别是有甲亢家族史者更应积极预防。

二、未病将病期应预防发病

目前已经肯定甲亢是一种自身免疫性疾病，但其发病机理尚未完全阐明。近年研究认为本病是在遗传的基础上，有应激因素的参与而发病。特别是对处于甲亢未病将病期者（即处于甲亢亚临床期者），生化检查中甲状腺激素测定仅有血清 TSH 降低，而 TT_3、TT_4、FT_3、FT_4 和反 T_3（rT_3）正常；或 TT_3、TT_4、FT_3、FT_4 等指标中的某一项或某两项略有升高或处于正常值的高值附近，此类人群往往会因某些应激因素而诱发甲亢，故要紧密观察，避免各种诱发因素，积极预防甲亢发生。另外，原先患有单纯性甲状腺肿、结节性甲状腺肿、甲状腺肿瘤、甲状腺结节和甲状腺炎等疾病的患者均可能导致甲亢，这部分人群亦应积极治疗原发疾病，预防甲亢发生。

甲亢的诱发与自身免疫、遗传和环境等因素有密切关系，其中以自身免疫因素最为重要。精神刺激、感染等应激状态是甲亢的常见诱因，家族遗传与甲亢也有一定的关系。因此，对处于未病将病期者，主要应从避免应激因素着手，以提高自身免疫力为重，以预防本病的发生：①感染：包括细菌感染与病毒感染所致的某些疾病。②长期的精神创伤或强烈的精神刺激，如忧虑、悲哀、惊恐、紧张等。③少数患者的发病与过度疲劳、外伤、妊娠、摄入过多的含碘食物，如海带、海鱼、海蜇皮及含碘药物，如胺碘酮、复方碘液、碘化锌、含碘中药等有关。

因此，对处于甲亢未病将病期者，良好的生活习惯，有规律的学习工作，保持平衡的心态，避免强烈精神创伤，防止感染等应激状态，就可以预防及减少甲亢的发生。预防措施主要为：①预防各种感染。②避免精神刺激。③防止过度疲劳。④消除不良嗜好。⑤维护和谐婚姻。⑥坚持规则服药。此外，也可适当运用中药（如黄芪、白术、怀山药、茯苓、莲子、芡实等）进行食疗，以补脾益气，强身健体。

三、甲亢并发症或甲亢危象的防治

已患甲亢者，则应早期治疗，以防止本病的进一步传变，即防止病情发展加重和并发症的发生。《素问·玉机真藏论》云："五脏相通，移皆有次，五脏有病，则各传其所胜。"因而，要根据甲亢并发症发生的规律，采取预防性措施，防止并发症的发生，控制疾病的转变。

1. 饮食调养

在甲亢调养过程中，患者的饮食尤其重要。因为甲亢患者由于代谢亢进，营养物质需求明显增加，如果营养补充不足，消瘦会更为明显，甚至出现类似晚期癌症的症状。患者日常生活和饮食应从以下几个方面加以注意：

（1）每日进食的热量应较正常人增加 50% ~ 70% 。

（2）多进食高蛋白食物，年轻患者还需多进食脂肪类食物。

（3）多进食含维生素丰富的水果、蔬菜。

（4）少食或不食辛辣食物，如辣椒、葱、姜、蒜等。

（5）少食含碘多的食品，如海带、海虾、海鱼等。

（6）不吸烟，不饮酒，少喝浓茶、咖啡。

（7）要注意心理情绪及精神的自我调节，保持心情舒畅、精神愉快、情绪稳定。

（8）避免伤风感冒，避免劳累过度，多注意休息。

2. 中医辨证治疗

中医药在治疗甲亢方面有不错的疗效。如果甲亢出现了身体不适，可根据中医的辨证进行调治。病初治宜理气化痰，软坚散结；后期治宜柔肝滋肾。

（1）肝郁脾虚痰结证

该型多与情志不调，过食肥甘厚味等有关。

主症：精神抑郁，胸闷胁痛，吞咽不爽，胃纳不佳，餐后饱胀或有恶心，消瘦乏力，大便溏薄，双目突出，甲状腺肿大。舌质淡胖，可见齿痕，苔薄白腻，脉弦细，或细滑。

治法：健脾解郁，化湿豁痰，软坚消瘿。

方药：逍遥散合六君子汤加减。

（2）气阴两虚证

该型多见于瘦弱和久病患者。

主症：形体消瘦，神疲乏力，怕热多汗，心悸怔忡，腰膝酸软，甲状腺肿大。舌质红，苔薄黄，脉细数。

治法：益气养阴。

方药：生脉饮合六味地黄汤加减。

（3）阴虚阳亢证

此型亦多见于瘦弱和久病患者。

主症：心烦失眠，心悸怔忡，腰酸乏力，怕热多汗，面红口干，急躁易怒，手指震颤，多食易饥，消瘦。舌质偏红或边光红，脉弦数或细数。

治法：益气养阴，滋肾潜阳。

方药：天王补心丹合六味地黄丸加减。

若甲状腺肿大明显者加白芥子或酌情使用消瘿汤（夏枯草、海藻、玄参、牡蛎各30g，浙贝母、僵蚕、当归、香附、白芥子各12g，三棱、莪术、黄药子、炮山甲各10g）；心悸失眠较重者加远志、磁石；手震颤剧烈者加珍珠母、钩藤；胃火重，易饥者加生石膏、知母等。

另外，对甲亢患者的多汗，可用牡蛎散，或用大剂量的黄芪、浮小麦加以调理。对甲亢中常见的心悸、失眠、多梦等心神不宁症状，可在一般性治疗的基础上加酸枣仁、远志、龙骨、夜交藤、珍珠母等，也可服用天王补心丹。

3. 甲亢危象的防治

甲亢危象是甲状腺毒症急性加重的一个综合征，是甲亢恶化时的严重证候群，常因感染、创伤、手术或强烈的情绪激动等诱发。甲亢危象的临床表现为原有甲亢症状的急剧加重，包括高热（可达39℃以上），心动过速（脉率可达每分钟140～240次），或伴心房颤动或心房扑动，血压升高，脉压差增大。患者烦躁不安，大汗淋漓，呕吐腹泻，可导致水与电解质紊乱，进而出现嗜睡或谵妄，乃至昏迷。部分患者有心力衰竭、肺水肿等。总之，甲状腺危象起病急，发展快，病情危重，属内科急症，病死率较高，故应积极预防。预防应坚持长期监测甲状腺功能；防止各种诱发因素的发生，特别是精神刺激、感染等；戒烟限酒；积极治疗甲亢或可引起甲亢的各种疾病（如结节性甲状腺肿、甲状腺炎等）。如果甲亢患者一旦发现危象苗头，要尽快送往医院，以便采取相应的措施。

4. 防止病后复发

特别值得一提的是，甲亢患者如果调治不当，愈后也易复发。俗语说："病来如山倒，病去如抽丝。"因此，初愈阶段，仍要在医师指导下坚持服药，忌吃各种含碘丰富的药物及食物，如海带、海藻、紫菜，以及海鲜类鱼、虾，中药的昆布、黄药子等。同时要饮食有节，精神调畅，结合药膳等综合调理，但切不可盲目进补，并要定期检查甲状腺功能，认真监控，是病后防止复发的重要措施。

第十一节　慢性肾脏病的防治

慢性肾脏病不是指单一的某种肾脏病，简单地说，凡出现肾脏损伤指标（如白蛋白尿、血尿、管型尿，影像学或病理学异常）或（和）肾小球滤过率降低，时间超过3个月，均称为慢性肾脏病。肾脏疾病在早期没有明显的症状和体征，不易被觉察，但这些肾脏损害如得不到及时诊治，将会发展成严重疾病，最直接的就是肾衰竭。当肾功能完全丧失时，就成为终末期肾病，又称尿毒症终末期，这个时期肾功能已经不可能再恢复正常，因而需要通过腹膜透析、血液透析或肾移植来维持生命。慢性肾脏病还可导致心脑血管疾病的高发病率和高病死率。由于肾脏替代治疗费用昂贵，动辄几万、十几万甚至几十万，给个人、家庭带来巨大经济负担，给社会造成沉重压力，一般居民很难承受如此巨额的医疗费用。因此，慢性肾脏病的防治具有重要意义。

慢性肾脏病临床常见水肿，面色㿠白无华，腰酸乏力，纳差神疲等症状，属中医学"水肿""虚劳""腰痛"范畴。慢性肾脏病病位较深，病程绵长，故虚证相对较多，其基本病机是脾肾虚损，运化失常，开阖不利，水湿停聚，湿热内生，进而气滞血瘀，积结成毒。日久不愈，正气日损，气化功能逐渐衰败，体内精微物质失摄而漏出，水饮痰浊血瘀内停，则表现为正虚邪实或本虚标实之候。治疗上当辨虚实，分寒热，察阴阳，明标本。

应用治未病理论防治慢性肾脏病主要包括：第一，未病先防，就是要先了解慢性肾脏病常见致病原因，强调慢性肾脏病危险因素的预防和正确养生。第二，既病防变，如果疾病已经发生，则应争取早期诊断，早期治疗，强调原发病的治疗以防止疾病的发展与传变。掌握慢性肾脏病的发生发展规律，根据其发展情况，杜绝疾病的进一步发展，防患于未然。

一、未病先防

导致慢性肾脏病的常见原因主要有：①上呼吸道感染后诱发人体免疫功能紊乱，导致急性肾炎，治疗不及时，就会发展成慢性肾脏病。②高血压、糖尿病、动脉粥样硬化、高尿酸、肥胖等易继发肾损害，造成慢性肾脏病。③肾毒性药物长期应用可导致肾功能损害，造成慢性肾脏病。因此，防范慢性肾脏病首先要积极治疗原发病，杜绝病情的发展。同时，注意日常生活的调摄也是预防慢性肾脏病发生的重要手段。

1. 加强体育锻炼

平时加强身体锻炼，以增强御邪能力，增强体质，预防感冒及咽喉部、扁桃体等上呼吸道感染的发生。出现上呼吸道感染时，要及时彻底治疗。

2. 防过度疲劳

注意生活有规律，劳逸结合，指导科学用脑，弛张有序，在繁忙的工作中进行10～20分钟的工间休息，保证充分睡眠，尽量不熬夜，午饭后休息30～60分钟，有利于身体免疫功能平衡。

3. 保持良好的生活习惯

坚持清淡低盐饮食，限制盐的摄入，每日摄入盐在5g以下。低脂饮食，过多的饱和性脂肪酸可使血管硬化，使血压升高，过多的不饱和脂肪酸也可转成饱和脂肪酸，对血压也是不利的，所以强调不进食高脂肪、高热量及油炸食品，避免动脉粥样硬化。多食含锌、钙丰富的食品，有促进肾小管排钠和降压作用。纠正不良习惯，如吸烟、饮酒、饮浓茶及咖啡等，以避免高血压的危险因素。

4. 情志调摄

稳定情绪，保持心情愉快。遇事要冷静，莫急躁，避免精神紧张，过度激动和悲伤，学会及时进行自我心理调节，加强修养，提高心理承受能力。对预防高血压、糖尿病的发生有一定作用。

5. 控制体重

通过适当体育锻炼，均衡饮食，健康减肥。例如，长期坚持有规律的有氧运动，有助于减轻和控制体重。调整糖、脂肪代谢，改善心肺功能，有利于避免糖尿病的发生和肥胖相关性肾病的发生，可选择散步、游泳、太极拳等，每周3～5次，每次30～60分钟，持之以恒。

6. 避免滥用药物

不能长期滥用药物，尤其是应用肾毒性药物，应在正规医生的指导下应用，以免造成肾脏损害。

二、既病防变

通过调整慢性肾脏病生活方式，及时干预，积极治疗引起慢性肾脏病的原发疾病，是预防慢性肾脏病加重和并发症发生的关键。

1. 饮食有节

慢性肾脏病患者的饮食应以清淡、高蛋白、富含维生素、低脂肪、低嘌呤为原则，忌辛辣肥甘及滋养太过，同时要根据患者的体质、证候性质有针对性地指导合理饮食。防止过量饮食使肠胃损伤，气血失调；过量饮水而增加肾脏的负担；饮食过少，气血生化乏源，正气虚弱，影响患者的康复。另外，要忌烟限酒，适量饮茶。

2. 顺应四时，起居有常

慢性肾脏病患者本身抵抗力差，免疫功能低下，很容易被感染，且迁延不愈，使病情加重或反复。嘱患者保持居室空气流通，调节衣着，注意"春捂秋冻"，早睡早起，外出散步，放松形体，顺应天地生发之气以养"生"。

3. 调养情志

慢性肾脏病常久治不愈，预后欠佳，患者常有焦虑、内疚、沮丧等心理，影响病情。而情绪应激在慢性肾脏病的发生、发展、预后和转变方面的作用日益受到重视，通过调节情志以调节身体的功能。保持心情舒畅和情绪稳定，可避免肾脏精气受损，利于气血经脉畅通，疾病康复。

4. 动静结合，适当运动

对于慢性肾脏病患者，由于久病之后大多气阴两虚，正气不足，其身体锻炼应以小运动量为主，如慢跑、散步、气功、引导、太极拳等，使气血宣通，筋骨强实，抗病祛邪，但切不可过劳。

5. 预防感染

慢性肾炎患者机体抵抗力低，容易合并感染。任何感染都加重病情，甚至引起肾功能急骤恶化，故应积极预防。应保持皮肤清洁，防止皮肤感染；在感冒流行季节少去公共场所；注意口腔、会阴等处清洁，如有感染前驱症状发生，应立即就医，及时治疗。

6. 避免使用肾毒性药物

避免非类固醇类消炎止痛药、氨基糖苷类等肾毒性药物的使用。

7. 定期检查

每半年检查一次微量白蛋白尿、尿常规、血肌酐、肾脏 B 超，提高预防意识。定期检查尿常规和肾功能是早期发现慢性肾脏病最有效和简便的方法，对易引起慢性肾脏病的系统性疾病，如高血压病、糖尿病等尤其要定期检查是否出现了蛋白尿，如有蛋白尿，则应尽快积极治疗。

8. 积极治疗原发疾病

在医生指导下，积极治疗引起肾脏损害的原发疾病，如要严格控制血糖，控制高血压，调脂，抑制尿酸生成及促进其排泄，控制蛋白尿，可以稳定疾病，延缓慢性肾脏病的病情发展和并发症的发生。

9. 中医辨证治疗

（1）脾虚失运证

主症：初期多见呕恶纳差，腹胀便溏，疲乏无力，气短懒言，甚者出现水肿。舌淡苔薄，脉细缓。

治法：健脾利湿，培土利水。

方药：参苓白术散加减。

加减：气虚甚，症见气短声弱者可加人参、黄芪以健脾益气；若小便短少者可加桂枝、泽泻，以助膀胱气化而行水。

（2）肾阳虚证

主症：腰酸冷痛，怯寒神疲，面色㿠白，四肢厥冷，甚者面浮身肿反复消长不已。

舌质淡胖，苔白，脉沉细或沉迟无力。

治法：温肾助阳，化气行水。

方药：济生肾气丸合真武汤加减。

加减：小便清长量多者去泽泻、车前子，加菟丝子、补骨脂以温固下元；面部浮肿，表情淡漠，动作迟缓，形寒肢冷为主者，治以温补肾阳为主，方用右归丸加减。

（3）肾阴虚证

主症：酸软无力，缠绵不愈，心烦少寐，口燥咽干，面色潮红，手足心热，甚或水肿。舌红少苔，脉弦细数。

治法：滋补肾阴。

方药：左归丸加减。

加减：肾阴不足，常有相火偏亢，可酌情选用知柏地黄丸或大补阴丸加减化裁。虚劳腰痛，日久不愈，阴阳俱虚，阴虚内热者，可选用杜仲丸。

（4）瘀血互结证

主症：皮肤瘀斑，腰部刺痛，或伴血尿，甚或水肿延久不退。舌紫暗，苔白，脉沉细涩。

治法：活血祛瘀，化气行水。

方药：桃红四物汤合五苓散加减。

加减：如见腰膝酸软，神疲乏力，乃为脾肾亏虚之象，可合用济生肾气丸以温补脾肾，利水肿；对阳气虚者，可配黄芪、附子益气温阳以助化瘀行水之功。对于久病，虽无明显瘀阻之象，临床上亦常合用益母草、泽兰、桃仁、红花等以活血通络。

（5）湿热壅盛证

主症：胸脘痞闷，烦热口渴，小便短赤，或大便干结，甚或水肿，皮肤绷急光亮。舌红，苔黄腻，脉沉数或濡数。

治法：分利湿热。

方药：疏凿饮子加减。

加减：腹满不减，大便不通者，可合己椒苈黄丸以助攻泻之力，使水从大便而泄。若兼见喘促不得平卧者，加葶苈子、桑白皮泻肺利水。若湿热久羁，亦可化燥伤阴，症见口燥咽干者可加白茅根、芦根，不宜过用苦温燥湿、攻逐伤阴之品。

（6）水湿浸渍证

主症：身体困重，胸闷，纳呆，泛恶，起病缓慢，病程较长，甚或水肿，小便短少。苔白腻，脉沉缓。

治法：运脾化湿，通阳利水。

方药：五皮饮合胃苓汤加减。

加减：外感风邪，肿甚而喘者，可加麻黄、杏仁宣肺平喘；面肿，胸满，不得卧者加苏子、葶苈子降气行水；若湿困中焦，脘腹胀满者，可加川椒目、大腹皮、干姜温脾化湿。

第十二节　糖尿病的防治

糖尿病是对人类健康有严重威胁，对社会发展有重大影响的疾病。目前糖尿病患病率日益增高，根据 IDF（国际糖尿病联盟）最新资料统计，全球已诊断的糖尿病病例已由 1991 年的 6000 万增加到 2.46 亿，2025 年将达 3.8 亿。尤其是近年来糖尿病发病率更向年轻化发展，青少年中 2 型糖尿病患病率增长惊人。糖尿病并发症发生率极高，如糖尿病并发心脑血管病、糖尿病肾病（DN）、糖尿病周围神经病变（DPN）、糖尿病视网膜病变（DR）、糖尿病足（DF）等，是患者致残、致死的主要病因。而且 2 型糖尿病一旦发病，尚无根治方法。因此，预防糖尿病的发生尤为重要。糖尿病的防治目标是降低发病率，将糖尿病及其并发症造成的危害性降到最低限度。

糖尿病属中医"消渴"范畴。中医认为，糖尿病是由于阴亏燥热，五脏虚弱所致，其病因有四个方面：①素体阴虚，五脏虚弱：是糖尿病发病的内在因素。阴虚质、气虚质、痰湿质、瘀血质等，是糖尿病发病的内在基础。②饮食不节，形体肥胖：长期过食肥甘，醇酒厚味，损伤脾胃，脾胃运化失司，积热内蕴，消谷耗液，损耗阴津，导致发生糖尿病。③精神刺激，情志失调：长期过度的精神刺激，情志不舒，或郁怒伤肝，肝失疏泄，气郁化火，上灼肺胃阴津，下灼肾阴；或思虑过度，心气郁结，郁而化火，心火亢盛，损耗心脾精血，灼伤胃肾阴液，均可导致糖尿病的发生。④劳欲过度：房室不节，劳欲过度，可使肾精亏损，虚火内生，灼伤阴津而发生糖尿病。⑤久服丹药，化燥伤津：健康人滥服久服一些壮阳之品和类固醇避孕药、肾上腺皮质激素等，或接触一些化学药物，如四氧嘧啶、链脲菌素、吡甲硝苯脲，耗伤阴液，也可导致糖尿病的发生。

应用治未病理论防治糖尿病，主要在三个方面：第一，健康人群要防病于未然，强调正确养生以预防疾病。第二，未病将病期，通过各种方法调摄机体，使之恢复平衡，避免发展为"已病"。第三，既病之后，防其传变，强调早期诊断，早期治疗，预防并发症的产生。

一、健康期的预防

糖尿病，尤其是 2 型糖尿病，与遗传密切相关。由于遗传和环境因素的影响，有部分健康人已成为糖尿病的易感人群，即这类人群目前血糖正常，但患糖尿病危险性较大，主要包括：①其血缘亲属中有患糖尿病者，尤其是父母。②贪食肥胖，特别是腹部肥胖者。③分娩过 4kg 以上巨大婴儿的妇女。④年龄在 40 岁以上者。⑤患有高血压、冠心病或血脂、血尿酸不正常者。⑥生活富裕、缺少体力活动者。⑦吸烟、嗜酒者。⑧有过胰腺疾患或胆石症者。⑨以前检查发现过血糖不正常或糖耐量减低者。这类人群在健康期的预防尤其重要。

1. 保持乐观、平和的心境，勿使七情太过

情志失调，长期郁怒，能导致气机郁结，气血逆乱，郁久化火，伤津耗液，最终导致糖尿病发生。许多糖尿病患者在发病前或发病初期，常有抑郁悲怒等七情所伤的表现。当人处于紧张、焦虑、恐惧或受惊吓等情绪时，交感神经兴奋，肾上腺素分泌，会抑制胰岛素分泌。若不良情绪长期存在，则可能引起胰岛 B 细胞功能障碍，使胰岛素分泌不足的倾向被最终固定，进而导致糖尿病。因此，预防糖尿病首先应保持情绪稳定，乐观豁达，不患得患失，适当控制情绪，减少焦虑及激动。

2. 注重饮食的保养，使脾胃功能调和

糖尿病的发生、发展和饮食有着密切联系，饮食的调养是中医治未病的重要内容。

（1）做到饮食有节制：饮食不节，损伤肠胃后，会郁而化热，聚湿生痰，影响气血的流通运行，成为诱发、加重糖尿病的诱因。

（2）固护脾胃：脾胃的功能健运与否也与糖尿病发生息息相关。脾气亏虚，不能散精，反而聚湿生痰，痰热内蕴，化燥伤津，使五脏干燥。固护脾胃应该做到饮食定时定量，不吃或少吃辛辣肥甘之物，避免暴饮暴食，并适当运用黄芪、白术、怀山药、鸡内金、茯苓、扁豆、莲子、芡实等补脾益气中药进行食疗，以助脾胃的健运功能，防患于未然。

3. 保持良好的生活习惯，扶正御邪

人与自然息息相关，因此，养生应做到生活起居遵循自然规律，起居有时，并充分认识风寒湿燥暑等外邪致病的规律及特点，做到"虚邪贼风，避之有时"。起居失常会使人体气机逆乱，损伤正气，燥热之邪易于侵入，损耗阴液；同时过劳伤阴，转生内热，内热又耗阴津，二者互为因果，导致糖尿病的发生。

二、未病将病期的预防

处于未病将病期之人，已有阴阳的偏颇，如出现了阴虚质、痰湿质等，部分人已由血糖调节正常发展为糖调节受损，包括空腹血糖受损（IFG）和糖耐量受损（IGT），二者可单独或合并出现，血糖有轻度增高，但尚未达到糖尿病诊断标准，也无明显的糖尿病临床症状。此期已是糖尿病的前期状态，是 2 型糖尿病的唯一可逆转阶段，是从治未病的角度预防糖尿病发病的关键时期。

1. 健康教育和定期检查

肥胖、有糖尿病家族史、血脂紊乱史、巨大胎儿史、妊娠糖尿病史或高血压史的人都属于 IGT 高危人群。要在此类人群中普及糖尿病的常识，由于 IGT 缺乏典型的临床症状，这类人群更应定期检查血糖，每年行糖耐量试验，每年两次检测微量白蛋白尿、空腹血糖、糖化血红蛋白及血脂，提高预防意识。

2. 饮食调摄

处于此期的人群，宜进食低糖、低脂肪、高膳食纤维食品，控制总热量，合理配餐，适当摄入碳水化合物和蛋白质，每天饮食中碳水化合物、脂肪和蛋白质的比例按10∶3∶2分配，清淡饮食，少食多餐，避免进食过于肥腻、过甜、过咸、过于辛辣的食物，宜进食高膳食纤维食物和粗粮、麦胚、豆类及蔬菜等，选择瘦肉、去皮和脂肪的家禽、脱脂或低脂奶；另外，避免煎炸食物、西式快餐。多饮水，禁烟、限酒。具体的食量根据个体每天活动量而定，如低活动量（办公室一族），每餐进食50～75g米或面，脂肪摄取15～20g，蛋白质50～100g；每人每日膳食纤维的摄入量不低于35g或每日摄入新鲜蔬菜400～500g，水果100g。如果运动量较大，可以适当增加每天的摄取量。饮食调摄的目标为使肥胖者恢复到适当体重（BMI为22或减重5%～10%），并长期维持。

3. 运动调摄

运动可以改善胰岛素抵抗及其他代谢指标，还可以使胰岛素与受体的亲和力增加，敏感性增强，并调节血脂，有利于防止糖尿病血管并发症。但运动必须"适量"才能起到作用，否则非但达不到应有的疗效，有时反使血糖升高。例如，应保证每周运动至少5次，每次至少30～60分钟中等强度的有氧运动，如慢跑、爬楼梯、爬山、游泳、骑自行车等。一般来说，糖尿病前期患者体质都偏弱，开始应先进行短时间的轻体力活动，运动到略出汗为止；随着体质的增强，再逐渐增加运动量及运动时间，养成运动习惯（每周2930.9kJ），持续6年。

4. 体质调理

近年来研究结果表明，糖尿病的发病与体质类型密切相关。阴虚质，气虚质、阴虚质并见，痰湿质，瘀血质等为糖尿病产生的内在基础。因此，体质调理是糖尿病前期的一种重要的调摄手段。

（1）阴虚质：宜滋阴补精，应在补阴药、补血药、清虚热药中选择，宜甘、淡或甘、寒，忌用辛燥耗液之品。应修身养性，学习调节自我情绪，避免心情抑郁，保持心绪平稳；劳逸适度，避免熬夜；勿长期处于炎热环境，争取保持室温在14℃～26℃为宜；忌服助热利湿方药，少食辛辣之品。尤在秋冬季节少食助热之品，如火锅以及辛香燥热之品。

（2）气虚质、阴虚质并见：宜培补元气，补气健脾。可选用补气健脾药，在补气同时，应注意把握药物剂量，循序渐进，避免补气助火。同时宜酌情选用化痰祛湿药、理气行滞药，并应顾及补气须防虚中夹实的情况。平时常食用具有健脾益气作用的食物，培养豁达乐观的生活态度，避免过度紧张，不过度劳神，不宜过度思考、悲伤，保持稳定平和的心态。注意保暖，不要劳汗当风，防止外邪侵袭。

（3）痰湿质：宜调补脾胃，化痰祛湿。可常用陈皮、茯苓、党参、白术、薏苡仁、山药等药物，或进行食疗，少食肥甘厚味，戒酒，忌暴饮暴食、进食速度过快和饱食。

宜食温补脾胃，化痰化湿，健脾利湿，化瘀祛痰的食物；不宜进食肥甘油腻、酸涩食品，寒凉水果。不宜在潮湿的环境中久留，阴雨季节要注意避免湿邪的侵袭。常洗热水浴，适当出汗为宜；穿衣尽量保持宽松，面料以棉、麻、丝等透气散湿的天然纤维为主，以利于汗液蒸发，祛除体内湿气。

（4）瘀血质：应从情志调理、饮食和运动等多方面进行药食调理，总以内外兼养、畅气行血为要。避免寒冷刺激；多做有益于心脏血脉的活动，可采用中小负荷、多次数锻炼；食物宜选用疏利气血之品，忌食固涩酸敛之品，忌生冷寒凉类食物，以免涩滞血脉，且不宜骤进大补，以免壅滞气血。

5. 控制血压

将血压控制在收缩压 <130mmHg，舒张压 <80mmHg；控制血脂，目标为低密度脂蛋白≤2.6mmol/L，非高密度脂蛋白≤3.38mmol/L，载脂蛋白 B≤2.34mmol/L；限盐，每天食盐 <6g；戒烟，限酒，男性每日饮酒（酒精量）<20～30g，女性15～20g。

6. 中医辨证调治

糖尿病前期者，如果出现身体不适，可以通过中医辨证调治。

（1）脾胃湿热证

该证多发生于太阴脾虚者，与过食肥甘醇酒有关。

主症：胸脘腹胀，或食后饱满，头身困重，腰腿酸困，四肢倦怠，小便黄赤，大便不爽，妇女带下量多，色黄有味。舌红苔黄腻，脉滑数。

治法：清热祛湿，行气调中。

方药：二妙丸、四妙丸或配合葛根芩连汤。

若脾虚症状突出，腹满便溏，体形虚胖者，可配合参苓白术散加味，或用参苓白术丸治疗。

（2）胃肠结热证

该证多见有长期过食辛辣、烧烤、醇酒、厚味史者。

主症：食欲亢进，大便干结，渴喜冷饮，口干口臭，畏热喜凉，小便黄赤。舌红苔黄厚，脉滑数，或滑实有力。

治法：清泄结热，通便化滞。

方药：功劳去火片、三黄片或新清宁。

若食积不化，多食，食后脘腹胀满，舌苔厚腻，脉滑者，可加用加味保和丸消食。

（3）肝经郁热证

该证多见于肝郁之人，长期情绪不稳定、五志化火是其常见诱因。

主症：头晕，咽干，口苦，心烦抑郁，胸胁苦满，善太息，嗳气。舌红，舌苔薄黄有沫，脉弦或兼数。

治法：清解郁热，疏肝行气。

方药：加味逍遥丸、龙胆泻肝丸（新方）等。

单纯气郁为主者，治法当疏肝理气，可用逍遥丸、越鞠丸等调治。

（4）痰火内结证

该证多见于肝郁之人，气郁生痰化火、肝经郁热夹痰为病者。

主症：形体肥胖，心胸烦闷，失眠多梦，头晕，肢体困重。舌红，舌苔黄腻，脉象滑数。

治法：清热化痰，行气调中。

方药：小柴胡汤、牛黄清心丸、礞石滚痰丸等。

（5）阴虚肝旺证

该证多见于阴虚肝旺之人，加以情绪波动所致，多为糖尿病前期合并高血压病患者。

主症：头晕目眩，头胀头痛，颜面潮红，烘热汗出，性急易怒，咽干口渴，腰膝酸软，五心烦热，心烦失眠，多梦。舌红，舌苔薄黄，脉弦或细弦。

治法：平肝潜阳。

方药：天麻钩藤颗粒、牛黄降压片等。

三、糖尿病并发症的预防

已患糖尿病的患者应重视糖尿病并发症的预防。糖尿病并发症的高发生率，导致了糖尿病的高致死率和高致残率，糖尿病并发症有无和其严重程度对糖尿病患者的生命质量及预后起着决定性作用，但只要改变生活方式，及时干预，完全可以预防或延迟并发症的产生。

1. 健康教育和定期检查

目前我国糖尿病患者的知晓率和治疗率仅为30%左右，很多患者对糖尿病的危险因素认识不足。因此，要加强对患者的教育，强调定期检查，不仅要注重空腹和餐后血糖指标，也要监测糖化血红蛋白、血压、血脂等其他指标，如定期检查心电图，定期监测眼底，定期查尿白蛋白等。教育患者听从医生指导，配合药物治疗，定期到医院复诊，坚持服药，并根据病程进展及时调整治疗方案。

2. 调整心态

很多糖尿病患者不愿接受、不能正视自己的病情，采取"鸵鸟"政策，从而延误了治疗时间。因此，患者在进行治疗的同时，也要注意调整自己的心态。精神上力求做到开朗、豁达、乐观、劳逸结合，避免过度紧张劳累。

3. 饮食调摄

原则同糖尿病未病将病期。

4. 在医生指导下进行运动

运动"以不疲劳为度"，根据病情选择散步、健身操、太极拳、游泳、交谊舞等。尤其是太极拳和散步，具有轻松、自然、舒展和柔和的特点，最适合糖尿病患者。如果散步，最好保证每天半小时到45分钟。对于已经发生心脑血管并发症的人，则要注意适量、适度运动，不要选择过于激烈的运动项目，但要持之以恒。

5. 坚持药物治疗

预防糖尿病并发症，生活方式和服药要双管齐下。尤其是心脑血管疾病，除了健康的生活方式，还要加入药物治疗的环节，要"早控制"，积极控制血糖，实现血糖达标。此外，高血压患者要服药控制血压，高血脂患者要服药控制血脂。为了预防冠心病，有时还需要加用其他药物。例如，阿司匹林就是预防心血管并发症非常重要的药物，它能保持血液黏稠度不高，可以作为常规药物服用。

6. 对症预防

当糖尿病患者出现长期低热，咳嗽，咳痰，甚至痰中带血，身体消瘦，食欲不振，疲乏无力，盗汗等症状时，要注意到医院就诊检查，以排除肺结核。糖尿病患者还应定期进行胸部X线检查，有症状时做痰液检查以便早期诊断和积极治疗。

糖尿病患者要格外注意脚部护理，每日用温水和中性肥皂洗脚，注意洗净趾缝；修剪趾甲时，把趾甲剪短，但不要过短，轻轻磨平边缘；冬季要注意脚的保温和防裂；穿合脚清洁柔软的鞋和袜子，线袜透气性好；洗脚时水温不要过高，以免烫伤。

糖尿病肾病是糖尿病最严重的微血管并发症之一，要从饮食着手，减轻肾脏压力。除做好其他的预防措施外，为减轻肾脏负荷，糖尿病患者的菜肴应以清淡为主，食盐摄入量严格控制在每天6g以内，患者应适当限制钾和蛋白质的摄入，以易消化的鱼类、瘦肉为佳，控制蛋白质摄入。另外，植物蛋白不易吸收，会增加肾脏负担。

糖尿病可引起视网膜病变、黄斑病、白内障、青光眼、屈光改变、虹膜睫状体病变等眼疾，所以血糖一定要争取控制在正常范围；定期检测眼底、视力，最好半年一次；经常用改善微循环药物，如银杏叶片、多贝斯等；检查发现视网膜病变，立刻到眼科或糖尿病科就诊。

糖尿病酮症酸中毒是糖尿病的严重并发症，预防应坚持长期严格控制血糖；防止多种诱发因素的发生，特别是预防感染，避免精神创伤及过度劳累；禁止酗酒和暴饮暴食；有条件应坚持必要的血糖和尿酮体监测，血糖持续高于13mmol/L，应监测尿酮体；若糖尿病患者出现极度口渴，食欲不振，恶心，呕吐及腹部不适，呼出的气体中有"烂苹果气味"时要及时检查和治疗。摄入充足维生素、微量元素，特别是维生素B、维生素C和锌、钙等，能对肾脏起保护作用，每半年检查一次肾功能。

7. 中医辨证调治

（1）阴虚热盛证

此型多见于糖尿病的早期阶段，患者大多未出现血管、神经并发症。

主症：烦渴多饮，多食易饥，尿频量多，大便干结，尿黄。舌红少津，苔黄而燥，脉滑数。

治法：滋阴清热。

方药：增液汤合白虎汤合消渴方加减（生地黄30g，玄参30g，麦门冬10g，生石膏30g，知母12g，葛根15g，天花粉30g，黄连10g，枳实10g）。

（2）气阴两虚证

此型是糖尿病中最为常见的证候，大多由阴虚热盛证转变而来，少部分可见于初诊的老年糖尿病患者。

主症：典型的多饮、多尿、多食等不明显，口咽干燥，神疲乏力，气短，腰膝酸软，大便干结，或兼心悸自汗，或眩晕耳鸣，或肢体麻痛，或视物模糊。舌体胖或有齿印，舌苔白，脉沉细。

治法：益气养阴。

方药：生脉散合增液汤加味（生黄芪15g，黄精15g，太子参15g，麦门冬10g，五味子10g，生地黄15g，玄参15g，葛根15g，天花粉15g，山药15g，山茱萸10g）。

第十三节　高脂血症和脂肪肝的防治

高血脂是指血浆中的胆固醇、甘油三酯、磷脂和未脂化的脂酸等血脂成分增高的疾病，包括高胆固醇血症、高脂蛋白血症、高甘油三酯等。高脂血症常有形体肥胖，行动迟缓，呼吸短促，易于疲劳，怕热多汗，不能耐受重的体力和脑力劳动的症状。它是造成动脉硬化症和心脏病中的一个重要危险因素。

脂肪肝是指由于各种原因引起的肝细胞内脂肪堆积过多的病变。脂肪性肝病正严重威胁国人的健康，成为仅次于病毒性肝炎的第二大肝病，已被公认为隐蔽性肝硬化的常见原因。脂肪肝是一种常见的临床现象，而非一种独立的疾病。其临床表现轻者无症状，重者病情凶猛。一般而言，脂肪肝属可逆性疾病，早期诊断并及时治疗常可恢复正常。脂肪肝的临床表现多样，轻度脂肪肝多无临床症状，易被忽视。中重度脂肪肝有类似慢性肝炎的表现，可有食欲不振，疲倦乏力，恶心，呕吐，体重减轻，肝区或右上腹隐痛等。脂肪肝根据肝组织病理学改变程度可分为四种情况，即单纯性脂肪肝、脂肪性肝炎、脂肪性肝纤维化、脂肪性肝硬化。

中医认为本病的发生有内因与外因两方面。外因主要为嗜食肥甘厚味，内因是脾肾不足，属本虚标实之证。

脂肪肝相当于中医学的"胁痛""积聚""痰浊"等范畴。中医认为本病的病因为饮食、劳逸、七情六欲等内损外伤，病机与气滞、痰湿、痰浊、血瘀有关，涉及肝脾肾三脏。脂肪肝的各个阶段可责之为肝郁、脾虚、肾亏共同的病理结果。

应用治未病理论防治高脂血症和脂肪肝，主要在两个方面：第一，健康人群要防病于未然，强调正确养生以预防疾病。第二，既病之后，防其转变，强调早诊断，早治疗，防止发展为脂肪性肝炎、脂肪性肝纤维化、脂肪性肝硬化。

一、健康人群应预防

1. 强调饮食的均衡

预防高脂血症和脂肪肝要尽早，从年轻时就开始，从日常生活做起，养成良好的生活习惯。对于家族中有高脂血症、冠心病、糖尿病遗传因素者要注意饮食的均衡，合理膳食。每日三餐要调配合理，做到粗细搭配，营养平衡。控制高能量、高糖、高脂肪饮食，适当提高蛋白质摄取，补充蔬菜、水果、维生素、矿物质；控制体重，维持相对正常的血脂、血糖水平和热量的摄入。

2. 适当运动

每天坚持体育锻炼，运动是消耗脂肪重要的手段，可视体质选择适宜的运动项目，如慢跑，打乒乓球、羽毛球等；从小运动量开始，循序渐进，逐步达到适当的运动量，以加强体内脂肪的消耗。

3. 避免过量饮酒

长期酗酒是损害肝脏的第一杀手，当酒精进入人体后，在肝脏进行分解代谢，酒精对肝细胞的毒性使肝细胞对脂肪酸的分解和代谢发生障碍，引起肝内脂肪沉积而造成脂肪肝。饮酒越多，脂肪肝也就越严重，还可诱发肝纤维化，进而引起肝硬化、肝癌。

4. 慎用药物

肝脏是人体的化工厂，任何药物进入体内都要经过肝脏解毒，所以，尽量减少无谓用药。对出现症状的脂肪肝患者，在选用药物时更要慎重，谨防药物的毒副作用。特别对肝脏有损害的药物绝对不能用，避免进一步加重肝脏的损害。

二、已病者应早治

1. 行为治疗

高脂血症和脂肪肝的行为治疗系通过改变高脂血症和脂肪肝患者及其高危人群不良饮食和生活习惯及嗜好，从而达到预防和治疗疾病的目的。

（1）控制体重：肥胖是大多数脂肪肝患者的宿敌，而过高的热能摄入更加剧了体重的增加，使脂肪合成增多，从而加速肝细胞脂肪变性。所以，合理控制每日热能的摄入量是治疗高脂血症和脂肪肝的首要原则。对于正常体重者，轻体力劳动时每日热能摄入为每千克体重125.52kJ，超重者则应每千克体重控制在83.63～104.6kJ。随着肥胖者体重减轻，肝内脂肪浸润明显减少，肝功能也随之改善。

（2）控制饮食

①摄入高蛋白饮食：高蛋白饮食能提供胆碱、蛋氨酸、胱氨酸、色氨酸、苏氨酸和赖氨酸等抗脂肪肝因子，增加载脂蛋白的合成，有利于将脂质顺利运出肝脏，减轻脂肪肝，并有利于肝细胞功能的恢复和再生。且蛋白质较高的食物有特殊的食物动力

作用，可刺激体内新陈代谢，故适当提高蛋白质的摄入量有助于减轻体重。每日摄入蛋白质100g左右，肉类、蛋、奶、豆制品均可。

②供给低糖饮食：碳水化合物主要由粮谷类供给。除蔬菜、水果含天然碳水化合物外，尽量不要使用精制糖类、蜂蜜、果汁、果酱、蜜饯等甜食和甜点。因为糖类摄入过多可增加胰岛素分泌，促使糖转化为脂肪，不利于脂肪肝的恢复。碳水化合物会刺激肝脏大量合成脂肪酸，造成脂肪肝。所以应控制碳水化合物的摄入，禁食蔗糖、果糖、葡萄糖和含糖较多的糕点、饮料。

③摄入脂肪应适量：脂肪中必需脂肪酸对预防和治疗脂肪肝有利，但摄入过多对控制热能不利，每天应控制在50g左右。限制吃高胆固醇食物，胆固醇摄入量也应限制在每天300mg以内。富含胆固醇的食物有动物内脏、鱼子、虾子、蛋黄等。植物油不含胆固醇，所含谷固醇、豆固醇、必需脂肪酸有较好的去脂作用，故尽量多摄取单链不饱和脂肪酸（如橄榄油、茶油等），限制饱和脂肪酸的摄取量（如猪油、牛油、黄油、奶油等）。

④摄入足量维生素：多种维生素能保护肝细胞，防止毒素对肝细胞的损害。其中维生素B族和维生素E参与肝脏脂肪代谢，并对肝细胞有保护作用；维生素A和胡萝卜素可防治肝纤维化。因此，脂肪肝患者应多进食富含各种维生素的食物，如新鲜黄绿蔬菜和水果。并尽量在餐前或两餐之间饥饿时进食，以减少主食进食量。另外，微量元素硒与维生素E一起服用具有协同保护作用。

⑤供给足量的矿物质和膳食纤维：矿物质有利于代谢废物的排出，膳食纤维有利于调节血脂、血糖。所以提倡食用适量的粗粮、蔬菜、水果、菌藻类。

⑥多饮茶、戒酒、戒烟：多饮茶可促进脂肪代谢。戒烟、戒酒可以避免酒精对肝脏的毒性，减少脂肪在肝脏的堆积，有利于脂肪肝的恢复。

（3）平衡膳食、粗细搭配、营养互补：高脂血症和脂肪肝患者饮食不宜过分精细，主食应粗细杂粮搭配，多食用蔬菜、水果和菌藻类以保证足够数量膳食纤维的摄入。富含膳食纤维的食品有粗麦粉、糙米、硬果、豆类、香菇、海带、木耳及鸭梨等。建议每日摄取蔬菜500~750g。

（4）建立良好的饮食习惯：高脂血症和脂肪肝患者应建立良好的饮食习惯，一日三餐有规律，尽量避免过量摄食、进零食、夜食、进食速度过快以及过分追求高品位、高热量的食物，以防止体内脂肪过度蓄积。饮食方式无规律，如经常不吃早餐，或者三餐饱饥不均会扰乱身体的代谢动态，为肥胖和脂肪肝的发病提供条件。有研究表明，在一天能量摄取量相同的情况下，固定于晚间过多进食的方式比有规律的分3次进食更容易发胖。此外，进食速度过快者不易产生饱腹感，易因能量摄入过多促发肥胖症。饮食治疗是大多数脂肪肝患者治疗的基本方法，也是预防和控制脂肪肝病情进展的重要措施。

2. 运动疗法

治疗性运动需要医师根据患者的具体情况（性别、年龄、体重、平时活动量的大小，锻炼场所的条件，工作的特殊性以及是否伴有其他疾病等）对患者作出客观、综合的评估后，制订一个科学的运动处方，在运动的方法、时间、强度、频率和运动量各方面作出具体量化指标，然后再对患者的适应性和疗效进行阶段性评估，不断调整、不断完善。各项运动项目，由于其量化指标不同，所产生的"耗氧量"也不同。

运动处方的制订既要适合患者的具体情况，又要掌握其适宜的"耗氧量"，这样才能达到既合情合理、又科学安全的标准。用"强度×时间"表示运动量来看，强度高的运动持续时间要比较短，如果强度低则持续时间就要长，应按照脂肪肝患者的生活背景和肥胖程度考虑时间和强度的搭配。运动量渐增，并做到有恒、有序和有度，每次锻炼时必须完成规定的运动指标。脂肪肝患者的运动项目应以低强度、长时间的有氧运动为主。以有氧代谢为特征的动力性活动对脂肪肝患者降脂减肥、促进肝内脂肪消退的效果较好。

运动不要过量，脂肪肝患者应根据运动后劳累程度和脉搏选择适当的运动量，以运动时脉搏加快，运动后疲劳感于 10～20 分钟内消失为宜。锻炼后如果有轻度疲劳感，但是精神状态良好，体力充沛，睡眠好，食欲佳，说明运动量是合适的。如果锻炼后感到十分疲乏，四肢酸软沉重，头晕，周身无力，食欲欠佳，睡眠不好，第二天早晨还很疲劳，对运动有厌倦的感觉，说明运动量过大，需要及时调整。锻炼过程中如果出现呼吸困难，面色苍白，恶心呕吐等情况，应立即停止运动，必要时采取相应的处理。

3. 禁酒和慎用药物

详见健康人群高脂血症和脂肪肝的预防。

4. 定期复查

定期复查血脂（总胆固醇、甘油三酯）、脂蛋白（低密度脂蛋白和高密度脂蛋白）、肝功能、肝脏 B 超等。

5. 中医辨证调治

（1）肝气郁结证

主症：胁肋胀痛，胸闷不舒，倦怠乏力，善叹息，恶心纳呆，并随着情志变化而增减，肝脏肿大或不肿。舌质暗红，苔薄白腻，脉弦细。

治法：疏肝解郁，理气活血。

方药：柴胡疏肝散合金铃子散（柴胡 10g、陈皮 10g、川芎 5g、香附 5g、枳壳 10g、芍药 15g、炙甘草 3g、川楝子 15g、延胡索 15g）。

（2）脾虚湿盛证

主症：右胁胀满，恶心或纳呆或脘胁胀闷，倦怠乏力，大便溏薄。舌质淡胖，苔白腻或厚腻，脉濡缓。

治法：健脾化湿。

方药：参苓白术散加减（人参10g，白术10g，茯苓15g，甘草5g，砂仁5g，桔梗10g，山药15g，大枣10g，白扁豆15g，薏苡仁20g，莲子肉10g，泽泻15g，山楂15g）。

（3）痰瘀互结证

主症：右胁刺痛或钝痛，痛有定处，入夜更甚，脘腹痞闷纳呆，恶心厌油，肋下肿大。舌暗有瘀斑，脉弦涩。

治法：活血化瘀，化痰散结。

方药：复元活血汤加减（柴胡12g，天花粉12g，当归10g，红花8g，生甘草5g，炮山甲10g，大黄18g，桃仁12g，贝母10g，法夏10g，茯苓15g，山楂10g）。

（4）湿热内蕴证

主症：右胁不适，痛或胀痛，口苦咽干，恶心呕吐，腹胀，厌油腻，身目黄或无黄，小便黄赤，大便黏腻不爽，时时叹息。苔黄腻，脉弦数。

治法：清利肝胆湿热。

方药：茵陈蒿汤合导痰汤（茵陈15g，柴胡8g，黄芩10g，栀子10g，泽泻15g，当归10g，大黄5g，胆南星15g，茯苓10g，法夏10g，草决明10g，陈皮10g，甘草5g）。

（5）肝肾阴虚证

主症：右胁隐痛，面色黧黑，头昏目眩，两目干涩，咽干口燥，失眠多梦，腰膝酸软，手足心热，或伴低热。舌质红，少苔或无苔，脉弦细数。

治法：补肝肾，祛瘀浊。

方药：六味地黄丸加减（山茱萸10g，生地黄20g，山药15g，茯苓15g，泽泻15g，牡丹皮15g，鳖甲10g，三棱10g，莪术10g，五灵脂10g，大黄5g，白术15g，白芍15g）。

第十四节　肠易激综合征的防治

肠易激综合征（IBS）是临床上最常见的一种胃肠道功能紊乱性疾患，近年已被公认为一类具有特殊病理生理基础的心身疾病，是一组包括腹痛、腹胀以及大便习惯改变为主要特征，而又缺乏形态学和生物化学异常改变等可用器质性解释的临床症状。临床上有腹泻型（IBS-D）、便秘型（IBS-C）、腹泻便秘交替型（IBS-A）三个亚型，而以腹泻型居多。IBS以20~50岁的中青年发病率较高，患者以女性多见（女性与男性的比例为2~5:1），有家族聚集倾向。随着社会竞争的加剧，本病发病率有明显的增加。

肠易激综合征属中医学中的"泄泻""腹痛""下痢"等范畴，与"大肠泄""痛泄"

关系最为密切，与"郁证"也有一定联系。其中以归属于泄泻者最为多见。中医认为本病是由于内伤情志、外感六淫、调养不当或禀赋不足等致肝气郁滞，疏泄不利，传导失司，脾胃运化无权，升降失调，湿浊阻滞，肠道气机不畅所致。其病因可归纳为，肝失条达，肝脾失和；思虑过劳，脾气受损；劳损久病，累及脾肾；肠腑失司，气化失常；痰浊瘀血，疾病缠绵。

中医历来十分重视预防，早在《黄帝内经》中就提出了"治未病"的预防思想，强调防患于未然，并在长期的发展过程中形成了比较完整的预防理论和方法，至今仍然有效地指导着临床实践。治未病包括未病先防和既病防变两个方面的内容，这也是中医防治肠易激综合征发生的基本原则。

一、未病先防

1. 四时养生

本病多在肠，和脾胃的关系密切，养生之时春季可以菊花、玫瑰花、佛手、柴胡等疏肝醒脾，调畅肠道气机；夏季可以大黄清肠除垢；秋季可以蜂蜜、火麻仁润肠通便；冬季可以枸杞子、生地黄、白术、茯苓、党参补中益肠。顺时调养，可减少 IBS 的发生。

2. 饮食有节

若肠胃积热，粪质干燥，易形成便秘型 IBS，应减少进食醇酒厚味、辛辣之品，增加膳食纤维。若脾运失健，易发生腹泻型 IBS，应注意避免饱食过量，避免过食肥甘、生冷、馊腐、不洁之物。

3. 调畅情志

应学习舒缓压力，改善调整心理应激、焦虑和情绪异常，保持愉快心情和乐观的生活态度，以减少肠道对食物的高敏感性，预防 IBS 的发生。

4. 不妄劳作

应注重有规律的体力劳动、有规律的作息，以缓解劳累、恢复体力和促进肠道功能。

二、既病防变

1. 治既成之病

既病未传变之时，病在本脏大肠，病机为大肠的传导失常，患者多有肠鸣，或见腹中作痛，便下黏腻不畅，或夹泡沫，或腹泻与便秘交作。以泄泻为主要表现的，多采用清肠化湿法，辨证以温化、清化、淡渗各法为用，可与薏苡仁、白术、黄连、仙鹤草等；以便秘为主要表现，常以润肠通便法，药用火麻仁、瓜蒌仁、苦杏仁等；或以益气通腑法，可与小承气汤为基本方，药选大黄、陈皮、白术、神曲、山楂等促胃肠动力中药；或以顺气导滞法，以六磨汤为基本方，药选木香、沉香、枳实、槟榔等。

2. 治将受邪之脏

IBS 虽以肠道病变为主，但应强调以安将受邪之地为治法，重视对肝、脾、肾的调治。

（1）宜安肝：对于由 IBS 导致肝气郁滞的患者，治疗应予疏肝理气。若气秘的，可予六磨汤、木香槟榔丸等；若为痛泻，可予四逆散、柴胡疏肝散、金铃子散加减。药多选用延胡索、木香、香附、郁金、青皮、佛手、乌药、紫苏梗等，也可佐白芍加倍缓急止痛，防肝气横逆。腹胀多用枳壳、厚朴、佛手、路路通；有后重者用郁金、槟榔、大腹皮、莱菔子、枳实。当然疏泄条达也勿要太过，以防伤及肝阴；敛肝柔润药物也不要应用太多，以防影响肝气的升发。

（2）宜安脾：对于 IBS，尤其 IBS－D 者，属脾气亏虚，健运失职，湿邪内困者，应强化后天之本，用方如六君子汤、参苓白术散等，以健脾益气，升清浊，使肠道得司。常用药物有黄芪、党参、太子参、炒山药、扁豆、炒白术、苍术、茯苓、甘草、芡实等。如兼有气滞者，可予香砂六君子汤调理。应注意健脾的同时运用风药升提，取"风能胜湿"之意，借以升阳除湿，举清降浊，振奋阳气，可选用升麻、柴胡、防风、桔梗、荷叶等。

（3）宜安肾：IBS－D 属肾阳不足者，应注意温补肾阳，治疗方用附子理中汤之类，药物如杜仲、丁香、附子、肉桂、补骨脂、益智仁、巴戟天、吴茱萸等。而 IBS－C 者，便秘不通治疗可用温阳通便的济川煎，以及金匮肾气丸、右归丸之类适当佐以润肠理气通便的药物，如火麻仁、枳壳、瓜蒌仁、杏仁等。注意温肾的同时应用健脾药物，取脾肾为先后天之本，火土相生之意，选用黄芪、党参、山药、白术、茯苓等。

3. 治将变生之病

（1）痰浊：痰饮流注肠腑，则易致泄泻迁延不愈，表现为时发时休，时秘时泻，往来交替，大便常为有色黏液，肠鸣有声。脾为生痰之源，脾虚则痰生，兼有肝气结，气郁则痰凝，故治疗宜行气健脾化痰，方用二陈汤、导痰汤类，可配伍白芥子、枳壳、紫苏子、槟榔、香附、苍术等。黏液多者可加扁豆、五倍子、孩儿茶等。

（2）瘀血：瘀血留于肠腑，多有黏液脓血样大便，或大便变形有压迹，腹部刺痛，固定不移等表现。瘀血发生多由于肝失疏泄，气机郁滞，不能行血，且病变反复，日久不愈，病及络脉，导致瘀血留滞而痰瘀互结，造成疾病缠绵不愈。可予失笑散、少腹逐瘀汤加减，常用药物有川芎、赤芍、红花、郁金、檀香、桃仁、地龙、香附、没药、王不留行、路路通等。

三、病愈防复

本病治愈后，病情易在思想负担加重、情绪紧张焦虑、恼怒抑郁、恐惧等情况下反复。因此，从病因着手，要防止 IBS 的复发，就要注意患者的调养和护理。在药物预防的同时，嘱患者合理膳食，适度劳逸，规律起居，戒烟限酒，调摄情志心理，锻炼身体等，并倡导气功、太极拳等有益身心的健身方法，以起到强壮身体，增强正气，防病保健的作用。只有将治疗与调养护理结合，双管齐下，才能真正达到预防 IBS 复发的目的。

第十五节　早老性痴呆症的防治

所谓早老性痴呆症，又称阿尔茨海默病（AD），是发生在老年期及老年前期的一种原发性退行性脑病，是一种持续性高级神经功能活动障碍，即在没有意识障碍的状态下，记忆、思维、分析判断、视空间辨认、情绪等方面的障碍。其特征性病理变化为大脑皮层萎缩，并伴 β–淀粉样蛋白（β–AP）沉积，神经元纤维（NFT）缠结，大量记忆性神经元数目减少，以及老年斑（SP）的形成。早老性痴呆症患者的日常生活能力下降甚至丧失，他们不认识配偶、子女，穿衣、吃饭、大小便均不能自理；有的还有幻听、幻觉，给自己和周围的人带来无尽的痛苦和烦恼。早老性痴呆症是影响老年人健康的顽症，是继心血管病、脑血管病和癌症之后，威胁老年人健康的"第四大杀手"，目前尚无特效治疗或使痴呆逆转的药物。

老龄化趋势让早老性痴呆患者数量日益增多，从美国《普通精神病学文献》提供的资料显示，全世界 60 岁以上的老年人中约有 10% 患有此病。据 WHO 和国际早老性痴呆症协会统计，目前全球有超过 1800 万名老年人患早老性痴呆症。预计到 2020 年，全球早老性痴呆症患者将达 3400 万人。

我国已进入老龄社会，患痴呆症者也将会越来越多。故预防或延缓早老性痴呆症的发生，不仅是每一个人，也是每个家庭，乃至整个社会共同关注的问题。

值得一提的是，患早老性痴呆症的年龄在提前，逐步呈现年轻化趋势。痴呆已不再是老年人的"专利"，目前四五十岁就痴呆的患者数量也在逐年增加。衰老、遗传、长期失眠、孤独、情绪抑郁、脑血管病、脑积水、脑缺氧、某些神经系统疾病（如帕金森病、慢性进行性舞蹈病）、某些内分泌系统疾病（如甲状腺功能减退、肾上腺皮质功能低下、甲状旁腺功能减低等）、某些代谢性疾病（如低血糖、高钙或低钙血症、高钠或低钠血症等）、某些消化系统疾病（如肝性脑病、吸收不良综合征等）、尿毒症、肺性脑病、维生素 B_{12} 缺乏、铝中毒等因素或疾病都可能导致早老性痴呆症的发生。

早老性痴呆症属中医的"呆病""健忘""癫症"等范畴。中医对老年期痴呆的病因病机有独特的认识：①肝肾不足：《黄帝内经》曰："脑为髓之海"，"髓海不足，则脑转耳鸣，胫酸眩冒，目无所见，懈怠安卧。"《医方集解》指出："人之精神与志皆藏于肾，肾精不足则志气衰，不能上通于心，故迷惑善忘。"中医认为，肾主骨生髓，而脑为髓之海，肾精充足，髓海得以充养，脑可以发挥主神明之作用。老年人肾精不足，不能生髓充脑，髓海空虚，则记忆功能减退，而成痴呆之症。②心脾两虚：老年人若思虑太过，耗伤心脾，心虚则神无所主，脾虚则不能化生气血，心神失养，亦可出现痴呆之症。③痰浊阻窍：清代陈士铎认为："呆病之成，必有其因……痰积于胸中，盘踞于心外，使神明不清，而成呆矣。"并明确指出："治呆无奇法，治痰则治呆。"中医认为，老年人若情志不畅，肝气郁结，脾土失健运，痰湿内生；或饮食不节，多食肥甘，易酿痰浊；或脾胃虚弱，痰湿不化；或肝郁化火，熬液生痰，以致痰浊壅盛，蒙蔽清窍，使神明不清而成痴呆之病。④气滞血瘀：清代王清任指出："癫狂一症……乃气血凝滞脑气，与脏腑不接，如同做梦一样。"年老多瘀或久病气血虚弱，运行不畅，或因正气亏虚，脏腑气机失调，均可累及脑络，使气血不能上荣于脑，精神异常，智力减退而发病。

用中医治未病理论防治早老性痴呆症，主要体现在以下三个方面：第一，未病先防，运用各种方法预防或延缓早老性痴呆的发生。第二，在未病欲病期，即在早老性痴呆症发生前期及时调理，避免或延缓发生早老性痴呆症。第三，对已发生早老性痴呆症者在症状轻微时积极调治，避免进一步发展加重和引起并发症。同时，尽量减少早老性痴呆症患者所引发的健康问题和不良社会问题。

一、早老性痴呆症以预防为重

早老性痴呆症应防患于未然，故预防显得尤为重要。易患早老性痴呆症者主要有以下几类：①高龄老年人（主要是 65 岁以上者），特别是女性。②文化程度较低者。③有早老性痴呆家族史者。④免疫功能降低者。⑤受过脑外伤者。⑥摄入铝过多者。⑦丧偶、离异、独居、情绪抑郁者。⑧长期高血压、高血脂、高血黏度、糖尿病、心脏病等。⑨吸烟嗜酒、缺乏运动、饮食不当者。⑩患脑器质性疾病，如帕金森病、脑肿瘤、脑炎等，易继发早老性痴呆症。

上面所述的易患人群应特别注意防患早老性痴呆症，预防的方法主要有以下几个方面：

1. 忌酒和戒烟

喝酒过度会导致肝脏功能障碍，引起脑功能异常。一天喝酒量超过 300mL 以上者比一般人容易患脑血管性痴呆症，另外，抽烟不但会造成脑血管性痴呆症，同时也是引发心肌梗死等危险性疾病的重要原因之一。

2. 生活要有规律

忌暴饮暴食，忌熬夜，保持充足的睡眠。

3. 饮食调节

饮食均衡，避免摄取过多的盐及动物性脂肪，一天食盐的摄取量应控制在 6g 以下；均衡摄取身体所需营养物质，如蛋白质、膳食纤维、矿物质、氨基酸及多种维生素，特别是维生素 B_1、维生素 B_2、维生素 B_6、维生素 C 和维生素 E 等。要预防因生活习惯不当而引发的动脉硬化、高血压和肥胖等。

4. 保持精神愉快和拥有一颗年轻的心

适当打扮自己，随时对人付出关心，保持良好的人际关系，找到自己的人生价值。避免过于深沉、消极、唉声叹气，要以开朗的心情生活。高龄者常会面对退休、亲朋亡故、子女不在身边等失落的情况，很多人因而得了忧郁症，使免疫功能降低，没有食欲和体力，甚至长期卧床。

5. 要安排好生活与学习

要积极用脑，预防脑力衰退，如读书发表心得、下棋、写日记、写信等都是简单而有助于脑力的方法。人到老年，还应坚持学习新知识，对事物常保持高度的兴趣及好奇心，可以增加人的注意力，防止记忆力减退。

6. 在离退休之前，要在思想上、物质上做好一切准备

离退休后保持与社会广泛接触，多做些自己感兴趣的事，多参加公益活动、社会活动等来强化脑部神经。丰富的生活内容、广泛的兴趣和爱好可以促进脑力活动，还可以延缓或减轻衰老的进程。

7. 定期体检，及早治疗躯体疾病

对自己的身体既要重视，又不要过分注意或担心。

8. 经常进行户外活动

老年人适合进行较持续、运动强度不太大的运动项目，如散步、慢跑、体操、太极拳、太极剑及传统舞等。平时也应多做手的运动，常做一些复杂精巧的手工会促进脑的活力，做菜、写日记、吹奏乐器、画画等都有预防痴呆的效果。但要注意的是，在运动过程中应小心别跌倒，头部摔伤易导致痴呆。对于年龄较大者一定要在家人陪护下才能进行运动，必要时还可使用拐杖。

此外，早老性痴呆症不仅是由于生理原因引起的，其实老年人的生活方式和孤独也是导致早老性痴呆症发生的重要原因，故家人应多抽空陪陪老人，不要让他们感到寂寞孤单，给他们提供一个健康的生活环境和良好的生活心态是预防早老性痴呆症的最好办法。

二、早老性痴呆症在发生前期应及时调理

尽管最常见的老年性痴呆症还没有找到原因，但是所有的痴呆都是有征兆可循的。一般来说，早老性痴呆症在中年就开始有症状和反应，最初征兆就是失忆。有些人一步入中年，就特别爱忘事，如果只是偶尔忘了但事后能慢慢回忆起来，这属正常现象。但如果经常忘事，且有些事刻意去记还会忘，事后还想不起来，甚至影响了工作和生活，那么这种情况就是早老性痴呆症的征兆了，最好到医院做个检查。

那么，早老性痴呆症发生前期，一般有如下表现：

1. 记忆力日渐减退，影响工作和日常生活。

2. 处理熟悉的事情出现困难。

3. 对时间、地点及人物日渐感到混淆。

4. 判断力日渐减退。

5. 常把东西乱放在不适当的地方。

6. 抽象思维开始出现问题。

7. 情绪表现不稳及行为较前显得异常。

8. 性格出现转变。

9. 失去做事的主动性。

10. 辨明事物能力及语言表达出现困难。

如果出现上述情况，就要警惕很可能是早老性痴呆症的前期了，此时一定要重视，及时加以调理。家人一定要予以关注，针对出现的情况正确对待，帮助及时调理过来，以避免症状进一步发展。

三、对已发生早老性痴呆症者应及早调治

一般来说，早老性痴呆症常常发生在 50 岁以后，起病隐潜，发展缓慢，最早期往往是以逐渐加重的健忘开始，如果不注意，通常不容易发现。如果已发生了早老性痴呆，一定要重视早期调治。

（一）早老性痴呆症分期

早老性痴呆症根据总衰老量表（GDS）、临床痴呆评定表（CDR），结合 WHO 国际疾病分类（ICD－10）诊断标准确定，大致分为三个阶段，即早老性痴呆症可分为轻度、中度、重度。

1. 轻度即第一阶段，也称健忘期

这期的表现是记忆力明显减退，如开始时忘记讲过的话、做过的事或重要的约会等，慢慢地连久远的事也遗忘了。与此同时，思维分析、判断能力，视空间辨别功能、计算能力等也有所降低，但有时还可以保持过去熟悉的工作或技能。

2. 中度即第二阶段，也称混乱期

这期除第一阶段的症状加重外，很突出的表现是视空间辨认障碍明显加重，很容易迷路。此外，穿衣也显得很困难；不认识朋友或亲人的面貌，也记不起他们的名字，不能和别人交谈，有时会自言自语。

3. 重度即第三阶段，也称极度痴呆期

这一期患者进入全面衰退状态，生活不能自理，如吃饭、穿衣、洗澡均需人照顾，大小便失禁。

（二）中医药调治

1. 中药预防

中医药在早老性痴呆症（特别是早期）的防治方面发挥了重要作用，根据实验研究发现，天麻（特别是云天麻）可改善学习记忆障碍，除可保健养身外，更可以预防或治疗早老性痴呆症。因为天麻中主要活性成分天麻元可增加肾上腺素分泌，增加体内血糖利用，进而活化脑部功能。同时，天麻没有西药带来的肝毒性和头痛、肠胃不适等副作用，治疗早老性痴呆症比西医目前使用的处方更佳。

中医认为，"肾为先天之本""脑为髓海"，肾虚则脑髓不充，故早老性痴呆症的治疗当以益肾健脑、填髓增智为主，兼以健脾益气，活血化瘀。除了天麻外，在防治早老性痴呆症方面，还可适量使用人参、枸杞子、肉苁蓉、麦门冬、茯苓、远志、黄芪、黄精、冬虫夏草、川芎、鹿茸、绞股蓝、灵芝、鹿角胶、龟板胶、紫河车、何首乌等。中药六味地黄丸、补中益气汤、归脾汤、天王补心丹都有抗衰老及抗氧化作用，对于老年性痴呆症早期、神经衰弱及健忘者均有疗效，可辨证选用。

2. 药膳调理

在早老性痴呆症发生早期或中期，还可以试用药膳进行调理：

原料：天麻10g，猪脑1个，粳米250g。

制法：天麻切成碎末，粳米淘洗干净后，与天麻碎末和猪脑同时入锅，加水煮粥，以脑熟为度。

服法：每日晨起服用1次，连服2~7天，经常服用。

（三）日常调理

1. 预防老年人卧床不起

对老年性痴呆患者，家人往往很容易产生过度的保护倾向，这是造成患者卧床不起的最大原因。患者一旦卧床不起，可出现许多并发症，这将会加重痴呆症状，缩短寿命。因此，对早期痴呆患者应该在家人看护和指导下做一些力所能及的事情。另外，家人还要了解患者的心理状态，绝对不能疏远患者，要帮助患者排除心理障碍及行为障碍，帮助恢复记忆。这对早期患者的防治来讲，是非常重要的环节。

2. 注意饮食和营养

早老性痴呆症患者一般都有不同程度的饮食障碍和吞咽障碍。此外，老年人本身肾功能及消化吸收功能低下，基础代谢减少和身体活动减少等，使体内对营养素的利用、吸收产生障碍，导致患者营养不良，甚至出现贫血。因此，对早老性痴呆症患者的饮食要选用容易消化、吞咽的食物，对蛋白质、脂肪的摄入不必加以限制。低营养状态会促进疾病的发展。

3. 保持日常卫生习惯

对早期痴呆症患者要尽可能帮助其保持日常生活习惯和卫生习惯，如起居、穿衣、刷牙、洗脸等，即使做得不规范，也要尽可能让他们自己去做。因为这也是防止疾病进一步发展不可忽视的环节。对卧床不起的患者，必须给予护理，清洁口腔，要定时给患者洗澡、洗头，勤换衣服。在早老性痴呆症患者中时常出现大小便失禁，一旦出现这种情况，即说明病情已到了相当严重的时期，此时排便、排尿要及时处理，清洗干净，保持皮肤的清洁干燥，以防感染。

4. 预防感染

早老性痴呆症患者肺炎的发病率很高，而且死亡率也很高。据国外调查资料报道，痴呆症患者的死亡原因90%以上是因为并发肺炎。尤其是卧床不起的患者，身体各方面功能下降，如呼吸系统功能下降，机体感染防御能力下降，以及意识障碍，营养不良，大小便失禁，生褥疮等，都很容易并发肺炎。所以要尽可能避免上述情况的发生，一旦并发感染应及时治疗。

5. 预防褥疮

首先要对卧床不起的患者进行全身和局部管理。全身管理包括原发病的治疗，全身状态的改善，保持体内水电解质的平衡，预防感染等；局部管理是对卧床不起的患者每隔2~3小时变换一次体位，注意观察皮肤情况，保持皮肤清洁，不能使用酒精、清毒剂清洗，用温水洗即可。局部可以用棉垫、枕头、泡沫软垫枕于臀部、肋部等好发部位。

6. 保持血压正常

在患有低血压或血管疾病的患者中，收缩压下降会增加患早老性痴呆症的风险。因此，低血压和高血压患者需要将血压控制在一定范围之内，血压偏高或偏低同样会损害健康。

第十六节　乳腺增生的防治

乳腺增生是指乳腺上皮和纤维组织增生，乳腺组织导管和乳小叶在结构上的退行性病变及进行性结缔组织的生长。其发病原因主要是由于内分泌失调，当卵巢分泌的雌激素水平过高，孕激素过少，或者这两者分泌不协调，就可以引起乳房中的乳腺导管上皮细胞和纤维组织增生。婚育、膳食、生存的外环境和遗传因素是引起内分泌失调的主要诱因。因此，除了遗传因素外，在生活工作中避免人体内外环境改变，对预防和减少乳腺增生的发生尤为重要。乳腺增生是女性最常见的疾病，其发病率呈逐年上升的趋势，发病年龄也越来越低龄化。据调查，有70%~80%的女性都有不同程度的乳腺增生，多见于25~45岁的女性。

乳腺增生属于中医学的"乳癖"范畴。中医认为，情志不遂或受到精神刺激，导致肝气郁结，气机阻滞，思虑伤脾，脾失健运，痰浊内生，肝郁痰凝，气血瘀滞，阻于乳络而发为乳癖；或因冲任失调，上则乳房痰浊凝结而发病，下则经水逆乱而月经失调。

应用治未病理论防治乳腺增生，主要在三个方面：第一，健康人群要防病于未然，强调正确养生以预防疾病。第二，未病将病期，通过各种方法调摄机体，使之恢复平衡，避免发展为"已病"。第三，既病之后，防其传变，强调早期诊断，早期治疗，预防并发症的产生。

一、健康期的预防

正常情况下，每一个进入青春期的妇女，其乳房的腺泡、腺管和纤维组织，在每一个月经周期中都要经历增生和复原的组织改变过程。由于这种改变，每一个妇女在每次月经前，都有可能出现一侧或两侧乳房或轻或重的胀痛，月经过后胀痛又自然消失，这完全不妨碍生活、学习和工作，是正常的生理现象。但是，如果工作过于紧张、情绪过于激动、高龄未婚、产后不哺乳及患某些慢性疾病等，就有可能导致本来应该复原的乳腺增生组织得不到复原或复原不全，久而久之，便形成乳腺增生。因此，这类人群在健康期的预防尤其重要。

健康期的乳腺增生预防主要有以下几个方面：

1. 保持情志舒畅，勿使肝气郁结

长期抑郁，情志失调，能导致气机郁结，气血瘀滞，阻于乳络，最终导致乳腺增生。许多乳腺增生患者在发病前或发病初，常有抑郁悲怒等七情所伤的表现。当人处于紧张、焦虑或愤怒等情绪时，激素分泌失调。若不良情绪长期存在，则可能引起内分泌失调，会抑制卵巢的排卵功能，出现黄体酮减少，使雌激素相对增高，导致乳腺增生。因此，预防乳腺增生首先应保持情绪稳定，乐观豁达，不患得患失，适当控制情绪，减少焦虑及愤怒。

2. 保持良好的生活习惯

人与自然息息相关，因此，养生应做到生活起居遵循自然规律，起居有时，增强人体体质；加强饮食调摄，营养充足，保持乳房的肌肉强健，脂肪饱满；行端坐正，保持优美的体态，应该挺胸、抬头、收腹、直膝；根据乳房的情况选择质地柔软、大小合适的乳罩。

3. 和谐性生活，促进乳房健康

正常、和谐、有规律的性生活，有助于减少乳腺增生症和乳腺癌的发生。因为乳房本身也是性器官，在性生活中乳房也可发生周期性的变化。例如，在性兴奋期，乳房静脉充血，表现为乳房胀满增大；性持续期，乳晕充血，乳头勃起；性高潮时上述变化达到顶点；性高潮后，乳晕充血反应迅速消退，而乳房增大需经历 15~30 分钟才恢复正常。长期性压抑，由于缺乏相应的性刺激，缺乏这种生理过程的调节，内分泌系统易于失调就容易发生乳腺持续的充血肿胀，导致乳腺的增生或乳腺癌的发生。

4. 积极防治妇科疾病

半数以上妇科疾病患者患有乳腺病，最常见于月经周期紊乱、附件炎患者，也有发现子宫肌瘤患者乳腺增生的发生率很高。因此，积极防治妇科疾病，无疑是减少乳腺增生诱发因素的一个重要环节。

5. 合理使用化妆品

激素分泌失调是致使乳腺增生的主要原因，而有些护肤美容品中含有雌激素。有的妇女为了皮肤美容，长期使用含有雌激素的面霜，久之可诱发乳腺增生。因此，避免使用含有雌激素的面霜。

二、未病将病期的预防

处于未病将病期之人，出现乳房胀痛，月经前尤甚，心烦，容易发怒，手足心热等现象，但尚未达到乳腺增生的诊断标准，也无明显的乳腺增生症状。此期已是乳腺增生的前期状态，是从治未病的角度预防乳腺增生发病的关键时期。

1. 健康教育和定期检查

定期对乳房实施自我检查，每次月经后 7～10 天是乳房自我检查的最佳时期，

方法为：抬高一侧手臂，另一只手的手指并拢，用手指掌面仔细轻柔地按扪乳房。检查时可将乳房想象成一面钟，由十二点顺时针方向仔细绕圈按压，再回到十二点，由外往内至乳头，仔细检查乳房每个部分，并特别注意乳房外上 1/4 及腋窝处，看是否有肿块或者硬结。同时定期找专科医生做乳房的体格检查，有必要时还可定期做乳腺 X 线摄片。在自我感觉不适或发现问题时，应及时就诊，以早期诊断，早期治疗。

2. 情志调摄

与健康期的乳腺增生预防相同。

3. 饮食调摄

处于此期的人，饮食调摄多从疏肝健脾理气入手，多吃一些能够疏肝健脾理气的食物。

（1）柑橘、金橘：有行气宽胸之功，橘络泡饮可以通络化痰，理气消滞。

（2）玫瑰花：有疏肝理气，宁心安神的功效，沏茶时放几朵玫瑰花不但有顺气功效，还很赏心悦目，没有喝茶习惯的女性可以单独泡玫瑰花喝。

（3）茴香嫩叶：可做馅或炒菜食用，都可起到顺气健胃止痛的疗效。

（4）莲藕：能通气，还能健脾和胃，养心安神，亦属顺气佳品，以清水煮藕或煮藕粥疗效最好。

（5）白萝卜：长于顺气健胃，清热消痰，可以加排骨、牛肉等炖萝卜汤吃。

（6）山楂：擅长顺气活血，化食消积，还可减肥消脂，但食用要适量，胃酸过多

的女性慎用。

另外，还有佛手、橘饼、芹菜、刀豆、刀豆壳、甘蓝、麦芽等。也可适当吃海带、牡蛎等行气散结消肿之品，忌食生冷和辛辣刺激食物。

4. 性生活调摄

保持夫妻关系和睦、生活规律。在性生活前戏中加强乳房按摩，每日亦可坚持自我按摩乳房。同时保持乳房清洁，经常用温水清洗，注意乳房是否有肿块。

5. 中医辨证调治

乳腺增生前期者，如果出现身体不适，可以通过中医辨证调治。

（1）肝气郁结证

主症：胸胁苦满或胀痛，精神抑郁，胸闷，善太息，或易怒心烦，或咽中如有异物梗阻，咯吐不出，两乳胀痛，或痛经。舌苔薄白，脉弦。

治法：疏肝理气，化痰散结。

方药：逍遥丸、小金片、乳癖丸、犀黄丸等。

（2）肝肾阴虚证

主症：眩晕，头胀，视物不明，耳鸣，咽干口燥，五心烦热，失眠，腰膝酸痛，乳房胀痛。舌红少津，脉弦细无力。

治法：调补肝肾，化痰散结。

方药：六味地黄丸、二至丸，同时合用小金丹。

（3）冲任失调证

主症：多见于中年妇女。乳房肿块或胀痛，经前加重，经后减缓，伴腰酸乏力，神疲倦怠，头晕，月经先后失调，量少色淡，甚或经闭。舌淡，苔白，脉沉细。

治法：调摄冲任。

方药：加味二仙汤加减。

三、已病期乳腺增生并发症的预防

乳腺增生并发症的预防主要预防乳腺癌的发生。乳腺增生有很多类型，有的完全是生理性的，不需特殊处理也可自行消退，如单纯性乳腺增生症，有的则是病理性的，需积极治疗，尤其是囊性增生类型，由于存在癌变的可能，不能掉以轻心。一旦发现有短期内迅速生长或质地变硬的肿块，应高度怀疑癌变可能，必要时行活检或患乳单纯切除，术中冰冻切片查到癌细胞者，应按乳腺癌处理。

1. 健康教育和定期检查

乳腺癌早期时，临床上毫无症状，也无肿块，是很难发现的，除非应用特殊的检查方法。为了早期发现乳腺癌，最好的办法是加强患者健康教育，让患者学会自己定期检查乳房，这样就可以使肿瘤在还未长大之前被发现。自我检查时，如发现乳头溢液或乳房湿疹样改变或很小的结节，不要轻易放过，因为这些异常现象绝大多数为乳腺癌的首发症状。乳头溢液或湿疹样改变，由于内衣被水渍所污染，容易发现，而小结节肿块不痛不痒，不加注意就容易被忽视。遇到这种情况，应该立刻到医院里去作进一步检查。另外，乳房皮肤有轻度的凹陷（医学上叫作"酒窝症"），或乳房的皮肤有增厚变粗、毛孔增大现象（医学上叫作"橘皮症"），这些异常变化也是乳腺癌的特征。

教育患者听从医生指导，配合药物治疗，定期到医院复诊、检查。对于年龄在30～55岁之间的高危女性，除临床确诊为良性肿瘤外，对可疑的癌瘤，常须作肿块的局部针吸、细胞学检查、切除活检等各种检测乳腺癌的方法，以明确诊断，避免发生漏诊、误诊。

2. 调整心态

乳腺疾病与情绪密切相关。很多乳腺增生患者不愿接受、不能正视自己的病情，心情焦虑，时刻处于担心癌变的恐慌中，从而加速了病情发展。因此，患者在进行治疗的同时，也要注意调整自己的心态，精神上力求做到开朗、豁达、乐观、劳逸结合，避免过度紧张劳累。

3. 饮食调摄

处于此期的人，宜进食疏理肝气、消除疼痛、缩小肿块的食物。常吃海带、橘子、橘饼、牡蛎、芹菜等行气散结之品，忌食生冷和辛辣刺激性食物。

4. 加强乳房保健，和谐性生活

学会乳房的自我检查。选择合适的乳罩。保持夫妻关系和睦，生活规律。在性生活前戏中加强乳房按摩，每日亦可坚持自我按摩乳房。保持乳房清洁，经常用温水清洗。

5. 中医辨证调治

（1）内治法

1）肝郁痰凝证

主症：多见于青壮年妇女。乳房胀痛或刺痛，乳房肿块随喜怒消长，伴胸闷胁胀，善郁易怒，失眠多梦。舌质淡红，苔薄白，脉弦和细涩。

治法：疏肝解郁，化痰散结。

方药：逍遥蒌贝散加减（柴胡12g，当归15g，白芍12g，白术10g，茯苓15g，瓜蒌12g，浙贝母15g，半夏12g，牡蛎30g，胆南星6g，山慈菇6g）。

加减：疼痛甚者加川楝子15g，延胡索12g；肿块较大者加甲珠6g，夏枯草15g。

2）冲任失调证

主症：多见于中年妇女。乳房肿块或胀痛，经前加重，经后缓减。伴腰酸乏力，神疲倦怠，头晕，月经先后失调，量少色淡，甚或经闭。舌淡，苔白，脉沉细。

治法：调摄冲任。

方药：加味二仙汤加减［仙茅、淫羊藿、黄柏、知母、当归、五味子、白芍、川芎各 9g，生地黄、珍珠母（先煎）各 30g，酸枣仁、灵芝草各 15g]。

（2）外治法：阳和解凝膏加黑退消外贴，7 日换 1 次。

6. 手术治疗

病灶局限于乳房一部分，月经后仍有明显肿块者可手术治疗。如患者有乳腺癌家族史，或活体组织切片检查发现上皮细胞增生显著者，应施行单纯乳房切除术；如切片发现有恶变，应按乳腺癌处理。

第十七节 卵巢早衰的防治

卵巢在女性的一生中起着非常重要的作用，从青春期开始到绝经前，卵巢在形态和功能上发生着周期性变化。女性发育成熟后卵巢分泌的雌激素和孕激素会使月经来潮，同时雌激素能促进女性生殖器官、第二性征的发育和保持功能。一般情况下，妇女卵巢功能 45～50 岁时开始衰退，如果在 40 岁以前出现衰退迹象，医学上称之为功能早衰，具体包括初潮正常，40 岁以内的闭经，高促性腺激素、低雌激素，卵巢活检无卵泡存在。临床表现伴有不同程度的潮热多汗、阴道干涩、性欲下降等绝经前后症状，使患者未老先衰，给其身心健康和夫妻生活带来极大痛苦。近年来，患卵巢早衰的女性人数呈上升趋势，不少患者都在 30～40 岁左右，而且发病率越来越高。

卵巢早衰的病因尚不清楚，多倾向于它是一种自身免疫性疾病。引起现代女性卵巢早衰的常见原因主要有生活压力、不良习惯、患有自身免疫性疾病、病毒感染、母亲遗传、卵巢疾病、环境污染、人工流产等。无卵泡存在的卵巢早衰具有家族性，一部分患者有染色体异常。该病诊断目前尚无公认的标准，通常按双抗体 RIA 测定法，闭经后妇女平均值血清卵泡刺激素（FSH）在 55mIU/mL 以上，黄体生成素（LH）在 18mIU/mL 以上，雌二醇在（E_2）140pmol/L 以下，继发闭经 6 个月以上，确诊主要依靠 Gn 测定，一般认为高 FSH、LH，经反复测定排除实验室误差和排卵前 Gn（促性腺激素）高峰的可能性后卵巢早衰的诊断可以确定。卵巢功能低下时首先表现为 FSH 升高，早期 LH 并无明显变化，闭经两年左右才可能出现 LH 升高。卵巢早衰患者卵巢功能的恢复是极其困难的，可能生育的机会甚微，因此，预防卵巢早衰极其重要。

卵巢早衰在中医古籍中无此病名记载，属中医“闭经”范畴。中医认为闭经发病机理主要是冲任气血失调，有虚、实两个方面，虚者由于冲任亏败，源断其流；实者因邪气阻隔冲任，经血不通。导致闭经的病因复杂，有先天因素，也有后天获得，可由月经不调发展而来，也有因他病致闭经者。

应用治未病理论防治卵巢早衰，主要在三个方面：第一，健康人群要防病于未然，强调正确养生以预防卵巢早衰。第二，未病将病期，通过各种方法调摄机体，使之恢复平衡，避免发展为“已病”。第三，既病之后，防其传变，强调早期诊断，早期治疗，预防并发症的产生。

一、健康期的预防

1. 调畅情志

情志因素是指喜、怒、忧、思、悲、恐、惊七种情志的变化。妇女受到过度的精神刺激，情志发生变化，主要引起气分病变，继而引起血分病变，使气血不和，以致机体阴阳失调、脏腑功能失常而发病。内伤七情之中，以怒、思、恐对妇科病证影响较多，也是形成女性卵巢早衰的主要情志原因。

（1）怒：抑郁恼怒，常使气滞、气逆，进而引起血分病变，可致月经后期，痛经，闭经。

（2）思：忧思不解，每使气结，气血瘀滞，可致闭经，月经不调，甚至癥瘕等。

（3）恐：惊恐过度，常使气下、气乱，失去对血的统摄和调控，可致月经过多，月经过少，甚至闭经等。

因此，调畅情志是健康期的卵巢早衰预防的关键因素。

2. 科学生活

迟发性的卵巢早衰严格算来不是真正的疾病，它所表现的是一种"身体功能衰老"的现象，可以从日常生活习惯的改善去预防卵巢功能提早退化。

（1）合理安排作息，保证睡眠：避免卵巢早衰，坚持科学的生活方式，首先要合理安排作息，保证睡眠。睡眠对预防卵巢早衰同样很重要，良好的睡眠是身体健康的保证。人在入睡后90分钟即能进入深睡状态，晚上应该在10～11时上床，可以使人的深睡时间在午夜12时至次日凌晨3时，这时人体的体温、呼吸、脉搏及全身状态都已进入最低潮。起床时间则应该以早晨5～6时为宜。

（2）妇女要适当多喝牛奶，多吃鱼、虾等食物，养成适当锻炼身体的好习惯；戒烟，尽量避免在公共场所、家庭被动吸烟；不宜喝酒，更不可酗酒。

（3）另外，也提倡产后母乳喂养，尽量延长哺乳的时间。

3. 性爱调摄

幸福美满的夫妻性生活，对女性的健康效益相当大。性爱能促进女性激素分泌。在夫妻做爱时，全身爱抚和阴茎插入阴道的刺激对女性来说都是良性反应，神经内分泌系统产生极其微妙的变化应答着美好的刺激，分泌更多女性激素，有利于阴道润滑，雌激素增多而黄体酮相对减少，维持女性的生理特征。性爱能促进乳房发育，由于性交前的爱抚、性交时的按摩和刺激，双侧乳房会隆起、饱满，乳头会充盈凸起，性交过程也可以促进催乳素的分泌。性爱使女性出现高潮与大脑产生并释放内啡肽等活性物质有关，可以使其维持快乐积极情绪。

4. 饮食调摄

保证摄入足够的营养成分，可以帮助女性获得维持生殖系统功能的必要营养，可适当多吃一些优质蛋白质、维生素B族、叶酸、铁、钙等营养物质，如鸡蛋、猪肝、牛奶、鱼类、白木耳（银耳、雪耳）等；可多进食一些疏理肝气的食物，如海带、紫菜、芹菜等。另外，可适当补充植物雌激素、食用豆类及其制品，泰国野葛根、苜蓿等；也可在饮食中增加胡萝卜和番茄。同时，还要保持饮食清淡，不要过腻、过咸、过甜。饮食要有规律，按时进餐，不暴饮暴食。

二、未病将病期的预防

处于未病将病期之人，已有月经的紊乱，如月经每月提前或推后，或先后不定期，或月经量减少等。如出现了月经改变，但尚未达到卵巢早衰诊断标准，也无明显的卵巢早衰临床症状，即是卵巢早衰的前期状态，是从治未病的角度预防卵巢早衰发病的关键时期。

1. 健康教育和定期检查

工作、家庭压力过大，精神紧张，长期疲劳，生活无规律，口服避孕药，环境污染及多次流产的妇女都属于卵巢早衰高危人群。要对其普及卵巢早衰的常识，密切关注月经情况，定期到医院检查，保持健康生活方式，提高预防意识。

未进入更年期的女性，一旦发现自己月经量减少或突然停经，并伴有潮热，烦躁不安，失眠等，要及时去看医生，切不可拖延，错过治疗的最佳时机。

2. 调畅情志，摒弃不良情绪，科学安排生活

同健康期的卵巢早衰预防。

3. 性爱调摄

同健康期的卵巢早衰预防。

4. 密切关注自身月经的变化

卵巢功能衰退最明显的征兆就是月经周期变化，如原本30天来一次，变成2个月、3个月才来一次。另外，经血量也慢慢减少甚至几乎没有，或是生理期间的天数变化，都要特别注意。当周期出现变化时，多半与内分泌失调有关，不过应先就医排除可能是多囊性卵巢或其他妇科疾病造成的内分泌失调。

5. 中医辨证调治

卵巢早衰前期者，如果出现月经紊乱，可以通过中医辨证调治。

（1）肝郁化热证

主症：多见于情志不遂患者。头晕目眩，口苦咽干，心胸烦闷，口渴饮冷，便秘溲赤。舌红，苔黄，脉弦数。

治法：疏肝解郁清热。

方药：丹栀逍遥散加减（牡丹皮12g，栀子12g，柴胡10g，当归15g，白芍10g，白术15g，茯苓15g，甘草3g）。

（2）肾阴虚证

主症：经断前后，头晕耳鸣，腰酸腿软，烘热汗出，五心烦热，失眠多梦，口燥咽干，或皮肤瘙痒，月经周期紊乱，量少或多，经色鲜红。舌红苔少，脉细数。

治法：滋肾益阴，育阴潜阳。

方药：六味地黄丸加减（熟地黄15g，山药20g，山茱萸15g，茯苓10g，牡丹皮10g，泽泻10g，炒龟板20g，生牡蛎20g，石决明10g）。

若肾阴亏虚，水不涵木致肝肾阴虚者，症见头晕耳鸣，两胁胀痛，口苦吞酸，外阴瘙痒，舌红而干，脉弦细，治宜滋肾养肝，方用一贯煎。

（3）阴虚阳亢证

主症：眩晕头痛，耳鸣耳聋，急躁易怒，面色红赤。舌红，苔薄黄，脉弦有力。

治法：育阴潜阳，镇肝息风。

方药：镇肝息风汤（怀牛膝15g，生赭石20g，生龙骨15g，生牡蛎15g，生龟板15g，白芍10g，玄参15g，天门冬10g，川楝子10g，生麦芽15g，茵陈10g，甘草5g）。

（4）肾阳虚证

主症：经断前后，头晕耳鸣，腰痛如折，腹冷阴坠，形寒肢冷，小便频数或失禁，带下量多，月经不调，量多或少，色淡质稀，精神萎靡，面色晦暗。舌淡，苔白滑，脉沉细而迟。

治法：温肾壮阳，填精养血。

方药：右归丸加减（熟地黄15g，山药、枸杞子、鹿角胶、菟丝子、杜仲各10g，山茱萸、当归各9g，肉桂、制附子各3g）。

若肾阳虚不能温运脾土，致脾肾阳虚者，症见腰膝酸痛，食少腹胀，四肢倦怠，或四肢浮肿，大便溏薄，舌淡胖，苔薄白，脉沉细缓，治宜温肾健脾，方用健固汤加补骨脂、淫羊藿、山药。

三、已病期卵巢早衰并发症的预防

已患卵巢早衰的患者应重视并发症的预防。卵巢早衰直接导致体内激素分泌水平紊乱，出现皮肤质量差、更年期综合征、不孕等，患者生活质量下降，影响家庭幸福。而且，卵巢早衰治愈率很低，但只要改变生活方式，及时干预，完全可以预防或延迟并发症的产生。

1. 健康教育和早期治疗

要加强对患者的教育，强调早期治疗。不少女性对卵巢早衰不在意，等到出现月经失调、闭经、不孕，才紧张就医，延误了治疗时间。

2. 调整心态

很多卵巢早衰患者要么毫不在乎，要么精神抑郁，不能正视自己的病情，不注意调整自己的心态。情志不畅只会加速卵巢早衰，所以要力求做到开朗、豁达、乐观、劳逸结合，避免过度紧张劳累。

3. 饮食调摄

原则同卵巢早衰健康期预防。

4. 性爱调摄

原则同卵巢早衰健康期预防。

5. 药物治疗

适量补充雌激素等。

6. 中医辨证调治

（1）肾气虚证

主症：月经初潮来迟，或月经后期量少，渐至闭经，头晕耳鸣，腰酸腿软，小便频数，性欲淡漠。舌淡红，苔薄白，脉沉细。

治法：补肾益气，养血调经。

方药：大补元煎加丹参、牛膝（人参、怀山药各10g，熟地黄15g，当归、山茱萸、枸杞子各10g，杜仲、丹参、牛膝各9g，炙甘草6g）。

（2）肾阴虚证

主症：月经初潮来迟，或月经后期量少，渐至闭经，头晕耳鸣，腰膝酸软，或足跟痛，手足心热，甚则潮热盗汗，心烦少寐，颧红唇赤。舌红，苔少或无苔，脉细数。

治法：滋肾益阴，养血调经。

方药：左归丸加减（熟地黄10g，山药、枸杞子、鹿角胶、菟丝子各10g，炒龟板、鳖甲各20g，山茱萸、川牛膝、青蒿、地骨皮各9g）。

（3）肾阳虚证

主症：月经初潮来迟，或月经后期量少，渐至闭经，头晕耳鸣，腰痛如折，畏寒肢冷，小便清长，夜尿多，大便溏薄，面色晦暗，或目眶发黑。舌淡，苔白，脉沉弱。

治法：温肾助阳，养血调经。

方药：十补丸（熟地黄15g，山药15g，山茱萸15g，泽泻10g，茯苓10g，牡丹皮10g，肉桂3g，五味子5g，炮附子2g）。

（4）脾虚证

主症：月经停闭数月，肢倦神疲，食欲不振，脘腹胀闷，大便溏薄，面色淡黄。舌淡胖有齿痕，苔白腻，脉缓弱。

治法：健脾益气，养血调经。

方药：参苓白术散（人参10g，白术10g，茯苓10g，白扁豆10g，甘草6g，山药20g，莲子肉10g，桔梗10g，薏苡仁15g，砂仁15g）加当归、牛膝。

（5）血虚证

主症：月经停闭数月，头晕眼花，心悸怔忡，少寐多梦，皮肤不润，面色萎黄。舌淡，苔少，脉细。

治法：补血养血，活血调经。

方药：小营煎加减（当归10g，熟地黄10g，白芍10g，山药20g，枸杞子10g，炙甘草10g，鸡内金15g，鸡血藤15g）。

（6）气滞血瘀证

主症：月经停闭数月，小腹胀痛拒按，精神抑郁，烦躁易怒，胸胁胀满，嗳气叹息。舌紫暗或有瘀点，脉沉弦或涩而有力。

治法：行气活血，祛瘀通络。

方药：血府逐瘀汤（桃仁12g，红花9g，当归9g，生地黄12g，川芎8g，赤芍6g，牛膝9g，桔梗5g，柴胡10g，枳壳6g，甘草3g）。

第十八节　更年期综合征的防治

更年期是指从生育年龄过渡到老年的阶段，45～55岁之间，是女性一生中的多事之秋，更年期心理卫生直接关系到女性的身心健康。更年期综合征是妇女的常见病证，主要是由于卵巢功能减退给机体带来的一系列改变，常见症状是自主神经功能失调引起的心血管症状、精神症状及新陈代谢障碍，如高血压、面色潮红、眩晕、耳鸣、眼花、失眠、记忆力减退、焦虑、抑郁、神经过敏、易激动、情绪不稳、关节肌肉疼痛、月经紊乱等。

中医学中没有更年期综合征这一病名，但相当于中医"绝经前后诸证"；根据其精神神经症状，也有人认为可归属"脏躁"范畴。中医认为，本病的发生与绝经前后的生理特点有密切关系。妇女49岁前后，肾气由盛渐衰，天癸由少渐至衰竭，冲任二脉气血也随之而衰少，在此生理转折时期，受内外环境的影响，如素体阴阳有所偏胜偏衰，素性抑郁，宿有痼疾，或家庭、社会等环境改变，易导致肾阴阳失调而发病。"肾为先天之本"，又"五脏相移，穷必及肾"，故肾阴阳失调每易波及其他脏腑；而其他脏腑病变，久则必然累及于肾，故本病之本在肾，常累及心、肝、脾等多脏、多经，致使本病证候复杂。

应用治未病理论防治更年期综合征，主要在三个方面：第一，健康人群要防病于未然，强调正确养生以预防疾病。第二，未病将病期，通过各种方法调摄机体，使之恢复平衡，避免发展为"已病"。第三，既病之后，防其传变，强调早期诊断，早期治疗，预防并发症的产生。

一、健康期的预防

1. 科学普及更年期有关知识

要科学普及女性更年期的生理变化和生理心理卫生知识，让妇女了解更年期是一生中必不可少的生理过程；每个人对更年期的反应及其征象，只有程度轻重、时间长短的差别，而不可能不存在更年期。将进入和已进入更年期的人，尤其是妇女，要有准备地去迎接这一变化，并定期去医院做妇科检查，关注激素的变化等。

2. 参与集体活动，保持心情愉快

情志失调，长期郁怒，能导致气机郁结，气血逆乱，郁久化火，伤津耗液，最终导致更年期综合征发生。许多更年期综合征患者在发病前或发病初，常有抑郁悲怒等七情所伤的表现，而内伤七情之中，以怒、思、恐对妇科病证影响较多，也是形成更年期综合征的主要情志原因。因此，预防更年期综合征首先应保持情绪稳定，乐观豁达，不患得患失，适当控制情绪，减少忧伤、焦虑及郁怒。

3. 注重饮食的调养，使阴阳平衡

更年期综合征的发生、发展和饮食有着密切联系，饮食的调养是中医治未病的重要内容。

（1）饮食有节制，避免暴饮暴食；注意膳食平衡，要适量吃些新鲜蔬菜和粗粮，并且要有丰富的水果；少食辛辣热性食物，更年期综合征多为阴虚，应适当进食滋阴养血的食物，如白鸭肉、芝麻、核桃、百合、糯米、蜂蜜、牛奶、花生、鲜山药、白木耳、广柑、白果、梨、红枣、莲子、甘蔗等。而早餐推荐喝粥，有利于和中益胃生津，如百合莲子粥（润肺益肾）、百合杏仁粥（祛痰止咳）、鲜生地汁粥（凉血润燥）、扁豆粥（健脾和中）、胡桃粥（润肌防燥）、松仁粥（润肺益肠）、菊花粥（明目养神）、山药粥（健脾固肠）等。

（2）吃一些能改善性腺功能的食物，因为性腺功能改善后，可以从根本上减轻更年期的各种症状。能改善性腺功能的食物有，虾、羊肉、羊肾、麻雀、韭菜、核桃等。

（3）可多吃一些有助于改善神经功能和心血管功能的食物，这些食物有助于安神养心，减轻神经系统和心血管疾患症状，如参枣饭、椹蜜膏、核桃仁粥、百合红枣糯米粥，这些食物对治疗头痛、头晕、乏力、气急、手脚发凉发麻都有一定效果。

4. 保持良好的生活习惯

（1）人与自然息息相关，因此，养生应做到生活起居遵循自然规律，起居有常。起居失常会使人体气机逆乱，损伤正气，燥热之邪易于侵入，损耗阴液；同时过劳伤阴，转生内热，内热又耗阴津，二者互为因果，导致更年期综合征的发生。

（2）戒烟：美国伯明翰大学女子医院妇产科副教授克拉默与同事对波士顿郊区年龄在45~54岁的10000名女性进行调查，在47岁前自然停经的344名妇女中，发现吸烟的女性存在更年期提前的情况。更重要的是，吸烟的确对生殖功能有不利影响，包括乳腺癌、子宫颈癌等，吸烟女性的患病率高于不吸烟女性。美国医学界指出，吸烟不仅会使女士皮肤老化，还会使身体器官老化，如更年期提前等。

5. 加强更年期女性的性保健

人类的性要求与体内性激素水平是分离的，但由于更年期雌激素水平降低，外阴和阴道功能减退，如发生外阴干燥、阴道黏膜变薄、分泌物减少等，可能会导致性生活困难或疼痛而影响性欲，使性爱的要求减少，性兴奋的强度下降和时间减慢等。然而，和谐的性生活又是更年期女性所必需的，它不仅能缓解衰老，改善神经精神症状，而且可增强女性的自信，克服"生育力丧失会伴随性欲消失"和"老夫老妻性生活不必要了"等错误论点，重新唤起对性的渴求，对生活的希望。夫妻都要学一些性科学知识，接受性教育，根据夫妻具体情况采取一些必要的措施，不断探讨性生活的技巧，要重视非性交的性行为的应用，提高双方对性的欲念，获得更多、更好的性乐满足。良好的性生活能预防或减轻更年期综合征的发生。

二、未病将病期的预防

未病将病期已是更年期综合征的前期状态，是 2 型更年期综合征的唯一可逆转阶段，是从治未病的角度预防更年期综合征发病的关键时期。

1. 加强健康教育，避免不良情绪

加强妇女对更年期综合征的认识，不要对更年期综合征、抑郁症过分渲染，甚至夸大宣传。部分女性早对更年期综合征、抑郁症产生了恐惧心理，甚至有不少 30 来岁的妇女只要有一些不适，就牵强附会地认为自己患"更年期综合征"；40 岁以后的女性更是草木皆兵，一有征兆，马上就会自我诊断。因此，应当让中年妇女掌握正确的更年期综合征、抑郁症知识。要努力提高自我控制能力，有意识地去控制更年期的各种症状，对于症状带来的苦恼，要善于自我宽解，适当调理，使机体功能早日恢复平稳。切忌盲目疑虑，无休止地寻找和探求自己身上所出现的任何一点不适，以免食不甘味，睡不安席。须知，心绪不宁、精神抑郁可进一步促使机体功能失调。

2. 关注自身健康，定期检查

在更年期体内雌性激素水平下降不明显的妇女，往往不出现严重的症状，即使发生也很快自然消失，一般来说更年期开始早者易患更年期综合征。更年期发生早或发展快，机体的生理功能不能适应，因此易引起各种症状，如周期紊乱，或月经先期，或月经后期，或突然绝经，或月经过多，持续出血，甚至阴道大出血，或淋漓不尽，继发贫血，出现面色苍白，心慌气短。这些症状要尽早去医院检查，并每年定期检查，排除器质性病变，及早治疗，提高预防意识。

3. 情志调摄

原则同健康期更年期综合征预防。

4. 饮食调摄

原则同健康期更年期综合征预防。

5. 科学生活

原则同健康期更年期综合征预防。

6. 中医辨证调治

更年期综合征前期者，如果出现身体不适，可以通过中医辨证调治。

（1）肝气郁结证

主症：精神抑郁，喜叹息，胸胁胀痛，脘闷嗳气，腹胀纳呆，月经不调。苔薄，脉弦。

治法：疏肝解郁，理气和胃。

方药：逍遥散加味。

（2）气郁化热证

主症：头晕目眩，口苦咽干，心胸烦闷，口渴饮冷，便秘溲赤。舌红，苔黄，脉弦数。

治法：疏肝解郁清热。

方药：丹栀逍遥散加减。

（3）肾阴虚证

主症：经断前后，头晕耳鸣，腰酸腿软，烘热汗出，五心烦热，失眠多梦，口燥咽干，或皮肤瘙痒，月经周期紊乱，量少或多，经色鲜红。舌红苔少，脉细数。

治法：滋肾益阴，育阴潜阳。

方药：六味地黄丸加炒龟板、生牡蛎、石决明。

（4）肝肾阴虚证

主症：头晕耳鸣，两胁胀痛，口苦吞酸，外阴瘙痒。舌红而干。脉弦细。

治法：滋肾养肝。

方药：一贯煎。

（5）阴虚阳亢证

主症：眩晕头痛，耳鸣耳聋，急躁易怒，面色红赤。舌红，苔薄黄，脉弦有力。

治法：育阴潜阳，镇肝息风。

方药：镇肝息风汤加减。

（6）肾阳虚证

主症：经断前后，头晕耳鸣，腰痛如折，腹冷阴坠，形寒肢冷，小便频数或失禁，带下量多，月经不调，量多或少，色淡质稀，精神萎靡，面色晦暗。舌淡，苔白滑，脉沉细而迟。

治法：温肾壮阳，填精养血。

方药：右归丸加减。

三、已病期更年期综合征并发症的预防

已患更年期综合征的患者应重视更年期综合征并发症的预防。

（一）更年期综合征并发症主要表现

更年期综合征并发症主要表现有：

1. 性征退化和性器萎缩

外阴干枯，阴毛脱落，白色病损，外阴瘙痒，继发感染，性功能减退，膀胱直肠膨出，子宫脱垂等，部分妇女出现多毛脂溢痤疮等男性化征象。

2. 乳房

萎缩下垂，乳头乳晕色素减退，乳房坚挺性减弱，组织软塌。

3. 皮肤黏膜

干枯多皱，毛发脱落，色素沉着或老年斑，易发皮肤病，口干，咽峡炎或声音嘶哑。

4. 骨骼肌肉系统

骨关节（腕肘肩髋和腰）韧带肌肉萎缩，酸痛，功能障碍，骨质疏松症和易发骨折。

5. 精神神经系统

更年期妇女易患精神抑郁症，健忘，强迫，观念偏执，情感倒错，情绪不稳，迫害妄想，焦虑多疑，感觉异常，自觉无能和厌世感，部分呈躁狂思维、错乱和精神分裂症。

6. 泌尿系统

尿频尿急，尿失禁，肾盂－输尿管积水和尿潴留及感染。

7. 心血管系统

包括高血压动脉硬化和冠心病等。

8. 内分泌代谢变化

高脂血症、高血压病、糖尿病倾向，甲低引起黏液性水肿，血管神经性水肿或低蛋白血症，营养不良性水肿，免疫功能减退，易并发感染和肿瘤等。预防或减轻更年期综合征的发生，直接决定着患者的生命质量及预后。

（二）更年期综合征并发症日常调摄

1. 健康教育和定期检查

要加强对于已病患者的教育，让其了解更年期综合征及其并发症的表现，正确认识更年期综合征的危害。同时强调定期检查，不仅排除宫颈癌、子宫息肉等器质性病变，也要监测激素水平。教育患者建立信心，减少对更年期综合征（或抑郁症）的担心和惧怕，解除思想顾虑，使更年期恢复其生理性过程。

2. 调整心态，对医学建立信心

精神上力求做到开朗、豁达、乐观、劳逸结合，避免过度紧张劳累。

3. 饮食调摄

原则同健康期更年期综合征预防。

4. 亲情温暖

处于更年期的患者，对个人、家庭、社会以及过去、现在和未来，都要尽量有正确的认识和评价，要合理地对待，爱护体谅家人。子女亲属也要对更年期的人，尤其是妇女的心理、生理变化有所了解。如果他们出现某些症状如烦躁、发怒时，需要家庭成员的谅解、同情和照顾，也需要丈夫的呵护，使之平稳地渡过更年期。反之，如整天心烦意乱、忧心忡忡、悲观沮丧、惶惶不可终日，均会削弱机体的免疫功能和器官的整体功能，加重更年期综合征的症状，并对心身健康造成不良后果，也可能进一步影响家庭关系。

5. 在医生指导下进行运动

更年期综合征不能分泌足够的性激素。而这些激素恰恰可以随着血流分布到全身各处，影响其他组织器官的功能。如果骨骼受影响，就会出现腰酸背痛，腿脚不灵；如果心血管功能受影响，就会出现胸闷心慌，出虚汗，血压忽高忽低；若情绪受影响，或烦躁易怒，或失落忧郁。这些症状使患者浑身难受，寝食不安，缺乏运动的欲望。此期患者应该在医生指导下合理的开展运动锻炼，且最好是参加集体活动。

更年期综合征的运动锻炼坚持"以不疲劳为度"原则，根据病情选择散步、健身操、太极拳、游泳、交谊舞等。尤其是太极拳和散步，具有轻松、自然、舒展和柔和的特点，最适合更年期综合征患者。如果散步，最好保证每天半小时到45分钟。对于已经发生心脑血管并发症的人，则要注意适量、适度运动，不要选择过于激烈的运动项目，但要持之以恒。

（三）坚持药物治疗

预防更年期综合征并发症，生活方式和服药要双管齐下。

以当归、四物汤、乌鸡白凤丸调理，更年期综合征的妇女可以适当补充苜蓿、黄豆、绿豆、豆芽、大蒜、甜菜、花粉等。也可补充添加一些综合维生素，借以达到平衡综合征的效果，以改善更年期的症状。

1. 激素补充治疗

激素的补充疗法于短期内可以改善更年期的症状，中、长期使用则可以防止骨质疏松症、心血管疾病及老年痴呆症，因此最好能长期补充激素，但是补充激素的妇女一定要每年做子宫颈涂片检查及乳房的摄影或超声波检查。肝炎患者，如果口服女性激素，最好每3个月检查一次肝功能。

一般激素补充疗法选择口服、涂抹贴片等制剂。口服激素可分为周期性及持续性两种，周期性适合停经前、中期的妇女。规则性的出血为子宫内膜剥落所致，使子宫内膜有新陈代谢的机会，其用法为每日服用雌激素再配合服用12～14天的黄体素。

2. 中医辨证调治

（1）肝郁化热证

主症：多见于情志不遂患者。头晕目眩，口苦咽干，心胸烦闷，口渴饮冷，便秘溲赤。舌红，苔黄，脉弦数。

治法：疏肝解郁清热。

方药：丹栀逍遥散加减（牡丹皮 12g，栀子 12g，柴胡 10g，当归 15g，白芍 10g，白术 15g，茯苓 15g，甘草 3g）。

（2）肾阴虚证

主症：月经初潮来迟，或月经后期量少，渐至闭经，头晕耳鸣，腰膝酸软，或足跟痛，手足心热，甚则潮热盗汗，心烦少寐，颧红唇赤。舌红，苔少或无苔，脉细数。

治法：滋肾益阴，养血调经。

方药：左归丸加减（熟地黄 10g，山药、枸杞子、鹿角胶、菟丝子各 10g，炒龟板、鳖甲各 20g，山茱萸、川牛膝、青蒿、地骨皮各 9g）。

若肝肾阴亏虚，水不涵木致肝肾阴虚者，症见头晕耳鸣，两胁胀痛，口苦吞酸，外阴瘙痒，舌红而干，脉弦细，治宜滋肾养肝，方用一贯煎。

（3）阴虚阳亢证

主症：眩晕头痛，耳鸣耳聋，急躁易怒，面色红赤。舌红，苔薄黄，脉弦有力。

治法：育阴潜阳，镇肝息风。

方药：镇肝息风汤（怀牛膝 15g，生赭石 20g，生龙骨 15g，生牡蛎 15g，生龟板 15g，白芍 10g，玄参 15g，天门冬 10g，川楝子 10g，生麦芽 15g，茵陈 10g，甘草 5g）。

（4）肾阳虚证

主症：月经初潮来迟，或月经后期量少，渐至闭经，头晕耳鸣，腰痛如折，畏寒肢冷，小便清长，夜尿多，大便溏薄，面色晦暗，或目眶发黑。舌淡，苔白，脉沉弱。

治法：温肾助阳，养血调经。

方药：十补丸（熟地黄 15g，山药 15g，山茱萸 15g，泽泻 10g，茯苓 10g，牡丹皮 10g，肉桂 3g，五味子 5g，炮附子 2g）。

（5）脾虚证

主症：月经停闭数月，肢倦神疲，食欲不振，脘腹胀闷，大便溏薄，面色淡黄。舌淡胖有齿痕，苔白腻，脉缓弱。

治法：健脾益气，养血调经。

方药：参苓白术散（人参 10g，白术 10g，茯苓 10g，白扁豆 10g，甘草 6g，山药 20g，莲子肉 10g，桔梗 10g，薏苡仁 15g，砂仁 15g）加当归、牛膝。

（6）血虚证

主症：月经停闭数月，头晕目花，心悸怔忡，少寐多梦，皮肤不润，面色萎黄。舌淡，苔少，脉细。

治法：补血养血，活血调经。

方药：归脾汤加减（白术 15g，茯神 12g，龙眼肉 12g，黄芪 12g，酸枣仁 12g，人参 9g，木香 8g，炙甘草 5g，远志肉 8g，当归 10g，生姜 5 片，大枣 2 枚，鸡内金 15g，鸡血藤 15g）。

第十九节　滑胎的防治

滑胎是指连续 3 次以上自然发生堕胎、小产的妇科病证。一般妊娠 3 个月以内，胎儿尚未成形而堕者为堕胎；妊娠 3 个月以后，胎儿已成形而堕者为小产。但有些古代医著所言滑胎是指临产催生的方法，不是"滑胎"病证，不属此处阐述范围。滑胎相当于西医学的习惯性流产，是指连续两次以上在妊娠期内发生胎儿停育或死胎的现象，属不育症范畴，是许多影响妊娠疾病的共同结局，发病率为总妊娠的 1%，但近年来有上升趋势。其病因复杂，有免疫性因素、遗传性因素、感染性因素、内分泌性因素、解剖因素等，有多种疾病可最终导致习惯性流产的发生，但有 50% 或更多是病因未明。

中医认为，滑胎主要原因有：①肾虚：因先天肾气不足，或房劳伤肾，或久病及肾，或孕后不节房事，导致肾精、肾气匮乏，以致冲任虚衰，胎失所养，胎结不实，堕胎小产反复发作而成滑胎。②肝郁：孕妇若素性忧郁，气机失调，肝失调达，触动肝火则肝不藏血，或肝火搅动相火，热灼胞胎而伤精，胎失濡养，发为堕胎。③气血虚弱：气能载胎，血能养胎，若母体脾胃素虚，或思虑劳神太过，或饮食不节损伤脾胃，以致气血生化不足；或大病久病耗伤气血，孕后气血化源匮乏，气虚则提摄不固，血虚则濡养乏源，冲任不足，以致不能摄养胎元而发生滑胎。④胎元不健，或因母体先天之精亏虚，或后天受损，以致女精不健或父体原因致男精不壮，或因男女双方皆不足，或近亲婚配，两精虽能相合，然先天禀赋不足，致使胚胎损伤而不能成形，或成形易损，则不能正常发育。⑤胎毒：毒邪因素与流产的关系也颇为密切，孕期卫生不慎、房事不洁、接触毒物等易引起邪毒侵犯胞中，损伤胎元，亦可致堕胎。另外，孕期过于安逸，气血停滞，胎元失养或体内宿有癥积或孕后跌闪伤及冲任，使气血失和以致不能养胎、载胎而发病也可引起滑胎。

应用治未病理论防治滑胎，主要在三个方面：第一，健康人群要防病于未然，强调正确养生以预防滑胎。第二，未病将病期，通过各种方法调摄机体，使之恢复平衡，避免发展为"已病"。第三，既病之后，防其传变，强调早期诊断，早期治疗，预防并发症的产生。

一、健康期的预防

滑胎病因复杂，治疗极其棘手，健康期的预防最为关键。在未孕前宜以补肾健脾、益气养血、调固冲任为主。妊娠之后或怀疑有孕之后，即应保胎治疗，不要等到流产先兆症状出现才去保胎。

1. 定期检查

严格孕期检查，遵循医嘱如期开展，及时了解腹中胎儿孕育情况，发现问题，及早治疗，以免延误治疗时间。对染色体异常者要进行优生学的产前诊断，如发现胎儿畸形，宜及早引产。

2. 卧床休息

孕后应加强休息，这是孕妇最好的安胎药；有习惯性流产史的患者应卧床休息，直至超过以往流产孕月；无先兆流产症状者，可适当户内活动。至中期妊娠，可根据各人的情况，适当增加户外活动或上班工作，对母体及胎儿的健康均有益，但不宜劳累。

3. 谨慎性生活

一般而言，在 12 周前最易发生流产，在此期间及后期（36 周以后），最好不要有性生活，若有滑胎史的患者严禁性生活。在 12 周后没有滑胎史，或者少数流产原因明确，病因已去除的孕妇或流产危险期已过的妇女，可适当房事。如因黄体不足所致的习惯性流产，多发生于妊娠早期，经补充黄体酮安胎至孕 3 个月后，胚胎发育正常，胎盘已能分泌大量黄体素，一般不会发生流产，故孕 3 个月以后可适当房事。但房事过程中应谨慎行事。选取合适体位，使胎儿受到的刺激最小；性生活时动作不可过急过猛；精液不宜留于阴道，先生最好全程戴上安全套，以免精液内的前列腺素刺激子宫收缩而导致流产或早产；如果房事后持续腹痛，应及时请医生诊断。

4. 调畅情志

情绪也会引起流产，怀孕后情绪很紧张，这种紧张使机体处于一种应激状态，破坏了原来的稳定状态，使体内神经免疫及内分泌发生紊乱，特别是体内孕激素水平降低，胎盘发育不良，这都不利于胚胎发育。况且子宫处于高敏感状态，很轻的刺激就会促使子宫收缩，从而诱发流产。所以妊娠期精神要舒畅，避免各种刺激，采用多种方法消除紧张、烦闷、恐惧心理，以调和情志。

5. 科学生活

首先，生活要有规律，起居以平和为上，如早晨多呼吸新鲜空气，并参加适当活动，每日保证睡够 8 小时，条件允许可午睡，既不可贪睡，亦不可太劳。逸则气滞，导致难产；劳则气衰，导致伤胎流产。养成每日定时大便的习惯，保证大便通畅，但应避免用泻药。

其次，要注意孕期保健卫生。常换衣，勤洗澡，但不宜盆浴、游泳。特别要注意阴部卫生，防止病菌感染。衣着应宽大，腰带不要束紧。平时应穿平底鞋。

另外，要选择合适的饮食：在未孕前宜以补肾健脾、益气养血、调固冲任为主，如山药、薏苡仁、莲子、红枣等；已孕后选择食物要易于消化，营养均衡，尤其应选食富含各种维生素、微量元素的食品，如各种蔬菜、水果、豆类、蛋类、肉类等。胃肠虚寒者，慎服性味寒凉食品，如绿豆、白木耳、莲子等；体质阴虚火旺者慎服雄鸡、牛肉、狗肉、鲤鱼等易上火之品。

二、未病将病期的预防

处于未病将病期之人，已有身体不适现象，如下腹痛或阴道出血等，但尚未发生滑胎。此期已是滑胎的前期状态，从治未病的角度应该早防治。

1. 健康教育和定期检查

发现身体不适，尽早去医院检查，若受孕后出现流产先兆，如阴道流血、下腹疼痛等更应及时就医。流产先兆解除后要定期、按时做产前检查，医生可及时发现和处理异常情况，并可指导孕期保健。

2. 摒弃不良情绪，科学安排生活

调节情绪、科学安排生活原则同健康期的滑胎预防。若在此时身体有不适现象，如下腹痛或阴道出血等，为了保住胎儿，最好多卧床休息。有不少食疗方对预防习惯性流产和先兆性流产很有效果：

（1）莲子、桂圆肉各 50g，山药粉 100g，煮粥。怀孕后即开始食用，每日 1～2 次。适宜于阴道出血，小腹坠痛，腰腿酸软，苔白舌淡，有习惯性流产史者。

（2）南瓜蒂 3 个，莲蓬蒂 6 个，共焙黄为末，分 3 次服，米汤送下，一日服完。适宜于妊娠数月后胎动腹痛，阴道出血且颜色鲜红，面赤口干，五心烦热，小便短赤的血热型先兆性流产者。

3. 谨慎性生活

原则同健康期的滑胎预防，出现流产先兆者禁止性生活。

4. 中医辨证调治

滑胎前期者，如果出现下腹痛或阴道出血等，可以通过中医辨证调治。

（1）肾虚证

主症：妊娠期阴道少量下血，色淡质稀，头晕耳鸣，腰膝酸软，小便频数。舌淡，苔白，脉沉滑无力。

治法：补肾固冲，止血安胎。

方药：寿胎丸（菟丝子 15g，桑寄生 15g，续断 15g，阿胶 10g）加艾叶炭。

兼气虚下坠甚者，酌加党参、黄芪益气安胎。

（2）气虚证

主症：妊娠期阴道少量下血，色淡红，质稀薄，神疲肢倦，气短懒言，面色㿠白。舌淡，苔薄白，脉滑无力。

治法：益气养血，固冲止血。

364   方药：固下益气汤（人参 10g，白术 10g，熟地黄 10g，阿胶 10g，白芍 10g，炙甘

草 10g，砂仁 15g，艾叶炭 15g）。

（3）血热证

主症：妊娠期阴道下血，色深红或鲜红，质稠，心烦少寐，口渴饮冷，溲黄便结，面红唇赤。舌红，苔黄，脉滑数。

治法：清热凉血，固冲止血。

方药：加味阿胶汤加减（阿胶 10g，艾叶炭 10g，生地黄 10g，白芍 10g，杜仲 15g，白术 10g，黑栀子 15g，侧柏叶 10g，黄芩 10g）。

三、滑胎并发症的预防

滑胎患者应重视滑胎并发症的预防。滑胎并发症主要有：①近期并发症：流产不全，阴道出血长达 15 天以上；术后两周内由于致病菌的感染而出现子宫内膜炎、附件炎、盆腔炎等；宫腔积血、宫腔粘连，术后闭经或经量显著减少，有时伴周期性下腹疼痛或有子宫增大积血。②远期并发症：慢性盆腔炎、月经异常、继发不孕、子宫内膜异位症。③再次妊娠时的并发症：不孕症，晚期流产偏高，早产偏高，围产期死亡率偏高，产前、产后出血率增加，新生儿溶血症增加。这些并发症都需要改变生活方式，及时干预。

1. 健康教育和早期治疗

要加强对患者的教育，让患者对滑胎及滑胎并发症有正确的认识，强调早期治疗和预防。

2. 调整心态

很多滑胎患者精神抑郁，在承受受孕失败同时，也害怕不能再次怀孕，即便怀上了也整天紧张焦虑，担心会再次流产。情绪紧张本身就可以引起滑胎，会加速滑胎，也可以引起不孕，加重子宫内膜炎、附件炎、盆腔炎、宫腔积血、宫腔粘连等。所以患者要调整自己的心态，力求做到开朗、豁达、乐观，劳逸结合，避免过度紧张、悲伤、劳累。

3. 饮食调摄

原则同健康期滑胎预防。

4. 注重卫生

注重个人卫生，尤其在滑胎后产褥期内，为了预防感染和有利于康复，产后休养环境要做到安静、舒适，室内保持清洁、空气流通。室温亦需合理调节。患者要注意个人卫生，坚持刷牙、洗手、勤洗澡、勤更衣裤，特别要保持外阴部清洁。

5. 适当药物治疗

如出现子宫内膜炎、附件炎、盆腔炎、慢性阴道炎等，在医生指导下适当使用消炎抗菌药物等。

6. 中医辨证调治

（1）肾气亏损证

主症：屡孕屡堕，甚或如期而堕，头晕耳鸣，腰酸膝软，精神萎靡，夜尿频多，目眶发黑，或面色晦暗。舌淡，苔白，脉沉弱。

治法：补肾固冲安胎。

方药：补肾固冲丸（菟丝子 15g，续断 15g，巴戟天 10g，杜仲 10g，当归 10g，熟地黄 10g，鹿角霜 10g，枸杞子 10g，阿胶 10g，党参 15g，白术 10g，大枣 10g，砂仁 10g）。

（2）气血两虚证

主症：屡孕屡堕，头晕眼花，神倦乏力，心悸气短，面色苍白。舌淡，苔薄，脉细弱。

治法：益气养血安胎。

方药：泰山磐石散（人参 10g，黄芪 20g，当归 10g，续断 10g，黄芩 10g，川芎 10g，白芍 10g，熟地黄 10g，白术 10g，炙甘草 10g，砂仁 15g，糯米适量）。

第二十节　骨质疏松症的防治

骨质疏松是因各种原因引起的骨代谢性障碍，主要表现为单位体积内骨量降低，骨质有机成分及钙盐沉着均减少，但基本结构保持不变。通俗地说就是原本密实坚固的骨骼出现了孔隙，变得稀疏。它是以骨量减少，骨的微观结构退化为特征的，致使骨的脆性增加，而易于发生骨折的一种全身性骨骼疾病。骨质疏松可累及全身骨骼，以脊椎骨、髋部及腕部骨骼表现最为明显，发病率与性别、年龄、种族、饮食习惯、运动等因素有关，女性的发病率远高于男性。

骨质疏松症早期症状不明显，发展到一定程度则出现腰背酸痛，四肢抽筋，身材缩短，驼背等症状，最严重的甚至会发生骨折。骨质疏松造成骨折的常发部位为有，脊椎骨、髋骨及前臂。出现骨质疏松者，年龄越大，骨折的风险性越高，摔倒、轻微的碰撞或在日常生活中不明显的外伤均可导致骨折发生。尤其是髋、脊椎体等部位，这些部位均是人体的主要承重部位，当发生骨折后患者必须长期卧床。老年人由于各个器官、组织均已老化，长期卧床必然会增加脏器衰竭及其他并发症发生的风险。

一般来说，骨质疏松可因钙缺乏、膳食钙磷比例不平衡、维生素 D 缺乏、脂肪摄入过多、长期蛋白质摄入不足、微量元素摄入不足、内分泌失调、卵巢功能减退、雌激素分泌下降、运动不足等因素而引起。另外，年龄和性别对骨质疏松也有一定影响，如老年人、女性患者，发生骨质疏松的几率更大。

目前诊断骨质疏松最理想的方法是做骨密度检查，如 X 线摄片、中子活化分析、单光子吸收测量、双光子吸收测量、定量 CT、定量超声、MRI 和双能 X 线吸收测量，而最被认可的诊断金标准是双能 X 线吸收测量。

骨质疏松症类似于中医"骨痿""骨痹""骨痛"等。中医认为，肾藏精，精生髓，髓能养骨，故有"肾主骨"之论。肾与骨在生理和病理上有着密切的联系，如肾气盛，肾精足，则髓充骨养可使筋骨强劲有力；肾气虚，肾精亏，则骨失髓养而痿软无力。说明肾之精亏髓减是导致骨痿的主要原因。绝经后的妇女，由于肾气衰退，肾精亏损，骨髓的生化乏源，骨失其养，因而易于发生骨痿等病证。

用中医治未病理论防治骨质疏松，主要体现在以下几个方面：第一，健康时期的骨质疏松预防主要是避免骨量减少，避免或纠正酸性体质，采用多种方法调理机体，避免骨量流失。第二，欲病期以骨量减少为特点，此时要积极防治，及时补充钙质。第三，对已发生骨质疏松者，应积极治疗，避免发生骨折或尽量减少并发症的发生。

一、健康时期的预防

人从出生至 20 岁时骨量随年龄增长而持续增加，至 30 岁时，人体骨量达到峰值，此后又会随着年龄的增长而逐渐缓慢地丢失。故骨质疏松发生与否，取决于一个人青年时期峰值骨量达到的水平。因此，预防骨质疏松症应从年轻时开始，努力使个人的峰值骨量达到一个较高的水平。

1. 营养均衡

当人们处于健康时期时（特别是酸性体质者），如果钙缺乏、膳食中钙磷比例不平衡、维生素 D 缺乏、脂肪摄入过多、长期蛋白质摄入不足、微量元素摄入不足、内分泌失调、卵巢功能减退、雌激素分泌下降、运动不足等因素而易引起骨量减少，最终导致骨质疏松。故预防骨量减少首先要确定自己是否为酸性体质，一般来说，与碱性体质相比，酸性体质的人常会感到身体疲乏，记忆力衰退，注意力不集中，腰酸腿痛，皮肤没有光泽，易得皮肤病，睡眠质量不佳，多梦易醒，情绪不稳定，易发怒，牙龈经常出血，伤口愈合慢、易化脓、容易瘀青，感冒、发烧频繁，常便秘、口臭，喜食甜食，身体肥胖，四肢易冰冷等。因此，应做到营养均衡。

（1）在日常生活中，应多进食富含钙、磷的饮食（如虾皮、牛奶、鱼、豆类及豆制品、海带、乳制品、骨头汤、鸡蛋、精杂粮、芝麻、瓜子、绿叶蔬菜等），以防止缺钙。食用成碱性食品能防止体液酸化，保持人体弱碱性环境，是预防和治疗骨质疏松，防止钙流失的最有效方法。

（2）每天的酸性食物和碱性食物的摄入比例应遵守 1∶4 的比例。大多数的蔬菜水果都属于碱性食物，而大多数的肉类、谷物、糖、酒等食物都属于酸性食物。

2. 培养良好的生活习惯

（1）进行户外运动以及接受适量的日光照射，可促进人体的新陈代谢，有利于钙的吸收。此外，运动中肌肉收缩，直接作用于骨骼的牵拉，有助于增加骨密度。

（2）按时休息，保证充足睡眠。熬夜会加重体质酸化。

（3）不要食用被污染的食物，如被污染的水、农作物、家禽鱼蛋等，多吃绿色有机食品，防止病从口入。

（4）保持良好的心态，适当的调节心情和自身压力可以保持弱碱性体质，从而预防骨质疏松的发生。

（5）戒烟限酒，不吃（或喝）刺激性食物或饮料。

3. 定期检查

（1）对于骨质疏松的易感人群，如40岁以上的中老年人；围绝经期妇女；妊娠期妇女；哺乳期妇女；慢性腰腿疼痛者；有骨质疏松家族史者；见阳光少，缺乏运动者；过度饮酒，大量吸烟，饮咖啡，浓茶者；既往有慢性呼吸系统病史者，每半年最好进行一次骨密度检测。

（2）对于患有其他疾病，如甲状旁腺功能亢进患者，糖尿病患者，风湿、类风湿性关节炎患者，骨质增生者，乳糖酶缺乏症患者，肠胃疾病患者，长期卧床患者等也容易发生骨质疏松，这部分人群应积极治疗可引起骨质疏松症的相关疾病，并定期做骨密度检测，同时结合自身的调理，避免骨量减少，预防骨质疏松症发生。

二、骨量减少人群的预防

2008年10月20日在北京发布的《骨质疏松症防治中国白皮书》指出，我国至少有6944万人患有骨质疏松症，有2.1亿人低骨量（即骨量减少），低骨量者存在发生骨质疏松症的高风险性。

由于骨质流失使骨骼内空隙越来越多，骨骼也越来越薄，极易发生骨质疏松而引起骨折。骨量减少者一般人无明显症状，而随着年龄增长，骨量在不断流失，一旦出现症状，骨钙丢失常在50%以上，短期治疗难以奏效。故出现骨量减少时应及时加以调治，避免进一步加重。

对于出现低骨量者，平时在饮食上应多摄入含有丰富钙质及维生素D的食物，要养成进行户外运动的习惯，养成良好的生活方式，不吸烟，不酗酒，定期去医院做骨密度检测，必要时还需做血钙、血磷、血碱性磷酸酶（AKP）等检测，并在医生的指导下服用钙剂及防治骨质疏松的药物。此外，应积极治疗可导致骨质疏松症的疾病，如糖尿病、类风湿性关节炎、慢性肾炎、甲状旁腺功能亢进症/甲状腺功能亢进症、骨转移癌、慢性肝炎、肝硬化等。

人体的骨组织是一种有生命的组织，人在运动中会不停地刺激骨组织，使其不容易丢失钙质，骨组织中的骨小梁结构会排列得比较合理，这样骨质疏松症就不容易发生。当然运动锻炼要循序渐进，不可急于求成。

三、骨质疏松及其并发症的防治

骨质疏松症可发生于任何年龄，婴幼儿、青少年、中老年都可发生，其中以中老年女性为主。应早诊断，早治疗，以避免病情加重，预防或减少并发症的发生。

1. 日常生活调摄

确诊为骨质疏松后，可以适当地服用一些止痛药、钙剂，以及其他一些治疗骨质疏松的药物（如骨肽片等）。需要注意的是，补钙并不能治疗骨质疏松，而只能起预防作用。另外，治疗骨质疏松还需要结合自身的调理，如饮食上不挑食，多进食低盐、清淡而富营养的饮食，每天坚持喝1杯牛奶；保证足够的睡眠；每天晒1小时的太阳；每天运动锻炼半小时或更长时间。运动锻炼的方法可以是散步、打太极拳，做各种运动操，有条件的话可以进行游泳锻炼。但运动时应加强防摔、防碰、防绊、防颠等措施，避免引起骨折。

2. 并发症的调治

对中老年因骨质疏松而骨折者应手术治疗固定，早期活动，同时结合体疗、理疗、营养、补钙、止痛、促进骨生长、遏制骨丢失、提高免疫功能及整体素质等综合治疗。

骨质疏松症患者一旦椎体发生骨折即需卧硬板床休息，膝下垫一枕头以减轻下腰部的应力。但应注意翻身护理，防止褥疮。必要时可以用些止痛药，待疼痛消失后即开始锻炼，并逐日增加活动量。

3. 中医辨证调治

中医认为骨质疏松根本原因是"肾虚"，再加上后天失调等原因而发本病。中医药在治疗骨质疏松时须辨证施治，其中以补肾壮骨为主。

（1）肾精亏虚证

主症：腰背及膝胫酸痛无力，伴有头晕耳鸣，或齿摇、发脱，小便余沥或失禁。舌质淡红，苔薄白，脉沉细无力。

治法：补肾填精益髓。

方药：左归丸加减。

（2）阴虚内热证

主症：腰背疼痛，或足跟痛，或驼背，或骨折，伴见五心烦热，急躁易怒，腰膝酸软，潮热汗出，眩晕。舌红，脉细数。

治法：滋阴清热，补肾填精。

方药：知柏地黄丸加减。

（3）脾肾两虚证

主症：腰背疼痛，膝胫酸软，可伴见驼背乏力，食少便溏。舌质淡嫩，脉细滑。

治法：益肾健脾。

方药：大补元煎加减。

第二十一节　抑郁症的防治

抑郁症是一种包括多种精神症状和躯体症状的复杂的情感性精神障碍，临床表现为情绪低落，思维迟缓，对生活丧失兴趣，自我评价过低等精神症状和易疲劳，失眠，食欲下降，性欲减退，头痛，咽喉不适，胸闷，心慌，腹胀，大便不调等躯体症状，严重者可出现自杀念头和行为。据统计，抑郁症已经位居中国疾病负担的第二位。预计2020年，抑郁症将成为仅次于心血管疾病的第二大疾患，大约80%的患者将有复发，10%~15%的患者最终会自杀。本病可发生于各年龄阶段，已经成为当今社会严重危害人们身体健康、生活质量和社会职业功能的重大精神心理生理疾病。

中医无抑郁症的病名，但与其有关的记载很多，如"癫证""脏躁""百合病""郁证"等。现代中医认为，抑郁症是因郁怒、思虑、悲哀、忧愁等情志不遂，导致肝失疏泄、脾失运化、心神失常、脏腑阴阳气血失调而成。初起多见实证，可因气滞而夹痰、夹食、夹热；久病由气转血，由实转虚，可见到久郁伤心神、心脾气血两虚、阴虚火旺等虚证。治疗多以病变涉及的脏腑和病理产物进行辨证论治，症状有实有虚，或虚实夹杂；治疗以疏肝理气为主，兼以扶正。

一、健康期的预防

随着社会竞争激烈，人们心理压力日益增大，心理问题日渐突出，抑郁症患者越来越多，给家庭和社会带来不安定因素，因此预防显得尤为重要。

1. 增加抗压效力，加强情绪锻炼

激怒时要疏导平静；过喜时要收敛；忧愁时宜释放自解；忧虑时应分散消遣；悲伤时要转移娱乐；恐惧时要支持帮助；惊慌时要镇定沉着。

另外，穿戴整齐，购买鲜艳明快衣服，可以使心情舒畅，增加对生活信心和对美好生活追求的勇气。

2. 培养多种兴趣

如跳舞、散步、太极拳、游泳均能缓解压力，减轻焦躁情绪；欣赏戏剧、音乐，听歌，养花，种草，爬山，欣赏田园风光，观看名山秀水，拥抱大自然，阳光、微风让人心情惬意，忘记烦恼。

3. 均衡饮食

（1）糖类可以通过血清素的提升来舒缓压力及改善情绪，如全谷类、大麦、小麦、燕麦、瓜类及含高膳食纤维、多糖蔬菜都是较为健康的食物来源。

（2）多食香蕉、奶制品、肉类的蛋白质，其含有色胺酸都是人体不可缺少的成分，与安定情绪有关。

（3）维持正常胆固醇浓度：胆固醇过低也是忧郁症及慢性疲劳证候群，其至是精神病常见的原因之一。鱼油可以改善忧郁及焦虑；蔬菜油含有丙亚麻油酸，抗抑郁有效。

4. 预防抑郁症发生的一些疾病

如内分泌疾病、脑血管疾病、肿瘤、维生素缺乏、感染性疾病、慢性肝炎、艾滋病等。

5. 树立正确的生活态度

大智若愚，难得糊涂，大事清楚，小事糊涂。什么事要放得下，放弃事事完美主义，找知己倾诉内心苦闷，释放压力。

6. 学校、社会和家庭细心观察，对下列行为应特别关注

（1）性格上的改变，如冷淡、孤独等。

（2）神经症症状，如失眠、头痛、注意力分散、情绪不稳、易疲劳、好遗忘、工作能力下降。

（3）情感上的变化，如情绪低落、愁眉不展、唉声叹气，常因小事而自责、自卑，很难有适应性的情感交流。

（4）行为变化，如举止迟缓、生活被动、卧床、不愿见人。

（5）兴趣爱好改变。

（6）行动不能自控，如打人、自打、击门、毁物和来回走动等。

二、疾病期的防变、防复

早期诊断、早期治疗是预防患者自杀，降低复发率的关键。

（一）中医辨证调治

1. 肝气郁结证

主症：情绪抑郁，不宁，胸部满闷，善太息，胸胁胀痛，痛无定处，脘闷嗳气，腹胀纳呆，或呕吐，或大便不调，妇女月经不调。苔薄腻，脉弦。

治法：疏肝理气解郁。

方药：柴胡疏肝散或逍遥散。

2. 肝郁化火证

主症：心烦易怒，胸胁胀满，口苦而干，头痛目赤耳鸣，大便秘结。舌红苔黄，脉弦数。

治法：疏肝解郁，清肝泻火。

方药：丹栀逍遥散。

3. 气滞痰阻证

主症：精神抑郁，胸中窒闷，或兼胁肋胀痛，咽中如有物梗阻，吞之不下，咯之不出。苔白腻，脉弦滑。

治法：行气开郁，化痰散结。

方药：半夏厚朴汤。

4. 气滞血瘀证

主症：精神抑郁，性情急躁，头痛失眠，胸胁疼痛，月经失调有血块。舌质紫暗，或有瘀点、瘀斑，脉弦或涩。

治法：活血化瘀，疏肝解郁。

方药：血府逐瘀汤。

5. 心脾气血两虚证

主症：多思善虑，心悸胆怯，少寐健忘，面色无华，头晕神疲，食欲不振。舌质淡，脉细弱。

治法：健脾养心，益气补血。

方药：归脾丸。

6. 忧郁伤神证

主症：精神恍惚，心神不宁，悲忧善哭，时时欠伸。舌质淡，苔薄白，脉弦细。

治法：养心安神。

方药：甘麦大枣汤。

7. 肝郁心虚证

主症：精神抑郁，心悸健忘，失眠多梦，烦热，盗汗，口咽干燥。舌红少津，脉细数。

治法：疏肝解郁，养血安神。

方药：柴胡疏肝汤合天王补心丹。

8. 肝肾阴虚证

主症：眩晕，心悸，少寐，心烦易怒，或遗精腰酸，妇女月经不调。舌质红，脉细弦而数。

治法：补养肝阴，滋水涵木。

方药：滋水清肝饮或杞菊地黄丸合一贯煎。

9. 肝郁脾虚证

主症：情志抑郁，急躁易怒，腹胀便溏，胸闷脘痞，纳呆嗳气，胁胀呕酸，形瘦神疲。舌淡，苔薄白，脉弦细或沉弱。

治法：疏肝解郁健脾。

方药：逍遥散加陈皮、半夏。

10. 肝郁肾虚证

主症：烦躁易怒，胸胁胀痛，汗出尿频，性欲减退，甚则阳痿，精神不振。舌红，苔薄，脉弦细。

治法：疏肝解郁补肾。

方药：一贯煎加五味子、柴胡、白芍。

11. 肝郁气虚证

主症：抑郁不快，或烦躁不安，多怒善恐，神疲乏力，胸闷太息，少腹坠胀，月事不调等。

治法：疏肝补气达郁。

方药：四逆散合四君子汤加减。

（二）预防复发

预防复发是治疗抑郁症时应特别重视的问题：

1. 抑郁症是一种慢性病，多呈发作型，反复发作的比例较高。初始系统、全面的彻底治疗是避免复发的关键。抑郁症治愈后，一般患者还须继续适量服药和随访半年到一年。

2. 患者的日常生活要有规律。一般要求按作息时间表学习、工作、运动锻炼、睡眠、休息、娱乐、会友和谈心。

3. 医院随访、家庭护理、患者自控要三位一体。患者单位、社区和家庭应从患者的学习、生活、工作、交往和服药自控等方面给予关心、帮助，以便及时处理患者的心理冲突和睡眠障碍，提高他们的社会适应能力和自控能力。

（三）抑郁症自杀倾向的预防与干预

1. 及时发现自杀苗头

大约20%的抑郁症患者自杀难以预测，80%的抑郁症患者在自杀前会有所流露。主要线索有：

（1）公开地谈论或表示要自杀：在自杀前，有的患者常常会在与人谈话或自言自语中流露出"生不如死""一了百了"的念头，如会对家属说："你们决不会再因为我而烦恼了。"有的患者会打听与死有关的事情，或打听一些可供自杀用的药物等。

（2）出现异乎寻常的行动：如表示想死的决心，与朋友过深地倾诉，将自己珍爱的物品赠人或将自己的财产送人等。在自杀前，有的患者还会先以小剂量试服一些药物，或开始收藏与自杀有关的物品，如绳子、刀子、农药或安眠药等。有的患者则着意整理自己的物品，清理自己的财物等。

（3）出现异乎寻常的态度：如出现突发的悲泣、愤恨或异乎寻常的平静，有的患者在自杀前抑郁或焦虑症状明显加重。

（4）特别留意容易自杀的高危人群：①过去曾有过自杀未遂行为的患者，往往容易再次出现自杀行为，如影星张国荣、作家三毛都曾有过自杀未遂的病史，最终自杀成功，离开人世。②近期发生过重大生活事件的患者，如近期丧失亲人、情人、配偶，近期丧失工作，近期丧失自尊，这些丧失事件往往会明显加重抑郁症的症状，使患者觉得难以面对，引发自杀倾向，了却人生。③家庭中有自杀遗传史的患者。研究发现，自杀也是一种遗传现象，与某种遗传基因突变有关，如美国著名作家欧内斯特·海明威的家族中，已经连续4代发生自杀的悲剧。

2. 预防自杀

预防患者自杀，关键在于进行及时积极的药物治疗和心理治疗。

3. 干预自杀倾向

对有自杀倾向的抑郁症患者，应及时制订治疗性的干预计划，尽快恢复其心理平衡，打消自杀念头。

（1）肯定患者的长处：因为绝大多数抑郁症患者有自卑心理。

（2）寻找社会与家庭的支持：大多数想死的患者都感到自己是孤独的，需要家人、亲友和同事的帮助和支持。

（3）教会患者心理应对措施：抑郁症患者往往认为前途一片漆黑或悲观绝望，要让他们学会从不同角度看问题，以及恰当的心理应对技能，减轻患者的失望程度。

总之，要通过危机干预，使有自杀企图的抑郁症患者避免自杀，配合医生进行系统治疗，并以积极姿态适应生活，争取早日康复。

第二十二节　恶性肿瘤的防治

恶性肿瘤是人体内的正常细胞在各种致癌因素的作用下发生癌变，使正常细胞变为恶性肿瘤细胞，局部组织异常增生而形成。恶性肿瘤目前已成为严重影响人类健康，威胁人类生命的主要疾病之一。在我国，癌症已成为城乡居民的首位死亡原因。

癌症的发生是多种因素协同作用的结果，而肿瘤细胞是在多种致癌因素的作用下，导致整体功能紊乱，生理平衡破坏，细胞的有序活动被打破，使得细胞无限制的增生而成的，是全身疾病的局部表现。一般来说，癌症的病因可概括为外因和内因两方面。

内因包括：①免疫状态：如先天性免疫缺陷，各种因素导致免疫力下降，如因长期应用免疫抑制剂者，其恶性肿瘤发病率明显高于正常人。②遗传因素：结肠息肉、视网膜母细胞瘤、乳腺癌、胃癌等。③内分泌失调：性激素平衡紊乱、逾量激素的长期应用，如卵巢激素、垂体促性腺激素、甲状腺激素可诱发卵巢癌、睾丸癌、子宫内膜癌、甲状腺癌。④年龄因素：肺癌、肝癌、食管癌多见于40岁以上，白血病、淋巴瘤、神经及肾母细胞瘤等多见于儿童青少年。⑤胚胎残存组织：有畸胎瘤、皮样囊肿等。

外因包括：①化学致癌物：亚硝酸盐、煤焦油、芳香族化合物、对苯二胺等。②物理性因素：阳光、紫外线、烧伤、慢性炎症、溃疡等。③生物因素：病毒可引起的肿瘤，黄曲霉素可诱发癌变等。④其他：摄入膳食纤维少，烟草，包皮过长等。

中医认为肿瘤的发生既有六淫、七情、劳伤之诱因，又有机体阴阳失调、气血逆乱之异常，更有癌毒的存在。癌毒致癌过程就是不断消耗机体精、气、血、津液，破坏人体阴阳气血的平衡协调，降低机体的抗癌能力，癌毒迅速扩散，最终导致正气衰竭直至死亡。

1981年，WHO就提出了防止癌症的"三个1/3学说"，即"通过卫生教育计划和预防已知的致癌因素，约1/3的癌症是可以预防的；通过普查，早期发现癌症患者，另外1/3的癌症患者可以得到早期诊断和治疗；还有1/3癌症患者，经过积极有效的医疗护理，改善生活质量，减少痛苦，是可以延长生命的。"研究表明，约85%以上的恶性肿瘤的发生与生活方式、饮食、职业以及环境致癌物接触等有关，所以只要在上述各环节中进行预防，一定能使肿瘤发病率有所下降。同时，癌症发生又是一个长期、多阶段、渐进的过程。从正常细胞到形成肿瘤，需10～20年的时间，这也为预防和治疗癌症提供了充分的准备时间。

应用治未病理论防治肿瘤，相当于癌症三级预防的概念。

未病先防相当于一级预防，即病因预防，是以预防癌症的产生为目标，其任务包括研究各种癌症病因和危险因素，针对化学、物理、生物等具体致癌、促癌因素和体内外致病条件，采取预防措施，并针对健康机体，采取加强环境保护、适宜运动、适宜饮食，以增进身心健康。

病而未发时期的治未病相当于二级预防，即早期发现，早期治疗，控制疾病传变。在癌症的最早期，甚至在癌前期阶段应用特殊的检查方法将其发现，并给予及时治疗，以控制其发展。这样，不仅能减少治疗费用，避免发展成晚期癌症，而且能显著提高治愈率，降低死亡率。

既病防变相当于三级预防，即临床预防或康复预防，以防止病情恶化，防止残疾为目标。其方法是通过多学科综合诊断和治疗，正确选择合理的诊疗方案，为能够治愈的患者提供根治性治疗，以达到治愈的目的；为已无法治愈的患者提供姑息治疗和临终治疗，以减轻痛苦、恢复体力、延长生存时间、改善生活质量。

一、未病先防（一级预防）

一级预防主要是通过消除致癌病因或避免接触致癌物质来防止癌症的发生。

（一）改变生活方式

1. 控制吸烟

吸烟是严重危害人类健康的大敌，因为烟草燃烧后的烟雾中含有烟焦油、尼古丁、苯并芘等极强的致癌物质。乙醇可以增加烟草中的前致癌物质经代谢而产生直接致癌物的量，所以吸烟同时酗酒的人，其患口腔癌、食管癌、胃癌及肝癌的危险性会明显增加。吸烟年龄越早，数量越多，发生肺癌的机会越大，其间有明显相关性。戒烟后罹患癌症的危险度渐趋下降，5 年后可保持在比一般人略高的水平。曾有人推测：如果整个社会不接受吸烟和过量饮酒，肺癌发病率可下降80%，头颈部癌症发病率可下降90%，受益者将是社会的每一个人，无论是吸烟者或是被动吸烟者。因此，我们应控制吸烟，提倡戒烟，使肿瘤的发病率进一步下降。

2. 节制饮酒

酒精是辅助致癌物，可以改变口腔细胞与食管细胞中致癌物质的代谢。酒精作为辅助致癌物可以通过致癌物在一定器官中诱导癌症的产生；作为溶剂可以使烟草中或饮食中的致癌物进入上皮细胞；并且酒精能抑制人体免疫系统，降低人体的免疫功能，使人易罹患癌症或其他疾病；另外，酒精还可以增加烟草中前致癌物代谢产生直接的致癌物。在不吸烟的人群中，酒精可以通过其代谢产物乙醛诱导食管产生肿瘤。也有证据显示，饮酒与口腔癌、咽癌、喉癌、乳腺癌、直肠癌有关。长期饮酒可导致肝硬化继而与肝癌的发生有联系。

3. 调整膳食结构和饮食习惯

（1）预防已污染的致癌物质食品"进口"：如食物在加工制作时添加的防腐剂等可能是胃癌、鼻咽癌的元凶；另外，如加在腊肠、香肠、腌制食品中的亚硝酸盐，易与胺类结合成硝酸铵，为一种高致癌物；人工甘味剂，如糖精可能引起膀胱癌；着色剂（红色二号、奶油黄）、保存剂（抗氧化剂）等都是相当可疑的致癌物；还有谷类、豆类、玉米、花生等，若过期、潮湿即可能产生诱发肝癌的毒性物质——黄曲霉素。另外，误食注射激素或者抗生素的畜肉，或未清洗农药、化肥的农产品，都是可能诱发癌症。

（2）走出饮食的误区：过多的摄入蛋白质、脂肪、糖和盐均能增加癌症发生的可能性。被认为"营养癌"或称为"富贵病"的乳腺癌和大肠癌，其发病就与高脂肪、高热量饮食有关。同时，营养不良及营养失调亦能促进癌症的发生，因为大多数维生素是人体内酶系统中的辅酶或辅基的组成成分，缺乏或不足时，会使人体内某些酶活动失调，导致代谢障碍，引发疾病。例如，硒的平均摄入量、血硒水平、饮食中硒浓度均与发生恶性肿瘤的危险性呈负相关；长期缺碘与甲状腺癌的发生有关等。

（3）食物烹调方式要得当：少食烟熏、烧烤类食物，饮食清淡，多食蔬菜、瓜果类食物，适当进食富含膳食纤维的食物等，都能有效的预防癌症。

（4）改变不良饮食习惯：生活中要养成良好的饮食习惯，对于预防癌症的发生是大有裨益的。一日三餐应尽量按时，注意饥饱适当，不要暴饮暴食；进食时要细嚼慢咽，不要进食过快，以免未嚼碎的食物损伤消化道黏膜；食物不宜过烫、过硬，对保护食管及胃黏膜均有益；饮食要多元化，以谷类为主，吃多种蔬菜、水果和富含膳食纤维的薯类食品。另外，豆类、奶类及其制品可常吃，还可以适量的吃鱼、禽、蛋、瘦肉类等。

4. 注意个人卫生

注意口腔卫生，及时治疗各种口腔疾病，对防止口腔癌有一定的作用；提倡晚婚、晚育和计划生育，早婚、早孕、多产都能引起子宫颈损伤，与宫颈癌的发生有一定关系；另外，注意性器官卫生对预防生殖器官癌症有重要作用。

5. 适量运动

积极地参加体育运动可以减少癌症发病和死亡率。多数癌症，如结肠癌、直肠癌、乳腺癌和前列腺癌等的发生都与缺乏充足的体力活动有关，经常参加体力活动能增加肌肉力量，有助于缓解紧张情绪，降低胆固醇和血压，大大减少体内多余的脂肪，使一些常见癌症发生的危险明显降低。

6. 注意心理平衡，保持乐观心态

紧张、烦躁、忧愁、伤心、失望、愤怒等负面情绪会导致机体内分泌功能失调，如果长期不能有效缓解，就可能诱发免疫方面的疾病，特别是癌症。凡是疗效好、生存时间长的患者，都有与癌症顽强斗争的精神，而那些未经治疗、肿瘤就自行消退的人，以及长期与癌共存而不影响寿命的人，他们情绪乐观的特点就更加明显。因此，保持良好的心理状态，在癌症的预防和治疗中都起着很重要的作用。

7. 免疫预防

免疫预防是通过免疫接种防止感染性疾病的发生，从而达到预防相应癌症的方法。目前比较成熟的方法是乙肝疫苗接种。研究发现，刚出生的婴儿通过接种乙肝疫苗并经过加强，80%可获得保护。所以，推广乙肝疫苗接种是预防肝癌的重要策略。

（二）保护环境，减少和消除致癌病因

癌症的病因主要包括物理因素、化学因素、生物因素和营养因素等。

1. 化学致癌物

环境致癌物中约有90%为化学物质，这些致癌物质遍布于人们的日常生活中，国际癌症中心（IARC）公布了18种与人类肿瘤有关的化学物质和16种可能与人类肿瘤有关的化学物质（见表5-1和表5-2）。

2. 物理和生物致癌因素

物理因素包括各种电离辐射，如X线、紫外线、高频电流、微波、物理损伤和噪音等。目前比较肯定的是X线、紫外线及游离性辐射品，如铀、镭等，较可能引起皮肤及骨髓、血液方面的癌症。生物因素主要包括病毒或寄生虫感染，如乙型肝炎病毒（HBV）和肝癌、人类乳头状瘤病毒和宫颈癌、EB病毒和鼻咽癌、血吸虫病和直肠癌、肝吸虫病和胆管癌。另外，卡玻西肉瘤与人类免疫缺陷病毒相关；成人T淋巴细胞白血病与I型人类T淋巴细胞病毒相关；幽门螺杆菌与胃癌及胃黏膜相关性淋巴细胞性淋巴瘤关系密切。

表 5-1 18 种与人类肿瘤有关的化学物质

化合物名称	接触环境	接触途径	靶器官
1,4-氨基联苯	职业	吸入、皮肤	膀胱
砷化物	职业、医源性、环境	吸入、经口、皮肤	皮肤、肺、肝
石棉	职业、环境	吸入、经口	肺、胸膜、胃肠
金胺	职业	吸入、经口	膀胱
苯	职业	吸入、皮肤	造血系统
联苯胺	职业	吸入、经口、皮肤	膀胱
1-萘胺	医源性	经口	膀胱
双氯甲醚	职业	吸入	肺
铬和铬化物	职业	吸入	肺、鼻腔、子宫内膜
二乙基乙烯雌酚	医源性	经口、局部	阴道、子宫内膜
赤铁矿（氢）	职业	吸入	肺
异丙醇	职业	吸入	鼻腔、喉
左旋苯甲酸氮芥	职业	经口	造血系统
芥子气	职业、环境	吸入	肺、喉
2-萘胺	职业	吸入、皮肤、经口	膀胱
镍（精炼）	职业	吸入	鼻腔、肺
煤及煤焦油	职业、环境	吸入、皮肤、经口	肺、皮肤、肠道
氯乙烯	职业	吸入、皮肤	肝、脑

表 5-2 16 种与人类肿瘤可能有关的化学物质

化合物名称	接触环境	接触途径	靶器官
黄曲霉毒素	环境、职业	经口、吸入	肝
铍及铍化合物	职业	吸入	肺
镉及镉化合物	职业	吸入、经口	前列腺、肺
苯丁酸氮芥	医源性	经口	造血系统
环磷酰胺	医源性	经口、静脉	膀胱、造血系统
镍基镍化合物	职业	吸入	鼻腔、肺
非那西汀	医源性	经口	肾
塞替派	医源性	静脉	造血系统
丙烯腈	职业、环境	吸入、皮肤、经口	肺、肠
杀草强	职业	皮肤、经口	所有部位
苯胺染料	职业	吸入	膀胱
四氯化碳	职业	吸入、经口	肝、造血系统
氯化二甲基、氨基甲酰	职业	吸入	未定
硫酸二甲酯	职业	吸入	肺
氧化乙烯	职业	吸入	造血系统、肺
多氯联苯、右旋糖酐铁	职业	皮肤、经口	皮肤

二、病而未发时期的治未病（二级预防）

二级预防是通过对高危人群进行筛查，对肿瘤进行早期发现、早期诊断和早期治疗，阻断疾病向更严重的方向发展，提高肿瘤的治愈率及生存率，是现阶段癌症预防的重点。做好肿瘤二级预防可能是提高癌症治愈率最现实的选择。

要做好癌症的二级预防，可以从以下几方面着手：

(一) 开展健康教育

WHO癌症专业委员会认为，通过卫生教育计划，预防已知的致癌因素，1/3的癌症是可以预防的。人体有75%的癌症是发生在身体的表浅部位或容易检查的部位，如头颈部、乳腺、胃、直肠、子宫颈、骨、软组织等。患者只要掌握基本的癌症预防知识，增强防癌观念，发现异常时及时就诊，那么绝大多数癌症是可以在早期阶段被发现的。

(二) 进行健康检查

进行健康检查是维护健康的重要手段，也是早期发现肿瘤的重要途径之一。各种形式的健康检查，如果能将肿瘤信息纳入其中，必将会提高癌症的检出率，使得更多的癌症患者在疾病早期获得有效的诊断和治疗。

1. 无症状人群的监测

(1) 乳腺癌的监测：对30岁以上妇女应推行乳房自我检查，40岁以上妇女应每年做一次临床检查，50岁以上妇女每年应进行临床及必要的X线摄影筛查。应注意30岁以后初孕、12岁以前月经初潮、50岁以后绝经、肥胖症、高脂膳食者、有卵巢患病史及患子宫内膜炎等高危人群。

(2) 宫颈癌的监测：一切有性生活的妇女均有发生宫颈癌的危险，妇女从有性生活开始起应2~3年进行一次宫颈脱落细胞涂片检查。

(3) 结肠、直肠癌的监测：40岁以上人群应每年进行一次肛门指检（仅限7~8cm深度），50岁以上的人群，特别是有家族肿瘤史、家庭息肉史、息肉溃疡史及结肠直肠癌病史者，应每年进行一次大便隐血试验（注意药物、食物所致假阳性及腺瘤、肠癌以外的消化道出血的干扰）；每隔3~5年做一次直肠镜检查。

(4) 肺癌的监测：对有长期吸烟史，暂无症状人群需进行常规肺癌胸部放射线检查和痰脱落细胞检查。

2. 有症状人群的监测

由于人体所患的恶性肿瘤约有75%以上发生在身体易于查出和易于发现的部位，为便于及早发现肿瘤，应注意常见肿瘤的十大症状：

(1) 身体任何部位，如乳腺、颈部或腹部的肿块，尤其是逐渐增大的。

(2) 身体任何部位，如舌、颊、皮肤等处没有外伤而发生的溃疡，特别是经久不愈的。

(3) 不正常的出血或分泌物，如中年以上妇女出现不规则阴道流血或分泌物增多。

（4）进食时胸骨后闷胀、灼痛、异物感或进行性加重的吞咽不顺。

（5）久治不愈的干咳、声音嘶哑或痰中带血。

（6）长期消化不良，进行性食欲减退、消瘦，又未找出明确原因的。

（7）大便习惯改变或有便血。

（8）鼻塞、鼻衄、单侧头痛或伴有复视时。

（9）赘生物或黑痣的突然增大或有破溃、出血，或原有的毛发脱落的。

（10）无痛性血尿。

（三）做好癌症的筛查工作

早期发现肿瘤病例主要靠筛查措施。筛查是指依靠快捷试验和检查等方法识别人群中未被诊断的疾病，对尚未识别的疾病或缺陷作出提示。但筛查试验本身不具有诊断意义，筛查试验阳性者或可疑阳性者须经进一步诊断性检查。

1. 选择筛查方案要符合的基本条件

（1）被筛查的癌症有较高的发病率，且危险性较大。

（2）有可鉴别的临床前期，即肿瘤的自然史比较清楚，无症状，肿瘤局限时间较长，使诊治有足够时间。

（3）有可靠的筛查方法和确诊的方法。

（4）被筛查者可接受。

（5）符合成本效益原则。

通过筛查来及早发现癌症的策略主要是促进早期诊断的教育和促进有效的筛查方案。

2. 在采用筛查技术时须考虑的指标

（1）敏感性：在已经患病的人群中测量癌症试验的效果。

（2）特异性：在无患者群中试验得到阴性结果的范围。

（3）阳性预测值：在得到阳性试验结果的人群中有病患者的范围。

（4）阴性预测值：在得到阴性试验结果的人群中无病患者的范围。

（5）可接受性：在设计试验的人群中愿意接受试验的范围。

3. 高危险人群筛查

一般认为95%以上的癌症患者年龄在40岁以上；男性多于女性；各种族有不同的好发癌症；工作类型同职业相关性肿瘤关系密切；生活习惯、不良饮食习惯及嗜好，均和特定的肿瘤存在一定的联系；特殊疾病史方面，如慢性肝炎史、血吸虫感染史和肝癌、胆管癌有关；某些肿瘤表现为家族聚集现象，如鼻咽癌、乳腺癌、结肠癌等，患者该家族中的其他成员患有肿瘤的机会就会明显高于其他人。

4. 常见肿瘤的高危人群

（1）肺癌高危险对象：男性45岁以上，女性40岁以上；有长期吸烟史；长期接触有害、有毒物质（砷、石棉、粉尘等）；肺部在同部位有反复发作的病灶（炎症、结核等）；痰血、持续呛咳、胸痛、发热者经过2~3周抗感染治疗未能控制者。

（2）乳腺癌高危险对象：30岁以上的女性，特别是月经初潮 <12岁，或绝经大于55岁，或一生行经 >35年，或月经不规则者；结婚后没有生育或30岁以后生育，生育不哺乳或很少哺乳者；乳房摸到肿块或局限性增厚，与月经无关；反复乳头排液或乳头糜烂；本人曾患乳腺癌治疗后；直系亲属中有乳腺癌家族史。

（3）大肠癌的高危人群：有肠道症状的人群，如便血、便频、黏液便、排便习惯改变等；大肠腺瘤患者；以前患过大肠癌的患者；大肠癌患者的家庭成员；遗传性非息肉病性大肠癌家族的成员；家族性腺瘤病的家族成员；溃疡性结肠炎患者；Crohn病患者；盆腔接受过放射治疗者。

（四）普查是早期发现癌症的重要途径

对整个人群进行筛查即普查。癌症一旦形成，如何在早期阶段发现它，予以及时治疗，提高生存率，降低死亡率是非常关键的一步。更确切地说，癌症普查是指从无症状貌似"正常"的人群中发现"隐藏的"或"临床前"的病变。无疑在癌症症状出现前作出诊断和治疗，其疗效将大大优于经临床诊断已有明显症状的患者。总结普查经验，其有利之处颇多。改善某些被检出肿瘤的预后，是普查所希望的最大效益。早期病例可作破坏性较小的手术，以保持较好的机体功能，提高生活质量；检查为阴性者可感到放心，节约资源。

（五）积极控制和治疗癌前期病变

有一些慢性病和良性病变具有潜在癌变的可能，称作癌前疾病，或癌前状态。但癌前病变并不是癌，也不是癌的初期，因为任何癌前病变都查不出癌细胞，即使是癌前病变，大多数也不会演变成癌症。所以发现癌前病变，千万不要惊惶失措，一定要在医生的监视下定期检查。高度怀疑癌变或已癌变者要积极、及时处理。临床上常见的可癌变的良性疾病有下列几种：

1. 黏膜白斑

是黏膜上皮的局限性增生，可发生于口腔（唇、舌、颊、硬腭）、声带、宫颈和外阴部位等，恶变率可达4%~6%，其中以口腔和外阴部的白斑最易发生恶变。

2. 宫颈重度糜烂

在糜烂修复过程中，再生的鳞状上皮细胞有可能发展为癌。

3. 乳腺小叶及导管上皮的非典型增生

有可能发展为乳腺癌。

4. 老年日光性角化病和色素干皮病

可能转化为鳞状上皮癌或基底细胞癌，癌变率为25%。

5. 息肉

是突出于黏膜表面的结构，可以分为腺瘤样息肉和增生型息肉等多种类型，主要发生于食管、胃、肠及子宫颈等部位。据统计，大肠腺样瘤息肉癌变率达 5% ~ 40%，随着随访时间延长，上升趋势更加明显。其中，绒毛状腺瘤恶变率可高达 80% 左右，大约 80% 以上的结肠癌、直肠癌是由大肠腺样瘤息肉演变而成。

6. 慢性萎缩性胃炎，伴肠上皮化生者

在上皮增生过程中可能发生恶性转化，形成胃癌。

7. 接受过胃部分或大部分切除手术的残胃

在术后若干年乃至 10 余年后，一部分患者的残胃有时会发生癌变。

8. 各种慢性溃疡性病变

如小腿慢性溃疡，慢性骨髓炎的皮肤窦道，慢性肛门瘘管等均可发生癌变，形成鳞状上皮癌。

9. 黑痣

对于生长在脚底、手掌、眼睑、颈部、腰部以及会阴部的棕黑色略高于皮肤的黑痣，更应注意，及早手术切除，以防恶变成黑色素瘤。

10. 隐睾

因为睾丸细胞不能够在生理的温度下生长，可能发生恶性转变，其恶变率大概为 2%。

11. 异常妊娠

与绒毛膜癌关系密切，50% 绒毛膜癌来自葡萄胎，25% 与流产有关。

（六）早期肿瘤的合理治疗

早期肿瘤的合理治疗使治愈率和生存质量日益提高，如早期宫颈癌总的 5 年生存率为 94.7%，10 年为 94%；早期乳腺癌 5 年生存率达 98% 以上，10 年也达 95%；早期胃癌、食管癌、鼻咽癌的治愈率均在 90% 以上；早期绒癌、早期睾丸精原细胞瘤的治愈率已达到或接近百分之百；有"癌中之王"之称的肝癌，现在也有可能治愈，早期的微小肝癌 5 年治愈率已可达到 70% 以上。

即使中晚期肿瘤，通过积极有效的综合治疗也有相当比例达到治愈或带病生存，如伴有肺脑转移的绒毛膜上皮癌、急性淋巴性白血病、头颈部肿瘤、恶性淋巴瘤、睾丸肿瘤和骨肉瘤。一些难治的肿瘤，其治疗效果也有不断的改观。儿童急性白血病，通过药物综合治疗和其他辅助治疗措施，也有近 90% 的病例可以治愈。原来只有 3 个月至半年平均生存期的肝癌，也取得了令人满意的效果。如今，小肝癌切除的 5 年生存率达到 60% ~ 70%，10 年生存率也近 50%；大肝癌术后 5 年生存率也可达 31%。由于新技术的不断开展和综合治疗的应用，对于不能切除的肝癌通过如肝血管栓塞、肝动脉化疗、冷冻、激光、微波固化、射频、无水酒精瘤内注射、放疗和生物调节剂等

的合理科学的综合治疗，已使部分不能切除的肿瘤缩小，从而获得了手术切除的机会，其3年、5年、10年的生存率分别达到76.6%、62%和49.6%的可观效果。

但是也有一些早期患者不适合的治疗，致使患者短期内复发、转移，甚至死亡。因此，必须强调合理的治疗，特别是慎重使用早期肿瘤的局部切除，一定要在积累经验、科学研究的基础上进行缩小范围的局部切除。

三、既病防变（三级预防）

三级预防又称临床期预防或康复性预防，其主要目的是使晚期肿瘤患者获得较好的生活质量，解除疼痛和促进功能恢复。一方面，需要医护人员的努力，借助于手术、药物、放射和生物治疗等多种途径，正确选择合理甚至最佳的诊疗方案；同时，也需要患者家属乃至全社会的帮助，为肿瘤患者提供健康的物质和精神环境，保证其身心健康，能够重新投入到社会、家庭生活当中，树立战胜癌症的信心。

1. 通过提供规范化治疗方案和康复、生理、心理、营养、锻炼的指导等综合措施，尽量恢复功能，促进康复，防止肿瘤转移。

2. 对癌症疼痛患者应开展姑息止痛治疗，其治疗原则是按阶梯、按时口服给药。

3. 注意临终关怀，提高晚期患者的生存质量。

第六章　中医治未病机构建设范例

第一节　广东省中医院"治未病"中心建设思路

广东省中医院"治未病"中心以中医治未病思想为核心理念，以"政府引导，市场主导"为机制，以传统医学为基础，结合现代医学，融合现代科技，通过实施"中医'治未病'健康工程"，探索实践中医治未病思想的有效途径和模式，将"治未病"从理论转化为实践，提高疾病预防、养生保健能力；探索构建中医特色预防保健服务体系，为民众提供最佳的预防保健服务。在具体实践探索过程中，广东省中医院"治未病"中心形成建设思路如下：

一、"治未病"实践模式

1. 开辟"治未病"服务，扩展医院服务范畴

"治未病"的服务应参照现代健康管理体系，以健康评估、健康干预、健康追踪为主要功能。为此，广东省中医院对现有资源进行了有效整合，形成了包括中医体质辨识、现代医学体检的健康评估中心，健康干预则以健康调养咨询门诊的健康指导服务和传统疗法中心的直接干预为主，同时，三个部分针对不同人群进行追踪，共同构成集"未病先防、既病防变、瘥后防复"于一体的"治未病"服务链。

2. 明确服务定位，处理好"治未病"与专科的关系

中医治未病工作的核心在于把"治已病之人"前移到"治未病之人"，从以"病人"为中心转向以"健康"为中心。具体做法包括：从未病先防转向未病养生，防病于先；从既病防变转向已病早治，防其传变；从瘥后防复转向瘥后调摄，防其复发。因此，把"治未病"中心服务对象明确区分为六大类：一是关注健康的未病人群；二是体质偏颇，有疾病易患倾向者；三是自觉症状明显，但理化指标无异常者；四是理化检查指标处于临界值，但尚未达到疾病诊断标准者；五是大病或手术之后的康复者；六是慢性非感染性疾病需减缓发展，预防并发症者。前四类人群体现"未病先防"，后两类人群分别体现"既病防变"及"瘥后防复"，与专科治疗有一定的交叉性，但侧重

384

点不同。目前以前四类"未病先防"人群为重点服务对象，初步构建具有中医特色的预防保健体系的服务框架。因此，"治未病"中心的服务明确地与专科医疗服务区分开来，又在服务过程中体现"治未病"与专科的融合、延续。

3. 建立中医特色的健康评估模式

传统的"查病式"体检，可以通过系列客观、精确、数字化、标准化的指标检测，结合医生的临床经验，对许多疾病做出早期诊断，在疾病早期发现中发挥了重要作用。但是，相对参加体检的大量人群，早期发现疾病的比例较低，特别是对于某些自觉症状明显，但体检指标正常的人群难以作出令其信服的解释和健康指导，因此未能满足高水平健康管理的需求。

而体质的引入，有助于对现代健康评估体系的丰富。体质是指个体在生命过程中，在先天禀赋和后天获得的基础上，所形成的形态结构、生理功能和心理状态等方面综合的、相对稳定的特征。尤其是中医体质的特征，不同的体质类型对疾病具有不同的易感性。中医认为，个人的体质与先天禀赋和后天调养有关。对于一个已经出生的个体而言，先天禀赋是不可改变的，但是体质可变可调，我们可以通过调整体质的偏颇，减少疾病的发生，延缓疾病进展。体质辨识可以发现体质的偏颇，便于及时纠正，从而达到御病保健康的目的。

因此，我们运用北京中医药大学王琦教授的体质学说，将人体基本体质分为"平和质、阳虚质、阴虚质、气虚质、痰湿质、湿热质、气郁质、血瘀质、特禀质"九种。将中医体质评估作为健康评估的主要内容之一，既是体现中医特色的主要亮点，更是指导下一步健康调养的重要依据。中医体质评估与心理评估、亚健康状态评估等方法结合，再融合现代医学体检的各种检查手段，以及利用各种现代功能检测设备作为疾病危险性评估，可以实现全方位、多维的健康评估，是"治未病"的首要环节。

4. 开创健康调养咨询门诊，提高预防疾病的综合能力

"治未病"的第二环节是对第一站接受健康评估的人群提供进一步的健康干预服务，"健康调养咨询"服务是我们提供的最主要健康干预之一。我们针对人群中体质偏颇者，根据体质分型、健康状态、易患疾病等，为其制订详细的个体化健康调养方案，包括起居调养、药膳食疗、情志调节、动静养生和经络腧穴按摩保健等指导，同时根据咨询者具体情况合理选用药物干预和中医非药物疗法，从而达到"未病先防"、维护健康的目的。

对于"未病"人群中有较为明显的疾病易患倾向者，如检测指标处于临界值或稍异常但没有明显自觉症状者，以及"已病"人群与"病后"康复人群，强调专科介入，充分利用专科医生的专业认识和手段，预防、减缓甚至阻断疾病发生、发展、恶化的自然进程，减少重大疾病的发病率、复发率和并发症发病率。针对各种常见专科病种，形成专科疾病的预防调养方案。

5. 充分运用传统疗法技术，发挥非药物治疗在"治未病"中的作用

传统疗法中心是实现"治未病"直接健康干预的一个重要部门。广东省中医院"治未病"中心充分利用传统疗法中心对全面挖掘整理引进中医药行之有效的特色疗法所形成的既有平台，依据各类人群的不同特征以及各种特色疗法的不同优势，以体质分类理论为指导，制订出具有中医特色的非药物疗法和中药外治法为主的中医干预治疗和健康调养方案，采用体针、腹针疗法、平衡针、艾灸、雷火灸、天灸、平衡火罐、中药熏蒸、砭石热敷等技术，达到增强体质、防病抗衰的目的。同时，传统疗法中心还与各专科结合，制订出了专科疾病的中医非药物疗法干预措施和方案，为中医"治未病"工作提供了有效的手段。

6. 传播"治未病"健康理念

如果说"健康调养咨询门诊"及"传统疗法中心"提供的是一对一服务形式的健康干预，那么，健康教育就是群体健康干预形式。虽然随着人们生活条件的改善，健康意识不断提高，但在现阶段，健康教育仍是我们的工作重点之一。

据英美等国的统计，1年中，每1000个成人（≥16岁）中有750人次患病或不适，250人次就医，2/3未就医。在医疗保障良好的发达国家尚且如此，可见低就医率应该是普遍存在的问题。如果说医院的"治未病"服务能解决一部分就医者的健康管理与干预，那么，对于占人群大多数的未就医者来说，"治未病"健康理念的推广更有其积极意义。而且，一家甚或几十、几百家医院的"治未病"中心的直接服务能力其实是很有限的，若通过覆盖面广、深入的宣传来推广"治未病"健康理念和方法，则能显著提高"治未病"中心的服务辐射力，让更多的民众受益。

因此，为了普及健康生活理念，推广中医养生保健"治未病"知识和方法手段，提高公众健康意识和自我保健能力，广东省中医院"治未病"中心与媒体紧密合作，充分利用报纸、电台、电视台等多种手段，通过开辟专栏、录制专题节目等多种形式，广泛传播中医养生保健知识。尤其是通过电视节目的制作来传播养生保健理念是一种直接而又深入民心的途径，广东省中医院与中央电视台合作拍摄的治未病系列科普专题片"教您如何不生病"及与香港亚视合作院合作拍摄中医药科普系列专题片《方草寻源》，都引起国内外同胞的热烈反响，受益面广，传播效率高。

此外，通过举办院内、院外义诊咨询活动，深入社区、老年大学、机关单位开办健康系列讲座，以多种健康教育形式，深入民众，提供健康知识，提高其预防保健意识与预防疾病的能力，均收到了良好效果。而"治未病"中心在医院广场开展的示范带教"八段锦"养生操活动，亦成为推广中医运动养生方法的有效途径。

7. 争取多种合作，丰富服务模式

"治未病"工作需要多学科、多部门、多领域的合作，需要系统整合各种社会资源，是一项全新的社会工程。因此，"治未病"建设应贯彻"政府引导，市场主导"的精神。该院"治未病"中心通过与企业合作，探索实践 KY3H 模式（北京中医药大学王琦教授团队根据体质理论提出的一种"治未病"健康保障模式），有利于探索产、学、研紧密结合之路；多种合作形式为"未病"人群提供了全方位服务，也有利于提高服务质量、拓展服务范围及深化服务功能。

8. 顺应国家卫生策略，开展社区合作

（1）建立协作医院网络："治未病"的工作涉及全人群，如果仅靠几家三级医院来运作，服务范围窄，影响力亦小，工作推进也慢。因此，应该充分运用三级医院与市、县、镇医院，卫生保健站，社区医疗中心等的合作，通过培养基层相关人才、支持开展相关业务，构建中医治未病工作网络，将社区和单位的医疗点变成中医治未病的拓展与研究基地，这样才有利于扩大"治未病"工作的辐射力。目前与该院已初步建立合作关系的医院约50家，针对协作医院，开办"治未病"培训班，推广中医健康评估、健康调养技术，也开办传统特色技术以培训、推广传统特色疗法。

（2）社区建设：将中医治未病理念真正推广至社区，走进家庭，让普通老百姓受益，是发挥预防保健服务体系作用的关键环节之一。因此，该院启动多个社区建设项目。合作内容包括双方全面开展中医"治未病"合作和帮扶；充分利用社区卫生服务中心建立的全区常住居民中医健康档案，进行人群分类，提供针对性健康干预；联合开展中医药技术及人员培训；开展中医药干预在社区"治未病"的科研和效果评价，共同申报相关课题；共建社区人群健康档案信息资源库等。

9. 确立服务项目收费

"治未病"的服务大多属于新项目，因此，在物价局的目录中找不到相应的收费标准，这是阻碍"治未病"服务开展的主要问题之一。针对这种情况，广东省中医院从"治未病"中心成立之初即开始对各个服务项目申报物价标准。由于中医"治未病"相关项目在现代医疗体系中属于新领域，因此，需要将"治未病"理念向相关物价部门进行详细的说明与推介，让其明白每一个项目的内涵与细节，以促进其审批工作。

物价的规范使广东省中医院的"治未病"试点工作得以顺利开展，在应用过程中得到广大消费者的认同，对其"治未病"工作给予良好评价，同时也提出了新的需求。因此，根据服务开展的实际情况进行及时的项目修改申报，也是物价申请的重要过程。而在这个过程中，充分取得上级主管部门（如广东省中医药管理局、广东省卫生计生委等）的理解与支持也是非常重要的，这也是推进"治未病"新项目在全省范围推广的重要途径，解决了"治未病"服务的瓶颈问题，使"治未病"建设进入良性发展。

10. 合理方法学指引，充分挖掘中医学"治未病"理论及经验

利用名医工作室的平台，通过整理古籍和现代文献中"治未病"学术思想、临床经验、措施方法，吸收当代名医大师"治未病"的实践经验，梳理整合其精华，努力全面继承中医治未病学术思想和理论方法，不断丰富中医治未病的内涵，为形成有效的干预方法提供理论支撑。

11. 明确科研目标，探索治未病有效途径

"治未病"相关研究是治未病工作得到更广泛认可的重要前提，也是推动治未病工作有序前进的重要环节。因此，广东省中医院通过"十一五"科技部攻关计划等各级课题，开展亚健康中医体质辨识研究，逐步建立中医体质辨识的规范和辨识测量工具，为构建中医健康评估体系奠定基础；开展名老中医养生保健经验的挖掘研究，为形成有效的养生保健和健康调养方案提供支撑。下一步的研究主要针对健康危险因素分析、各种状态调养干预方案有效性研究，以及针对各种传统治疗手段在治未病中的应用开展研究工作。另外，"治未病"效果评价体系的构建也是主要研究方向之一。

12. 信息管理

在信息系统日益发展并深入到每个人生活细节的今天，健康信息的管理需求也日益显露出来，而具有健康管理功能的"治未病"中心，功能完善的信息系统建设显得尤为重要。广东省中医院"治未病"中心在全院的信息平台基础上，实行信息化管理。此外，通过与软件开发公司合作，建立体质分析数据库及体检资料数据库，开发相关软件，达到信息共享、数据挖掘、研究分析等功能。开发的健康管理软件已获得计算机软件著作权，随着工作的深入，版本也逐渐升级。

二、"治未病"建设体会

1. "治未病"人才培养是立足之本

中医预防保健"治未病"人才的培养，是构建中医治未病专业队伍，提高中医预防保健服务能力的重要保证。"治未病"中心在整合团队力量的基础上，制订针对性的培养计划，面向协作网络医院、合作社区以及本中心工作人员，组织中医体质辨识、健康检测、健康调养等系列培训，提高整体技术水平，并针对引进的新设备、新技术组织专项技术培训，培养技术骨干。而对全体医生在疾病诊治过程中，加强疾病预防意识，融合健康指导，与常规治疗齐头并进，凸显中医特色，也是下一步的人才培养的方向之一。同时，根据国家中医药管理局及劳动和社会保障部等部门制订的"治未病"相关专业国家职业标准，开展人员培训。

2. 专科工作是治未病工作的重点和难点

在慢性病影响全球健康，并呈现难以控制的局势的情况下，转变一下防治思路，从预防做起可能是最好的出路。慢性病的预防应该由治未病与各相关专科紧密结合，挖掘本专科的经验优势，结合研究成果、文献积累，不断优化预防调养方案，体现优化过程与专科水平，做到科学、规范、有效，是目前工作的重点与难点。

3. 加大宣传仍是治未病的主要工作

目前，虽然人们的健康意识在逐渐加强，但"治未病"理念尚未深入人心。因此，通过各种途径来加强宣传的力度与深度仍是目前的主要工作之一。健康讲座是一种效率较高的宣传形式，容易为民众所接受，亦有利于医院服务的拓展，并能提高医院社会效益。

4. 加强横向网络建设，实现全程健康管理

实现全程健康管理，构建中医特色的预防保健服务体系是目前"治未病"建设的总体目标，而当今的社会具有任务及功能定位逐渐细分的特性，无论是医院、社区服务中心还是健康管理公司均是"治未病"网络结构的一个网点，有着各自的优势，应在中医特色预防保健体系中发挥不同的作用。

其中，医院在建立系列中医干预方案，运用疗效评价等科研手段与方法，系统评价其安全性和有效性，不断地完善和优化干预方案，形成一套行之有效的、规范的、有中医特色的治未病干预方案起关键作用。

社区服务中心则应成为"治未病"的前沿和基地，负责建立该社区内的居民常见病、多发病的个人健康管理档案，监测疾病风险与危害因素，依照制订的"治未病"干预方法进行"未病"人群健康干预，同时对接受"治未病"干预的人群进行随访、追踪，登记干预后的反应，使健康管理档案更为完善。

健康管理公司将是"治未病"助动器，发挥经营管理的灵活性以及市场策划、宣传传播等方面的优势，一方面可以吸纳不同的社会资源，提供形式多样的服务种类与方式，满足不同层次人群的需求。另一方面，可以把握市场动态，设计补充医院及社区服务中心以外的服务功能。

医院、社区卫生服务中心与健康管理公司三者之间又密不可分，相互影响，相互补充，只有将各方的特色优势有机整合起来，才能全方位实现"治未病"，推动中医治未病从理念、临床实践到市场化产品的转化。

目前，国家卫生政策的建设方向，对社区建设日益重视，作为医疗技术力量较强的大医院，应当在"治未病"的建设、实现构建中医特色的预防保健服务体系中充分发挥专业引导作用。

第二节　上海中医药大学附属曙光医院 "治未病"中心建设思路

"治未病"既是中医学传统的经典理论，又是现代化医学模式从以疾病为中心转变到以健康为中心的新理念。"未病先防、既病防变、已病早治"的中医治未病核心理念是上海中医药大学附属曙光医院（以下简称"曙光医院"）长期以来追求的服务理念之一。曙光医院在通过常规医疗服务实现"治未病"目标的同时，亦注重发挥自身优势，以多种方式实现"治未病"理念。自1997年以来，医院在"以人为本，让人人享有健康保障"的服务精神指导下，以健康俱乐部、健康宣讲团为主要载体，深入群众，深入社区，开展健康保健指导、防病宣教。并于2005年底在新建成的浦东新院成立了曙光国际健康中心，开展健康体检、医疗咨询、养生保健等工作。

曙光医院于2007年响应国家中医药管理局关于"中医'治未病'健康工程"的指示，探索构建中医特色预防保健服务体系的思路和方法，在曙光国际健康中心的基础上，引进KY3H健康管理模式，整合原有的中医治未病资源和优势学科资源，组建了自成体系的曙光医院"治未病"中心。中心以中医治未病思想为核心理念，以传统医学为基础，充分整合了原有的资源特色，结合现代医学，融合现代科技，传承传统医学"治未病"精粹，弘扬中华健康文化，突出以中医为主预防疾病的防病理念及"治未病"思想，实现以人的健康为中心的个体化预防、保健和诊疗，普及"未病先防"的中医健康理念，根据全球的趋势、社会的需求、国际成功经验和我国传统优势，系统开展中医体质评估、健康保健指导、"治未病"进社区项目等以中医为特色的预防疾病及"治未病"工作。在具体实践探索过程中，该院"治未病"中心形成建设思路如下。

一、"治未病"中心实践模式

1. 中西医结合评估个体健康

该院运用KY3H健康状态辨识－评估系统、舌脉诊仪等先进的中医诊断仪器，并结合个体化的实验室检查、辅助检查及临床查体等健康体检，对个体进行健康评估。

（1）中医体质辨识：根据客户的有关信息，通过KY3H智能系统、专家和KY3H"治未病"中心的分析、评估，提供体质辨识结论。内容包含中医体质和亚健康测评的体质类型（平和/偏颇）、易患疾病、健康状态、环境适应能力、心理指数、生存质量、生命周期、中医诠释等。

（2）中医特色检查：运用较为成熟的现代化中医辨识仪器，如二十五音分析仪、中医舌脉诊仪、经络仪等检测患者的声、色、舌苔、脉象，使每位被检查者获得相当于名老中医的四诊结果，做到了四诊的统一化、客观化及系统化。

（3）现代设备体检：在专家指导下，制订个性化的全身健康检查方案。出具理化指标检测、生物医学工程动态监测等结论，包含医学体检的理化、影像指标（正常/异常）、睡眠监测和已患疾病等报告。

（4）中医特色的体检报告：根据中医四诊资料，辨识体质类型和健康状态，提供健康辨识结论及辨体施养建议。

2. 健康管理

健康管理的模式为建立私人健康信息库、结合制订健康方案、全程跟踪服务。

（1）建立私人健康信息库：运用智能计算等信息技术，为客户建立"私库"，提供健康信息管理服务，可为客户终身保存、维护和管理各类健康状态与健康服务等信息。

（2）制订健康方案：根据分析结果由中医专家给予综合健康指导，侧重改变客户原有不适合自身的生活方式，包括饮食指导、运动调摄、心理疏导等。以"治其未生，治其未成"为核心理念，集中医院高级中医专家，针对每个人的不同体质、不同健康状况，通过排查危害健康因素，在中医治未病理论指导下，为顾客人群提供系统的个体保健建议，通过采取中药调理、针灸按摩、冬病夏治（敷贴疗法）、膏方调养（冬令进补）的方法，以实现中医治未病的根本目的。

（3）全程跟踪服务：跟踪个体健康状态和干预效果等，全程将有关信息录入"KY3H 私库"或医院个人健康信息库，全程维护、管理客户的健康状态，并适时进行再评估，出具健康报告及健康状态预警等。

3. 四季回访

在根据个体健康状况提供干预措施、全程管理健康的同时，"治未病"中心结合中医养生的特点，根据顾客健康状态的变化，量身制作四季养生方案，并及时回访。

四季养生原则为：

（1）春季养生原则：升发阳气，条达肝气。

（2）夏季养生原则：健脾益气，清暑化湿。

（3）秋季养生原则：润燥益肺，兼调心脾。

（4）冬季养生原则：健脾补肾，蛰藏精气。

4. 开设"治未病"门诊，提高预防疾病的综合能力

（1）中医"未病"预防中心：突出中医防病概念，无论是社会环境、工作压力、饮食起居，都对疾病的产生具有一定的影响，中心中医专家通过平衡膳食、调节心理、药膳调养、运动调摄、熏蒸沐足等系列健康干预措施来预防"未病"，开展各种疾病预防宣教，为患者及亚健康人群提供"治未病"的理念以及各种健康咨询。

（2）中医"未病"治疗中心：以"治其未生，治其未成"为核心理念，以目前现有的特需门诊及传统中医诊疗中心门诊及医院各名中医工作室为主体，集中医院著名的中医专家，针对每个人的不同体质、不同健康状况，通过排查危害健康因素，在中医治未病理论指导下，为顾客提供系统的个体保健建议。通过采取中药调理、针灸按摩、冬病夏治（敷贴疗法）、膏方调养（冬令进补）的方法，以实现中医治未病的根本目的。

5. 充分运用传统疗法技术，发挥非药物治疗在"治未病"中的作用

利用中医药学的方药、针刺、艾灸、推拿、膏方、精神调摄、药膳食疗以及其他传统养生保健方法，如五禽戏、降压八段锦、太极拳、气功、导引、精养功等运动保健方法，进行个性化的立体干预，有目标性地阻止部分人群从"未病"向"疾病"的转化。

6. 积极推广中医治未病理念，提高全民保健意识

加大科学普及宣传力度，开展讲坛、讲座等活动，向广大群众推广"治未病"的理念和防病治病知识，使全民提高保健意识；发放"治未病"预防保健手册，促进群众转变观念，落实"未病先防、既病防变、已病防复"的先进医学思想。

7. 联合优势单位

除本部门的管理技术和资源外，中心与院内传统中医科、针灸科、伤科、内分泌科、妇科、儿科、康复科等皆有较好的合作基础，并与院外的企业、养老机构、政府部门、俱乐部、疾控中心、社区医院等合作签约，建立了持久性协作关系，形成一个综合性的健康管理网络及平台，以期建立为人群提供健康为中心，体现中医特色，综合预防保健、治疗相关服务为核心的创新型健康服务模式，为最终形成特色鲜明、技术适宜、形式多样、服务规范的中医保健体系大胆开拓、努力探索。

8. 完善卫生服务保障体系，开展"治未病"进社区工作

社区卫生服务是我国新型城市卫生服务体系的基础，是实现人人享有初级卫生保健的基本途径，也是促进卫生服务公平性、构建和谐社会的重要内容，它具有服务覆盖广泛、方便群众的优点。把"治未病"技术推向社区，就是把中医预防保健服务落到实处，也贯彻了"重心下移、关口前移"的政策路线。实践也证明，三级、二级、一级医院联动发展，是推进中医预防保健服务体系建设的有效途径，有利于中医药全面继承与创新，也能进一步彰显中医药特色优势，拓展对中医药的新需求，扩大中医药服务的新领域，是促进全民健康素质提高的重要措施。

曙光医院"治未病"中心前期已和浦东新区卫生局（原社发局）等签署合作协议，开展了"治未病"进社区项目，建立了"5+1"的社区推广模式。经过不到两年的时间，分别与浦东新区7家社区卫生服务中心（张江、孙桥、金杨、三林、迎博、塘桥、花木）合作，把成熟的"治未病"技术推入社区，并逐步辐射其他需要"治未病"技术的地方，如长宁区、宝山区、徐汇区。相信不久的将来，医院"治未病"技术服务网络将覆盖全上海。

曙光医院中医治未病进社区推广项目计划涉及四个方面的内容：

（1）积极推广中医治未病理念，提高全民保健意识：开展讲坛、讲座等，向广大社区人群普及推广"治未病"的理念，使全民提高保健意识，认识到"未病先防、既病防变"的重要性，从而达到增进全民健康意识的目的。

（2）培养社区医疗队伍，识别亚健康人群：培养一支掌握中医防病治病手段的社区医疗卫生队伍，对社区亚健康人群进行早宣教、早识别、早干预，达到早期防病治病的目的。

（3）推广适宜技术，提高社区便利性：进一步推广有利于提高社区群体健康模式的"治未病"适宜技术，提高社区人群参与保健行动的便利性。

（4）针对亚健康人群及社区常见病，实施干预措施：利用中医药学的方药、针刺、艾灸、推拿、膏方、精神调摄、药膳食疗以及其他传统养生保健方法，如五禽戏、八段锦、太极拳、气功、导引等运动保健的方法，进行个性化的立体干预，有目标性地阻止部分人群从"未病"向"疾病"的转化。

通过曙光医院"治未病"中心及各个科室的紧密合作，把10种常见病的"治未

病"适宜技术推入社区，由点到面，以降低这些常见病、多发病的发病率，切实提高社区居民健康水平：①"导引八法"预防骨关节退行性疾病的社区推广项目。②耳穴贴压技术在社区有便秘倾向人群中的推广研究。③中医治未病思想对社区糖耐量减低人群防治的干预。④中医综合干预法防治早期高血压的社区推广。⑤社区老年性失眠防治干预项目的社区推广。⑥社区 COPD（慢性阻塞性肺病）患者干预项目的社区推广。⑦中医治未病综合方案降低脆性骨折风险。⑧针灸防治颈椎病。⑨隐匿性肾炎的中医药防治。⑩哺乳期妇女乳房的自我保健。

通过前期的努力，截至目前，"治未病"专家下社区宣传、培训等共计 200 余次，进行讲座 30 余次，培训社区卫生干部及社区医生 100 余名，收录体质辨识表 4000 余份，收录各项目表格 1000 余份，宣传普及人数近万名。在各级卫生行政部门的大力指导下，在"治未病"研究机构、中医预防保健机构、中医健康管理机构以及为数不少的社区卫生服务中心积极配合下，举办了第一届全国"治未病"高峰论坛，并举办浦东新区"治未病"与慢性病防控论坛等。

中医预防保健服务体系的建设还处于起步阶段，其成败关键在于人才队伍建设。在把"治未病"各项目推入社区的同时，通过开展讲座、会议研讨、"治未病"论坛、实践操作等形式，培训学生、社区卫生服务中心的医师以及社区卫生干部，使其更深入地掌握"治未病"项目的技能与意义，"治未病"中心与各科室紧密合作，不断创新"治未病"技术。

9. 培训社区医生及卫生干部

在即将进行技术推广的 6 家社区医院中，在推广之前通过开展讲座、演示等形式，根据当地社区群众的需求及客观开展环境，每年选择治未病 6 项技术中的 1 项或 2 项对社区卫生服务中心的医师进行培训，3 年内掌握全部 4 项及 4 项以上技术，根据社区群众的需求以及"治未病"技术的最新进展适当增加培训的项目。另外，还可以通过会议研讨、"治未病"论坛等形式拓展培训渠道。

10. 培训学生

与上海中医药大学联合培养中医类大学生，对进入社区实习的学生，要求必须熟练掌握所在社区医院推广的"治未病"技术。培训老师在充分细化带教方案的基础上，编写教师手册、社区师资培训教材、学生手册、考核试题库、学生实践总体评价方案等，建立中医预防保健医学实践数据库，构建一套有中医预防保健特色的学生社区实践管理模式。

二、"治未病"学术研究

（一）学科定位

曙光医院"治未病"中心以传统医学为基础，充分整合该院原有的资源特色，结合现代医学，融合现代科技，传承传统医学"治未病"精粹，弘扬中华健康文化，突出以中医为主预防疾病的防病理念及"治未病"思想，是一个独立的一级学科，并负有一定的管理和协调的职能。其在向客户提供全程的健康管理、弘扬"治未病"理念的同时，还开展"治未病"理论研究与临床研究，并成为中医治未病学科的教学基地，培养中医治未病、中医健康管理方面的专业人才。

（二）学术队伍

为推动"治未病"学科建设，曙光医院积极构建"治未病"人才梯队，形成了一支中医名家挂帅、各临床科室专家组成的"治未病"专家库。同时，医院注重后备人才的培养，一方面对本院医师进行"治未病"培训，另一方面加大力度引进亚健康管理等专业人才。

（三）科研创新

目前医院已经承担了科技部、国家中医药管理局、上海市浦东新区的多项课题，相应的学术传承、人才培养计划也已启动。医院提出了中医体质和身心整体功能状态有机结合的个体人健康状态辨识、干预、评估的方法学体系，着力点是解决 WHO 强调的"预防疾病和损伤，维持和促进健康"问题，在这一体系下正研发对应的健康产品。

1. 目前已获得的课题

（1）国家中医药管理局课题 4 项：①"导引八法"预防骨关节退行性疾病的社区推广项目。②耳穴贴压技术干预便秘的社区推广研究。③中医传统养生保健方法系统理论研究，制订了课题"体质－脏腑－相关'易发疾病'群防治方法体系整理研究"的"'肝硬化'个体人健康状态辨识规范""'慢性乙型病毒性肝炎'个体人健康状态辨识规范""'脂肪肝'个体人健康状态辨识规范"的专项研究。④中医药预防保健及康复服务能力建设项目。

（2）上海市科委课题 1 项：适宜社区中医干预使用的 2 型糖尿病危险因素评估问卷的建立及中医干预方案的临床研究。

（3）浦东新区卫生局项目 2 项：①浦东新区"治未病"进社区项目推广。②"治未病"与慢性病防控（浦东新区中医药论坛专项项目）。

（4）上海中医药大学课题 1 项：社区"治未病"项目预防医学实践。

（5）参与"十一五"国家科技支撑计划项目 1 项：亚健康人群流行病学调查研究，参加上海中医药大学"亚健康状态的测量及诊断标准研究"课题组——开展人群流行病学调查（中国人亚健康总量表调查和疲劳量表、饮食份量表调查）。

2. 目前正在研究中的其他课题

（1）中医治未病标准制修订项目"降压八段锦防治高血压技术规范"。

（2）中医治未病标准制修订项目"导引八法预防骨关节退行性疾病技术规范"。

（3）养生药茶干预亚健康人群相关体质的研究推广。

（4）膏方、药膳中医养生保健服务模式研究。

"未病先防、既病防变、已病防复"是中心工作的目标，良好的服务取得了丰硕的成果，中心被列为国家"中医'治未病'健康工程"首批试点单位，被评为上海市"'治未病'健康工程"示范单位，通过"治未病"工程的实施让人们不得病、少得病、迟得病、带病延年、提高生存质量，节省了医疗费用，降低了疾病危险因素，社会效益极为显著。

三、"治未病"的发展方向与需要探讨的问题

中医治未病的思想虽然贯穿于疾病发生的各个阶段，其中"未病先防"的内容与当前卫生工作方针中"预防为主"的思想是一致的。但就目前而言，对于中医防病、中医治未病政府的支持力度还不大，同时中心开展的中医体质评估项目遇到了无法定价的问题，而各单位的健康体检项目往往选择的都是西医检查科目，能够选择中医体质评估并进行中医保健咨询治疗的基本是住宿体检的高端客户群体，这需要社会对中医治未病服务体系的逐步认可；同时，中医治未病的科研工作需要各级政府部门的大力支持。当然，可以通过系统整理和进一步发展"治未病"理论的内容和思路，用以指导解决"亚健康"问题，开拓医学发展新领域，作为中医药界的重要课题，对世界预防医学的发展具有积极的现实意义。正如全国人大常委会副委员长、原卫生部部长陈竺所说："要坚持中医的整体观、辨证论治、'治未病'等核心思想，并在此基础上积极利用现代科学技术，加强基础研究，促进中医药理论的发展和实践能力的提高，促进中医药现代化。要继续实施中医治未病工程，探索建立和完善融预防、养生、保健、康复为一体的中医保健服务体系。"我们深信，中医治未病的理念和模式必定会为世界预防医学的发展做出应有的贡献。

第三节　四川省中西医结合医院
"治未病"中心建设思路

四川省中西医结合医院是一家省属三级综合性医院，医院积极响应党和国家的号召，在医院亚健康中心的基础上，积极开展中医治未病的服务模式。

一、建设中医治未病基地

1. 2004 年 5 月，医院斥资 1000 余万元，组建亚健康防治中心，面积约 1700m² 。中心为庭园式建筑，雅致、精巧而又宁静，布局和装饰蕴含中医传统文化的底蕴。投资100 余万元购买了一批高精尖医疗设备，如红外热像仪、一滴血检测仪、高电位治疗

仪等。

2. 2005 年 5 月 20 日，经四川省中医药管理局批准，亚健康防治中心取得执业医疗许可，为一级科室。

3. 中医治未病基地的指导思想是：依托亚健康中心，探索以人为本，以中医为特色，以健康为中心，以体质为突破的新型健康服务模式。

二、组建中医治未病专业队伍

1. 成立中医治未病专家顾问小组，由孙涛、王天芳、庞军、马烈光、张毅、赵军宁、杨思进、雷晴等知名教授组成。

2. 加强人才梯队的建设，通过引进相关专业硕士、博士并开展相关临床工作培训，不断提高中心工作人员的知识与能力水平，构建高效的工作团队。中心现有工作人员 14 人，平均年龄 38 岁，其中正高职称 4 人，副高职称 1 人，中级职称 3 人，初级职称 6 人；博士生导师 1 人，硕士生导师 1 人，博士 2 人，硕士 4 人。

3. 培养中医体质辨识专业人员，招收亚健康中医药干预方向硕士研究生，目前毕业和在读研究生达 15 人。

三、实施中医治未病检测与干预

1. 开展相关专科建设

围绕中医治未病核心思想，即"未病先防，已病防变，瘥后防复"，开展临床医疗服务，设立二级分科，包括痹证、郁证、不寐、男性亚健康及小儿亚健康专科，女性亚健康及白领疲劳专科，于 2006 年 6 月确立为医院重点专科。

（1）痹证专科（颈肩腰腿痛）：利用现代科技医用红外热像仪，探索对亚健康态颈肩腰腿痛进行定位、定性、定量诊断；运用独特的传统中医药手段，如传统针灸、王氏挑治、盘龙揉推、粗银针法、四维膏滋、药浴熏蒸、中药导入、穴位埋线、物理治疗、围刺治疗等手段进行有效干预，解除亚健康态颈肩腰腿不适。

（2）郁证专科（心理咨询）：运用中医中药对亚健康态心理进行干预，采用心理治疗与心理咨询、药物治疗等手段。

（3）不寐专科（睡眠障碍）：针对不同类型的不寐患者进行综合干预治疗，如健康教育、针灸推拿、穴位敷贴、高电位治疗等。

（4）女性亚健康专科：针对女性亚健康状态，如内分泌失调引起的月经失调、更年期综合征、乳腺增生、慢性盆腔疾病等进行中医药和针灸个性化治疗，并开展经络减肥、美体塑身、祛斑消痘、抗卵巢早衰等保健治疗。

（5）男性亚健康专科：针对男性阳痿、早泄等症状，进行中医药的有效干预。

（6）小儿亚健康专科：针对小儿厌食、疳积、反复感冒等，应用传统中医小儿推拿手法，改善症状、提高免疫力、健脑益智，围绕小儿亚健康调理进行有益的探索。

（7）白领疲劳专科：针对白领阶层表现为疲劳、乏力、活动时气短、精神不振、情绪低沉、反应迟钝、失眠多梦、白天困倦、注意力不集中、记忆力减退、烦躁、焦虑、易惊等现象，运用中医中药独特优势，如口服抗疲劳胶囊，进行亚健康干预。

2. 开展特色检测与治疗

（1）医用红外热成像技术：利用医用红外热像仪检查，使中医诊断可视化、直观化、数据化、客观化、现代化，同时对人体无伤害，可以反复进行检查。红外热成像技术可作为健康检查的初筛和影像学的补充。

（2）一滴血检测设备：一滴血检测将中医宏观与西医微观相结合，为亚健康态的诊断提供了有益的补充。

（3）中药外敷配合特定电磁波综合治疗：敷药疗法是将药物敷于相应的体表部位或穴位上，通过药物的经皮吸收或体表部位及穴位的刺激，来调节人体气血津液、经络脏腑等功能，达到防病治病的目的。其优点是药物直达病所，奏效迅速，廉便效验，易于推广，适应证广，可减缓药物毒性和不良反应，并可弥补内治法疗效的不足。电磁波的生物效应和温热作用能使血管扩张，增加颈部血流量，改善局部组织代谢和营养状况，有利于渗出物的吸收，起到了消炎、消肿、缓解肌紧张、消除疲劳的作用。另外，中药的透入是在中频交流电的作用下形成药物分子堆。药物分子堆一方面刺激皮内末梢神经，起到局部和远隔部位的治疗作用，另一方面药物进入相应组织后，在局部发挥其独特的药理作用。

（4）传统针灸、推拿、中药治疗：传统针灸、推拿、中药治疗简便、效优、安全，针灸、推拿作用于经络腧穴、脏腑，可以在许多疾病的预防、治疗中广泛应用，调整或改善五脏六腑的功能，促进人体气血生成流通，达到阴阳平和，病消体安。

（5）颈部保健操锻炼：由于工作强度过大或生活习惯不良等原因使得亚健康状态颈部疲劳的发生率不断增加，而受空间和时间的限制，很多人不能进行颈部运动锻炼，中心制订了简单易行的颈部保健操。其作用是使容易出现疲劳的颈部关节与肩部肌肉能够保持松弛，增强颈部肌肉的力量，同时配合呼吸，使颈部的经络与血液保持畅通，充分缓解亚健康状态颈部疲劳。

3. 开展"冬病夏治""冬季进补"等中医特色治疗项目

主要依据中医"春夏养阳，秋冬养阴"的思想治病、防病，如在三伏、三九天采用穴位敷贴、内服中药、针灸等，以达平衡阴阳、疏通经络、调和气血、养精蓄锐之效，可以减少发病或根治。

4. 开展特色灸法

根据四川盆地的多湿气候环境，人群多寒湿夹杂的特点，开展保健灸和疾病治疗灸法。使用传统的隔盐灸、隔姜灸、隔附子饼灸，结合现代特色的灸盒，灸气海、关元、足三里等常用保健穴，宣传节气保健灸法。

5. 开展特色健康体检

将中医体质辨识纳入体检范畴，进行体质辨识、心理评估、亚健康状态评估等，融合现代医学和现代科技中各种检查手段，对体检人群的健康状况进行个性化评估，使受检者了解自己的体质类型、易患疾病、健康状态。并根据中医辨证、亚健康状态评估等提出相应的保健原则，制订个体化健康调养干预方案，从起居饮食、情志调理、针灸推拿、养生方药等方面，实现中医治未病"治其未生，治其未成"的核心理念。

6. 开展中医养生方法的宣教

每天早、晚在亚健康中心广场免费传授太极养生拳道、传统武术、古典音乐、中医养生方法。

四、开展中医治未病科研

中心充分利用四川省中医药研究院医、药、研的优势和实力，资源整合，组织了多学科、多领域的研究，形成了良好的运行机制，承担中医治未病及亚健康的相关研究。

1. 参与中华中医药学会《亚健康中医临床研究指南》制订，于 2006 年 10 月颁布实施。

2. 主持四川省科技厅亚健康方向的公益性项目。

3. 主持四川省科技厅亚健康方向的平台建设。

4. 主持四川省中医药管理局"亚健康态胸痹的红外热图特征研究"，已结题。

5. 参与国家中医药管理局"慢性疲劳综合征的时间医学节律研究"。

6. 完成了"亚健康态颈部不适的红外热图特征研究"的研究生指导课题，通过毕业论文答辩。

7. 自主研发亚健康胸闷 WXM 胶囊、抗疲劳胶囊、白鹿灵仙胶囊、通络胶囊、乳痛消、附桂止痛胶囊、仙草养颜胶囊等院内制剂，得到了广泛应用。

8. 牵头成立四川省中医药学会亚健康专业委员会。

中心运行 5 年来，尤其是近两年围绕中医治未病工程的探索，取得了良好的社会效益和经济效益。

第四节　四季康美企业和四季康美庄园
"治未病"建设思路

作为国家中医药管理局主管的中和亚健康服务中心的战略伙伴、专业美容行业亚健康推广单位及培训基地，广州四季康美积极响应国家"治未病"政策，基于所拥有的近 20 年的美容行业专业连锁经验以及在健康养生美容领域近 10 年的探索和积累，大力实施"治未病"健康工程，宣传、普及、践行"治未病"理念。

根据国家中医药管理局总体要求和实施方案，作为国家中医药管理局主管的中和亚健康服务中心"治未病社区预防保健服务试点单位"，四季康美公司及其旗下的四季康美庄园在治未病方面拥有雄厚的硬件和软件基础以及有别于传统美容院的建设思路。

一、四季康美企业概述

1. 四季康美企业源起

现代社会物质生活水平虽然在不断提升，但现代人却普遍生活在压力和紧张状态下，不良的生活方式、盲目的健康观念、生态环境的日益恶化、人性不断膨胀的欲望，致使越来越多的人身心过早失调，亚健康人群与日俱增，整个人类的健康状况着实令人担忧。

那么，现代人如何自救？"上古之人，其知道者，法于阴阳，和于术数，食饮有节，起居有常，不妄作劳，故能形与神俱，而尽终其天年，度百岁乃去。"这段话是说，我们应按照自然界的变化规律起居生活，根据正确的养生保健方法调养锻炼。现代人所面临的身心失调等问题，我们的老祖宗早在几千年前就在相传至今的古老的医学典籍中作出精辟的答复。

如何改变传统型美容院在人类健康美容方面注重外在面部和身体的保养的治标不治本的状态？如何在美容行业有效传承中华悠久而博大精深的中医理论和文化？如何把中医一元整体系统观和辩证施治的方法有效应用并将其变得简单和时尚起来？如何让更多的人通过中医养生调理的方法变得更加健康和美丽？广州四季康美就是在这样的时代背景下应运而生，并经过多年的市场磨砺和考验，在中医养生美容领域脱颖而出的企业。

广州四季康美虽然成立于2002年，但起源于台湾HBM健康美妍管理协会，致力于健康美容领域的研究长达20年之久，并专注于中医养生项目和商品的研究与整合，逐渐发展成为集处方研发、技术咨询、产品整合、销售服务于一体的系统服务机构。2005年创立四季康美庄园连锁体系，致力于养生美容项目的整合和养生文化的传播。2007年与中华中医药学会亚健康分会、中和亚健康服务中心达成战略协作伙伴关系，积极投身于中医健康养生、中医治未病的事业中。

2. 四季康美企业理念

在四季康美，自始至终、时时刻刻都强调两个理念：一是相信大自然深藏神秘的力量，季节的推移变化蕴含着宇宙生生不息的奥秘；二是相信人体是具备超级智慧的精密体系，有超强自我修复与完善的能力。四季康美立足于中国文化及祖国传统医学，再以美容行业的精致服务为基础，运用中医养生的智慧，简易系统化的教育方法，完善多元的产品组合，以更精致有效的服务项目，解决现代人亚健康难题。简单来说，四季康美的理念就是让现代人重新认识并受惠于祖国传统医学，要让其变得时尚和简单，让健康养生美容使更多的人、更多的家庭受益。

3. 四季康美企业主营产品

秉承上述两个理念和产品开发理想，致力于用植物和自然能量实现人类的健康与美丽，使消费者远离化合产品带来的危害，为现代人解决亚健康难题，四季康美企业不断开发研制出具有时代特色的中医养生保健项目和商品。

目前主营的品牌产品有：台湾"逸森思""健康工坊""品悦"及"养心源"的养生调理产品，在全国 30 余个省市开拓和建立了完善的销售网络，被业内公认为中国健康养生美容第一品牌。

4. 四季康美企业使命和远景

让全天下的人健康美丽！四季康美企业肩负着这个使命，立足中国，放眼世界。计划在未来 5 年内，开设"社区中医治未病"养生服务连锁机构，即四季康美庄园，并在此基础上，不断总结经验，使中医治未病理念和方法走出国门，使更多人群受益，也使四季康美成为造福人类、享誉世界的百年企业。

5. 四季康美庄园介绍

四季康美庄园是四季康美旗下专业从事中医治未病、亚健康调理、中医美容的综合性社区养生服务机构。现在拥有 4 家连锁店，即广州圆心店、广州江南店、广州泷心店、西安大唐店。

四季康美庄园的治未病特色是：以中医的一元整体观为核心指导理论，通过草本植物自然能量和多渠道的途径，对顾客按照"调经络、调脏腑、调体质"三方面进行调理，解决现代人的多种亚健康问题（如肩颈酸痛，腰酸背痛，未达到治疗标准的乳腺增生和子宫肌瘤，失眠，健忘，消化不良，便秘等）。

二、四季康美庄园治未病组织和专业支持体系

1. 组织领导体系

四季康美庄园所有员工均为中医院校本、专科毕业生，管理者均接受过专业的中医和现代管理教育、培训，为中医养生领域资深人士。

2. 专业支持体系

四季康美庄园在朱忠慈先生的领导下，将国内外的中医养生资源整合起来，研发治未病产品和项目，加强社区普及宣教，广泛吸纳教育专业中医养生人才，开展亚健康调理，使治未病工作得以顺利进行和不断发展。

三、四季康美庄园治未病工程体系

四季康美庄园在四季康美公司"中医养生文化"体系和事业中，担任着以下角色：

（一）"治未病"项目及产品的研发平台

1. 台湾 HBM 健康美妍管理协会

四季康美庄园为更好地开发"治未病"项目及产品，与台湾著名的 HBM 健康美妍管理协会合作，开发养生产品和服务项目。在合作的过程中，共开发、整合调理亚健康项目 30 多项，研发、整合中医养生商品 199 个品种，在市场推广中获得了无数消费者的好评和认可，为"治未病"工作打下了坚实的基础。

2. 陕西中医药大学药学院

四季康美不断挖掘祖国传统医学宝库，并结合现代人的观念和需求。2008 年 3 月，四季康美和陕西中医药大学药学院达成合作协议，开发和研制养生相关商品，并在四季康美庄园内进行宣传和推广。

四季康美在产品和项目的研发上投入很大，目前仍在不断寻找愿意投入"治未病"研发的专业科研院校，进行合作和研讨，不断开发中医治未病、中医养生的新产品、新项目。

（二）"治未病"养生文化宣传教育平台

1. 社区治未病养生传媒推广

四季康美非常重视对社区群众的"治未病"宣传工作。现代人对养生保健越来越关注，但大多数人的观念还停留在有病就医吃药的阶段，普遍对"治未病""亚健康"认识不足，认为健康是医院和医生的事。

四季康美为普及"治未病"和中华养生文化，从 2005 年开始编辑出版《四季康美养生报》，2007 年编辑出版《健康生活》杂志及《四季养生》季刊杂志，2008 年 5 月四季康美和中央电视台联合录制《太极操养生》节目，推广社区运动养生"治未病"。

2008 年和湖南卫视、陕西卫视联合录制《中华魅力——中医养生文化之旅》电视节目，推广中医养生文化。

2008 至 2009 年，在西安、郑州、黄山连续举办养生文化之旅活动，共有两千余人参与此活动，用行走的方式探寻祖先的文化。2009 年 11 月，四季康美首次举办养生文化节，为千余人开展了一次别开生面的养生科普知识教育。

四季康美投入大量资金，通过报纸、杂志、电视媒体、网站等形式推广和传播中医养生文化，宣传"治未病"的意义和宗旨。我们相信，只有老百姓都了解"治未病"的含义及"治未病"的意义，才会在社会上形成成熟的社区中医保健服务体系。

2. "健康中国"中医药知识普及工程

四季康美于 2007 年 7 月开始与中华中医药学会亚健康分会合作，同时与中和亚健康服务中心进行深入推广亚健康工作的合作。中华中医药学会亚健康分会在 2007 年 8 月授权四季康美推广中医药知识进社区活动，即"健康中国"中医药知识普及工程。

四季康美邀请国内著名养生专家在社区开展公益讲座，结合时尚元素和文艺表演，组织群众喜闻乐见的活动，给社区群众营造轻松快乐的学习环境和氛围，传播中医药知识，传播养生、"治未病"方法和知识，切实在社区和普通大众中落实四季康美的养生理念，即"时尚中医，简单养生"。

迄今为止，四季康美在全国范围内开展"健康中国"公益活动近200场，反响热烈并得到了群众的广泛认可和欢迎。通过这样的活动，将社区"治未病"的方法和理念传递给群众，让群众了解中医养生，了解国家"治未病"工程，学会运用简单的中医方法，达到"少生病""不生病""未病先治""未病先防"的效果和目标，为国家分担医疗卫生工作的压力。

（三）"治未病"人才培养平台

四季康美非常注重中医养生人才的培养。社会上对中医养生保健抱有偏见，认为中医养生保健就是所谓的按摩和足疗等。所以，从业专业人才难找、难招，很多中医院校毕业的学生的理想单位是医院和药厂。在这样的情况下，四季康美于2008年10月在陕西中医药大学周永学校长的推动下，在陕西中医药大学成立"养生型人才培育基金"，每年在学校投入部分资金，培养中医养生方面专业人才，并资助愿意投入养生事业的学生学费，寒暑假到四季康美勤工俭学报销车费，并给予一定奖励。对学校师生研发的关于中医养生的方法和产品给予评估和奖励，鼓励学校师生开发中医养生商品和方法。

另外，我国地广人多，一方水土养一方人，自然环境的多样性，社会环境的多元化等种种因素，致使现代人和古人相比生活在更复杂的自然和社会环境中。而中医养生产业的终极目标是对生命的关怀。这使得从事这个产业的人员不但要拥有中医养生专业知识和技能，更高的要求是要更深地懂得和了解人性，更多地掌握中国传统文化方面的知识以及拥有更高的综合素质，才能真正传承中医文化，尊重和关爱生命的内涵，并将其精髓落实到养生项目和养生行为中。所以，四季康美通过逐步规划和落实对员工职业综合素养塑造和提升的各类培训，以及建立中医养生培训学校等，真正让四季康美庄园这个天地成为更多人获得健康美丽的摇篮。例如，四季康美企业与西安养生文化研究会合作共同培养养生人才。在西安，借助陕西专家资源，筹建中医养生培训学校，切实解决养生产业链人才紧缺现状，确保满足全国现有几千家中医养生型美容院中医养生调理和咨询人才的需求等。又如，四季康美企业通过中和亚健康服务中心、山西临汾职业技术培训学校合作，成立亚健康人才培训基地，为企业解决产业对中医养生人才的需求；学校学生考核合格毕业后，四季康美企业会将其输送到各地四季康美庄园和四季康美加盟店内，不断提升养生型美容院从业人员的专业水平和综合职业素养。

（四）"治未病"服务项目和产品体系

在每一家四季康美庄园，都有着以下的"治未病"和中医养生服务项目和产品体系。同时，在每一家四季康美庄园，都是按照以下的标准程序对顾客进行有别于传统美容院的服务。

1. 亚健康评估系统

（1）ARDK 经络检测仪：四季康美从台湾引进 ARDK 亚健康检测系统，通过电磁波探测顾客的经络脉气和相关脏腑的气血功能。此仪器可以清楚地判断顾客经络和脏腑的功能情况，在此基础上再根据专业的方法对顾客进行针对性的调理。

（2）经络的望闻问切：现代人生活压力大，节奏快，饮食不节，生活不规律，痰湿体质很普遍，肝、脾、肾三个脏腑功能下降的情况非常具有代表性。四季康美通过专业的研究，总结出一套通过判断肝、脾、肾三条经络循行身体区域的"蛛丝马迹"，如看"痘痘""肤色""黑眼圈""眼袋"等问题，通过问"两便"、问"经期"、问"白带"等症状，判断顾客经络和脏腑功能，根据个体情况进行定位和定性，再按照四季康美制订的调理标准方法，为顾客提出专业的调理方案建议。

（3）背诊和腹诊：四季康美中医养生调理师和咨询师根据中医经络脏腑反射区的理论，运用魔蝎经络刷等专利工具，对顾客背部反射区进行刺激，通过"痧毒"判断顾客的健康状况，从而定位、定性，根据相关项目进行调理。腹诊也是通过对顾客肠胃的刺激判断顾客的三浊（浊气、浊水、宿便），然后针对性地进行专业项目调理，同时配以合适的清、调、补的产品。

2. 基于一元整体观的多管道养生调理项目和产品

（1）养生项目和产品的特色

①专业养生调理体系：以祖国传统医学为基础，以一元整体观为核心，以调经络、调脏腑、调体质（三阶段调理）为方法，按阶段、按步骤调理现代人的脏腑失调。

②中草药及天然植物成分：药食同源，安全，有效，用植物的偏性解决人体的偏性。

③独特养生工具：以祖国传统医学的砭、针、药、灸、按跷为基础，开发独特的替代手工的养生工具。

④中医养生和美容互融：将中医养生理论和方法与美容行业的精致服务完美结合，开发特色、独一的中医养生服务项目。

⑤多渠道调理方法：采用中医药的各种剂型和方法，通过"吃、喝、涂、抹、搽、滴、喷、塞、泡、蒸、敷、刷、按"等方法进行人体多渠道调理，运用植物的天然属性调理人体的内环境。

（2）中药药浴熏蒸：四季康美庄园借鉴陕西中医药大学药学院李彦民老教授研究理论和经验，开发了中药泡浴和中药熏蒸的项目。主要采用来自陕西秦岭太白山的中药材并以古法炮制，保留了中草药的良好药性，针对风湿、风寒、风热三种情况，分三种药包进行针对性调理。

同时，四季康美又自主研发了药蒸床和药浴桶，配合药效，令熏蒸效果更加明显。

（3）三方面调理方式

①第一方面调经络：专业项目有面部－五官按跷术、头部－好神气套组、调身体经络－摩导、补督脉能量－印加脊椎苏醒疗法。

这一方面调理效果在于减轻排毒第三管道（皮肤）的负担，增强大小便排毒管道的功能。

②第二方面调脏腑：这一方面的调理产品有健康工坊、顺畅活力饮、活泉能量饮、二宝、三宝、四宝。

这一方面调理效果在于补充脏腑气血和能量，恢复、加强、平衡脏腑功能。

③第三方面巩固体质：专业项目有肠道祛燥火－好净化套组、脾肾祛湿气－好身材套组、子宫卵巢补血－好气色套组、胸腺乳房调性腺－好幸福套组。

（4）家居日常调理：四季康美家居调理主要有"健康工坊"品牌，用于居家调理，随身携带方便。主要商品有口服胶囊商品（药食同源）、口服养生饮商品（药食同源）、调理妇科内塞商品、外涂活血化瘀商品、特殊穴位滴抹商品等80余类商品。

健康工坊特色是药食同源，男女老少都可服用，甚至孕妇都可使用，可改善体质。

3. 特色项目简介

（1）摩蝎经络导引疗法：是运用逸森思五行植物药草油及摩蝎经络刷，进行经络穴位疏通、痧疗、反射区刺激、神经调节、肌肉放松的综合性预防保健养生疗法。其功效为改善脏腑功能失调问题，如肢体酸麻胀痛、身体肿胀、肤质晦暗等。

1）原理：经络和五脏六腑是表里相通的，十二条经络分布在体表，当内在器官不协调时，体内毒素会聚集在经络的通路上，造成阻塞，引起疼痛或肿胀（如臀部外侧经络不通，导致出现外围曲线不美观、肥胖等问题）。

利用摩蝎经络刷上的弹性柔珠和肌肉紧密结合，可快速将毒素从体表代谢出来，改善问题。

2）工具：①摩蝎经络刷：加拿大进口，合乎人体工学原理（专利），耐精油材质（橡胶、树脂、强化塑胶三重环保塑胶之结合）制作。②逸森思五行植物药草油：中医将五脏六腑分属五行，而五行植物药草油就是根据五脏六腑五行属性所调配，具有改善和提升脏腑功能的功效。

3）特色：可替代双手，避免调理师体力消耗；具有无痛痧疗的优势，可快速导引排毒；点（穴位）、线（经络）、面（反射区）结合；综合经络导引、刮痧治疗、穴位指压、消脂减肥的作用；操作简单，携带方便，养生美容院及居家皆可灵活使用。

4）功效：减轻赘肉形成；促进血液循环；放松神经（紧张、失眠）；紧实肌肉；缓解疼痛；改善消化系统问题（腹胀、便秘）；消除经前症候群（痛经、月经不调）。

（2）通面部经络——五官按跷术

1）原理：因经络与脏腑是表里相通的，所以可以按跷经络循行的路线，以达到调理脏腑的目的。

2）功效：改善皮肤晦暗及五官功能的问题；运用牛角按跷棒、神阙补气原露在面部穴位进行点压按跷，达到疏通面部经络、补气血的功效。

3）用法：①涂抹于眼睛：缓解眼部酸涩胀痛、黑眼圈。②滴于鼻孔：通鼻塞、改善过敏性鼻炎症状。③涂抹嘴巴：改善嘴唇干裂、口腔溃疡、口腔异味。④滴肚脐：因脐下联系子宫，可滋养调节子宫卵巢及脏腑功能。⑤涂抹于命门：提升肾气，调节水液代谢及内分泌。⑥涂抹于阴道：改善阴道干涩。

（3）通头颈部经络——好神气（三件套）

1）功效：改善头肩颈不适，脱发、白发、发质干枯，失眠多梦，健忘，头昏头胀，头痛，颈部僵硬酸痛肿胀。

2）特色：①易筋行气冰乳：具清凉感，可提神醒脑，修复颈部劳损筋膜，放松疲劳紧绷的肌肉。②宁神通窍调理露：补充头部气血，祛除头部风寒，滋养发根。

（4）补阳气－原动力脊椎能量术

1）原理：采用四季康美自主研发的"动力虎"工具，对顾客的督脉、脊椎和肩颈进行疏通，运用提升阳气中草药的浸泡油进行调理。

2）功效：强化脊椎，补充督脉能量，改善阳虚寒重所引起的形寒、背凉、肢冷、脊椎弯曲，头部气血不足，疲乏无力，免疫力下降，肾气低下。

4. 顾客档案分析跟进服务系统

四季康美建立、健全顾客档案系统，将顾客基本情况，如年龄、婚否、生育、工作性质等信息尽可能记录存档，并在顾客每次到店后进行 ARDK 检测，将经络检查和背诊、腹诊的情况及数据进行存档，并进行分析对比，将顾客调理各阶段后的变化和效果通过标准的数据和健康检查报告展示和讲解给顾客。

5. 其他辅助调理方案

四季康美庄园通过全方位的调理，力求使顾客通过多管道、多选择、因人而异地达到保养身体、改善亚健康的目的。同时，四季康美庄园还精心在其他方面下功夫，力求在每一个细节、每一个环节为顾客创造全方位、立体的养生环境和机会，把养生落到实处，真正使顾客感受到关怀和尊重，使顾客的身心都得到保养、呵护与关爱。

（1）定期小型沙龙会：根据顾客档案情况，按年龄、症状、工作特点等组织定期的小型沙龙座谈会，邀请专家讲解养生知识和防病知识，针对性地给予家庭养生保健建议。例如，将 30 ~ 35 岁之间的女性顾客组织起来，由妇科方面的专家讲解中医如何预防寒湿所致的妇科疾病，教会方法并建议养成好习惯。再如，针对着女性人群，定期进行乳腺、月经、宫颈、卵巢养生讲座等；针对春、夏、秋、冬四季变化特点，进行当季养生方法讲座等。

这类定期针对性的小型沙龙讲座是四季康美重视顾客，细致呵护顾客身体，为顾客进行更精致服务的一种方式。

（2）二十四节气健康指导：根据顾客的档案和体质类型，按照二十四节气时间，邮寄根据顾客情况制订的《健康生活》和《四季养生》杂志，给予个性化的健康指导。并按二十四节气编发短信给顾客，提醒顾客当季的养生要点和养生方法。

（3）运动养生方法的普及：不定期邀请运动养生教练，组织四季康美庄园顾客学习运动养生方法，如"八段锦""太极拳""易筋经"等，让顾客掌握能在家中进行的运动养生，并配合和其他家庭养生方法，使顾客身心更健康。

（4）四季阳光吧：四季康美庄园开设四季阳光吧，根据二十四节气定期制作应季的汤水、茶饮等，并根据二十四节气的变化制作养生药膳和食品，全方位呵护顾客身心健康。

（5）四季和五行音乐养生：四季康美庄园还根据二十四节气的变化特点，定期更换可以调理顾客脏腑和身心的音乐，以达到缓解顾客情绪与压力、调养和安定顾客身心的目的。如和大自然时序变化相得益彰，复合人类与自然界节奏共振，并能够使人获取大自然能量的"春夏秋冬"四季音乐；以阴阳五行及中医学说的理论为基础，结合中国音乐的五音（宫、商、角、徵、羽）创编的具有养生疗效的"金、木、水、火、土"的"五行音乐"。

（6）环境氛围养生：为了让顾客能够在清新、自然的空间里达到身心养生的效果，四季康美庄园在装潢方面可以说是用心至诚，独具匠心。以春天般富有生机又令人身心愉悦的淡绿色为主色调，并配以"木"制门、博古架等自然元素，又以雅致、细腻风格的宣传挂画等媒介，体现四季康美庄园中医养生的主题特色。走进富有中国传统文化与时尚气息的四季康美庄园，会让顾客顿时忘却尘世的忙碌和喧嚣，身心沉浸在舒适、轻松的能量场里。

另外，配合整体环境，所有四季康美庄园工作人员都配备了清新雅致、富有中国特色的工作服，再配以令顾客宾至如归的微笑、周到体贴的服务以及从容的步伐，令四季康美庄园中人、事、物等都自然融为一体，让顾客能够在各个方面感受到被重视、被尊重，从而能够让顾客身心得到更深度的放松。

（7）情志心理养生：四季康美秉持"养心诸内，养身诸中，养颜诸外"的理念，除了不断研发草本类养生产品和时尚简单养生项目，还意识到对顾客情志、心理进行养护的重要性。为了使光顾四季康美庄园的每一位顾客能在情绪、压力方面得到缓解，并能在心理方面获得深度疏解，四季康美庄园特别邀请具有多年实践经验的心理专家，不定期进行坐诊以及举办心理养生类主题沙龙和主题讲座，真正帮助每一位四季康美的顾客掌握日常情志养生知识和方法，使光顾四季康美庄园的每一位顾客都能带着平和健康的心态和精神面貌面对每一天的生活和工作，令更多人的家庭更和谐、事业更顺畅。

第五节　中和康贝儿童健康 4S 店的建设与运营

　　四季康贝（北京）健康科技有限公司作为国内首家专业从事儿童养生保健、亚健康推拿调理服务的高新技术公司，以弘扬中医药养生文化、传播儿童中医养生保健技术为抓手，以解决儿童亚健康问题及儿童预防保健服务为目的，达到促进儿童健康的宗旨。公司积极响应国家中医药管理局构建中医养生保健服务体系的号召，根据儿童生理、病理特点，结合中医养生保健理念及方法，探索出了"通经络、调脏腑，促进儿童脏腑功能发育，提高儿童免疫力"的中医养生保健以及亚健康调理技术与方法，并开发出系统化的中医育儿教育培训产品、儿童养生保健与调理系列产品、儿童养生保健服务流程等，形成一套从市场营销到品牌运作的完善、独特的模式。

　　公司提倡学术营销理念，注重儿童亚健康相关学科建设、标准与规范的制定，积极参与国家中医药管理局立项的亚健康学科体系建设课题研究，并参加了《少儿亚健康推拿调理》教材的编撰工作，是中医药行业标准《中医养生保健技术操作规范·少儿推拿调理》的主要参与单位之一。在此基础之上，创立了中和康贝儿童中医养生保健连锁机构。

一、品牌介绍

1. 品牌名称

中和康贝儿童中医养生保健连锁。

2. 品牌由来

取于中国传统文化"致中和"，天地万物均能各得其所，达于和谐境界。同时，运用中医药预防保健方法，呵护儿童健康，帮助亚健康儿童恢复脏腑平衡，改善儿童体质，使儿童一年四季健康快乐。

3. 品牌定位

弘扬中医药文化，打造全球"儿童中医养生保健专业连锁机构"，以社区连锁为运作平台，以中医儿童健康理念为指导，运用中医养生理论体系，结合儿童生长发育规律，采用中医药综合养生保健干预方法，科学、有效、规范地对儿童身心保健进行全面指导及服务，促进儿童五脏功能发育，细心呵护儿童健康，促进儿童健康成长。

4. 科学、规范的服务流程

经过多年的努力，中和康贝形成了完善的服务流程，从前台接待到健康咨询、健康测评、健康调理、效果评价、追踪随访等，形成了专业、有效的服务流程、服务沟通话术和技巧。

中和康贝所招聘的人员都是医学类大专以上毕业生，通过专业的实践、培训后进入岗位，进行咨询、测评、调理工作，对儿童亚健康状态具有较系统的了解和判断能力。

二、学术营销模式

公司独家承办了全国中医药儿童健康工程办公室举办的常用儿童中医养生保健技术培训班暨妈妈培训班，聘请权威师资，由三甲医院儿科专家授课，并采取案例教学、实操授课、循环办班等方式，确保授课质量。另外，公司还承办了中和亚健康服务中心举办的"'手'护孩子健康工程大型公益活动"，并在以城市为单位的社区及幼儿园持续开展儿童中医预防保健大型讲座活动、中医儿童养生保健体验活动、中医儿童体质测评等，传播中医儿童预防保健理念及方法，使更多父母了解儿童中医预防保健技术。同时，公司依托四季康贝网（www.sjkbw.org）进行权威认证和推广，研发了手机版营销管理服务系统，使终端客户更好地了解儿童中医养生保健技术和方法，并与专家实时互动，形成线上和线下互动模式，更好地推动儿童中医养生服务。

未来儿童中医养生保健机构的服务不再是单一技术的服务、单一产品的服务，而是权威性、综合性、专业化、规范化的特色经营服务。谁能够确保儿童中医干预调理的效果，谁才能真正拥有客户，而这恰恰是中和康贝品牌的核心竞争优势。

三、产品及服务项目

1. 测评技术

开展儿童健康检测、评估服务，引进美国哈佛医学院开发的儿童 CPC 健康检测服务设备与技术。同时使用儿童体质健康检测量表，准确判断儿童体质问题，确保儿童健康检测、调理效果评估的准确性。

2. 调理产品

在日常养生保健和亚健康调理服务中用到很多技术和产品，包括儿童推拿调理技术、儿童足浴调理技术、儿童中药药油外用调理技术、儿童灸法调理技术等，公司使用的这些技术都申报并获评了中华中医药学会、中和亚健康服务中心联合评选的"百项亚健康中医调理技术"，如中和康贝阴虚体质调理技术、中和康贝气虚体质调理技术、中和康贝平和体质调理技术等18种儿童调理干预技术，确保儿童保健调理技术的科学性、有效性。在儿童中医养生保健产品研发方面，依托国家中医药管理局亚健康干预技术实验室技术平台，共同研发儿童中医养生保健、亚健康调理产品，确保调理效果。

3. 完整的调理服务项目

（1）中和康贝儿童特色（拓客）服务项目：中和康贝国家公共卫生中医药儿童健康管理服务规范项目。

（2）中和康贝儿童四季养生保健服务项目：中和康贝春季疏肝健脾增高健康管理

服务项目，中和康贝夏季健脾养心安神健康管理服务项目，中和康贝秋季强肺卫增体质健康管理服务项目，中和康贝冬季补肾益智增体质健康管理服务项目。

（3）中和康贝儿童体质调理服务项目：儿童平和质调理服务，儿童偏阴虚质调理服务，儿童偏阳热质调理服务，儿童偏脾虚质调理服务，儿童偏肺虚质调理服务，儿童偏肾虚质调理服务，儿童偏肝亢质调理服务，儿童偏怯弱质调理服务，儿童偏特禀质调理服务。

（4）中和康贝儿童亚健康状态调理服务项目：针对儿童手足心热、口臭、便秘、便溏、饮食不佳、易感冒、自汗、盗汗、夜眠不安九种状态进行亚健康调理服务。

（5）经典调理服务项目：增高调理服务，益智调理服务，减肥调理服务。

（6）辅助调理服务项目：脊柱调理服务，湿疹调理服务，假性近视调理服务。

四、支撑服务体系

1. 中和康贝人才培养与输送模式

为了提供和培养专业的儿童养生保健人才，公司整合全国优势资源，建立了人才培养机制，组建了山西河东中医少儿推拿学校、湖南怀化医学专科学校人才培养基地，确保少儿亚健康咨询师、少儿亚健康推拿调理师专业人才的培养与输送。与中和亚健康服务中心签订战略合作协议，在中和亚健康服务中心与全国中医药院校建立的亚健康大学生就业创业基地培训儿童亚健康专业咨询、调理人员。

2. 店务管理系统

通过专业的系统软件对儿童亚健康专业调理机构的整体流程进行记录、监管，包括专业化、智能化的服务模式，精细化的客户管理，人性化的员工管理，自动化报表分析，个性化量身定制体质分析等线上、线下服务。

3. 专家技术团队和远程支持服务体系

具有完善的售后服务系统，拥有强大的售后服务团队，可向加盟商提供整套的商业解决方案，给予由零开始，全面扶持，协助加盟商经营管理，拓展市场，并提供远程技术支持。

目前保持密切合作的专家主要有徐荣谦教授、金义成教授、孙德仁教授、于天源教授、刘振寰教授等。

五、市场策划与推广体系

1. 宣传

包括《中国中医药报》《中医药与亚健康》杂志、《国医年鉴》及地方热门媒体跟踪报道、宣传等。如定期组织在《中医药与亚健康》杂志上对一些效果确切的技术、设备、产品，以及健康科普知识、健康产业动态及机构动态等进行宣传。

同时，积极组织各机构参加国家大型公益活动，如"关注孩子健康大型公益活动"，加大项目推广和宣传，形成合力，推动机构发展。

2. 营销策略

（1）四季养生：根据四季的不同，推广中和康贝春季疏肝健脾增高健康管理服务项目，中和康贝夏季健脾养心安神健康管理服务项目，中和康贝秋季强肺卫增体质健康管理服务项目，中和康贝冬季补肾益智增强体质健康管理服务项目等。

（2）传统节日：如"六一"儿童节前后在幼儿园或学校有针对性地开展健康科普宣教和营销活动，可以快速拓展客源。

（3）定期专家下店扶持：根据机构需求，定期请专家亲临培训，以不断提高机构专业技能，提高调理效果。

第六节　"甘本堂"女性亚健康专业调理连锁机构"治未病"建设思路

据目前数据显示，女性亚健康问题比较突出，在健康体检中有 83.34% 的成年女性存在不同程度的乳腺增生、"宫寒"等情况。在乳腺专科门诊患者中，乳腺增生占了将近 90%，其中有 3%~5% 的人发生癌变，近 5 年来中国女性乳腺癌发病率增长了 3 倍，目前我国有乳腺癌患者 120 多万，每 2 分钟就有一名女性死于乳腺癌。

基于目前女性严重的健康问题，自 2010 年以来，富智中和（北京）健康科技有限公司基于红外热成像技术和"女子以血为本，以肝为先天"的生理特性，与北京中医药大学、湖南中医药大学等院校及医疗机构开展了一系列女性亚健康干预调理技术为主的临床应用的课题研究。在继承历代妇科医家经验的基础上，经众多科研单位、高等院校及医疗机构著名妇科专家的多方合作和反复论证，开发出了多种有效的中药药油产品以及独特的工具和推拿手法，倾力打造出五星级女性亚健康专业调理连锁机构"甘本堂"；并与全国亚健康红外测评协作网建立了战略合作伙伴关系，大力实施"治未病"健康工程，普及、践行"治未病"理念。

一、品牌介绍

1. 品牌由来

甘本堂，"甘"同音于"肝"，意为"养肝（甘）血而达女子安"。肝脏具有贮藏血液、调节血量的重要功能。叶天士在《临证指南医案》中指出"女子以血为本，以肝为先天"，这是由女子的生理特性所决定的，经、带、胎、产、乳均有赖于肝血所养，这也反映了肝与女子生理特性密切关联。女子以血为本，经水为血所化，妊娠需精血养胎，分娩靠血濡气推，产后血化为乳汁方可濡养胎儿。而肝为藏血之脏，司血海，主疏泄，具有储藏血液和调节血流的作用，故女子以肝为先天。临床常见病证如月经不调、痛经、崩漏、带下、滑胎、不孕、闭经、乳腺病等，都和肝密切相关。故女子养护和妇科调理以养肝、疏肝、柔肝、平肝为主，调本于肝，养本于肝。

2. 理念和定位

"甘本堂"旨在解决广大女性亚健康问题，进行 4S 理念健康管理，打造中国五星级女性亚健康专业调理连锁机构第一品牌。

"甘本堂"定位于打造一批按照 4S 健康管理理念运行的医疗 4S 特色专科和非医疗 4S 亚健康专业调理机构。前者主要针对各医院"治未病"中心、体检中心、社区卫生服务中心、乡镇卫生院、民营医院、中医门诊部等，将其建设成具有集预防、保健、调理、治疗功能于一体的"医院 4S 专科"，这必将是未来发展的主流方向，是大健康产业推出的全新专科建设与运营模式；后者主要针对非医疗中医养生保健机构。

3. 机构设置和形象

门楣设计配以"女子养生以肝为本，百法合一因人而异"这一对联，体现肝脏调理在女子养生中的重要性，意为"养肝（甘）血而达女子安"。

"甘本堂"对前台、咨询室、测评室、调理室、培训室、文化展示区、健康科普宣教室、养生书吧、休息区、消毒室、卫生间等功能区域亦有详细的要求和规范，有统一的 LOGO 和文化标识。

4. 机构服务流程

经过 6 年多的努力，"甘本堂"形成了完善的服务流程，从前台接待到咨询、测评、调理、效果评价、回访等，建立了专业、有效的服务流程，具有完整的接待、服务沟通话术和技巧。

"甘本堂"所招聘的人员都具有医学大专以上学历，通过专业的实践、培训后进入岗位进行咨询、测评、调理工作，对人体健康、疾病知识具有系统的了解和判断能力。

二、运营模式

1. 医疗 4S 特色专科建设与运营模式

按照"甘本堂"的整体规划，从场地面积、功能模块、技术、产品、人员等方面建设成妇科专业特色明显，集预防、保健、调理、治疗功能于一体的"医院 4S 特色专科"，是国家大健康产业背景下催生的最具竞争力和生命力的专科建设与运营模式。

前期，中和亚健康服务中心、中华中医药学会亚健康分会联合相关院校、红外设备生产厂家、科研单位联合发起了"全国医用红外特色专科建设百名工程"，旨在帮助一些缺乏专科建设资金、缺乏有效的检测技术、干预调理路径不规范、专业技术人才不足的医院"治未病"中心、体检中心、社区卫生服务中心、乡镇卫生院、民营医院、中医门诊部等，运用"医院 4S 专科"的新理念、新方法、新模式来加强特色专科建设。首先推出"甘本堂"医院 4S 妇科特色专科建设，主要解决女性亚健康问题、各种常见疾病的诊疗、重大疾病早期筛查和干预、慢性病康复等问题，今后将分期分批推出儿科、失眠、疼痛、中风、胸痹等特色专科建设，以辅助医疗机构更好地建设大健康时代下的特色专科，提升医疗机构的专业特色、知名度和权威性。

"工程"总体规划援建医院4S特色专科300家，分3年实施完成。凡具有合法资质的上述所提的医疗机构均可申请。考核通过后，将总体指导其进行医院4S特色专科改造和建设，并且援建医疗机构只需预付约定数额的保障金，确定5年合作期，并按期支付一定的技术服务费，就可以提供价值108万元的医用红外热成像仪一台，合作期满援建设备产权归援建单位所有。

2. 亚健康专业调理机构建设与运营模式

"甘本堂"亚健康专业调理机构建设包括单项目加盟和总店加盟。

（1）单项目加盟：主要指机构只加盟"甘本堂"的某一项或者几项技术或产品，"甘本堂"会定期派全国知名的行业专家进行培训和指导活动，更好地促进机构专业化发展，提升机构专业技能等。

（2）总店加盟：指从机构分区、装修设计、文化理念、管理模式、服务项目、技术产品、专业设备、专业人员等各方面均按照"甘本堂"的整体模式来建设，整体项目加盟。"甘本堂"提供专业的技术人员和中医专家团队、专业的测评、效果明确的亚健康干预调理产品、远程技术支持、全方位的营销策划和市场推广等。

三、产品及服务项目

1. 调理产品

"甘本堂"均使用简、便、廉、验，由中华中医药学会亚健康分会评定的"全国十佳"百项亚健康干预调理技术，产品大多是由医院院内制剂转化而来，如清肺排浊养颜亚健康调理技术、女性生殖亚健康调理技术、女性乳腺亚健康调理技术、女性产后养护技术、月经不调经络亚健康调理技术、宫寒亚健康调理技术、减肥瘦身亚健康调理技术、面部经络养护技术、皮肤亚健康中医调理技术、关节养护技术、扶阳亚健康调理技术、膏方调理技术、体质调理技术、脏腑调理技术、药浴调理技术、艾灸调理技术、中药药罐亚健康调理技术、耳穴诊疗亚健康调理技术、脐疗中医调理技术、刮痧亚健康调理技术、拔罐亚健康调理技术、敷贴亚健康调理技术等。

2. 调理服务项目

（1）常规调养项目：女性体质调理、女性脏腑调理、女性脊柱调理。这是根据每个人的体质、脏腑、脊柱的功能状态所制定的日常定期养护方案。

（2）亚健康症状调理：女性月经不调（痛经以及月经先期、后期、不定期、量多、量少）、女性带下异常（量多、异味等）、乳腺增生、产后修复（腹痛、恶露、肥胖、少乳、妊娠纹、发热等）、女性更年期症状（发热、烦热、失眠等）、子宫下垂、皮肤养护、面部养护、颈肩腰腿疼痛、心脑血管疾病早期等，针对女性亚健康症状进行个性化的调理。

（3）慢病康复辅助调理：针对中风、冠心病、糖尿病、高血压、溃疡、肿瘤等慢性疾病的康复期进行一系列有效的康复辅助调理，加快康复速度，预防复发。

（4）特色服务项目：包括清肺排浊养颜、疼痛调理等。针对高发的、常见的健康问题进行专业的测评、调理，做出特色，打出名气，树立信任度。如清肺排浊养颜亚健康调理技术是通过现代最先进的科技检测手段，判断肺脏功能状态，对适合做清肺排浊的人群实施养肺护理，辅助人体肺脏增加排浊能力，达到轻松呼吸、健康生活的目标。此技术简单易学，效果显著，适用于慢性咽炎、气管炎、咳嗽、肺系疾患人群，亦可用于吸烟和亚健康人群的肺部养护，降低雾霾、空气污染等对人体的损害。

3. 测评技术

通过多年的论证与实践，现在有效的检测手段主要有：

（1）红外热成像技术：红外热成像仪是绿色、无创、无辐射的功能性检测设备，运用该设备可以系统、全面地反映人体的寒热、阴阳、气血功能状态，是目前亚健康整体测评的有效检测手段，能辅助中医辨证、体质辨识、重大疾病早期预警、效果评价、女性生殖专项测评等，测评师可以依据基本健康情况、红外测评、服务项目和产品等出具全面的、个性化的健康管理方案。

（2）CPC技术：包括睡眠质量测评、人体整体健康复杂度测评、匹配度测评，可以全面检测人体的睡眠状态，并提供科学的用药指导和效果评价。

（3）体质－亚健康型态测评系统：对人体体质和亚健康型态进行科学的测评，个体化指导后续干预调理。

四、支撑服务体系

1. 人才培养体系

已与北京中医药大学、湖南中医药大学、湖南中医药高等专科学校、安徽中医药高等专科学校、湖北中医药高等专科学校、石家庄中和亚健康职业技术学校等中医药院校形成了完善的"治未病"人才培养体系，包括大班培养、定向培养等，并有完善的进修及后续提升培训等。

进入"甘本堂"女性亚健康专业调理机构的学员，在校学习的最后一年会按照"甘本堂"独特的实践和实习方式进行规范化培养，定向培养成专业的亚健康咨询师、测评师、调理师或管理师等，毕业后结合个人意愿进行双向选择就业。

2. 店务管理系统

通过专业的系统软件对亚健康专业调理机构的整体流程进行记录、监管，包括预约、顾客信息、调理记录、反馈意见、资料查询、财务记录、库房信息等线上、线下服务。

3. 专家技术团队和远程支持服务体系

"甘本堂"具有完善的售后服务系统，拥有强大的售后服务团队，可向加盟商提供整套的商业解决方案，全面扶持、协助加盟商经营管理，拓展市场，并提供远程技术支持。

五、市场策划与推广体系

1. 宣传

包括《中国中医药报》《健康时报》及地方热门媒体跟踪报道、宣传等。如定期组织在《中国中医药报》上对一些效果确切的技术、设备、产品、健康科普知识、健康产业动态及机构等进行宣传。

同时，积极组织各机构参加国家大型公益活动，如"黄丝带"关爱女性亚健康公益活动、百城百万人睡眠测评公益活动等，加大项目推广和宣传，形成合力，推动机构发展。

2. 全方位的营销体系

（1）公益活动日："黄丝带"关爱女性亚健康公益活动是由中和亚健康服务中心发起，使用最先进的红外测评技术，在全国选择100个城市，每个城市为1万名女性提供免费的红外测评，制定专业的干预调理方案，由当地亚健康专业调理机构承担后期健康管理和防治工作。通过"黄丝带"活动可以快速带动"甘本堂"的发展，在客户拓展、带动机构整体销售、提高机构知名度等方面具有非常好的作用。

（2）四季养生：春季养肝，对春季易发的肝火旺引起的口苦、口干等症状的防治；夏季养心，对夏季易发的心悸、胸闷、心慌等症状的防治；长夏养脾，对长夏易发的腹胀、腹痛、大便异常等症状的防治；秋季养肺，对秋季易发的感冒、咳嗽、哮喘等症状的防治；冬季养肾，对冬季易发的畏寒、骨痛、小便不利等症状的防治。

（3）健康主题日：包括关爱女性乳房健康科普宣教日、糖尿病科普宣教日、高血压科普宣教日。如在关爱女性乳房健康科普宣教日，针对女性乳腺问题开展主题活动，对女性乳腺进行普查，筛查早期乳腺癌，并进行辨证分型，为每个女性制定个性化的乳腺保养方案。目前用红外热成像技术每年对40～55岁女性进行早期乳腺癌普查方法在国内外已经得到了普及和应用。

（4）感恩节日：如母亲节（每年5月的第二个星期日）、妇女节（每年的3月8日）、教师节（每年的9月10日）、护士节（每年的5月12日），有针对性地开展健康科普宣教活动和营销活动，可以快速拓展客源。

此外，还有定期的主题沙龙、运动养生指导、音乐养生指导、心理养生指导、导引术、打太极等。

3. 定期专家义诊、巡诊

根据机构需求定期有专家亲临培训，以不断地提高机构专业技能，提高调理效果。

4. 专家远程支持

依托中和亚健康服务中心全国亚健康红外测评协作网，已经实现了专家远程支持服务，包括远程红外评图，远程制定健康管理方案等，还可以定期开展远程技能培训。

第七节 "天弦坊"亚健康睡眠专业调理连锁机构 "治未病"建设思路

睡眠，对任何个体的生命来说，都是不可缺少的"营养"要素，人每天必须要有充分的睡眠，才能保证健康的身体。但是在现代社会，随着科技的进步、经济的发展、生活节奏的不断加快、工作压力的日益增加，睡眠成了大家的一大"心病"，很多人夜间难以入睡、睡得浅、睡得短，甚至彻夜不能入睡。据 WHO 数据显示，全世界范围内约有1/3的人存在失眠症状或睡眠功能障碍，目前我国包括失眠在内的各类睡眠问题人群占比高达38.2%，总人数已超过4.9亿，睡眠障碍已成为威胁人类生命健康的隐形杀手。

最新权威研究表明，治疗不是解决睡眠问题的关键，最佳途径是做好早期调理，改善睡眠亚健康症状，预防睡眠问题的出现。但西医治疗睡眠手段单一，且药物治疗更是存在长期使用治疗效果欠佳和副作用巨大的问题。因此，早期进行睡眠健康管理，运用现代检测技术，结合传统中医药的特色优势，在睡眠亚健康状态进行干预，进一步防止睡眠问题的恶化，是当下及今后睡眠健康发展的主题。基于此，2010 年以来，富智中和（北京）音乐调理科技有限公司积极与北京中医药大学、北京市中和亚健康科学研究院、美国哈佛医学院 BID 医学中心合作，以失眠为切入点，吸收哈佛医学院最先进的睡眠测评技术（CPC 测评），开展科研工作，发挥音乐调理的独特优势，整合中医药特色技术方法，倾力打造四星级亚健康睡眠专业调理连锁机构"天弦坊"。

"天弦坊"亚健康睡眠专业调理连锁机构旨在打造出一个集睡眠检测、音乐睡眠调理及亚健康调理于一体的专业亚健康调理中心，通过音乐的低频振动，结合中医按摩等养生调理手段，为广大失眠患者提供专业的亚健康调理服务。为了丰富调理手段，提高亚健康调理效果，"天弦坊"亚健康睡眠专业调理连锁机构与中和亚健康服务中心、中国失眠网建立了紧密的战略合作关系，通过采用经中国失眠网审核、评定后的专业调理技术，以多种调理产品和技术全方位调节人体身心亚健康状态，努力打造中国调理睡眠亚健康产业的第一品牌。

一、品牌介绍

1. 品牌由来

天弦坊，"弦"为核心，原意指古典音乐。中医的经典著作《黄帝内经》两千多年前就提出了"五音疗疾"的理论。《左传》中记载音乐象药物一样有味道，可以使人百病不生、健康长寿。"天弦坊"正是根据中医的音乐疗法进行调理。音乐可以深入人心，在中医心理学中，音乐可以感染、调理情绪，进而影响身体，在聆听中让曲调、情志、脏气共鸣互动，达到激荡血脉、通畅精神和心脉的作用。当音乐振动与人体内的生理振动（心率、心律、呼吸、血压、脉搏等）相吻合时，就会产生生理共振、共鸣。这就是"五音疗疾"的身心基础。

2. 理念和定位

（1）理念："天弦坊"以构建特色明显、技术规范、安全有效的亚健康专业调理服务为理念，将"天河作弦奏五乐祛百病福泽大地，国医为本调六腑和阴阳广济众生"作为终身奋斗目标，不断助推4S亚健康专业调理机构规范化建设，为全人类的健康事业贡献自己的力量。

（2）定位："天弦坊"定位为4S亚健康专业调理机构和医疗机构特色专科。作为国内专业致力于弘扬中医药文化、打造全球亚健康音乐调理特色的专业调理连锁机构，"天弦坊"以音乐调理为核心，借助国家自然科学基金研究课题成果，不断深入研究音乐与中医调理的技术融合，将中医养生与音乐调理完美地结合在一起，针对睡眠、疲劳、疼痛、胃肠病、体质偏颇等五大常见问题，为广大亚健康人群和疾病患者提供专业、优质的服务，非常适合亚健康专业调理机构和医疗机构睡眠特色专科的需要。

3. 机构设置和形象

"天弦坊"作为亚健康睡眠专业调理连锁机构，本着以人为本的原则，在内部设计上充分尊重各地区文化差异，将中医养生的理念与当地的风俗习惯和人文观念完美地结合，致力于让每一位客户都有亲切、放松的感觉。

"天弦坊"对于前台、咨询室、测评室、调理室、培训室、文化展示区、健康科普宣教室、养生书吧、休息区、消毒室、卫生间等功能区域有详细的要求和规范，有统一的LOGO和文化标识。

4. 专业的服务流程

"天弦坊"以解决客户的睡眠亚健康问题为核心，从前台接待到咨询、测评、调理、疗效评估、健康管理、跟踪回访等，形成了规范、专业、有效的服务流程，为客户量身定制个性化解决方案。

二、运营模式

1. 医疗特色专科建设与运营模式

按照"天弦坊"的整体规划和建设思路，从科室文化、场地布置、人员安排、技术开展、产品应用、功能定位等方面入手，建设成集预防、保健、调理、治疗功能于一体的特色明显的"医院睡眠特色专科"。同时，根据医疗机构的特色为其设计专业的功能方案，无论是装修设计还是产品功能配套服务，都将体现"以人为本"的服务理念，让客户在医疗机构中也有如家般的温馨体验。

目前，中和亚健康服务中心、中华中医药学会亚健康分会联合相关院校、助眠产品生产企业、科研单位联合发起了"百城百万健康睡眠大数据公益活动"。由"天弦坊"提供中医调理技术培训，旨在帮助一些缺乏专科建设资金、缺乏有效的睡眠调理技术、干预调理路径不规范、专业技术人才不足的医院睡眠科室、"治未病"中心、民营医院、中医门诊部等，运用天弦坊"五音疗疾"的新理念、新方法、新模式，推动中医文化结合先进调理技术手段的特色专科建设。"天弦坊"在长期的发展过程中与多个官方机构达成友好合作关系，从而建立了一套独属于自己的技术交流渠道，并将经过官方认证的亚健康调理技术进行二次审核、评定，最终筛选出能够与音乐调理技术结合的新型亚健康调理技术，不断丰富"天弦坊"的调理方案，并在实际应用过程中进一步完善调理方案，然后将其导入到医疗机构的研究课题中去，从而建立起一套应用 - 实践 - 研究 - 再应用的新型科研模式。

2. 亚健康专业调理机构建设与运营模式

"天弦坊"亚健康专业调理机构建设包括单项目加盟和总店加盟。

（1）单项目加盟：主要指机构引进"天弦坊"的专业音乐调理技术，邀请专业的调理师进行上门培训，并结合机构的运营模式为其制定特色的产品技术配套方案，不定期在全国各个省市举办大型公益活动，在此期间邀请当地加盟机构的调理师协助相关工作，可帮助该机构进行宣传推广。

（2）总店加盟：根据"天弦坊"的机构分区、装修设计、文化理念、管理模式、服务项目、技术产品、专业设备、专业人员等各方面配置标准，结合当地特色产品、技术建设的整体项目加盟。

在总店加盟中将提供专业的技术人员和中医专家团队、专业的测评、效果明确的亚健康干预调理产品、远程技术支持、全方位的营销策划和市场推广等，并且具有当地活动的承办权等一系列官方支持。

三、产品及服务项目

1. 调理产品

"天弦坊"以国家自然科学基金科研课题成果为核心技术，在音乐调理的基础上结合由中华中医药学会亚健康分会评定的百项亚健康干预调理技术，如扶阳亚健康调理技术、膏方调理技术、体质调理技术、脏腑调理技术、药浴调理技术、艾灸调理技术、中药药罐亚健康调理技术、耳穴诊疗亚健康调理技术、脐疗中医调理技术、刮痧亚健康调理技术、拔罐亚健康调理技术、敷贴亚健康调理技术等特色调理技术。除此之外，天弦坊还引入部分中国失眠网"特色失眠测评、调理养生及管理技术"中的优秀产品技术，如睡眠健康管理系统、9 种失眠常见证候中医导引法等。通过引入这些先进的技术，"天弦坊"不断完善管理标准，建立亚健康调理项目，旨在协助亚健康态人群改善身体状况，形成良好的生活习惯，最终恢复健康生活。

2. 诊断标准

（1）如果客户亚健康态失眠不适表现比较明显，根据失眠九种常见证候分类进行调理，分别为心火扰神、肝郁化火、痰热扰神、胃气不和、瘀血内阻、心脾两虚、阴虚火旺、心胆气虚、心肾不交。

（2）如果客户亚健康态状态不明显，根据中医九种体质分类进行调理，分别为平和质、阳虚质、阴虚质、湿热质、痰湿质、血瘀质、气虚质、气郁质、特禀质。

3. 测评技术

为了更加客观、准确地诊断客户的身体状况，"天弦坊"采用哈佛医学院最新科研成果"CPC亚健康睡眠检测技术"，结合中和亚健康服务中心研发的体质－亚健康型态测评系统、睡眠健康管理系统等，中、西医结合，优势互补，是集传统诊断和科技检测为一体化的新型测评技术。

（1）CPC亚健康睡眠检测技术：该技术可全面检测人体的睡眠状态，包括睡眠质量测评、人体整体健康复杂度测评及助眠产品与人体匹配度测评，将睡眠质量和白天身体指标进行综合分析，得出精准的评测报告。

（2）体质－亚健康型态测评系统：对人体体质和亚健康型态进行科学的测评。

（3）睡眠健康管理系统：全国天弦坊云端档案管理系统为每一位客户建立专属于自身的亚健康睡眠档案，档案中存储客户的睡眠质量检测报告等检测档案，并实时更新客户的调理方案，使得客户在全国的天弦坊调理中心内都可以继续自己的睡眠调理。

四、服务支撑体系

1. 人才培养体系

"天弦坊"所有调理师要求为中医药院校毕业生，经过专业的音乐调理培训指导、考核，成为亚健康调理师后方可上岗。除此以外，"天弦坊"已与多家中医药院校形成了完善的专业人才培养体系，包括定向培养、临床实习等专业实操教导，并有完善的进修及后续提升培训标准。

2. 专家技术团队

"天弦坊"作为中国失眠网唯一指定的亚健康调理机构，拥有庞大的专家技术团队支持，可向加盟商提供整套的商业解决方案，给予全面扶持，协助加盟商经营管理，拓展市场，并提供远程技术支持。

五、市场策划与推广体系

1. 宣传

"天弦坊"亚健康调理中心活跃在各个亚健康领域专业会议中，在领域内有极高的知名度。同时，"天弦坊"积极参与亚健康睡眠公益活动，如"百城百万睡眠健康大数据公益活动"，并且经常在社区、广场等公共场合进行亚健康专业知识宣讲。

2. 营销体系

"天弦坊"致力于在全国各大省市建立网络，以集中建设的几个地区为区域网络，并将这几个省市的区域网络作为重要支撑点，与其他示范单位共同组成全国服务网络，同时在区域网络中筛选优秀的服务模式进行全国推广，优化全国的睡眠调理服务模式。

3. 定期专家义诊、巡诊

为了促进店内技术实力的提升和整体业绩的提高，保证"天弦坊"品牌服务质量，会根据机构需求定期进行专家到店审核培训，借此不断地提高调理师的专业技能和服务水平。

第八节　社区型健康4S店"合灸堂"运营模式解析

随着健康观念、社会环境、医学模式的改变，人们越来越意识到，运用中医养生保健方法进行预防保健是远离疾病、保持健康的最有效方式。2013年，国务院印发《关于促进健康服务业发展的若干意见》，中医治未病理念深入人心，催生了巨大的养生保健市场，更是描绘出了健康服务业的无限愿景，吸引了众多投资者把视线投向中医养生保健服务。如何在社区开展健康服务，建立起能覆盖社区的健康服务网络，成为大家重点关注的问题。由于中医预防保健服务刚刚起步，还存在不少问题。一方面是行业管理混乱，另一方面养生保健企业的服务人员雇用成本不断上涨，使用技术和产品的安全性和有效性无法保障，缺乏行之有效的经营模式等，导致养生保健服务机构经营成本与风险过高，很难在社区持续发展下去。如何才能找到在社区里开展健康服务的最佳解决方案呢？

一、采用健康4S服务理念，确立稳定盈利模式

富智中和集团在总结公司多年开展健康服务的基础上，采取由中和亚健康服务中心、中华中医药学会亚健康分会提出的健康4S服务理念，在中医治未病理念指导下，整合多项传统和现代中医灸法养生保健技术和方法，与国内外最新科研技术成果相结合，推出了以灸为特色的社区型健康4S店——"合灸堂"。"合灸堂"的宗旨是：合古今灸法百技于一道，为中外苍生福寿立万堂。"合灸堂"以人为本，以提供"终生服务解决方案"为核心的4S服务模式，为社区百姓提供个性化的养身保健调理方案，满足其对健康不同层次的需求。通过对社区居民进行中医文化传播和中医体质辨识，按照中医五季（春、夏、长夏、秋、冬）的养生理论和方法，开展常规调养项目，包括体质常规调养服务项目、脏腑常规调养服务项目和脊柱常规调养服务项目等。接受了健康4S服务理念的社区居民每年有固定投入保健的费用，按时来店进行调理和保健，以

保证机构稳定的日常收入，确保企业的良性运转。

二、打造灸疗特色服务项目，以干预效果扎根社区

有关健康服务行业的经营管理之道，大家取得的共识不多，但如何打造特色和取得干预效果，确是大家都公认的不二法门。"合灸堂"在这方面尤其突出，比如公司将艾灸传统灸法、红外理疗技术与温度控制技术、空气清洁技术整合到一起推出的"合灸堂整合温通循环灸"方法以及"合灸堂牌整合温通循环灸床"，就将传统灸法与现代科技融为一体，突显了特色，既提高了干预效果，又利用现代科技研发的灸疗设备减少了人工成本。还使用基于弱激光调理慢性病原理的弱激光调理仪，基于中医扶阳调理技术的扶阳罐，基于中医敷贴技术的中医封包调理仪等，形成了聚合多种传统和现代灸疗技术于一体的灸疗特色，"合灸堂"由此得名。在此基础之上，根据社区居民常见的亚健康状态和需要进行康复辅助调理的慢性疾病，推出了女性痛经辅助调理、女性宫寒辅助调理、风寒头痛辅助调理、风寒型颈椎病康复辅助调理、急慢性腰肌劳损康复辅助调理、慢性便秘辅助调理、儿童常见体质调理等特色服务项目。这些服务项目的推出，极大地解决了社区居民的健康服务需求。由于使用的设备多具有医疗设备资质，这样既打造了特色，降低了用人成本，又确保了干预效果，为"合灸堂"扎根社区奠定了坚实的基础。

三、提供高质低价健康服务，聚人气打实基础

由于"合灸堂"采用了先进的"亚健康型态与中医体质测评系统"，不需很高的专业水平就可通过该系统开展中医体质测评、调理方案制定、健康档案管理与干预效果评测工作，极大地节省了专家费用。另外，由于大量使用调理设备，极大地降低了员工数量，从而节省了大量的人力成本，这为"合灸堂"的健康服务低收费打下了基础。而"合灸堂"正是通过这种高质量低收费的服务，吸引社区大量的客户，从而保证收入。

四、推广 DIY 居家养生模式，拓展机构服务外延

为了更好地服务家庭养生保健，"合灸堂"推出了 DIY 居家养生模式，从"百项亚健康中医调理技术"中遴选可方便在家庭中使用又价格合适的技术和产品，在店设立"百项亚健康中医调理技术展示柜"进行实物展示，便于居民直观地了解产品的外观和功能。然后，利用互联网技术开展远程教育，在店内通过联网电视或电脑向感兴趣的客户免费提供远程技术操作培训，并由店里工作人员进行现场指导，客户掌握操作方法后就可购买设备开展居家的养生保健活动了。通过 DIY 居家养生模式的推广，不仅扩大了销售，而且培育了潜在的客户群，是一个一举多得的经营方法。

五、"养生书吧"身心皆养，售书租书相得益彰

"合灸堂"提倡日常养生保健需要身心皆养。为了贯彻这一理念，在构建"合灸堂"服务功能时加入了"养生书吧"这个部分，通过客户对养生养心书籍的阅读，达到身心皆养的目的。"养生书吧"是养生保健文化传播的重要窗口，对社区养生保健文化的建设起着至关重要的作用。其中的书籍均是精挑细选的，适合小区居民在店内调理的过程中免费阅读学习，亦可对其中感兴趣的书籍进行租赁甚至购买，收费均为全国统一标准。

六、满足星级亚健康专业调理机构标准，树立社会公信力

"合灸堂"的整体设计和建设标准完全参照由中和亚健康服务中心、中华中医药学会亚健康分会制定的《星级亚健康专业调理机构服务水平评定标准》，完全满足对社区型一星、二星级亚健康专业调理机构的建设要求。因此，在各地完成"合灸堂"的建设后，就可以申报星级亚健康服务机构，并获取有"黄十字"LOGO的星级亚健康专业调理机构标牌，树立起社会的公信力，有利于机构在社区快速开展工作。

七、标准化整店输出省时，一站式培训与技术支持省心

"合灸堂"采取整店输出模式。"合灸堂"的形象识别标识完全自主设计，机构内所有的设备、产品、前台、座椅、日常使用品、招牌、形象墙等都由公司统一制作，并标有"合灸堂"的专用防伪标识。以此为投资者提供一个技术后备足、投资成本小、资金回转快、应用市场广泛，同时简单、可控、可快速大规模复制的模式，为客户节省大量的运作筹备时间。目前的标准配置为：合灸堂牌艾灸床两张、合灸堂牌艾灸凳4把、合灸堂牌中医封包调理仪1台、合灸堂牌弱激光理疗仪台式与便携式各1台、合灸堂牌扶阳罐5套、合灸堂牌熏蒸足浴桶3个、合灸堂牌神灯5个、合灸堂牌家居电砭仪3个。"合灸堂"为了更好地开展规范化调理以及培训工作，根据"合灸堂"店内所提供的服务项目，专门编制了"合灸堂调理手册"，规范了调理方法和路径。为了确保培训质量和时效，公司与全国亚健康干预效果测评中心进行战略合作，联合成立了"合灸堂全国培训中心"，委托全国亚健康干预效果测评中心负责技术人员以及商家的培训，让加盟"合灸堂"的机构所派来的人可以"随到随学"，并采取上岗实操培训模式，确保培训质量。

八、顶层设计统一运营，一点接入精心服务

"合灸堂"一开始就做好了顶层设计，确立了在全国近千个城市建设上万家加盟店的规划，采用在全国范围内"一点接入，全网服务"的经营模式。为了支持这一战略构想，公司建设了云服务平台信息系统，对各个加盟机构提供店面管理系统，该系统

包括了业务营销、财务管理、库存管理、客户健康档案、客户预约、会员卡、租借管理等功能，完全可以支持各个"合灸堂"发展的用户在全国各地漫游，并由漫游所在地的"合灸堂"按用户持卡提供服务。

另外，基于大数据的云服务系统还可以通过 APP 应用，查询当地的"合灸堂"所在地址，以及调理情况、健康档案、消费状况等。随着大健康产业的不断飞速发展，可以预见"合灸堂"必会顺势取得长足进步，获得巨大的成功！

方 剂 名 录

一 画

一贯煎（《柳州医话》） 沙参 麦门冬 当归 生地黄 枸杞子 川楝子

二 画

二陈汤（《太平惠民和剂局方》） 半夏 陈皮 茯苓 炙甘草

二妙散（《丹溪心法》） 黄柏 苍术

二至丸（《医方集解》） 女贞子 旱莲草

二仙汤（《中医方剂临床手册》） 仙茅 淫羊藿 巴戟天 黄柏 知母 当归

十补丸（《济生方》） 熟地黄 山药 山茱萸 泽泻 茯苓 牡丹皮 肉桂 五味子 炮附子 鹿茸 蜜

十全大补汤（《太平惠民和剂局方》） 黄芪 党参 茯苓 熟地黄 白术 川芎 白芍 炙甘草 当归 肉桂

七福饮（《景岳全书》） 人参 熟地黄 当归 白术 炙甘草 枣仁 远志

八正散（《太平惠民和剂局方》） 车前子 瞿麦 萹蓄 滑石 栀子仁 甘草梢 木通 大黄 灯心草

八珍汤（《正体类要》） 人参 白术 白茯苓 当归 川芎 白芍 熟地黄 甘草 生姜 大枣

人参养荣汤（《三因极一病证方论》） 黄芪 当归 桂心 炙甘草 橘皮 白术 人参 白芍 熟地黄 五味子 茯苓

人参养营汤（《太平惠民和剂局方》） 人参 熟地黄 当归 白芍 白术 茯苓 炙甘草 黄芪 陈皮 五味子 桂心 炒远志

人参健脾丸（《证治准绳》） 人参 麸炒白术 茯苓 山药 陈皮 木香 砂仁 蜜炙黄芪 当归 炒酸枣仁 制远志

三 画

三仁汤（《温病条辨》） 杏仁 飞滑石 白通草 白蔻仁 竹叶 厚朴 生薏

423

苡仁　半夏

三拗汤（《太平惠民和剂局方》）　麻黄　杏仁　甘草

三子养亲汤（《韩氏医通》）　苏子　白芥子　莱菔子

三妙丸（《医学正传》）　牛膝　黄柏　苍术

三甲复脉汤（《温病条辨》）　干地黄　生白芍　麦门冬　生牡蛎　阿胶　生鳖甲　生龟板　炙甘草

大补元煎（《景岳全书》）　人参　炒山药　熟地黄　杜仲　枸杞子　当归　山茱萸　炙甘草

大黄䗪虫丸（《金匮要略》）　䗪虫　干漆　干地黄　甘草　水蛭　芍药　杏仁　黄芩　桃仁　虻虫　大黄　蛴螬

川芎茶调散（《太平惠民和剂局方》）　川芎　荆芥　白芷　羌活　细辛　防风　薄荷　甘草

小柴胡汤（《伤寒论》）　柴胡　黄芩　半夏　人参　炙甘草　生姜　大枣

小承气汤（《伤寒论》）　大黄　枳实　厚朴

小金丹（《外科证治全生集》）　白胶香　草乌　五灵脂　地龙　木鳖　没药　归身　乳香　麝香　墨炭　糯米粉

小营煎（《景岳全书》）　当归　熟地黄　芍药　山药　枸杞子　炙甘草

小青龙汤（《伤寒论》）　麻黄　桂枝　芍药　甘草　干姜　细辛　半夏　五味子

四　画

王氏清暑益气汤（《温热经纬》）　西洋参　石斛　麦门冬　黄连　竹叶　荷梗　知母　甘草　粳米　西瓜翠衣

天王补心丹（《校注妇人良方》）　人参　玄参　丹参　茯苓　五味子　远志　桔梗　当归　天门冬　麦门冬　柏子仁　酸枣仁　生地黄　朱砂

天麻钩藤饮（《杂病证治新意》）　天麻　钩藤　生石决明　川牛膝　桑寄生　杜仲　栀子　黄芩　益母草　朱茯苓　夜交藤

木香槟榔丸（《医方集解》）　木香　香附　青皮　陈皮　枳壳　黑丑　槟榔　黄连　黄柏　三棱　莪术　大黄　芒硝

五苓散（《伤寒论》）　桂枝　白术　茯苓　猪苓　泽泻

五皮饮（《中藏经》）　桑白皮　陈皮　生姜皮　大腹皮　茯苓皮

止嗽散（《医学心悟》）　紫菀　百部　荆芥　桔梗　甘草　陈皮　白前

止带方（《世补斋不谢方》）　猪苓　茯苓　车前子　泽泻　茵陈　赤芍　牡丹皮　黄柏　栀子　牛膝

中满分消丸（《兰室秘藏》）　厚朴　枳实　陈皮　法夏　茯苓　泽泻　白术　猪苓

　厚朴　砂仁　干姜　姜黄　人参　黄连　黄芩　知母　甘草

牛黄清心丸（《痘疹世医心法》）　黄连　黄芩　栀子仁　郁金　辰砂　牛黄

升阳益胃汤（《内外伤辨惑论》）　黄芪　半夏　人参　甘草　独活　防风　白芍　羌活　橘皮　茯苓　柴胡　泽泻　白术　黄连　生姜　大枣

化肝煎（《景岳全书》）　栀子　牡丹皮　白芍　青皮　陈皮　泽泻　土贝母

丹栀逍遥散（《太平惠民和剂局方》）　牡丹皮　栀子　柴胡　当归　白芍　白术　茯苓　甘草　薄荷　生姜

丹参饮（《时方歌括》）　丹参　檀香　砂仁

六味地黄丸（《小儿药证直决》）　山茱萸　熟地黄　山药　茯苓　泽泻　牡丹皮

六君子汤（《医学正传》）　人参　炙甘草　茯苓　白术　陈皮　制半夏　生姜　大枣

六磨汤（《证治准绳》）　沉香　木香　槟榔　乌药　枳实　大黄

五　画

玉屏风散（《世医得效方》）　黄芪　白术　防风

左归丸（《景岳全书》）　熟地黄　山药　枸杞子　山茱萸　牛膝　鹿角胶　龟板胶　菟丝子

左归饮（《景岳全书》）　熟地黄　山药　枸杞子　炙甘草　茯苓　山茱萸

右归丸（《景岳全书》）　熟地黄　制附子　肉桂　山药　山茱萸　菟丝子　鹿角胶　枸杞子　当归　炒杜仲

甘麦大枣汤（《金匮要略》）　甘草　淮小麦　大枣

甘露消毒丹（《温热经纬》）　茵陈　黄芩　石菖蒲　藿香　白蔻仁　薄荷　滑石　木通　射干　川贝母　连翘

龙胆泻肝汤（《医方集解》）　龙胆草　木通　泽泻　车前子　生地黄　当归　柴胡　栀子　黄芩　生甘草

平胃散（《太平惠民和剂局方》）　陈皮　厚朴　苍术　甘草　生姜　大枣

归脾汤（《济生方》）　白术　茯神　龙眼肉　黄芪　酸枣仁　人参　木香　炙甘草　远志　当归　生姜　大枣

四君子汤（《太平惠民和剂局方》）　人参　白术　茯苓　甘草

四物汤（《太平惠民和剂局方》）　当归　生地黄　白芍　川芎

四妙丸（《成方便读》）　黄柏　苍术　牛膝　薏苡仁

四逆汤（《伤寒论》）　甘草　干姜　附子

四逆散（《伤寒论》）　甘草　枳实　柴胡　白芍

四神丸（《证治准绳》）　补骨脂　吴茱萸　肉豆蔻　五味子　生姜　大枣

生脉散（《备急千金要方》）　人参　麦门冬　五味子

失笑散（《太平惠民和剂局方》）　蒲黄　五灵脂

白虎汤（《伤寒论》）　知母　石膏　甘草　粳米

半夏白术天麻汤（《医学心悟》）　半夏　天麻　茯苓　橘红　白术　甘草　生姜　大枣

半夏厚朴汤（《金匮要略》）　半夏　厚朴　茯苓　生姜　苏叶

加味逍遥散（《内科摘要》）　当归　芍药　茯苓　白术　柴胡　牡丹皮　栀子　甘草

六　画

芍药甘草汤（《伤寒论》）　芍药　甘草

当归四逆汤（《伤寒论》）　当归　桂枝　芍药　细辛　甘草　通草　大枣

当归饮子（《重订严氏济生方》）　当归　白芍　川芎　生地黄　何首乌　防风　荆芥　生黄芪　白蒺藜　甘草

当归补血汤（《内外伤辨惑论》）　黄芪　当归

当归六黄汤（《兰室秘藏》）　当归　生地黄　熟地黄　黄芩　黄柏　黄连　黄芪

血府逐瘀汤（《医林改错》）　桃仁　红花　当归　生地黄　川芎　赤芍　牛膝　桔梗　柴胡　枳壳　甘草

交泰丸（《韩氏医通》）　黄连　肉桂

安神定志丸（《医学心悟》）　茯苓　茯神　人参　姜远志　石菖蒲　龙齿

导赤散（《小儿药证直决》）　木通　生地黄　甘草　竹叶

导痰汤（《校注妇人良方》）　胆南星　茯苓　法夏　陈皮　甘草　生姜　枳实

防己黄芪汤（《金匮要略》）　黄芪　汉防己　白术　甘草　生姜　大枣

七　画

寿胎丸（《医学衷中参西录》）　菟丝子　桑寄生　川续断　阿胶

苇茎汤（《备急千金要方》）　苇茎　生薏苡仁　冬瓜仁　桃仁

杏苏散（《温病条辨》）　苏叶　杏仁　前胡　茯苓　桔梗　枳壳　生姜　大枣　橘皮　甘草　半夏

两地汤《傅青主女科》　生地黄　地骨皮　玄参　麦门冬　阿胶　白芍

杞菊地黄丸（《麻疹全书》）　熟地黄　山茱萸　干山药　泽泻　牡丹皮　茯苓　枸杞子　菊花

牡蛎散（《太平惠民和剂局方》）　黄芪　麻黄根　牡蛎　小麦

补阳还五汤（《医林改错》）　黄芪　归尾　赤芍　地龙　川芎　红花　桃仁

补肾固冲丸（《中医学新编》）　菟丝子　续断　巴戟天　杜仲　当归　熟地黄　鹿角霜　枸杞子　阿胶　党参　白术　大枣　砂仁

426　补中益气汤（《脾胃论》）　黄芪　甘草　人参　当归　橘皮　升麻　柴胡　白术

补肺汤（《永类钤方》）　人参　黄芪　五味子　熟地黄　紫菀　桑白皮

完带汤（《傅青主女科》）　白术　山药　人参　白芍　苍术　甘草　陈皮　黑芥穗　柴胡　车前子

良附丸（《良方集腋》）　高良姜　香附

沙参麦冬汤（《温病条辨》）　沙参　麦门冬　玉竹　桑叶　甘草　天花粉　白扁豆

阿胶鸡子黄汤（《通俗伤寒论》）　陈阿胶　生白芍　络石藤　石决明　双钩藤　生地黄　生牡蛎　茯神木　清炙草　鸡子黄

附子理中汤（《太平惠民和剂局方》）　制附子　人参　白术　甘草　干姜

八　画

抵当汤（《金匮要略》）　酒大黄　水蛭　虻虫　桃仁

肾气丸（《金匮要略》）　干地黄　薯蓣　山茱萸　泽泻　茯苓　牡丹皮　桂枝　附子　蜜

固下益气汤（《临证指南医案》）　人参　白术　熟地黄　阿胶　白芍　炙甘草　砂仁　艾叶炭

知柏地黄汤（《医宗金鉴》）　熟地黄　山茱萸　山药　泽泻　牡丹皮　茯苓　知母　黄柏

金铃子散（《素问病机气宜保命集》）　川楝子　延胡索　酒

炙甘草汤（《伤寒论》）　甘草　生姜　桂枝　人参　生地黄　阿胶　麦门冬　麻仁　大枣　清酒

河车大造丸（《扶寿精方》）　紫河车　熟地黄　杜仲　天门冬　麦门冬　龟板　黄柏　牛膝

泻白散（《小儿药证直诀》）　桑白皮　地骨皮　甘草　粳米

参附汤（《妇人良方》）　人参　附子

参蛤散（《济生方》）　人参　蛤蚧

参苓白术散（《太平惠民和剂局方》）　人参　白术　茯苓　甘草　砂仁　桔梗　山药　白扁豆　薏苡仁　莲子肉　陈皮

九　画

茵陈蒿汤（《伤寒论》）　茵陈　栀子　大黄

茵陈术附汤（《医学心悟》）　茵陈　制附子　白术　干姜　炙甘草　肉桂

枳实薤白桂枝汤（《金匮要略》）　枳实　厚朴　薤白　桂枝　瓜蒌

牵正散（《杨氏家藏方》）　白附子　白僵蚕　全蝎　酒

胃苓汤（《世医得效方》）　猪苓　泽泻　白术　茯苓　桂枝　苍术　厚朴　陈橘皮　甘草　生姜　大枣　苏子　乌梅

427

胃苓汤（《丹溪心法》）　甘草　茯苓　苍术　陈皮　白术　官桂　泽泻　猪苓　厚朴

败毒散（《太平惠民和剂局方》）　人参　茯苓　枳壳　甘草　川芎　羌活　独活　柴胡　前胡　桔梗

香砂六君汤（《古今名医方论》）　人参　茯苓　白术　甘草　陈皮　半夏　砂仁　木香　生姜

复元活血汤（《医学发明》）　柴胡　当归　红花　生甘草　炮山甲　大黄　桃仁　瓜蒌根　酒

保和丸（《丹溪心法》）　山楂　神曲　莱菔子　半夏　陈皮　茯苓　连翘

保元汤（《博爱心鉴》）　人参　黄芪　肉桂　甘草　生姜

济生肾气丸（《济生方》）　牛膝　山茱萸　山药　牡丹皮　车前子　熟地黄　白茯苓　泽泻

济川煎（《景岳全书》）　当归　牛膝　肉苁蓉　泽泻　升麻　枳壳

十　画

泰山磐石散（《景岳全书》）　人参　黄芪　当归　续断　黄芩　川芎　白芍　熟地黄　白术　炙甘草　砂仁　糯米

都气丸（《症因脉治》）　熟地黄　牡丹皮　泽泻　茯苓　山药　山茱萸　五味子

桂附地黄汤（《医宗金鉴》）　桂枝　附子　干地黄　山药　山茱萸　泽泻　茯苓　牡丹皮

瓜蒌薤白半夏汤（《金匮要略》）　瓜蒌实　薤白　半夏　白酒

桃红四物汤（《医宗金鉴》）　当归　川芎　白芍　熟地黄　桃仁　红花

真武汤（《伤寒论》）　茯苓　芍药　白术　生姜　附子

柴胡疏肝散（《景岳全书》）　柴胡　陈皮　川芎　香附　枳壳　芍药　炙甘草

柴芍六君子汤（《医宗金鉴》）　柴胡　白芍　陈皮　半夏　人参　白术　茯苓　甘草

消瘿汤（《寿世保元》）　海藻　龙胆草　海蛤粉　通草　昆布　白矾　松萝　半夏曲　白芷

消渴方（《丹溪心法》）　黄连末　天花粉末　生地黄汁　藕汁　人乳汁　姜汁　蜂蜜

消风散（《太平惠民和剂局方》）　荆芥　甘草　川芎　羌活　防风　僵蚕　茯苓　蝉蜕　藿香叶　人参　厚朴　橘皮

涤痰汤（《济生方》）　南星　半夏　枳实　茯苓　橘红　石菖蒲　人参　竹茹　甘草　生姜

　逍遥散（《太平惠民和剂局方》）　甘草　当归　茯苓　白芍　白术　柴胡　生姜

薄荷

　　通窍活血汤（《医林改错》）　　赤芍　川芎　桃仁　红花　麝香　老葱　鲜姜　大枣
酒

　　桑菊饮（《温病条辨》）　　桑叶　菊花　薄荷　杏仁　桔梗　甘草　连翘　芦根

　　桑杏汤（《温病条辨》）　　桑叶　豆豉　杏仁　贝母　南沙参　梨皮　栀子

十一画

　　理中丸（《伤寒论》）　　人参　干姜　白术　甘草

　　黄芪建中汤（《金匮要略》）　　黄芪　桂枝　芍药　炙甘草　饴糖　大枣　生姜

　　黄芪桂枝五物汤（《金匮要略》）　　黄芪　桂枝　芍药　生姜　大枣

　　黄连阿胶汤（《伤寒论》）　　黄连　阿胶　黄芩　白芍　鸡子黄

　　黄连温胆汤（《备急千金要方》）　　法半夏　陈皮　枳实　竹茹　黄连　茯苓　甘草
大枣

　　银翘散（《温病条辨》）　　银花　连翘　竹叶　荆芥　牛蒡子　薄荷　甘草　桔梗
芦根　豆豉

　　敛肝饮（《医醇賸义》）　　归身　白芍　阿胶　枸杞　五味子　川芎　枣仁　茯苓
广陈皮　木香

　　麻杏甘石汤（《伤寒论》）　　麻黄　杏仁　甘草　石膏

　　清胃汤（《症因脉治》）　　升麻　黄连　生地黄　栀子　甘草　干葛　石膏

　　犀角清金化痰汤（《统旨方》）　　黄芩　栀子　桔梗　甘草　贝母　知母　麦门冬
桑白皮　瓜蒌仁　橘红　茯苓

十二画

　　越鞠丸（《丹溪心法》）　　香附　川芎　苍术　栀子　神曲

　　葛根芩连汤（《伤寒论》）　　葛根　甘草　黄芩　黄连

　　痛泻要方（《景岳全书》）　　炒白术　炒白芍　炒陈皮　防风

　　温胆汤（《备急千金要方》）　　陈皮　半夏　茯苓　枳实　竹茹　炙甘草　生姜
大枣

　　滋水清肝饮（《医宗己任编》）　　熟地黄　山茱萸　茯苓　归身　山药　牡丹皮
泽泻　柴胡　白芍　栀子　酸枣仁

　　滋血汤《太平惠民和剂局方》　　党参　山药　黄芪　川芎　当归　白芍　熟地黄

　　普济消毒饮（《东垣试效方》）　　黄芩　黄连　陈皮　甘草　玄参　柴胡　桔梗
连翘　板蓝根　马勃　牛蒡子　薄荷　僵蚕　升麻

　　犀黄丸（《外科证治全生集》）　　牛黄　麝香　没药　乳香　黄米饭

　　疏凿饮子（《济生方》）　　商陆　茯苓　椒目　木通　泽泻　赤小豆　大腹皮　槟榔　　429

羌活　秦艽　生姜皮

十三画

解语丹（《医学心悟》）　白附子　石菖蒲　远志　天麻　全蝎　羌活　南星　木香　甘草

十四画

酸枣仁汤（《金匮要略》）　酸枣仁　川芎　知母　茯苓　炙甘草

膈下逐瘀汤（《医林改错》）　桃仁　红花　五灵脂　延胡索　川芎　香附　当归　赤芍　牡丹皮　枳壳　甘草

缩泉丸（《魏氏家藏方》）　乌药　益智子　山药　茴香

十五画

增液汤（《温病条辨》）　玄参　麦门冬　生地黄

镇肝息风汤（《医学衷中参西录》）　怀牛膝　生赭石　生龙骨　生牡蛎　生龟板　白芍　玄参　天门冬　川楝子　生麦芽　茵陈　甘草

十六画及以上

藿香正气散（《太平惠民和剂局方》）　藿香　大腹皮　紫苏　陈皮　茯苓　厚朴　白术　半夏　白芷　桔梗　生姜片　大枣　甘草

藿朴夏苓汤（《湿温时疫治疗法》）　杜藿香　真川朴　姜半夏　光杏仁　生薏苡仁　白蔻末　猪苓　淡香豉　泽泻　茯苓　通草

薯蓣丸（《金匮要略》）　薯蓣　当归　桂枝　神曲　干地黄　豆黄卷　甘草　人参　川芎　芍药　白术　麦门冬　薏苡仁　杏仁　柴胡　桔梗　茯苓　阿胶　干姜　白蔹　防风　大枣

礞石滚痰丸（《幼科金针》）　天麻　天竺黄　雄黄　礞石　胆星　巴霜　白附子　生甘草　全蝎　防风　麝香

黛蛤散（《中药成方配本》）　青黛　海蛤壳

蠲痹汤（《杨氏家藏方》）　姜黄　防风　羌活　甘草　生姜　白芍　炙黄芪　酒当归